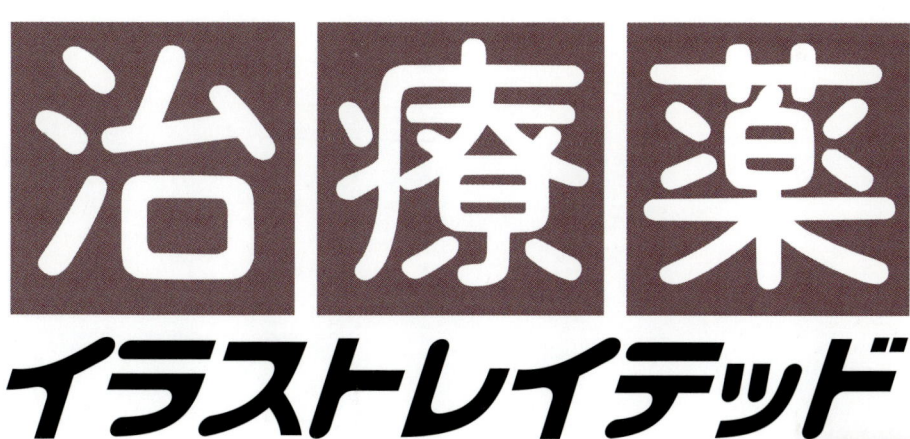

治療薬イラストレイテッド 改訂版

一目でわかる薬理作用と疾患別処方例

編集／山田信博
（筑波大学 学長）

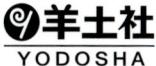

謹告

　本書に記載されている診断法・治療法に関しては，発行時点における最新の情報に基づき，正確を期するよう，著者ならびに出版社はそれぞれ最善の努力を払っております．しかし，医学，医療の進歩により，記載された内容が正確かつ完全ではなくなる場合もございます．

　したがって，実際の診断法・治療法で，熟知していない，あるいは汎用されていない新薬をはじめとする医薬品の使用，検査の実施および判読にあたっては，まず医薬品添付文書や機器および試薬の説明書で確認され，また診療技術に関しては十分考慮されたうえで，常に細心の注意を払われるようお願いいたします．

　本書記載の診断法・治療法・医薬品・検査法・疾患への適応などが，その後の医学研究ならびに医療の進歩により本書発行後に変更された場合，その診断法・治療法・医薬品・検査法・疾患への適応などによる不測の事故に対して，著者ならびに出版社はその責を負いかねますのでご了承ください．

改訂の序

　医学の進歩は著しく，新しい病態が明らかになるとともに，新しい治療薬出現の原動力となっている．ES細胞やiPS細胞などの万能細胞研究の進歩は，将来の重篤な臓器障害の根治的治療法の可能性を期待させる．一般に，科学の進歩はシーズとニーズの緊張感のある循環によってもたらされると考えられているが，最近の生命科学分野の力強い進歩は，人類の健康な長寿への願望という強いニーズによって後押しされながら加速している印象がある．一方，これらの新しい医学知識が実際の臨床に応用されるまでには，生身の人間が対象であることから，安全性や有効性について十分な検証が必要であることは言うまでもない．1つの薬剤が開発から市場に出るまでには10年以上かかると言われ，さらにその薬剤の科学的エビデンスが臨床現場で定着するまでには5〜10年を要することがしばしばである（エビデンス-診療ギャップ）．私たちが現在使用している各々の薬剤についても，できるだけすみやかに医学の進歩（シーズ）は社会に還元されるべきであり，このエビデンス-診療ギャップをできるだけ埋める努力が期待されるところである．

　薬剤の使用にあたっては，その安全性と有効性を十分に理解しなければいけないことはもちろんであるが，臨床現場ではエビデンスの確立と定着（例えばガイドラインの設定）を必ずしも待つことができない場合がしばしばである．薬剤の背景にある医学的シーズやニーズあるいは作用機序をしっかりと理解することが，薬剤の適切な使用やエビデンス-診療ギャップの実際的な縮小につながると期待している．

　本書ではイラストを用いて，薬剤の作用機序をわかりやすく解説することにより，適切な薬剤使用のガイドとなることを期待している．また薬剤への過信はしばしば医療過誤の原因となることから，投薬時の注意や患者さんへの説明のコツ，処方例についてもわかりやすく記載するように心がけた．今回の改訂では，新しく臨床で利用されている薬剤を加えるとともに，日本で今後承認される予定の薬剤についても解説を加えた．本書が高度化する薬物療法において，薬物の作用機序や安全性，副作用を確実に理解する一助となり，患者本位の医療，安心・安全な医療，患者に信頼される医療の実現に貢献できることを念願している．

2009年9月

山田信博

初版の序

　薬物療法に関する情報は増加の一途であり，新しい薬理作用を持つ薬物が実地臨床において次々と登場している．多忙な臨床のなかでは，氾濫する多様な薬物に関する情報を，いちはやく入手し，的確に整理し，活用する工夫が重要となっている．何よりも，患者本位の最適な薬物療法をベッドサイドにおいて実施することが重要であり，最新の薬理作用のメカニズムを熟知しておく必要がある．患者へのわかりやすい説明とともに，安全性と有効性に関する科学的根拠に基づく診療が同時に求められている．言い換えれば，薬物療法の実施に際しては，科学的に合理的であることを十分に患者に納得させることができる薬物療法であるように心掛けたい．安心な信頼できる薬物療法を確保するために，漫然とした薬物投与，薬物投与過誤を絶対に避けなければならない．

　しかし，薬理作用はともすれば大変複雑であり，理解しにくい．そこで本書では視覚的に薬理作用を理解できるように工夫し，主要な薬物療法についてイラストや表を用いて解説した．また，薬の作用機序を理解して処方するために，疾患別に具体的な処方例も紹介した．さらに有効性と安全性に関する情報も簡潔に記載し，患者へ説明する際のコツを紹介した．本書は日常診療で薬の説明や服薬指導をされる際に，十分に役立つものと期待している．

2004年4月

山田信博

治療薬 イラストレイテッド 改訂版
一目でわかる薬理作用と疾患別処方例

改訂の序 .... 山田信博　3
初版の序 .... 山田信博　5

早わかり薬理作用一覧 12

第1章　総論：薬物治療の基礎
幸田幸直　20

1) 薬物が働く基本的なメカニズム　2) 薬物が及ぼす作用と副作用，耐性と依存
3) ところで薬（くすり）とは？　4) 薬剤の適用時に考えること　5) 薬物血中濃度測定に基づく投与量設計
6) 小児の薬用量　7) 高齢者の薬用量　8) 妊娠時に禁忌の薬物　9) 臨床上重要な併用禁忌

第2章　各科別 薬の作用機序と処方例

1. 循環器系
編集：筒井裕之

1 ●降圧薬 .... 古本智夫　34
1) 合併症のない本態性高血圧　2) 心疾患を合併する高血圧の治療　3) 脳血管障害を合併する高血圧の加療
4) 慢性腎臓病を合併する高血圧の治療　5) 糖尿病を合併する高血圧の治療
6) メタボリックシンドロームを合併する高血圧の治療　7) 高齢者の高血圧の治療

2 ●抗狭心症薬 .... 川嶋　望　40
1) 労作性狭心症　2) 冠攣縮性狭心症　3) 不安定狭心症

3 ●抗不整脈薬 .... 横式尚司　45
1) 発作性上室頻拍（PSVT）　2) 心房細動　3) 心房粗動　4) 上室期外収縮・心房頻拍　5) 心室頻拍
6) 心室期外収縮

4 ●心不全治療薬・強心薬 .... 筒井裕之　53
1) 急性心不全　2) 収縮不全による慢性心不全　3) 拡張不全による心不全

5 ●利尿薬 .... 絹川 真太郎　59
1) 急性心不全・肺水腫　2) 慢性心不全　3) 高血圧　4) 浮腫

6 ●末梢血管拡張薬 .... 石森直樹　64
1) 末梢動脈疾患（閉塞性動脈硬化症）　2) 急性動脈閉塞症　3) 肺動脈性肺高血圧症
4) Raynaud病・Raynaud現象

7 ● 抗血栓薬（抗血小板薬，抗凝固薬）　　榊原　守　69
　　1）虚血性心疾患　2）心房細動　3）慢性末梢動脈疾患

2. 消化器系　　編集：菅野 健太郎

1 ● 健胃・消化薬　　石野 祐三子　81
　　1）機能性ディスペプシア　2）過敏性腸症候群　3）術後消化管運動障害　4）慢性膵炎

2 ● 消化性潰瘍治療薬　　石野 祐三子　86
　　1）胃潰瘍　2）十二指腸潰瘍　3）NSAIDs潰瘍　4）胃食道逆流症　5）Zollinger-Ellison症候群
　　6）慢性胃炎増悪期

3 ● 鎮痙薬と鎮痛薬　　佐藤 幸浩　93
　　1）消化管の蠕動亢進が原因で起こる腹痛（急性胃腸炎，機械的腸閉塞など）　2）胆嚢疝痛
　　3）胃酸の刺激による痛み　4）過敏性腸症候群（IBS）　5）検査前投薬　6）癌性疼痛

4 ● 下剤　　砂田 圭二郎　102
　　1）弛緩性便秘　2）直腸性便秘　3）痙攣性便秘

5 ● 止痢・整腸薬　　砂田 圭二郎　108
　　1）感染性下痢症　2）非感染性下痢症

6 ● 炎症性腸疾患治療薬　　砂田 圭二郎　115
　　1）潰瘍性大腸炎　2）Crohn病

7 ● 肝・膵疾患治療薬　　林　芳和　123
　　1）急性ウイルス性肝炎　2）劇症肝炎　3）薬剤性肝障害　4）B型慢性肝炎　5）C型慢性肝炎
　　6）自己免疫性肝炎　7）肝硬変　8）急性膵炎　9）慢性膵炎

8 ● 胆嚢・胆道疾患治療薬　　佐藤 博之　137
　　1）胆石症（胆石溶解療法）　2）胆道ジスキネジー　3）胆嚢摘除後症候群　4）肝内胆汁うっ滞

3. 呼吸器系　　編集：檜澤 伸之

1 ● 気管支拡張薬・吸入ステロイド薬　　森島 祐子，檜澤 伸之　142
　　1）喘息の長期管理（成人）　2）喘息の急性増悪（発作）への対応（成人）
　　3）慢性閉塞性肺疾患（COPD：Chronic Obstructive Pulmonary Disease）

2 ● 去痰薬　　森島 祐子，檜澤 伸之　151
　　1）急性上気道炎，気管支炎，肺炎
　　2）喘息，慢性閉塞性肺疾患（COPD：Chronic Obstructive Pulmonary Disease）
　　3）びまん性汎細気管支炎（DPB：Diffuse Panbronchiolitis），副鼻腔気管支症候群

3 ● 鎮咳薬　　森島 祐子，檜澤 伸之　155
　　1）かぜ症候群後遷延性咳嗽，アトピー咳嗽，咳喘息，副鼻腔気管支症候群　2）特異的治療法のない咳

4. 血液系・悪性腫瘍

編集：元吉和夫

1 ● 造血薬

1）赤血球系の造血薬（EPO，鉄剤，ビタミンB_{12}と葉酸）
...... 元吉和夫　158

1）腎性貧血　2）鉄欠乏性貧血　3）悪性貧血　4）葉酸欠乏症

2）白血球系の造血薬（G-CSF，M-CSF）
...... 元吉和夫　161

1）急性白血病の化学療法後の好中球減少症　2）急性骨髄性白血病の化学療法後の顆粒球減少症

3）血小板増加薬（ロミプロスチム，エルトロンボパグ）
...... 宮川義隆　164

1）特発性血小板減少性紫斑病　2）その他

2 ● 止血薬・抗凝固薬
...... 木村文彦　167

1）出血　2）血管性紫斑病　3）血友病A・von Willebrand病（vWD）　4）ビタミンK欠乏症
5）播種性血管内凝固症候群（DIC）

3 ● 血液製剤
...... 小倉和外　173

1）グロブリン製剤　2）凝固因子製剤

4 ● 抗悪性腫瘍薬
...... 佐藤 謙　179

1）急性骨髄性白血病　2）急性リンパ性白血病　3）非ホジキンリンパ腫　4）ホジキンリンパ腫
5）多発性骨髄腫

5 ● 分子標的薬
...... 小林真一　184

1）慢性骨髄性白血病（CML），フィラデルフィア染色体陽性急性リンパ性白血病（Ph陽性ALL）
2）B細胞性リンパ腫　3）再発・治療抵抗性急性骨髄性白血病（AML）　4）急性前骨髄球性白血病（APL）
5）多発性骨髄腫（MM）

6 ● 経口鉄キレート薬
...... 小澤敬也　193

1）対象疾患　2）鉄キレート療法の開始基準

5. 神経科系

編集：西澤正豊

1 ● 頭痛薬
...... 横関明子，下畑享良　198

1）片頭痛　2）群発頭痛　3）緊張型頭痛

2 ● 抗てんかん薬
...... 高堂裕平，下畑享良　203

1）特発性局在関連てんかん　2）特発性全般てんかん　3）症候性局在関連てんかん　4）症候性全般てんかん

3 ● 抗脳循環障害薬，脳保護薬，抗アルツハイマー型認知症薬
...... 梅田麻衣子，下畑享良　207

1）脳梗塞後遺症　2）頭部外傷後遺症　3）脳梗塞急性期の神経症候，機能障害　4）アルツハイマー型認知症

4 ● パーキンソン病治療薬 ……………………………… 北原 真紀子, 下畑享良　211
    パーキンソン病, パーキンソン症候群

5 ● 筋弛緩薬 ……………………………………………………… 梅田能生, 下畑享良　217
    1）痙性麻痺　2）筋クランプ（こむら返り）　3）有痛性痙縮

6 ● 制吐薬 ………………………………………………………… 柳川香織, 下畑享良　221
    1）消化器疾患に伴う嘔気・嘔吐　2）抗悪性腫瘍薬に伴う嘔気・嘔吐　3）急性めまい発作時（点滴治療薬）
    4）その他のめまい治療薬

7 ● 麻酔薬 ………………………………………………………… 佐藤達哉, 下畑敬子　225
    1）高血圧・虚血性心疾患患者の麻酔　2）慢性閉塞性肺疾患（COPD）, 喘息患者の麻酔　3）糖尿病患者の麻酔

6. 精神科系 　　　　　　　　　　　　　　　　　　　　　　　　　　　　編集：渡辺義文

1 ● 抗精神病薬 ………………………………………………………………… 田島 治　229
    1）統合失調症　2）急性躁病　3）せん妄, 高齢者（認知症含む）の幻覚妄想状態（保険適応外）
    4）その他の症候性の幻覚妄想状態（保険適応外）

2 ● 抗不安薬 ……………………………………… 平田卓志, 山田和男, 神庭重信　236
    1）ベンゾジアゼピン系抗不安薬　2）セロトニン部分作動性抗不安薬　3）抗ヒスタミン系抗不安薬

3 ● 抗うつ薬 …………………………………………………………………… 渡辺義文　240
    1）内因性うつ病　2）神経症性うつ病（気分変調症, 適応障害）　3）パニック障害　4）強迫性障害
    5）身体表現性障害（心因性疼痛）

4 ● 睡眠薬 ……………………………………………………………………… 内山 真　245
    1）入眠障害　2）中途覚醒　3）早朝覚醒　4）熟眠感欠如

7. 代謝系〔糖尿病・脂質異常症（高脂血症）・痛風〕　　　　　　　編集：島野 仁

1 ● 糖尿病薬

    1）インスリン製剤 …………………………………………………… 鈴木浩明　250
        1）強化インスリン療法（basal-bolus療法）
        2）強化インスリン療法（超速効型もしくは速効型インスリンの毎食前注射）
        3）混合型製剤の1日2回注射　4）スルフォニル尿素薬からインスリンへの切り替え
        5）経口血糖降下薬に持効型インスリンを併用（BOT：basal supported oral treatment）

    2）経口血糖降下薬 …………………………………………………… 豊島秀男　257
        2型糖尿病

    3）インスリン抵抗性改善薬 ………………………………………… 島野 仁　261
        インスリン抵抗性

4）速効性インスリン分泌促進薬 ……………………………………………………… 曽根博仁 *265*
　　　　食後高血糖を伴う2型糖尿病
　　5）食後過血糖改善薬：α-グルコシダーゼ阻害薬 ……………………………… 山田信博 *268*
　　　　1）2型糖尿病での単独使用　2）体重減少を考慮したい患者　3）2型糖尿病における併用療法
　　6）DPP Ⅳ阻害薬 ………………………………………………………………………… 矢藤　繁 *272*
　2● 脂質異常症（高脂血症）治療薬 …………………………………………………… 松島照彦 *274*
　　　　1）LDL受容体異常症・欠損症（ⅡaまたはⅡb型高脂血症）
　　　　2）高トリグリセライド血症を中心とした脂質異常症　3）家族性Ⅲ型高脂血症
　3● 尿酸降下薬 …………………………………………………………………………… 細谷龍男 *279*

8. 内分泌系（骨・Ca，ホルモン製剤） ────────── 編集：中尾一和

　1● 骨，カルシウム代謝薬 ………………………………………………… 小松弥郷，中尾一和 *283*
　　　　1）骨粗鬆症　2）慢性腎不全　3）悪性腫瘍に伴う高カルシウム血症
　2● 甲状腺機能異常症治療薬 ……………………………………………… 小松弥郷，中尾一和 *288*
　　　　1）橋本病（慢性甲状腺炎），その他の甲状腺機能低下症　2）バセドウ病　3）亜急性甲状腺炎
　　　　4）無痛性甲状腺炎
　3● 女性ホルモン剤 ………………………………………………………… 小松弥郷，中尾一和 *293*
　　　　1）更年期障害　2）閉経後骨粗鬆症
　4● 男性ホルモン剤 ………………………………………………………… 小松弥郷，中尾一和 *297*
　　　　1）アンドロゲン欠乏症　2）婦人科領域　3）その他
　5● その他のホルモン剤
　　1）成長ホルモン ………………………………………………………… 小松弥郷，中尾一和 *301*
　　　　1）低身長をきたす以下の疾患：GH分泌不全症，ターナー症候群，軟骨異栄養症，小児慢性腎不全
　　　　2）成人成長ホルモン分泌不全症
　　2）下垂体後葉ホルモン ………………………………………………… 小松弥郷，中尾一和 *304*
　　　　1）中枢性尿崩症（尿崩症）　2）ADH不適合分泌症候群（SIADH）

9. 炎症・アレルギー・免疫系 ──────────────── 編集：小池隆夫

　1● 副腎皮質ステロイド ……………………………………………………………… 向井正也 *307*
　　　　1）自己免疫疾患　2）自己免疫疾患以外の疾患

2 ● 非ステロイド性抗炎症薬 ……………………………………… 深江 淳，小池隆夫 312
1) 急性上気道炎　2) 関節，筋肉をはじめとした骨格筋系炎症　3) その他の疾患による疼痛・発熱
4) 血栓症（心筋梗塞，脳梗塞などをはじめとした動脈血栓症）　5) 特殊な疾患
6) 癌予防（わが国では保険適応なし）

3 ● 生物製剤 ……………………………………………………………… 大友 耕太郎 318
1) 関節リウマチ　2) Behçet病の難治性網膜ぶどう膜炎およびCrohn病　3) Castleman病

4 ● 抗リウマチ薬 ……………………………………………………………… 竹田 剛 323
1) 抗リウマチ薬未使用例　2) 第一選択薬無効または効果不十分のRA
3) MTX不応例・副作用で使用困難例　4) 高齢者

5 ● 抗ヒスタミン薬 …………………………………………………………… 中丸裕爾 329
1) アレルギー性鼻炎　2) 蕁麻疹，血管性浮腫　3) アトピー性皮膚炎

6 ● 抗アレルギー薬 …………………………………………………… 清水健一，今野 哲 334
1) 気管支喘息　2) アレルギー性鼻炎　3) アトピー性皮膚炎

7 ● 免疫抑制薬 ………………………………………………………………… 片岡 浩 338
1) 全身性エリテマトーデス　2) ANCA（antineutrophil cytoplasmic antibodies：抗好中球細胞質抗体）
関連血管炎　3) 皮膚筋炎・多発性筋炎　4) 関節リウマチ　5) Behçet病　6) 乾癬

10. 感染症
編集：人見重美

1 ● 抗菌薬 ………………………………………………………………………… 人見重美 344
1) 急性咽頭・扁桃炎　2) 急性中耳炎　3) 急性気管支炎　4) 急性副鼻腔炎　5) 急性喉頭蓋炎
6) 肺炎　7) 皮膚感染症　8) 尿路感染症　9) 急性下痢症　10) 腹腔内感染症　11) 感染性心内膜炎
12) 急性骨髄・関節炎　13) 性行為感染症　14) 髄膜炎

2 ● 抗真菌薬 ……………………………………………………………………… 人見重美 351
1) アスペルギルス感染症　2) カンジダ症　3) クリプトコッカス髄膜炎
4) 輸入真菌症（コクシジオイデス・パラコクシジオイデス・ヒストプラズマ・ブラストミセス・ペニシリウム-
マルネッフィなど）　5) ムコール症　6) ニューモシスチス肺炎　7) 皮膚真菌症

3 ● 抗ウイルス薬 ………………………………………………………………… 人見重美 354
1) HSV感染症　2) 水痘　3) 帯状疱疹　4) CMV感染症　5) インフルエンザ　6) HIV感染症
7) B型肝炎　8) C型肝炎

索引
薬品名 ……………………………………………………………………………………… 357
症状・疾患 ………………………………………………………………………………… 370
事項 ………………………………………………………………………………………… 380

早わかり薬理作用一覧

1. 循環器系

1-1. 降圧薬
降圧薬は，AT_1受容体に結合し，血圧を降下させる．アンジオテンシンⅡ受容体拮抗薬やアンジオテンシン変換酵素阻害薬，カルシウム拮抗薬，利尿薬，β遮断薬などがある．

1-2. 抗狭心症薬
抗狭心症薬は，心仕事量を減らして心筋の酸素需要を減少させることと冠動脈を拡張し心筋への血液・酸素供給を増加させることで抗狭心作用を示す．

1-3. 抗不整脈薬
抗不整脈薬は，心筋細胞膜のNa^+，K^+やCa^{2+}などのイオンチャネル，アドレナリンやムスカリン受容体，Na^+/K^+ポンプなどさまざまな作用を介し，心筋細胞の活動電位に影響を与えることで抗不整脈作用を呈する．

1-4. 心不全治療薬・強心薬
心不全治療薬は，心筋リモデリングへの作用を介して，予後を改善する薬剤が主体となる．利尿薬は，臓器うっ血を改善し，強心薬は，心筋の細胞内Ca^{2+}濃度を上昇させることでCa^{2+}がトロポニンCに結合し，収縮タンパクの活性化に働き，心筋収縮力を高める．

1-5. 利尿薬
利尿薬は，主に腎尿細管に作用することで，腎からのNa^+，K^+，Cl^-などの電解質と水の排泄を増加させる．

1-6. 末梢血管拡張薬
末梢血管拡張薬は主に血管平滑筋細胞を標的とし，細胞内cAMP/cGMPを増加させてPKA/PKGの活性化を介して血管平滑筋弛緩作用を示す．一方，生体内で血管平滑筋収縮作用を有する生理活性物質としてはエンドセリンやセロトニンがある．末梢血管拡張薬の中にはこれらの収縮シグナルの阻害を作用点としているものもある．

1-7. 抗血栓薬（抗血小板薬，抗凝固薬）
抗血栓薬は，血液凝固系の活性を阻止する抗凝固薬および血小板凝集を抑制する抗血小板薬に分類されるが，それぞれ，各病態により使い分けされる．

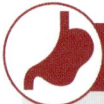
2. 消化器系

2-1. 健胃・消化薬（健胃薬）
健胃薬は，苦味や匂いによる食欲の増進や，消化管粘膜への直接刺激による消化管運動の亢進により，胃もたれ感などを改善する．

2-1. 健胃・消化薬（消化管運動機能改善薬）
消化管運動機能改善薬は，消化管平滑筋細胞やコリン作働性神経に作用し，消化管運動を調節する．

2-1. 健胃・消化薬（消化薬）
消化薬は，消化管内で炭水化物やタンパク質，脂質に対する消化酵素となり，食物の分解・吸収を促進する．

2-2. 消化性潰瘍治療薬
消化性潰瘍治療薬は，攻撃因子抑制薬，防御因子増強薬，さらに*Helicobacter pylori*（以下，*H. pylori*）除菌治療薬の3種類に分類される．

2-2. 消化性潰瘍治療薬（攻撃因子抑制薬）
酸分泌抑制薬は壁細胞からの胃酸分泌を抑制し，酸中和薬は分泌された胃酸を中和する．

2-2. 消化性潰瘍治療薬（防御因子増強薬）
粘膜抵抗強化薬は粘膜の被覆，粘液産生・分泌促進薬は粘液分泌の増加，プロスタグランジン製剤は胃粘膜分泌の促進と酸分泌の抑制，胃粘膜微小循環改善薬は胃粘膜血流の改善，によって潰瘍の治癒を促進する．

2-2. 消化性潰瘍治療薬（*H. pylori*除菌薬）
*H. pylori*除菌薬は，抗生物質2剤とプロトンポンプ阻害薬の組合わせから成る．

2-3. 鎮痙薬と鎮痛薬（鎮痙薬）
鎮痙薬は，ムスカリン受容体に対するアセチルコリンの作用を遮断することにより副交感神経を遮断し薬効を発揮する．

2-3. 鎮痙薬と鎮痛薬（麻薬性鎮痛薬）

麻薬性鎮痛薬は，オピオイド受容体に結合し鎮痛作用を発現する．

2-4. 下剤

下剤には，水分を吸収して便の体積を増加させその刺激で蠕動を亢進させる機械性下剤，腸粘膜の刺激により蠕動を亢進させる刺激性下剤，オピオイド受容体や自律神経に作用する下剤など，数多くの薬剤がある．

2-5. 止痢・整腸薬

止痢・整腸薬には，消化管粘膜に被膜を形成し感受性を低下させる収斂薬，水分を直接吸収する吸着薬，蠕動を低下させる腸管運動抑制薬や腸内のpHを低下させて腸内細菌叢を正常化させる乳酸菌製剤などが含まれる．

2-6. 炎症性腸疾患治療薬

5-ASA製剤は，活性酸素を消去すること，ロイコトルエンB4の生合成を抑制することで炎症の進展を抑制すると考えられている．インフリキシマブは，腸管粘膜に炎症を引き起こしているTNF-αを抑制することで粘膜治癒に導く．

2-7. 肝・膵疾患治療薬

インターフェロンは，細胞表面の受容体に特異的に結合し遺伝子発現を促進することによってはじめてその作用を発現する．促進される遺伝子群としてインターフェロンのウイルス排除に最も重要と考えられているのが，二重鎖RNA依存性プロテインキナーゼ（PKR）と2'5'A合成酵素系-RNA分解酵素系の2つである．

2-8. 胆嚢・胆道疾患治療薬

利胆薬は，肝より胆汁分泌を促進させる催胆薬と胆道における胆汁排泄を促進させる排胆薬に大別される．

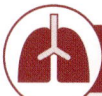

3. 呼吸器系

3-1. 気管支拡張薬・吸入ステロイド薬（気管支拡張薬）

気管支拡張薬は，気道平滑筋を弛緩させることにより気管支収縮を抑制し，気流制限を解除する．

3-1. 気管支拡張薬・吸入ステロイド薬（吸入ステロイド薬）

吸入ステロイド薬は，気道炎症を惹起する細胞に対し抑制的に働くことにより気道炎症を抑制し，気道過敏性を改善する．

3-2. 去痰薬（気道粘液溶解薬）

気道粘液溶解薬は，漿液性気道分泌の促進や糖タンパク線維網の細断，ムコタンパクのS-S結合の解離などによって気道分泌物の粘稠度を低下させる．

3-2. 去痰薬（気道潤滑薬）

気道潤滑薬は，肺表面活性物質分泌を促進することによって気道を潤滑にする．

3-2. 去痰薬（気道粘液修復薬）

気道粘液修復薬は，気道分泌物中のフコース/シアル酸構成比を正常化する．

3-2. 去痰薬（気道分泌細胞正常化薬）

気道分泌細胞正常化薬は，杯細胞の過形成を抑制し，気道分泌物の主成分であるムチンの分泌を抑制する．

3-3. 鎮咳薬

鎮咳薬は，咳中枢に対して直接抑制作用を発揮する中枢性鎮咳薬と，末梢効果器に作用する末梢性鎮咳薬とに大別され，一般に普及している鎮咳薬のほとんどは中枢性鎮咳薬である．

4. 血液系・悪性腫瘍

4-1-1. 赤血球系の造血薬〔エリスロポエチン（EPO）〕

EPOは，赤芽球系前駆細胞に作用して赤血球への分化，増殖を促進する体液性因子であり，生理的産生細胞は腎傍糸球体細胞である．腎性貧血では本因子が欠乏しており，本因子の投与が著効をしめす．

4-1-1. 赤血球系の造血薬（鉄剤）

赤血球の主要成分であるヘモグロビンは，鉄を含んだヘムとタンパクであるグロビンからなっている．そのため鉄欠乏となると充分量のヘモグロビンが産生できず，正常な赤血球を産生できない．鉄欠乏性貧血の患者に鉄を投与すると，ヘモグロビン産生が再開し，正常な赤血球が産生され貧血が改善する．

4-1-1. 赤血球系の造血薬
　　　（ビタミンB$_{12}$・葉酸）
　赤血球産生にはDNA合成が必要である．悪性貧血や吸収不全症候群ではビタミンB$_{12}$や葉酸が欠乏しておりmethylene THFが供給されずDNA合成に必須なdTMPを合成できない．ビタミンB$_{12}$や葉酸を補充することによってDNA合成が進行し，赤血球産生が再開して貧血が改善する．

4-1-2. 白血球系の造血薬（G-CSF, M-CSF）
　G-CSFは，顆粒球前駆細胞から好中球が産生される過程を刺激する．
　M-CSFは，単球産生の促進，単球の殺菌能やサイトカイン（GM-CSF，G-CSF，IL-6，IL-8）産生を刺激する．

4-1-3. 血小板増加薬
　トロンボポエチン受容体刺激薬は，巨核球造血を促進して血小板を増加させる．

4-2. 止血薬・抗凝固薬
　止血薬・抗凝固薬は，止血機構を担う血管・血小板・凝固系・線溶系の因子に作用して，産生の増強や機能の阻害を行う．

4-3. 血液製剤（γグロブリン製剤）
　γグロブリン製剤は，免疫溶菌作用・中和作用・オプソニン作用・抗体依存性細胞傷害作用で侵入微生物に対して免疫防御を増強する．

4-3. 血液製剤（凝固因子製剤）
　凝固因子製剤は，先天性または播種性血管内凝固（disseminated intravascular coagulation：DIC）などの後天性に凝固因子が欠乏している状態において，補充をしてやることにより，凝固機能を改善する．

4-4. 抗悪性腫瘍薬
　抗悪性腫瘍薬は，1）DNA合成を阻害する，2）ゲノムDNAを傷害する，3）RNAの転写を阻害する，4）タンパク合成を阻害する，5）タンパク質の機能を阻害するなどの種々の機序で，細胞にアポトーシスを誘導する．

4-5. 分子標的薬（メシル酸イマチニブ）
　慢性骨髄性白血病で使用されるメシル酸イマチニブ（グリベック®）は，染色体転座により生じたチロシンキナーゼ（BCR-ABL）を標的としており，BCR-ABLのATP結合部位に結合し，チロシンキナーゼ活性を抑制することにより，細胞増殖および生存のシグナル伝達を阻害する．

4-5. 分子標的薬（リツキシマブ）
　リツキシマブがCD20に結合すると，抗体依存性細胞傷害や補体依存性細胞傷害および直接アポトーシスのシグナルを活性化することなどにより抗腫瘍効果をおよぼす．

4-5. 分子標的薬
　　　〔ATRA（all-trans retinoic acid）〕
　PML/RARαはヒストンの脱アセチル化により転写を抑制しているが，ATRAはレチノイン酸受容体に結合することで，ヒストンのアセチル化能を回復させ，転写を活性化することで，細胞に分化誘導をもたらす．

※分子標的薬：ゲムツズマブオゾガマイシン，ボルテゾミブについては，p.185〜187参照．

4-6. 経口鉄キレート薬
　内服薬のデフェラシロクス（エクジェイド®）は3座キレート剤で，鉄分子と2：1で結合し，過剰な鉄を主に胆汁を介して糞中に排泄する．鉄過剰による心不全や肝不全を防ぐ．

5. 神経科系

5-1. 頭痛薬
　トリプタン系薬剤，エルゴタミン製剤はいずれもセロトニン作動薬である．

5-1. 頭痛薬（トリプタン系薬剤）
　トリプタン系薬剤は，5-HT$_{1B}$受容体の刺激により頭蓋内血管を収縮させる．また血管周囲に分布する三叉神経終末の5-HT$_{1D}$受容体に作用し，神経ペプチドの放出を抑制することにより神経原性炎症を抑制する．

5-1. 頭痛薬（エルゴタミン製剤）
　エルゴタミン製剤は，各種セロトニン受容体に作用するほか，ドパミン受容体，アドレナリン受容体にも作用する．

5-2. 抗てんかん薬
　抗てんかん薬は，発作焦点からの異常放電に周辺の正常な神経細胞が巻き込まれないよう，発作波の伝搬を阻止すると考えられており，その作用機序はNa$^+$チャネルの抑制作用，Ca^{2+}チャネルの抑制作用，γ-アミノ酪酸（GABA）による抑制増強作用の3つに分けられる．

5-3. 抗脳循環障害薬，脳保護薬，抗アルツハイマー型認知症薬

抗脳循環障害薬は，交感神経受容体の遮断作用や血管平滑筋の弛緩作用により脳血流を増加させるものや，ドパミン放出を促進させ，代謝を賦活するものがある．脳血流増加作用や脳代謝改善作用を認めるが，作用機序の詳細が明らかでないものもある．抗アルツハイマー型認知症薬はアセチルコリンエステラーゼを阻害する．

5-4. パーキンソン病治療薬

パーキンソン病では，ドパミンは血液脳関門を通過できないため，その前駆体であるL-ドーパによる補充療法が行われる．

ドパミン受容体に直接作用するドパミンアゴニストも多数開発されていて，パーキンソン病の治療薬として頻用されている．

5-5. 筋弛緩薬

筋弛緩薬は，大きく末梢性筋弛緩薬と中枢性筋弛緩薬に分類される．

5-5. 筋弛緩薬（末梢性筋弛緩薬）

末梢性筋弛緩薬には，神経筋接合部でアセチルコリン（ACh）の受容体への結合を阻害するものと，筋小胞体からのカルシウムイオンの遊離を抑制して筋弛緩を起こすものがある．

5-5. 筋弛緩薬（中枢性筋弛緩薬）

中枢性筋弛緩薬は，主に脊髄レベルの単シナプス・多シナプス反射を選択的に抑制し，さらに延髄，大脳皮質レベルでも抑制し，筋弛緩作用を示す．

5-6. 制吐薬

制吐薬には，ヒスタミンH_1受容体遮断薬，ドパミンD_2受容体遮断薬，セロトニン$5-HT_3$受容体遮断薬などがあり，CTZおよび胃の迷走神経求心路を介した嘔吐中枢への刺激を遮断することで嘔吐を抑制する．

5-7. 麻酔薬（全身麻酔薬）

バルビツレート系麻酔薬やベンゾジアゼピン誘導体は，脳幹網様体に作用して，覚醒に必要な刺激閾値を上昇させ，催眠，麻酔状態をもたらすとされる．

5-7. 麻酔薬（局所麻酔薬）

局所麻酔薬には，エステル型とアミド型があり，Na^+チャネルに作用して痛覚伝導を遮断する．

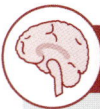

6. 精神科系

6-1. 抗精神病薬（定型抗精神病薬）

抗精神病薬は，大きくD_1からD_5まで5つあるDA受容体のうち，D_2受容体を阻害して抗幻覚妄想作用を発揮する．定型抗精神病薬は強力かつ持続的にD_2受容体をブロックする．

6-1. 抗精神病薬（非定型抗精神病薬）

非定型抗精神病薬は，比較的緩やかにD_2受容体をブロックする．$5-HT_{2A}$受容体阻害作用が強力でそれによってDAニューロンの発火やDAの放出を促進するため錐体外路症状が出にくい．

6-2. 抗不安薬（ベンゾジアゼピン系抗不安薬）

ベンゾジアゼピン系抗不安薬は，GABAと同時に受容体に作用することによって，GABA単独以上に塩素イオンの透過性を増強する．

6-2. 抗不安薬（セロトニン部分作動性抗不安薬）

セロトニン部分作動性抗不安薬は，セロトニン受容体に選択的に結合することによって，セロトニンのバランスの不均衡を是正し，不安を改善する．

6-3. 抗うつ薬

抗うつ薬は，シナプス間隙のノルアドレナリンもしくはセロトニン濃度を上昇させる．しかし，臨床効果発現までに要する1〜2週間との時間的乖離から，この急性薬理作用を直接的な抗うつ効果と結びつけては考えられていない．

6-4. 睡眠薬（ベンゾジアゼピン受容体作動薬）

ベンゾジアゼピン受容体作動薬は，GABA系の抑制性神経機構を増強することで催眠作用を示すと考えられている．

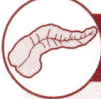

7. 代謝系〔糖尿病・脂質異常症（高脂血症）・痛風〕

7-1-1. 糖尿病薬：インスリン製剤

インスリンは，肝臓でのグリコーゲン合成亢進と糖新生の抑制および，骨格筋と脂肪細胞での糖輸送担体（glucose transporter：GLUT）4の細胞質から細胞膜へのトランスロケーションによって血糖を低下させる．

7-1-2. 糖尿病薬：経口血糖降下薬

経口血糖降下薬は，膵β細胞の細胞膜に存在するSU薬受容体に作用することにより，ブドウ糖と同様にATP依存性K$^+$チャネルの閉鎖をきたし，膵β細胞の脱分極を惹起することによりインスリンの放出を刺激する．

7-1-3. 糖尿病薬：インスリン抵抗性改善薬（チアゾリジン誘導体）

チアゾリジン誘導体は，PPARγのアゴニストで脂肪細胞の分化を促進させインスリン抵抗性を改善させる．

7-1-3. 糖尿病薬：インスリン抵抗性改善薬（メトホルミン）

メトホルミンは，主に肝臓での糖放出を抑制する．この作用機序はAMPKの活性化であることが推測されている．

7-1-4. 糖尿病薬：速効性インスリン分泌促進薬

速効性インスリン分泌促進薬は，膵β細胞のSU受容体に結合してインスリン分泌を刺激する点は，SU薬と共通である．しかし，SU薬と比較して作用発現が速やかだが，インスリン分泌作用は弱い．

7-1-5. 糖尿病薬：食後過血糖改善薬（α-グルコシダーゼ阻害薬）

α-グルコシダーゼ阻害薬は，α-グルコシダーゼと用量依存的に結合し，その作用を可逆的・競合的に阻害することにより，2糖類から単糖類への分解を抑制し，糖質の消化・吸収を遅延あるいは抑制する．

7-1-6. 糖尿病薬：DPPⅣ阻害薬

インクレチン（GLP-1やGIP）の分解・不活化酵素であるDPPⅣを阻害することにより，インクレチンの血中濃度が高く維持され，膵β細胞からのインスリン分泌を促進する．

7-2. 脂質異常症（高脂血症）治療薬（HMGCoA還元酵素阻害薬）

HMGCoA還元酵素阻害薬は，肝でのコレステロール合成を抑制し，肝細胞内の遊離コレステロールが減少することにより，肝でのLDL受容体の発現が増加し，血液中からのLDLの取り込みが増加する．

7-2. 脂質異常症（高脂血症）治療薬（胆汁酸吸着薬）

胆汁酸吸着剤は胆汁酸の腸肝循環を遮断し，肝でのコレステロールから胆汁酸への変換を促進させる．肝のコレステロールプールが減少することによりLDL受容体が増加し，血液中からのLDLの取り込みが増加する．

7-2. 脂質異常症（高脂血症）治療薬（フィブラート系薬剤）

フィブラート系薬剤は転写因子PPAR-γに対するリガンドであり，肝臓においてトリグリセライド合成，VLDL分泌を抑制し，一方，末梢組織のリポタンパクリパーゼ（LPL）を活性化し，トリグリセライドの異化を促進する．

7-2. 脂質異常症（高脂血症）治療薬（コレステロール吸収阻害薬）

エゼチミブは小腸コレステロールトランスポーター（NPC1-L1）に結合し，小腸壁におけるコレステロール吸収を選択的に阻害する．

7-3. 尿酸降下薬（尿酸排泄促進薬）

尿酸排泄促進薬は，腎臓の近位尿細管における尿酸の再吸収を抑制して，尿酸の尿中への排泄を促進する．

7-3. 尿酸降下薬（尿酸生成抑制薬）

尿酸生成抑制薬であるアロプリノールは，ヒポキサンチンからキサンチンへ，そしてキサンチンから尿酸代謝経路を触媒する酵素であるキサンチンオキシダーゼの作用を阻害することにより，尿酸生成抑制作用を示す．

8. 内分泌系（骨・Ca，ホルモン製剤）

8-1. 骨，カルシウム代謝薬（骨形成促進薬）

骨形成促進薬は骨芽細胞に作用し，骨芽細胞による骨基質産生，石灰化を促進し，骨形成促進に作用する．

8-1. 骨，カルシウム代謝薬（骨吸収抑制薬）

骨吸収抑制薬は破骨細胞に対し，①カルシトニン受容体に作用，②種々のサイトカインを介して，③骨に吸着後，破骨細胞に取り込まれ，破骨細胞活性を低下させ，骨吸収を抑制する．

8-2. 甲状腺機能異常症治療薬（甲状腺ホルモン）

甲状腺ホルモンは，T$_4$または脱ヨード化されT$_3$として核内受容体である甲状腺ホルモン受容体に結合し，作用を発揮する．

8-2. 甲状腺機能異常症治療薬（抗甲状腺薬）

抗甲状腺薬の作用の主体は，甲状腺濾胞上皮細胞においてヨードの有機化阻害とヨード化チロシンのカップリング阻害による，甲状腺ホルモン合成の抑制である．

8-3. 女性ホルモン剤
　エストロゲンは核内のエストロゲン受容体（ER）と結合する．ERは二量体を形成し，DNAのエストロゲン応答領域に結合し，標的遺伝子の転写促進が起こり，細胞内で種々の代謝活性を制御する．

8-4. 男性ホルモン剤
　テストステロンは標的細胞内で，直接または，活性の強いジヒドロテストステロンに変換されアンドロゲン受容体（AR）と結合する．ARは二量体を形成し，DNAのホルモン応答配列に結合し標的遺伝子の発現を調節している．

8-5-1. 成長ホルモン
　成長ホルモン（GH）は，191個のアミノ酸からなるホルモンであり，肝臓あるいは局所でのIGF-Ⅰ産生を介して長管骨の成長板に作用し，骨の長軸方向への成長を促す．

8-5-2. 下垂体後葉ホルモン
　バゾプレッシンは，腎集合尿管の血管側細胞膜に存在するバゾプレッシン受容体（V_2受容体）に結合後，細胞内cAMPの上昇を介し，細胞内ベジクルに存在する水チャネル（AQP2）を尿管側細胞膜へ移動させ，AQP2を介した水の流入を引き起こす．

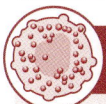

9. 炎症・アレルギー・免疫系

9-1. 副腎皮質ステロイド
　副腎皮質ステロイドは，副腎から分泌されるコーチゾルと同様の作用をもつ薬剤であり，少量から認められる抗炎症，抗アレルギー作用と大量投与で認められる免疫抑制作用を期待して多くの疾患で用いられている．

9-2. 非ステロイド性抗炎症薬
　非ステロイド性抗炎症薬（nonsteroidal antiinflammatory drugs：NSAIDs）は，炎症に重要なアラキドン酸→プロスタグランジンへの合成反応を抑制することで抗炎症効果を発現する．

9-3. 生物製剤
　抗TNFα製剤は，TNFαに対するモノクローナル抗体や可溶性のTNF受容体によってTNFαの信号をブロックし，それに続く炎症カスケードを抑制することで関節リウマチの寛解が得られる．
　その他の生物製剤についてはp.318参照．

9-4. 抗リウマチ薬
　核酸代謝拮抗薬は，プリン合成系，ピリミジン合成系を抑制することでリンパ球のDNA合成を阻害して，細胞をG_1からS期に入れないようにする作用をもつ．

9-5. 抗ヒスタミン薬
　抗ヒスタミン薬は，H_1受容体にヒスタミンが結合するのを阻害し，主としてアレルギーに伴う症状を緩和させる薬剤である．

9-6. 抗アレルギー薬
　抗アレルギー薬は，Ⅰ型アレルギー反応に関与する化学伝達物質（ケミカルメディエーター）の遊離ならびに作用を調節するすべての薬剤，およびTh2サイトカイン阻害薬の総称である．

9-7. 免疫抑制薬
　免疫抑制薬は，過剰な免疫反応を是正し，活性化リンパ球を主体とする炎症性病態による組織・臓器障害を抑制，制御することを目的とした薬剤である．

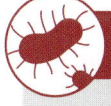

10. 感染症

10-1. 抗菌薬
　抗菌薬は，細胞壁，リボゾーム，DNAを主な作用点とし，細菌に対し殺菌的あるいは静菌的に作用する．

10-2. 抗真菌薬
　抗真菌薬は，細胞膜，細胞壁，核酸などに作用し，真菌の増殖を阻止する．

10-3. 抗ウイルス薬
　抗ウイルス薬は，DNA合成阻害，逆転写酵素阻害，タンパク機能の阻害などによってウイルスの増殖を阻止する．

執筆者一覧

[編集]

山田信博　筑波大学

[第2章項目編集] (掲載順)

筒井裕之	北海道大学大学院医学研究科循環病態内科学	島野　仁	筑波大学大学院人間総合科学研究科 内分泌代謝・糖尿病内科
菅野健太郎	自治医科大学消化器内科学	中尾一和	京都大学大学院医学研究科臨床病態医科学・内分泌代謝内科
檜澤伸之	筑波大学大学院人間総合科学研究科呼吸病態医学分野	小池隆夫	北海道大学大学院医学研究科内科学講座・第二内科
元吉和夫	防衛医科大学校名誉教授	人見重美	筑波大学臨床医学系感染症科
西澤正豊	新潟大学脳研究所臨床神経科学部門神経内科学分野		
渡辺義文	山口大学大学院医学系研究科高次脳機能病態学分野		

[執筆者] (掲載順)

幸田幸直	筑波大学大学院人間総合科学研究科臨床薬剤学	下畑敬子	高崎ペインクリニック
古本智夫	北海道大学大学院医学研究科循環病態内科学	田島　治	杏林大学保健学部精神保健・社会福祉学教室
川嶋　望	NTT東日本札幌病院循環器内科	平田卓志	山梨大学大学院 医学工学総合研究部精神神経医学
横式尚司	北海道大学大学院医学研究科循環病態内科学	山田和男	山梨大学大学院 医学工学総合研究部精神神経医学
筒井裕之	北海道大学大学院医学研究科循環病態内科学	神庭重信	山梨大学大学院 医学工学総合研究部精神神経医学
絹川真太郎	北海道大学大学院医学研究科循環病態内科学	渡辺義文	山口大学大学院医学系研究科高次脳機能病態学分野
石森直樹	北海道大学大学院医学研究科循環病態内科学	内山　真	日本大学医学部精神医学系
榊原　守	北海道大学大学院医学研究科循環病態内科学	鈴木浩明	筑波大学大学院人間総合科学研究科 内分泌代謝・糖尿病内科
石野祐三子	日産自動車健康保険組合栃木地区診療所	豊島秀男	自治医科大学附属さいたま医療センター内分泌代謝科
佐藤幸浩	かみいち総合病院内科	島野　仁	筑波大学大学院人間総合科学研究科 内分泌代謝・糖尿病内科
砂田圭二郎	自治医科大学消化器内科	曽根博仁	筑波大学大学院人間総合科学研究科 水戸地域医療教育センター内分泌代謝・糖尿病内科
林　芳和	自治医科大学消化器内科	山田信博	筑波大学
佐藤博之	自治医科大学消化器肝臓内科	矢藤　繁	筑波大学大学院人間総合科学研究科 内分泌代謝・糖尿病内科
森島祐子	筑波大学大学院人間総合科学研究科呼吸病態医学分野	松島照彦	筑波記念病院内科
檜澤伸之	筑波大学大学院人間総合科学研究科呼吸病態医学分野	細谷龍男	東京慈恵会医科大学腎臓・高血圧内科
元吉和夫	防衛医科大学校名誉教授	小松弥郷	京都市立病院内分泌内科
宮川義隆	慶應義塾大学医学部血液内科	中尾一和	京都大学大学院医学研究科臨床病態医科学・内分泌代謝内科
木村文彦	防衛医科大学校血液内科	向井正也	市立札幌病院リウマチ科
小倉和外	青森県立中央病院血液内科	深江　淳	医療法人清仁会西村病院リウマチ膠原病センター
佐藤　謙	防衛医科大学校血液内科	小池隆夫	北海道大学大学院医学研究科内科学講座・第二内科
小林真一	防衛医科大学校血液内科	大友耕太郎	北海道大学大学院医学研究科病態制御学専攻病態内科学免疫・代謝内科学・第二内科
小澤敬也	自治医科大学内科学血液学部門	竹田　剛	帯広厚生病院第3内科
横関明子	新潟大学脳研究所臨床神経科学部門神経内科学分野	中丸裕爾	北海道大学大学院医学研究科耳鼻咽喉科・頭頸部外科学分野
下畑享良	新潟大学脳研究所臨床神経科学部門神経内科学分野	清水健一	北海道大学医学部第一内科
高堂裕平	新潟大学脳研究所臨床神経科学部門神経内科学分野	今野　哲	北海道大学医学部第一内科
梅田麻衣子	新潟大学脳研究所臨床神経科学部門神経内科学分野	片岡　浩	北海道大学大学院医学研究科内科学講座 免疫・代謝内科学分野・第二内科
北原真紀子	新潟大学脳研究所臨床神経科学部門神経内科学分野	人見重美	筑波大学臨床医学系感染症科
梅田能生	新潟大学脳研究所臨床神経科学部門神経内科学分野		
柳川香織	新潟大学脳研究所臨床神経科学部門神経内科学分野		
佐藤達哉	新潟大学脳研究所臨床神経科学部門神経内科学分野		

第1章
総論：
薬物治療の基礎

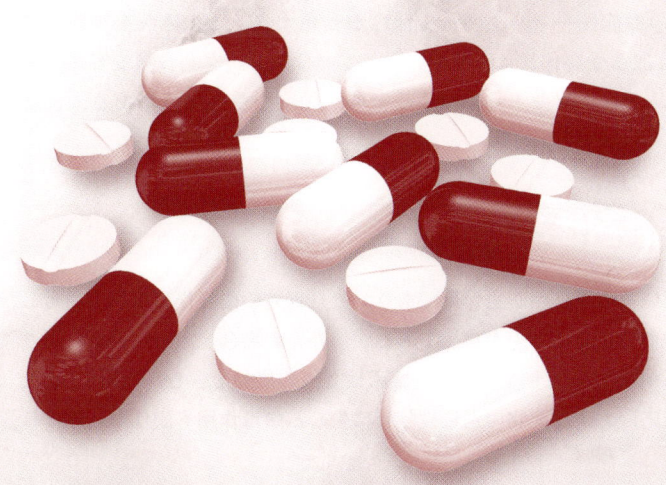

第1章 総論

薬物治療の基礎

1. 薬物が働く基本的なメカニズム

　薬物の多くは，リン脂質の二重層でできている細胞膜表面に突出した膜タンパク質の受容体（レセプター）に結合して作用を発揮するが，細胞膜表面の受容体ではなく，細胞内あるいは核内の受容体に結合して作用を発揮する薬物もある．核内受容体には，ステロイドホルモン受容体や甲状腺ホルモン受容体がある．一方，麻酔薬やアルコールは，細胞膜の疎水部分の脂質に作用して膜の興奮を抑制することで作用を発揮する．

　受容体とそこに作用する生体内物質や薬物は，「カギ穴」と「カギ」の関係をもっている．カギ穴に入って開錠させることのできるカギ，すなわち受容体に結合して，その受容体に特有の反応を起こさせる物質をアゴニスト（作用物質，作用薬，作動薬）という．化学構造の違いによって，アゴニストにも作用の強弱がある．反応率100％の完全アゴニスト（フルアゴニスト）の化学構造を少しずつ変化させていくと，アゴニストの作用が弱くなる（部分アゴニスト，パーシャルアゴニスト）．一方，カギ穴に入ることはできるが開錠機能のないカギ，すなわち受容体には結合するが，その受容体に特有の反応は起こさせない物質をアンタゴニスト（拮抗物質，拮抗薬，遮断薬）といい，自身は作用をもたず，アゴニストの結合を阻害する物質である．また，アゴニスト非存在下であっても，ある種の受容体（恒常的活性型受容体）の活性を抑制し，アゴニストと逆の作用を示すものを逆アゴニスト（インバースアゴニスト）という（図1）．

　アンタゴニストと受容体との結合が可逆的な場合は，アゴニストとアンタゴニストとの関係は競合的であり，このような性質のアンタゴニストを競合的アンタゴニスト（競合的拮抗薬）という．一方，結合が共有結合であったり，結合によって受容体の構造変化が生じるなどの非可逆的な場合を非可逆的拮抗（非競合的拮抗）といい，このような性質のアンタゴニストを非可逆的（非競合的）アンタゴニストという．

　アゴニスト（情報伝達物質，ファーストメッセンジャーとして働く）の受容体への結合は，細胞内の別の物質（セカンドメッセンジャー）の増減をもたらし，このセカンドメッセンジャーによって細胞内の機能性タンパクの量や活性が変化する．この流れを細胞内情報伝達系といい，情報を受け取る受容体には4種類のタイプ（Gタンパク共役型受容体，イオンチャネル内蔵型受容体，チロシンキナーゼ関連受容体，細胞内受容体）がある．詳細は基礎薬理書を参照されたい．

2. 薬物が及ぼす作用と副作用，耐性と依存

　その薬物の主目的になっている薬理作用が**主作用**であり，それ以外の薬理作用は**副作用**として，あくまで相対的なものであると考えるのが自然であるが，多くの場合，人体に通常使用される量の投与によって生じる有害で意図しない徴候（臨床検査値の変動を含む），症状，または病気などを示す**薬物有害反応**，および薬物の過量投与時に生じる**中毒作用**も副作用と呼ばれ

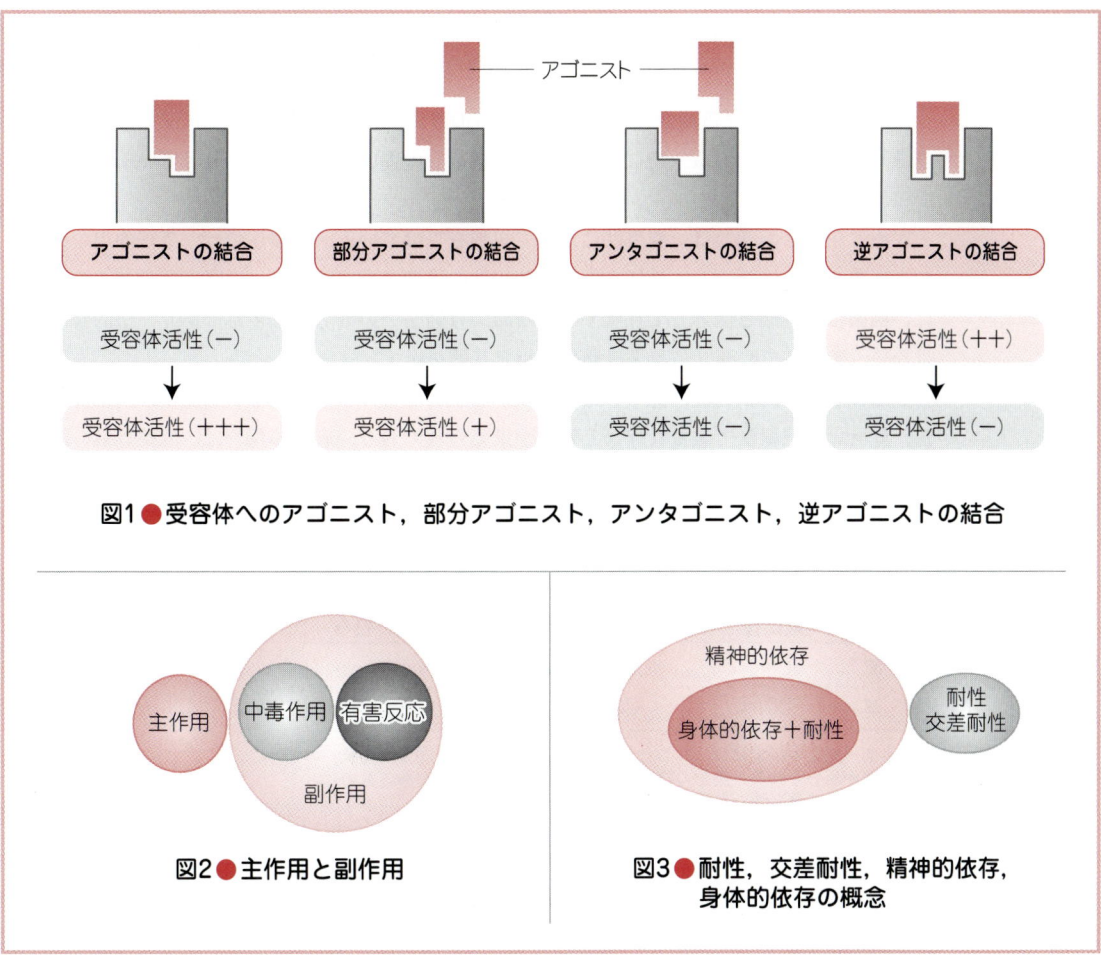

図1● 受容体へのアゴニスト，部分アゴニスト，アンタゴニスト，逆アゴニストの結合

図2● 主作用と副作用

図3● 耐性，交差耐性，精神的依存，身体的依存の概念

ることが多い（図2）．そして，これらの用語が医療関係者の間で使い分けされずに，副作用という用語でくくられて用いられている状況であることを認識しておく必要がある．抗ヒスタミン作用を主作用として開発されたジフェンヒドラミン（レスタミンコーワ）は，副作用として眠気を催すことが添付文書に記されている．最近，このジフェンヒドラミンの副作用である眠気を主作用と位置づけた睡眠補助剤（一般用医薬品）が承認され，市販された．従来，副作用と位置づけられていた眠気を主作用にしたものである．

また，薬物の連用によって生じる現象として**耐性**がある．これは同程度の薬効を発揮させるために必要な薬物量が次第に増加していく現象であるが，その薬物だけでなく化学構造の似ている薬物に対しても耐性を生じることがあり，これを**交差耐性**という．また，連用によって薬物に対して**精神的依存**が生じることや，精神的・**身体的依存**が生じて薬物の投与中止でいわゆる禁断症状が発現することもある．なお，耐性と依存とは明らかに異なる状態であるが，身体的依存には耐性が伴う（図3）．身体的依存が生じる代表的な薬物としてモルヒネがあるが，身体的依存の発現はもっぱらモルヒネ注射の乱用によるものであり，疼痛緩和を目的に経口投与製剤や坐剤などが適正に使用されている限りでは，身体的依存の発現の危険性はほとんどなく，積極的な使用が望まれている．

3. ところで薬（くすり）とは？

「くすり」に関連する用語は多く，それらが正確に使い分けされている状況ではないことを認識しておく必要がある．特に「薬物」と「薬剤」の違いを正確に使い分けている場合は少ない（Column 参照）．

医療に用いる医薬品は，薬事法によって規制を受けている．薬事法では，薬理作用の強いものを毒薬や劇薬に指定し，適切な保管と使用時の管理を求めている．毒薬は施錠できる保管庫に，劇薬は普通薬と区分して保管する．なお，普通薬という名称は俗称であり，法的なものではない．参考までに表1に毒薬，劇薬の指定基準を示す．

さらに麻薬や向精神薬，覚せい剤など依存を生じるものは，それぞれ麻薬及び向精神薬取締法，覚せい剤取締法で厳重な保管と管理が求められており，麻薬の保管は，麻薬以外の医薬品（覚せい剤を除く）と区別し，施錠された堅固な設備内に保管する．

表1 ● 毒薬と劇薬の指定基準

	経口投与	皮下投与	静脈（腹腔）投与
毒薬	< 30mg/kg	< 20mg/kg	< 10mg/kg
劇薬	< 300mg/kg	< 200mg/kg	< 100mg/kg

注：毒薬・劇薬の指定には，おおむね表に示した急性毒性（50%致死量）の基準が用いられる．動物の種類または投与法により差異があるものは，原則として最も強い急性毒性を採用する

Column　くすりに関する用語

● 薬物・薬剤・製剤の違いは？

現在，医療関係者の間では，「くすり」に関連する用語が正確に使われている状況ではないことを認識しておく必要がある．特に「薬（やく）」と「剤（ざい）」の違いを正確に使い分けている場合は少ない．本来，「薬」とは，薬理活性をもつ物質，すなわち「薬物」そのもののことであり，「剤」とは，薬物に加工を施し，実際に使用できる姿かたちにしたものである．臨床現場で使用するように錠剤やカプセル剤などに加工されたものは「薬剤」であり，薬物ではない．「製剤」という用語も，名詞の場合は薬物を剤に製したもの，すなわち薬剤と同義であり，動詞の場合は薬物から薬剤を造る工程を指す言葉である．

例えば，鎮痛作用をもった物質（薬物）は鎮痛薬と表現し，その薬物の製剤である錠剤やカプセル剤のような薬剤は鎮痛剤と表現するべきである．「剤」が「薬」の代わりに使われてきた歴史は長いが，薬理活性を考えた場合は，「薬」を使うべきである．もちろんアスピリンや酸化マグネシウムの粉末などのように，薬物＝薬剤のものもあるが，概念としての「剤」と「薬」は区別して使うべきであろう．しかし，「下剤」の成分薬物を瀉下薬と呼ぶことはあるが「下薬」とは呼ばない．語呂が悪いからであろう．正確な使いわけはなかなか困難である．

● 医薬品・薬（くすり）・薬品とは？

「医薬品」は薬事法の用語であり，国（厚生労働大臣）によって承認された薬剤のことであり，医師などによって処方される「医療用医薬品」と街の薬局などで処方せんなしで購入できる「一般用医薬品」がある．「薬（くすり）」は薬物，薬剤，医薬品などを包含した広い概念の用語である．「薬品」は試薬や工業用の化成品なども含めた「くすり」よりさらに広い概念の用語として使われている．

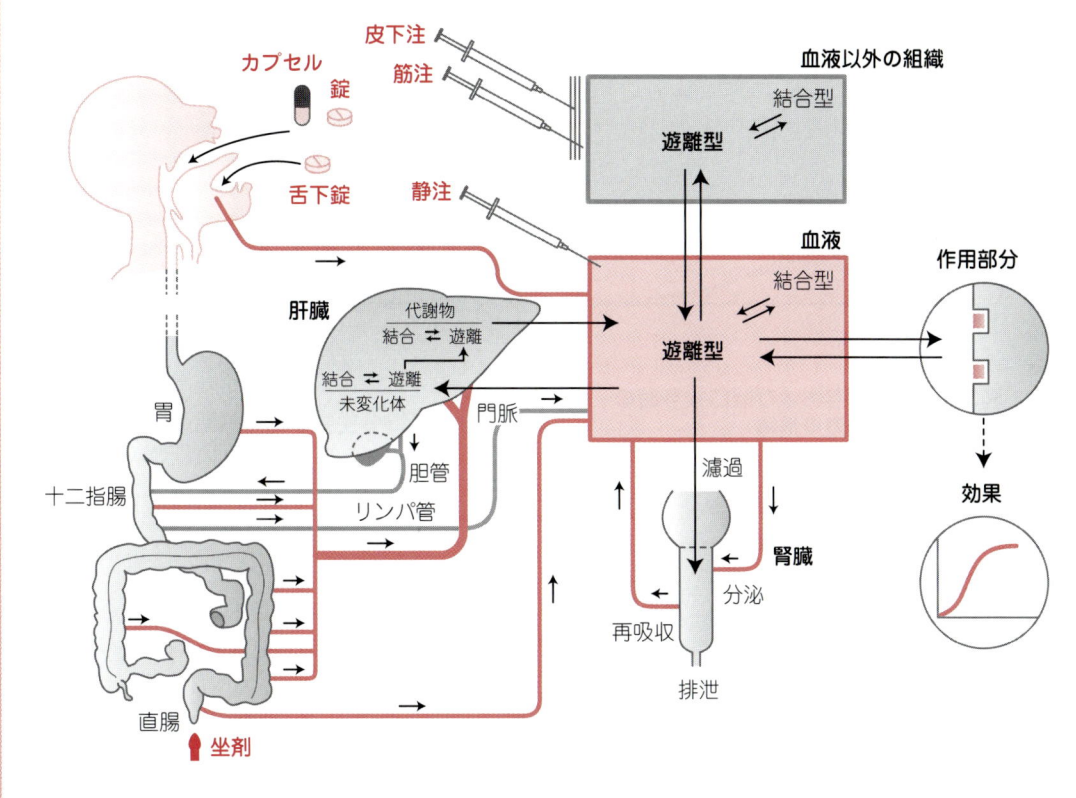

図4 ● 薬剤の投与から薬効発現まで過程
　薬剤の効果の強さと効果の持続する時間が，薬物の吸収，臓器や組織への分布，肝臓などでの代謝，そして腎臓をはじめ種々の経路からの排泄の速さに影響されることを関係づけた模式図．例えば，薬剤を口からのむ経口投与では，薬剤は消化管内でまず溶けて，消化管の粘膜を通る吸収という段階を経て血中に取り込まれたのち，作用部位に達する．しかし，静脈内投与では，吸収の段階が省略されて薬物がすみやかに，しかも多量に作用部位に到達するため，作用がはやく，しかも強く現れることになる．
〔「TDMのための基礎知識」（小滝　一，齋藤侑也 著），メディカルジャーナル社，1986より改変〕

4. 薬剤の適用時に考えること

　薬物療法においては，まず適用薬物を選択しその投与量を決めるが，その際，薬剤の投与経路，投与剤形，投与時間，併用薬剤の影響などの薬剤（薬物）の生体内での動きを考慮することが必要である（図4）．これらは薬物の血液中濃度や尿中濃度などを測定することで検討されてきた．

4-1. 吸収から投与経路・投与量を考える

　薬剤の投与経路として，代表的な注射と内服について考えてみる．動静脈中に直接投与する場合を除いて，皮下や筋肉内への注射は吸収過程を経ることになる．内服では，薬剤の崩壊とそれに引き続く薬物の溶解が薬効に大きく影響するため，錠剤やカプセル剤の内服時には，必ず適量の水（微温湯）が必要である．最近，水分制限の必要な場合や水を入手できない環境で

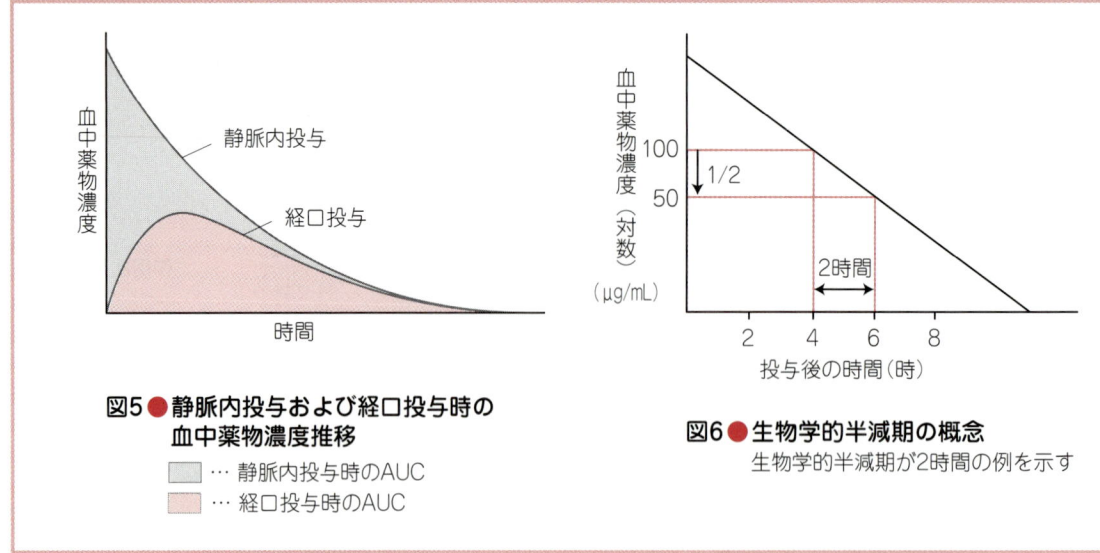

図5 ● 静脈内投与および経口投与時の
血中薬物濃度推移
■ … 静脈内投与時のAUC
■ … 経口投与時のAUC

図6 ● 生物学的半減期の概念
生物学的半減期が2時間の例を示す

も薬剤の服用ができるように，口腔内のわずかな水分で崩壊し，味覚的にも問題のない錠剤（速崩錠）が開発されている．胃内で溶解した薬物（胃の酸性状態にさらされることが好ましくない薬物は，小腸へ移行してから崩壊する腸溶性製剤にする）は小腸へ送られるが（**図4**），胃に固形内容物があると，胃排泄速度が遅くなり，結果的に小腸での吸収が遅れる．この食事の影響は，薬物による胃刺激の緩和と裏腹の関係にある．

消化管膜は脂質二重層膜であるため脂溶性薬物分子（非イオン型）が吸収されやすく，胃と小腸の液性（pH）の違いによって吸収が異なる．しかし，膜の面積は圧倒的に小腸が広く，薬物の吸収はその大部分が腸管で行われる．吸収の場における薬物相互作用は，薬物同士あるいは薬物と食物との**吸着や結合による薬物の吸収低下**，また一方の薬物が引き起こす**腸内細菌叢の変化による薬物分解率の低下**などに起因する．

内服後の薬物血中濃度時間曲線下面積（AUC）[※1]（**図5**）は，体内に吸収され，体循環血中に取り込まれた薬物の量の指標として生物学的利用率（バイオアベイラビリティ）[※2]算出

[※1] **薬物血中濃度時間曲線下面積（AUC：area under the blood concentration-time curve）**：薬物血中濃度曲線と横軸のある時刻（または無限大時刻）までの時間との間に囲まれた面積のことであり，体循環血中に取り込まれた薬物の量，すなわちバイオアベイラビリティの量をあらわしている．単位は，濃度と時間の積で，例えば $hr \cdot \mu g \cdot mL^{-1}$．

[※2] **生物学的利用率（バイオアベイラビリティ，BA：bioavailability）**：薬物の投与量に対する体循環血中（門脈血を除く）に取り込まれた薬物の量と体循環血中に取り込まれる速さのことであり，薬物が生体にどれだけ利用されたかを定量的に表す値のことである．バイオアベイラビリティには，静脈内投与に対する経口投与のように絶対的な比較（**図5**）と，液剤に対する錠剤のように相対的な比較がある．

[※3] **初回通過効果（first-pass effect）**：薬物が消化管内および消化管からの吸収過程で代謝されたり，消化管から血液中に取り込まれてはじめて肝臓を通る際に著しく代謝されることがある．その結果，体循環血中に到達する薬物量が，消化管から実際に吸収された量よりも少なくなることがあり，この現象を初回通過効果という．初回通過効果が大きいとバイオアベイラビリティは減少する．

表2 ● 薬物代謝酵素CYPに関連する代表的な薬物（薬剤）

CYPの分子種	基質になる薬物（薬剤）	阻害する薬物（薬剤）	誘導する薬物（薬剤）
CYP1A2	カフェイン テオフィリン（テオドール®）	エノキサシン（フルマーク®）	オメプラゾール （オメプラール®） 喫煙
CYP2C9	トルブタミド （ヘキストラスチノン®） フェニトイン （アレビアチン®） ワルファリン（S体） （ワーファリン）	スルファメトキサゾール	フェノバルビタール （フェノバール®） フェニトイン リファンピシン （リファジン®）
CYP2C19	オメプラゾール ジアゼパム（セルシン®）	オメプラゾール アミオダロン（アンカロン®）	リファンピシン
CYP2D6	プロプラノロール （インデラル®） フレカイニド （タンボコール®） メキシレチン （メキシチール®）	パロキセチン（パキシル®） キニジン シメチジン（タガメット®）	
CYP3A4	カルシウム拮抗薬 （ペルジピン® アダラート® ニバジール®など） ベンゾジアゼピン系薬 （ハルシオン® レンドルミン® ユーロジン®など）	エリスロマイシン （エリスロシン®） シメチジン ケトコナゾール （ニゾラール®）	フェノバルビタール フェニトイン リファンピシン

に用いる．なお，薬物によっては吸収された直後に腸管膜や肝臓で代謝（初回通過効果[※3]）されることがあることから，体内への薬物の吸収量とバイオアベイラビリティとは等しくないことがあるので注意が必要である．また，ある時刻の薬物の血中濃度が，その1/2になるまでに要する時間を生物学的半減期（$T_{1/2}$）といい，その薬物の体内からの消失速度の指標になる（図6）．$T_{1/2}$の小さい薬物は，その血中濃度を保つためには頻回の投与が必要になる．投与量をAUCで除した値をクリアランスといい，薬物の排泄効率の目安になる．

4-2．分布：血漿タンパクとの結合が薬の動きを決める

血液中の薬物は，血漿タンパクと一定の割合で結合しており（ほとんど結合しないものもある），結合型と遊離型が平衡関係を保っている（図4）．体内の各臓器・器官に移行して薬効を発揮するのは遊離型の部分であり，代謝や排泄を受けるのも遊離型である．分布の場における薬物相互作用は，主に**タンパク結合における薬物の競合**である．血漿アルブミンの低い未熟児へのタンパク結合能の高いサルファ剤の投与は，競合の結果，遊離型のビリルビンの上昇をもたらし，血液－脳関門の未熟な児に核黄疸を発現させることがある．

表3 ● 臨床上重要な併用禁忌の例

影響する薬物（薬剤）	影響される薬物（薬剤）	禁忌の理由
マクロライド系抗生物質 （エリスロシン®，クラリシッド®）	ピモジド（オーラップ®） エルゴタミン	CYP3A4 の阻害
リファンピシン（リファジン®）	抗HIV薬（クリキシバン®，インビラーゼ®，ビラセプト®， 　レスクリプター®など） ボリコナゾール（ブイフェンド®） プラジカンテル（ビルトリシド®）	CYP3A4 の誘導
イトラコナゾール （イトリゾール®）	ピモジド，　　　　　　　　　キニジン， ベプリジル（ベプリコール®），トリアゾラム（ハルシオン®）， シンバスタチン（リポバス®），アゼルニジピン（カルブロック®）， ニソルジピン（バイミカード®），エルゴタミン， バルデナフィル（レビトラ®），エプレレノン（セララ®）， ブロナンセリン（ロナセン®），シルデナフィル（レバチオ®）	CYP3A4 の阻害
フルコナゾール（ジフルカン®）	トリアゾラム，エルゴタミン	CYP3A4 の阻害
ミコナゾール（フロリード）	ピモジド，キニジン，トリアゾラム，シンバスタチン， アゼルニジピン，ニソルジピン，エルゴタミン	CYP3A4 の阻害
インジナビル（クリキシバン®）	アミオダロン（アンカロン®），トリアゾラム， ミダゾラム（ドルミカム®），アルプラゾラム（ソラナックス®）， ピモジド，　　　　　　　　　エルゴタミン， アゼルニジピン，　　　　　　ブロナンセリン， シルデナフィル，　　　　　　バルデナフィル	CYP3A4 の阻害
リトナビル（ノービア®）	キニジン，　　　　　　　　　ベプリジル， フレカイニド（タンボコール®），プロパフェノン（プロノン®）， アミオダロン，　　　　　　　ピモジド， ピロキシカム（フェルデン®），アンピロキシカム（フルカム®）， エルゴタミン，　　　　　　　エレトリプタン（レルパックス®）， バルデナフィル，　　　　　　アゼルニジピン， ジアゼパム（セルシン®），　　クロラゼプ酸（メンドン®）， エスタゾラム（ユーロジン®），フルラゼパム（ダルメート®）， トリアゾラム，　　　　　　　ミダゾラム， ボリコナゾール	CYP3A4 の阻害
ギメラシル （ティーエスワン®の成分）	フッ化ピリミジン系抗癌薬（5-FU，ユーエフティ®，フトラフー ル®，フルツロン®，ゼローダ®，ミフロール®など） フッ化ピリミジン系抗真菌薬（アンコチル®）	フルオロウラシルの代謝 をギメラシルが阻害
カルバペネム系抗生物質 （カルベニン®，メロペン®， チエナム®，オメガシン®など）	バルプロ酸（デパケン®）	バルプロ酸のタンパク結 合率低下とグルクロン酸 抱合亢進
抗酒薬 （ノックビン®，シアナマイド）	エリキシル剤（ジゴシン®，フェノバール®）	エリキシル剤中のエタノー ルの代謝阻害
非ステロイド性抗炎症薬 （フロベン®，ロピオン®など）	ニューキノロン系抗菌薬 （フルマーク®，バクシダール®，ロメバクト®など）	ニューキノロン系抗菌薬の 作用が非ステロイド性抗炎 症薬によって増強
シクロスポリン（ネオーラル®）	タクロリムス（プログラフ®）	CYP3A4 の阻害
タクロリムス	シクロスポリン	CYP3A4 の阻害

4-3. 代謝：併用禁忌に注意

薬物の代謝は主に肝臓で，酸化，還元，加水分解，抱合などの反応として行われる．その中心的な酸化反応には，薬物代謝酵素のチトクロームP450（CYP）がかかわっている．CYPは多くの分子種があり，その基質になる薬物，その阻害薬，その誘導薬などが調べられている．主なものを表2に示す．

代謝相における薬物相互作用は，**代謝酵素の誘導による代謝促進と代謝酵素の競合的・非競合的阻害による代謝低下**である．代謝促進の場合は，薬効が減じるため投与量の増量が必要になる．一方，代謝低下は直ちに薬物血中濃度の上昇につながることから危険性が高く，死亡例もある．医薬品添付文書に併用禁忌と記されている組合せの多くがこの代謝拮抗である．処方時の患者への服薬薬剤の確認が必要である（表3）．

4-4. 排泄：CLcrから投与量を考える

薬物の排泄は主に腎臓で行われる（**図4**）．肝臓からも胆汁中に排泄される薬物もあり，腸管へ胆汁排泄された薬物が再度腸管から吸収され，腸管と肝臓を循環（**腸肝循環**）することから，そのような薬物は排泄が遅く薬効が持続する．腎臓からの排泄は，糸球体濾過と尿細管分泌で行われている．糸球体濾過速度（GFR：glomerular filtration rate）はクレアチニンクリアランス（CLcr）と良好な相関があるため，CLcrを指標にして薬物の排泄速度を見積もることができる．そこで，代謝される割合が小さく，腎排泄が主な薬物では，CLcrを指標にして

表4● 理想体重と血清クレアチニンの値からクレアチニンクリアランスを求める方法の一例

男性
$$CLcr(mL/分) = \frac{(140 - 年齢) \times IBW(kg)}{72 \times Scr(mg/dL)}$$

$$IBW(kg) = 50 + 2.3 \times \left[\frac{身長(cm) - 152.4}{2.54} \right]$$

女性
$$CLcr(mL/分) = \frac{0.85 \times (140 - 年齢) \times IBW(kg)}{72 \times Scr(mg/dL)}$$

$$IBW(kg) = 45 + 2.3 \times \left[\frac{身長(cm) - 152.4}{2.54} \right]$$

CLcr：クレアチニンクリアランス，Scr：血清クレアチニン値，IBW：理想体重

表5● 日本人の糸球体濾過速度推算式（日本腎臓学会）

男性　eGFR（mL/分/1.73m^2）＝ 194 × Scr$^{-1.094}$ × 年齢$^{-0.287}$
女性　eGFR（mL/分/1.73m^2）＝ 194 × Scr$^{-1.094}$ × 年齢$^{-0.287}$ × 0.739

eGFR：推算糸球体濾過速度，Scr：血清クレアチニン値（酵素法）

投与量設計を行うことができる．医療現場では，簡易法でCLcrを求めるか，血清クレアチニン濃度からCLcrやGFRを推定する方法で実施している（表4, 5）．

排泄相における薬物相互作用としては，尿細管分泌においてペニシリンがプロベネシドによって競合阻害を受け，排泄抑制を受けることは有名であるが，ジゴキシンもその輸送担体であるP-糖タンパクをキニジンが阻害することが知られている．

5. 薬物血中濃度測定に基づく投与量設計

薬物の血中濃度を測定し，薬物動態学的手法を用いて投与量設計を行うことが，血中濃度と治療効果との関係が密接な薬物において実施されている．この手法をTDM（therapeutic drug monitoring）といい，治療血清（血漿）中濃度範囲の狭い薬物に適用されている．これは薬物処理能力，すなわち肝薬物代謝と腎薬物排泄に個人差が大きいことに由来する．そのうちでも抗てんかん薬のフェニトインのように，投与量と血中濃度が比例しない非線形薬物動態を示す薬物では，特に必要となる．TDMの対象になる薬物としては，免疫抑制薬，ジギタリス薬，抗てんかん薬，抗生物質，抗不整脈薬，気管支拡張薬などがあるが，免疫抑制薬は臓器移植後の生着に大きく影響するため，特に必要である．最近では，遺伝子多型に基づく薬物処理能力の個人差をあらかじめ遺伝子診断で調べ，投与量調節のためのTDMから発展したオーダーメイドのTDMが試みられている．表6にTDMの対象になる薬物を示す．

表6 ● TDMの対象となる代表的な薬物（薬剤）

免疫抑制薬	シクロスポリン（ネオーラル®）	タクロリムス（プログラフ®）
ジギタリス薬	ジゴキシン（ジゴシン®）	ジギトキシン
抗てんかん薬	バルプロ酸（デパケン®）	カルバマゼピン（テグレトール®）
	フェニトイン（アレビアチン®）	フェノバルビタール（フェノバール®）
	ゾニサミド（エクセグラン®）	クロナゼパム（リボトリール®）
	プリミドン	エトスクシミド（ザロンチン®）
	ニトラゼパム（ネルボン®）	
抗生物質	ゲンタマイシン（ゲンタシン®）	トブラマイシン（トブラシン®）
	アミカシン（ビクリン®）	アルベカシン（ハベカシン®）
	バンコマイシン	テイコプラニン（タゴシッド®）
抗不整脈薬	リドカイン（キシロカイン®）	アプリンジン（アスペノン®）
	メキシレチン（メキシチール®）	ジソピラミド（リスモダン®）
	シベンゾリン（シベノール®）	ピルジカイニド（サンリズム®）
	フレカイニド（タンボコール®）	プロパフェノン（プロノン®）
	プロカインアミド（アミサリン®）	キニジン
	アミオダロン（アンカロン®）	ピルメノール（ピメノール®）
気管支拡張薬	テオフィリン（テオドール®）	
抗悪性腫瘍薬	メトトレキサート（メソトレキセート®）	
精神神経用薬	リチウム（リーマス®）	ハロペリドール（セレネース®）
	ブロムペリドール（インプロメン®）	
抗真菌薬	ボリコナゾール（ブイフェンド®）	

6. 小児の薬用量

　小児は「小さな大人」ではなく，成長発達の過程にあるため成人と質的に異なり，その発達段階に応じて薬物の投与量を調節しなければならない．新生児期は，血漿タンパクの濃度が低くタンパク結合率が低下する．また，肝代謝能力も低い．しかし急速な発達により，幼児期には成人の代謝能力を超える状況になる．

　一般に，小児の薬用量は成人との体表面積比で求めるとよいとされているが，アヘンアルカロイド（モルヒネなど）は体表面積比より少量を投与し，反対にフェノバルビタールやアトロピンなどは体表面積比より多い量を投与することが推奨されている．小児の体表面積表と薬用量換算表の例を**表7**，**表8**に示す．

7. 高齢者の薬用量

　薬物投与において，高齢者で最も考慮しなければならないのは，腎機能の低下である．腎排泄型薬物の投与にあたっては，クレアチニンクリアランス（CLcr）を参考に投与量調節を行うことが必要になる．前出（**表4**）のCLcrの算出式を用いる．

　また，血漿タンパク（アルブミン）が低下するためタンパク結合率の高い薬物を投与されている場合は，遊離型分率が高くなっていることがあるため，血中薬物濃度の測定時には，その点を織り込んで評価する必要がある．

8. 妊娠時に禁忌の薬物

　母体と胎児は血液－胎盤関門によって隔てられてはいるが，分子量400〜500以下の分子（多くの薬物が該当する）は通過してしまう．そのため妊娠時（妊婦）あるいは妊娠の可能性のある場合（閉経前）においては，妊娠初期（第15週まで）は薬物の胎児への影響に注意を払う必要がある．特に第4週から第8週頃までは催奇形性に注意する．妊娠時の薬剤投与に関する具体的な基準として米国FDAの基準があり，危険度に応じてA，B，C，DおよびXの5段階に分類されている．Xに分類される「禁忌」品目のうち，わが国で使われているものを**表9**に示す．さらにいくつかの薬物では，精子に対する影響が否定できないため，妊娠を予定

表7● 高津の体表面積の表（日本人）

年齢（年）	新生児	1	3	5	7	10	12	成人
体表面積（m²）	0.2	0.4	0.6	0.7	0.8	1.0	1.2	1.6

表8● ハルナックの表

年齢（年）	0.25	0.5	1	3	7.5	12	成人
成人量に対する比	1/6	1/5	1/4	1/3	1/2	2/3	1

表9 ● 妊娠時に禁忌の薬物（薬剤）の例

	薬物（薬剤）
卵胞ホルモン・黄体ホルモン	エストラジオール（エストラーナ®） エチニルエストラジオール（プロセキソール®） 結合型エストロゲン（プレマリン®） メドロキシプロゲステロン（ヒスロン®） ノルエチステロン・メストラノール（ソフィア®） ノルエチステロン・エチニルエストラジオール（オーソ®） レボノルゲストレル・エチニルエストラジオール（アンジュ®）
男性ホルモン	メチルテストステロン（エナルモン®） テストステロン（エナルモンデポー®）
その他のホルモン	ヒト絨毛性性腺刺激ホルモン（HCG） ダナゾール（ボンゾール®） ナファレリン（ナサニール®） ゴセレリン（ゾラデックス®） リュープロレリン（リュープリン®）
HMG-CoA還元酵素阻害薬 （スタチン系）	プラバスタチン（メバロチン®） シンバスタチン（リポバス®） フルバスタチン（ローコール®） アトルバスタチン（リピトール®）
抗悪性腫瘍薬	フルオロウラシル（5-FU） ビカルタミド（カソデックス®）
ベンゾジアゼピン系睡眠薬	トリアゾラム（ハルシオン®） エスタゾラム（ユーロジン®）
その他	クロミフェン（クロミッド®） ジヒドロエルゴタミン（ジヒデルゴット®） リバビリン（レベトール®） レフルノミド（アラバ®） ミソプロストール（サイトテック®） ラロキシフェン（エビスタ®） ワルファリン（ワーファリン）

している場合はパートナーの服薬も控える（表10）．また，産後の授乳時においても，母乳中に薬物が移行するため授乳を中止することが望まれる薬物は多い．

9. 臨床上重要な併用禁忌

　表3に臨床上重要な併用禁忌の例を示す．前述したように薬剤の併用禁忌には代謝の阻害によるものが多い．しかしなかには，薬物によらず，製剤化にあたって使用された添加物（エタノール）との禁忌がある．これは盲点と思われるため注意が必要である．

表10● 男女両者への避妊措置を求めている薬物（薬剤）の例

薬物（薬剤）	女性	男性
アザチオプリン（イムラン®）	投与中は避妊	投与中は避妊
A型ボツリヌス毒素（ボトックス®）	投与中および中止後2回の月経を経るまでは避妊	投与中および中止後3カ月間は避妊
エトレチナート（チガソン®）	投与中および中止後2年間は避妊	投与中および中止後6カ月間は避妊
ガンシクロビル（デノシン®）	投与中は避妊	投与中および中止後90日間は避妊
グリセオフルビン（ポンシル®FP）	投与中および中止後1カ月は避妊	投与中および中止後6カ月間は避妊
メトトレキサート（リウマトレックス®）	投与中および中止後1回の月経を経るまでは避妊	投与中および中止後3カ月間は避妊
リバビリン（レベトール®）	投与中および中止後6カ月間は避妊	投与中および中止後6カ月間は避妊
レフルノミド（アラバ®）	投与中および中止後2年間は避妊（ただし，コレスチラミン投与による薬物除去を実施し，血中代謝物濃度が0.02μg/mL未満になれば可）	投与中および薬物除去が実施されるまでは避妊

参考文献

1)「NEW薬理学 改訂第5版」（田中千賀子，加藤隆一 編），南江堂，2007
2)「臨床薬理学 第2版」（日本臨床薬理学会 編），医学書院，2003
3)「標準薬剤学改訂第2版」（渡辺善照，芳賀 信 編），南江堂，2007
4)「グッドマン・ギルマン薬理書 第11版」（高折修二 ほか 監訳），廣川書店，2007

＜幸田幸直＞

第2章 各科別 薬の作用機序と処方例

1. 循環器系 …………… 34
2. 消化器系 …………… 81
3. 呼吸器系 …………… 142
4. 血液系・悪性腫瘍 …………… 158
5. 神経科系 …………… 198
6. 精神科系 …………… 229
7. 代謝系〔糖尿病・脂質異常症（高脂血症）・痛風〕…… 250
8. 内分泌系（骨・Ca, ホルモン製剤）…………… 283
9. 炎症・アレルギー・免疫系 …………… 307
10. 感染症 …………… 344

第2章 各科別 薬の作用機序と処方例

1. 循環器系

1. 降圧薬

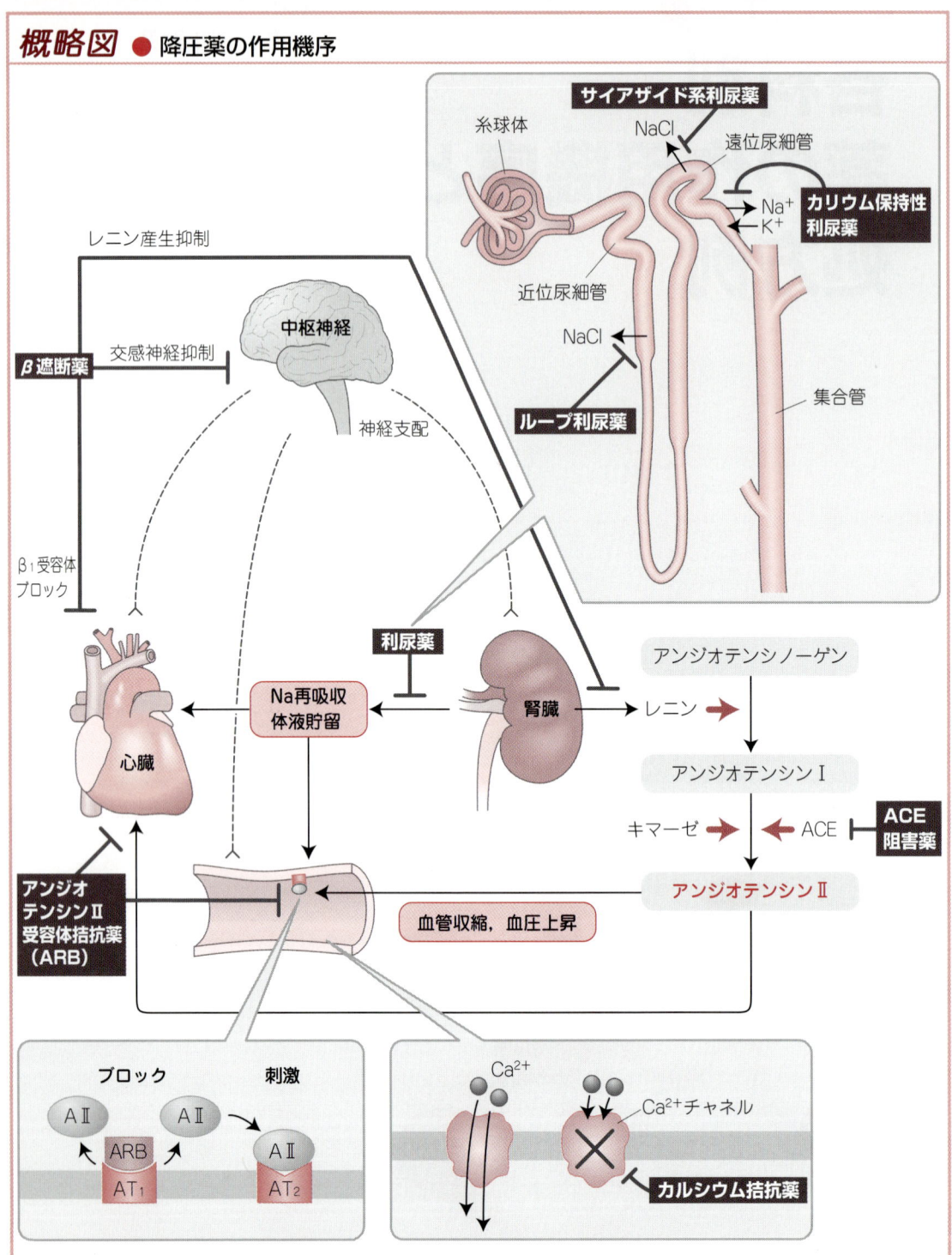

概略図 ● 降圧薬の作用機序

作用機序

1) アンジオテンシンⅡ受容体拮抗薬（angiotensin Ⅱ receptor blocker : ARB）

アンジオテンシンⅡタイプ1受容体（AT_1）に結合し，血管収縮，体液貯留，交感神経活性亢進作用を抑制し，血圧を降下させる．また受容体のブロックにより血中アンジオテンシンⅡ（AⅡ）が増加し，タイプ2受容体（AT_2）が刺激される．双方の機序により，各種の臓器保護作用がより発揮されると考えられている．受容体への結合状態や結合時の受容体構造には薬剤間で違いがあることが知られている．

2) ACE 阻害薬

アンジオテンシン変換酵素（ACE : angiotensin converting enzyme）による，アンジオテンシンⅠからⅡへの変換を抑制し，強力な昇圧物質であるアンジオテンシンⅡの産生を減少させることにより，降圧効果を発揮する．同時に，腎臓や血管壁に存在する降圧作用をもつ物質であるブラジキニンの不活性化を抑制するため，血圧の低下を促進するが，副作用の空咳の原因ともなっている．

3) カルシウム拮抗薬

L型 Ca イオンチャネルからの細胞外 Ca の流入を阻害し，血管平滑筋を弛緩させ血圧を低下させるが，反射性交感神経緊張による頻脈やほてり，頭痛などを伴うことがある．急激な降圧によるこれらの副作用を軽減するため，新しい世代のカルシウム拮抗薬は半減期を延長させ，穏徐で24時間にわたる安定した降圧効果を発揮するようになっている．さらに L 型以外の N あるいは T 型 Ca チャネル阻害作用や交感神経抑制作用を認める一部のカルシウム拮抗薬は頻脈を起こしにくく，腎保護効果に優れると報告されている．

4) 利尿薬

腎臓に作用しナトリウムの再吸収の抑制により循環血漿量を減少させ血圧を低下させる．慢性期には末梢血管抵抗を減少させることも知られている．

サイアザイド系利尿薬が最も降圧薬として用いられるが，遠位尿細管でのナトリウム再吸収を抑制することにより，短期的には循環血液量を減少させ，長期的には末梢血管抵抗を低下させることにより降圧する．ループ利尿薬はヘンレ上行脚での NaCl の再吸収を抑制する．アルドステロン拮抗薬やカリウム保持性利尿薬は遠位尿細管および集合管に働きかけ，カリウムの低下なくナトリウム排泄を促進する．

5) β遮断薬

心臓の $β_1$ 受容体の抑制，また中枢での交感神経抑制により，心収縮力を抑制し，心拍数を低下させ，心拍出量を減少させることにより血圧を低下させる．末梢血管，冠動脈，気管支に存在する $β_2$ 受容体は拡張や弛緩に働くため，より $β_1$ 選択性の高い薬剤の方が，末梢動脈の血行障害や気管支の収縮などの副作用が減少すると考えられる．また腎臓ではレニンの産生を抑制し，前記のアンジオテンシンⅡを減少させることによっても降圧効果を発揮する．

薬の種類・適応・主な副作用

種類	積極的適応	主な副作用
アンジオテンシンⅡ（AⅡ）受容体拮抗薬（ARB）	脳血管疾患後，心不全，心筋梗塞後，左室肥大，腎障害，糖尿病，高齢者，メタボリックシンドローム	腎機能悪化，高カリウム血症，血管浮腫，発疹
ACE阻害薬	脳血管疾患後，心不全，心筋梗塞後，左室肥大，腎障害，糖尿病，高齢者，メタボリックシンドローム	咳，血管浮腫，腎機能悪化，高カリウム血症，頭痛，発疹，めまい
カルシウム拮抗薬	脳血管疾患後，狭心症，左室肥大，糖尿病，高齢者	動悸，頭痛，ほてり，下腿浮腫，房室ブロック
利尿薬	脳血管疾患後，心不全，腎不全（ループ利尿薬），高齢者	腎機能悪化，尿酸上昇，低カリウム血症，低ナトリウム血症
β遮断薬	狭心症，心筋梗塞後，頻脈，心不全	徐脈，血圧低下，心不全の悪化，房室ブロック，喘息の悪化

疾患別処方のしかた

1）合併症のない本態性高血圧

　生活習慣の修正が重要だが，ガイドラインや多くの大規模臨床研究などの結果より，前記5つの主要降圧薬のなかから患者の性別・年齢・背景因子などを考慮して第一次薬を選択する．ただし，1日1回服用でよい**長時間型作用薬から開始**するのが望ましい．降圧が不十分な場合は，同じ薬を増量する．相加，相乗効果が期待できる降圧薬を少量併用する．またほとんど降圧効果がない場合は他の降圧薬に変更する．**降圧目標には数カ月で到達**することをめざす．利尿薬を含まない2剤の併用で降圧が不十分な場合には少量の**利尿薬を積極的に併用**する．

処方例

- 下記のいずれかを用いる
  1) アムロジピン（ノルバスク®）
     5mg/日　分1朝食後
  2) オルメサルタン（オルメテック®）
     20mg/日　分1朝食後
  3) バルサルタン（ディオバン®）　80mg/日
     トリクロルメチアジド（フルイトラン®）
     1mg/日
     分1　朝食後

2）心疾患を合併する高血圧の治療

　心不全を合併する例の治療では，心不全による入院の減少，予後の改善が重要である．レニン・アンジオテンシン系抑制薬，β遮断薬は，心不全患者の入院頻度を減少させ予後を改善することが，多くの大規模臨床研究などで証明されている．また利尿薬は臓器うっ血などに有効である．したがって，これらの併用が基本処方となる．ただし心不全ではRA系が亢進しているためRA系抑制薬での降圧効果は大きいと考えられる．またβ遮断薬は心不全を増悪させる危険があるため，導入にあたっては少量より開始し経過をみながら慎重に漸増するのが望ましい．さらに重症例ではアルドステロン拮抗薬や長時間作用型カルシウム拮抗薬の追加を考慮する．

　虚血性心疾患を合併する場合は，急激に過度の降圧にならないよう注意が必要である．器質的狭窄を有する狭心症を伴う場合には，抗狭心症作用を有するβ遮断薬やカルシウム拮抗薬が適応となる．ただし，冠れん縮性狭心症を伴う場合には長時間型カルシウム拮抗薬を使用し，β遮断薬の使用は控えるようにする．心筋梗塞後の例では，β遮断薬やレニン・アンジオテンシン系抑制薬を積極的に使用し十分な降圧を図るようにする．さらにアルドステロン拮抗薬の使用も予後を改善することが示されている．

> **処方例**
>
> - 下記のいずれかを用いる
>   1) エナラプリル（レニベース®）　　　5 mg/日
>   フロセミド（ラシックス®）　　　　20 mg/日
>   カルベジロール（アーチスト®）　　5 mg/日
>   　　　　　　　　　　　　　　分1　朝食後
>   2) ニフェジピン徐放剤（アダラート®CR）
>   　　　　　　　　　40 mg/日　分2　朝夕食後
>   3) ビソプロロール（メインテート®）　5 mg/日
>   ロサルタン（ニューロタン®）　　50 mg/日
>   エプレレノン（セララ®）　　　　50 mg/日
>   　　　　　　　　　　　　　　分1　朝食後

3）脳血管障害を合併する高血圧の加療

　高血圧性臓器障害における脳血管障害の割合はわが国では高く，重要な問題である．また急性期に高血圧を合併する頻度が高いのみでなく，再発の大きな危険因子でもある．

　脳血管障害急性期には，脳血流調節自動能が障害されており血圧のわずかな変動でも脳臓器血流が減少する．さらに梗塞部の血管は血管拡張薬に反応しない状態となっており，これらの薬剤の不用意な投与は脳内スチールを誘発する．しかし，著しい高血圧の場合には降圧を行う．どのレベルからの降圧が必要かのエビデンスは乏しいが，**脳梗塞では収縮期血圧＞220 mmHg または拡張期血圧＞120 mmHg** の場合に，**脳出血では，収縮期血圧＞180 mmHg または平均血圧＞130 mmHg** のいずれかの状態が続いたら降圧治療を開始する．

　効果の発現が早く，用量調節が容易なニカルジピン，ジルチアゼム，ニトログリセリンやニトロプルシドの微量持続点滴が推奨される．

　慢性期では 140/90 mmHg 未満が標準的な降圧目標であるが，病型や個々の症例により異なるため，脳疾患専門医との連携が必要である．いずれの例でも緩徐な降圧が必要で，過度の降圧による神経症候の増悪などに十分注意が必要である．

　これまでの大規模臨床研究などの結果より，慢性期の再発予防にはカルシウム拮抗薬，RA 系抑制薬，利尿薬が推奨される．

> **処方例**
>
> - 下記のいずれかを用いる
>   1) ニカルジピン（ペルジピン®）　　　　持続点滴
>   2) ペリンドプリル（コバシル®）　　　4 mg/日
>   インダパミド（ナトリックス®）　　1 mg/日
>   　　　　　　　　　　　　　　分1　朝食後

4）慢性腎臓病を合併する高血圧の治療

　高血圧は腎臓に対して障害を与え，腎障害はさらに血圧を悪化させる悪循環があることが明らかにされている．また慢性腎臓病（CKD）が心血管病発症の重要な危険因子であることが明らかにされ，その早期発見がきわめて重要である．そのため，JSH2009 では全高血圧患者での推算 GFR の算出と検尿を推奨している．腎臓は血圧の変動の影響を受けやすく血圧が高いほど腎機能障害の進行が大きいため，血圧管理はきわめて重要である．さらに腎組織での RA 系の亢進は腎機能障害を促進するため，RA 系抑制薬はタンパク尿やアルブミン尿を抑制し，血圧非依存性の腎保護効果を示すことが知られている．したがって **CKD を合併する場合には RA 系抑制薬**を第一に用いて厳格な降圧目標を達成し，腎機能保護を行うことが重要である．ただし投与初期には糸球体ろ過圧が低下するため，血清クレアチニン値や K 値の上昇に注意が必要で，少量から使用する必要がある．降圧が不十分な場合には，利尿薬やカルシウム拮抗薬の併用を行う．

> **処方例**
>
> - 下記のいずれかを用いる
>   1) イルベサルタン（イルベタン®）
>   　　　　　　　　　　100 mg/日　分1　朝食後
>   2) エナラプリル（レニベース®）　　2.5 mg/日
>   エホニジピン（ランデル®）　　　20 mg/日
>   　　　　　　　　　　　　　　分1　朝食後

5）糖尿病を合併する高血圧の治療

　糖代謝，インスリン抵抗性，脂質代謝などの代謝系への影響と，糖尿病による臓器障害への効果を考

慮した治療法が必要である．RA系抑制薬と長時間作用型ジヒドロピリジン系カルシウム拮抗薬はインスリン抵抗性を改善し，脂質代謝を悪化させないことが明らかにされている．ただし，糖尿病新規発症抑制はRA系抑制薬がカルシウム拮抗薬より有意に優れており，インスリン抵抗性改善効果に優れている．これに対し，β遮断薬や利尿薬は，インスリン抵抗性を悪化させ，中性脂肪を上昇させる傾向にある．RA系抑制薬の糖尿病性腎症に対する効果は多くの大規模臨床研究で示されている．また，心血管事故の予防に関してはRA系抑制薬，カルシウム拮抗薬ともに有効であることが示されている．これらのデータから**インスリン抵抗性や臓器保護の面からRA系抑制薬を第一選択**として加療を行うことが推奨される．さらに血圧の状況に応じてカルシウム拮抗薬やサイアザイド系利尿薬を用いて**降圧目標（130/80 mmHg 未満）** に確実に到達することが重要である．

> **処方例**
> ● 下記のいずれかを用いる
> 1) ロサルタン／ヒドロクロロチアジド
>   （プレミネント®）　1錠/日　分1　朝食後
> 2) イミダプリル（タナトリル®）　5mg/日
>   シルニジピン（アテレック®）　10mg/日
>   分1　朝食後

6) メタボリックシンドロームを合併する高血圧の治療

メタボリックシンドロームは本邦でも心血管疾患発症の重要な危険因子であり，前項同様に代謝系への影響を考慮した加療が必要である．**降圧目標は糖尿病非合併例では，130/85 mmHg 未満，糖尿病合併例では 130/80 mmHg 未満**である．前項記載の通り，インスリン抵抗性，糖代謝，脂質代謝などを考慮し**RA系抑制薬を第一選択**とした治療を行う．ただし，メタボリックシンドロームにおける心血管事故予防効果はまだ十分には明らかにされていない．

> **処方例**
> ● 下記のいずれかを用いる
> 1) テルミサルタン（ミカルディス®）
>   20mg/日　分1　朝食後
> 2) リシノプリル（ロンゲス®）　10mg/日
>   アゼルニジピン（カルブロック®）　8mg/日
>   分1　朝食後

7) 高齢者の高血圧の治療

高齢者においては **140/90 mmHg 未満**が降圧目標で，高齢者であってもこれに向けて積極的に降圧することは必要である．高齢者では動脈硬化や血管弾性の低下により収縮期血圧が上昇し脈圧が増大傾向にある．また圧受容器反射の低下や体液調節障害などが生じており，起立性低血圧や臓器障害を生じやすくなっている．これらを考慮し，収縮期高血圧に有用で禁忌が少ないカルシウム拮抗薬，副作用が少なく忍容性が高いARB，ACE阻害薬，少量の利尿薬を第一選択薬とし，**常用量の1/2から開始**し，副作用の出現に留意し，ゆっくりと降圧を行う．

> **処方例**
> ● 下記のいずれかを用いる
> 1) ベニジピン（コニール®）
>   2mg/日　分1　朝食後
> 2) カンデサルタン（ブロプレス®）
>   4mg/日　分1　朝食後

⚠ 投薬時の注意点

近年はRA系抑制薬を中心に大規模臨床試験における心血管疾患発症抑制効果が発表されている．また，作用機序の異なる薬剤間での効果の違いや，同種の薬剤間での差別化を図る目的での試験も多く行われている．しかし，これらの試験の多くから明らかになったことは「**降圧薬の心血管疾患発症抑制作用で最も重要なのは，降圧に基づくものである**」ということである．本邦でも2009年1月に新しい高血圧治療ガイドラインJSH2009が発表され，より

厳格な降圧目標が示されているが，年齢，病態に応じた降圧目標を達成することが第一に重要である．

降圧薬は長時間の服用を容易にするためや24時間にわたる安定した降圧を考慮し，1日1回服用タイプの薬剤から始めるようにするが，1日2回の分割投与が必要な場合もある．また急激な血圧の変動はかえって危険であるので，低用量から始めることを基本とする．さらに多くの場合は単剤での降圧目標の達成は困難であるので，積極的な併用療法が必要となる．その際にはできるだけ作用機序が異なり，副作用などを相殺するような組み合わせが望ましい．RA系抑制薬と利尿系の組み合わせはその代表的なものである．この際アドヒアランスの改善には，**合剤**の使用も有効であると考えられる．逆に併用により副作用が増強される場合もあり，β遮断薬と非ジヒドロピリジン系カルシウム拮抗薬での心抑制作用，RA系阻害薬とアルドステロン拮抗薬やカリウム保持性利尿薬での高カリウム血症などがその代表的例であり注意が必要である．

患者さんに説明するときのコツ

どの降圧薬を使用しても，塩分制限などの食事への配慮，適度な運動，禁煙などは重要なので，個々の患者さんの事情も考慮しつつ生活習慣の修正も継続するようにお話しする．

また，高血圧の治療には継続が重要であるが，高血圧のみでは症状がないことから服用をしなかったり，投薬で血圧が低下すると服薬を中止する患者さんがおられる．また，軽い立ちくらみなどの症状によって，薬の継続への不安をいだく患者さんも散見される．

高血圧の治療の目標は，臓器障害を予防し，最終的には命を守ることであることを治療の開始時点でよく説明し，治療の継続に協力していただくことが必要である．また急に立ち上がったり，振り向いたりというような急激な動作を行わないように，降圧薬処方時に注意を与え，不必要な不安を患者さんに与えないようにすることも重要である．

参考文献

1）「高血圧治療ガイドライン2009」（日本高血圧学会 高血圧治療ガイドライン作成委員会 編），ライフサイエンス出版，2009

<古本智夫>

第2章 各科別 薬の作用機序と処方例

1. 循環器系

2. 抗狭心症薬

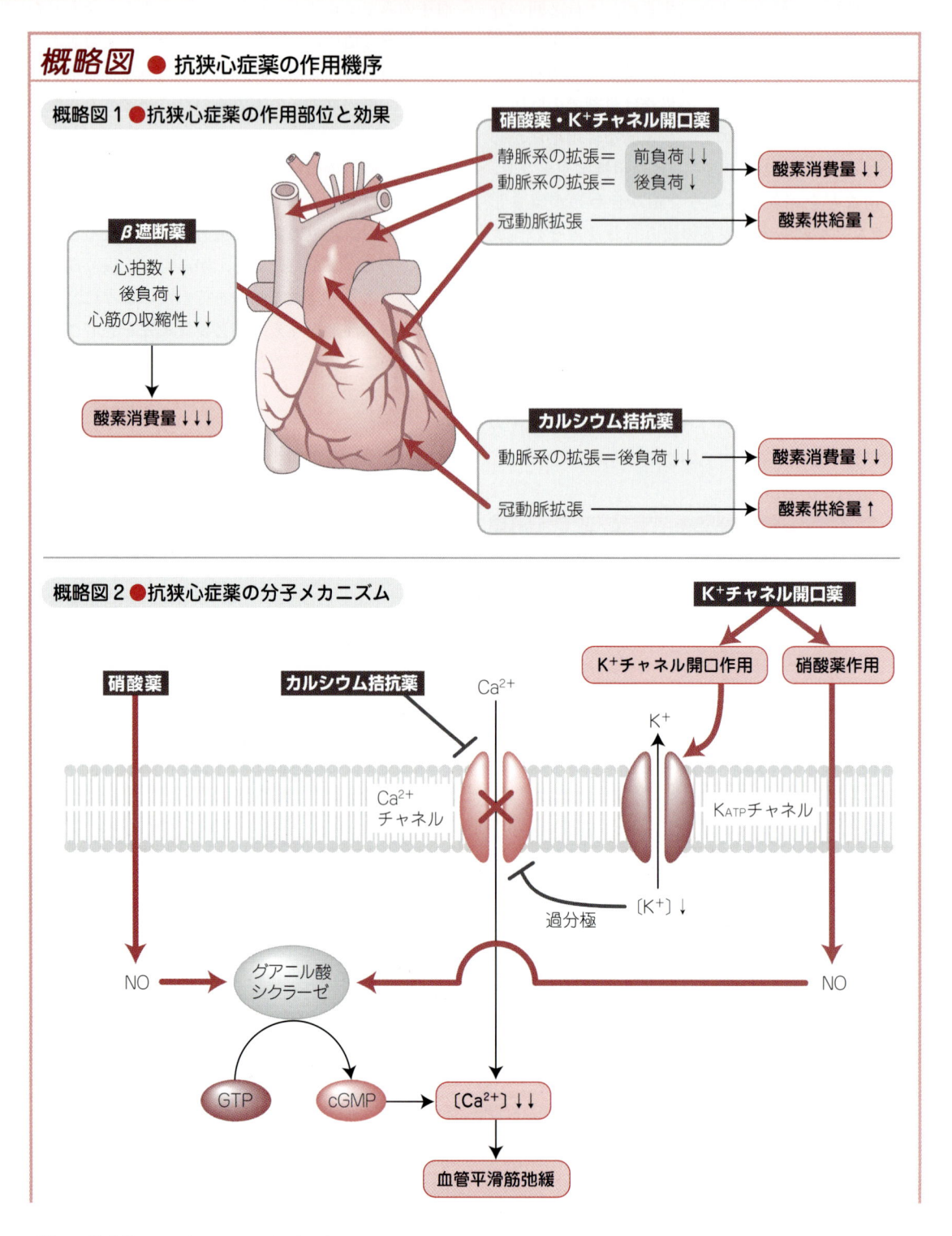

概略図 ● 抗狭心症薬の作用機序

概略図1 ● 抗狭心症薬の作用部位と効果

硝酸薬・K^+チャネル開口薬
- 静脈系の拡張＝前負荷↓↓
- 動脈系の拡張＝後負荷↓
  → 酸素消費量↓↓
- 冠動脈拡張 → 酸素供給量↑

β遮断薬
- 心拍数↓↓
- 後負荷↓
- 心筋の収縮性↓↓
  → 酸素消費量↓↓↓

カルシウム拮抗薬
- 動脈系の拡張＝後負荷↓↓ → 酸素消費量↓↓
- 冠動脈拡張 → 酸素供給量↑

概略図2 ● 抗狭心症薬の分子メカニズム

硝酸薬 / カルシウム拮抗薬 / Ca^{2+} / K^+チャネル開口薬（K^+チャネル開口作用・硝酸薬作用）

Ca^{2+}チャネル / K_{ATP}チャネル

K^+ / [K^+]↓ / 過分極

NO → グアニル酸シクラーゼ ← NO
GTP → cGMP → [Ca^{2+}]↓↓ → 血管平滑筋弛緩

作用機序

狭心症とは，冠動脈の器質的狭窄あるいは，一過性の攣縮などにより，心筋の需要に見合うだけの酸素を供給することができなくなり（心筋虚血），胸部の圧迫感，絞扼感を主な症状とする発作を生じる病態である．

1）硝酸薬

硝酸薬はその化学構造にNOを含んでいる．硝酸薬が血管平滑筋細胞内でNOを放出すると，グアニル酸シクラーゼが活性化され（**概略図2**），細胞内のcyclic GMP（cGMP）が増加する．cyclic GMPは，Ca^{2+}の細胞外への放出と，筋小胞体への取り込みを促進し，細胞内Ca^{2+}濃度を低下させることにより，平滑筋を弛緩させる．

硝酸薬による血管拡張作用は，全身の動脈系・静脈系のいずれにおいても認められる（**概略図1**）．動脈系への拡張作用は，後負荷を軽減し，冠動脈をも拡張させることによって冠血流量を増加させる．静脈系への拡張作用は，静脈還流量を減少させることによって前負荷を軽減し，心筋の酸素消費量を低下させる．

2）β遮断薬

β遮断薬は，主に心臓に存在する交感神経$β_1$受容体と，一部，末梢動脈に存在する$β_2$受容体を遮断することによってその効果を発揮する．β遮断薬は，心拍数と心筋の収縮性とを低下させることにより，心筋の酸素消費量を減少させる（**概略図1**）．さらに，心拍数が低下することにより，心周期における拡張時間を延長させ，冠血流量を増加させる効果もあると考えられている．このように，心筋における酸素の需要と供給のバランスを改善させることにより，抗狭心症効果を発揮する．さらに，抗狭心症作用に加えて，血圧降下作用，抗不整脈作用も併せもっており（「1-1．降圧薬」の稿 参照），心筋梗塞後の患者においては，生命予後を改善し，突然死・再梗塞などの心事故を減少させる効果も証明されている．

3）カルシウム拮抗薬

カルシウム拮抗薬は，Ca^{2+}チャネルに結合し，Ca^{2+}の細胞内流入を抑制し，細胞内Ca^{2+}濃度を低下させることにより，血管平滑筋を弛緩させる（**概略図2**）．カルシウム拮抗薬は，主に全身の動脈系を拡張させ，冠血流量を増加させ，さらには後負荷を減少させることにより，抗狭心症効果を発揮すると考えられている（**概略図1**）．カルシウム拮抗薬による，冠拡張効果，冠攣縮の予防効果は，冠攣縮性狭心症の患者において特に顕著であり，冠攣縮性狭心症の治療においては第一選択として用いられる．

4）K^+チャネル開口薬

ニコランジルは，硝酸エステル型のニコチン酸アミド誘導体で，硝酸薬と同様の機序による冠動脈の拡張作用と，ATP感受性Kチャネル（K_{ATP}チャネル）開口作用を併せもつと考えられている（**概略図2**）．血管平滑筋細胞膜のATP感受性Kチャネルを開口することにより，K^+が細胞外へ流出し，膜電位を過分極側にシフトさせる．これにより，L型Caチャネルの抑制を介して細胞内Ca^{2+}を減少させ，血管平滑筋を弛緩させると考えられている．

薬の種類・適応・主な副作用

薬の種類	適応	主な副作用
硝酸薬	狭心症	頭痛
β遮断薬	狭心症（主に労作性狭心症），心筋梗塞	徐脈，血圧低下，心不全，気管支喘息の悪化
カルシウム拮抗薬	狭心症（主に冠攣縮性狭心症）	顔面紅潮，血圧低下，頭痛
K^+チャネル開口薬	狭心症	頭痛

疾患別処方のしかた

1）労作性狭心症

　労作性狭心症は，**冠動脈の器質的狭窄病変**が存在しているために，労作により心拍数や血圧が上昇し，心筋の酸素消費量が増加したときに狭心症発作が出現するものである．典型的には，階段昇降や長距離歩行，重たい荷物の持ち運びなどの労作が発作の誘因となり，安静により5分以内に症状は軽快する．発作時に症状を寛解させるには，通常は最も即効性が期待できるニトログリセリン製剤の舌下投与が行われる．一方で，発作の予防には，長時間作用型の硝酸薬や，**β遮断薬**が使用される．β遮断薬は，労作時の心拍数上昇や心収縮力の増強を効果的に抑制し，心筋の酸素消費量の増加を抑えるため，労作性狭心症の治療の中心的な役割を担っている．これらの薬剤で発作の予防効果が不十分な場合，あるいは冠攣縮の関与も疑われる場合には，カルシウム拮抗薬や，K^+チャネル開口薬の併用も有効である．

処方例

● **発作時**
　ニトログリセリン
　　（ニトログリセリン舌下錠，ニトロペン®）
　　　　　　　　　　　　舌下　0.3mg
　または
　　（ミオコール®スプレー）　1噴霧0.3mg

● **非発作時（予防時）：以下のいずれか**
　・アテノロール（テノーミン®）
　　　　　　　　　　　25～50mg　分1

・ビソプロロールフマル酸塩（メインテート®）
　　　　　　　　　2.5～5mg　分1
・メトプロロール酒石酸塩（セロケン®，ロプレソール®）　60～120mg　分2～3
・カルベジロール（アーチスト®）
　　　　　　　　　10～20mg　分1
・硝酸イソソルビド徐放剤（ニトロール®R，フランドル®）　40mg　分2
・硝酸イソソルビド貼付薬（フランドル®テープ）　40mg　1日1枚
・一硝酸イソソルビド（アイトロール®）
　　　　　　　　　20～40mg　分2
・ニフェジピン徐放剤（アダラート®CR）
　　　　　　　　　20～40mg　分1～2
・ジルチアゼム徐放剤（ヘルベッサー®R）
　　　　　　　　　100～200mg　分1
・ニコランジル（シグマート®）15mg　分3

2）冠攣縮性狭心症

　冠攣縮性狭心症は，冠動脈の器質的狭窄がなくても，**冠動脈の攣縮により一過性に高度な狭窄が形成され，冠血流が低下**することにより，狭心症発作が出現する病態である．血管内皮細胞の機能異常が，冠攣縮を引き起こす原因と考えられている．一般に，労作性狭心症よりもやや若年に多く，**夜間～早朝，安静時の胸痛発作**が典型的な症状である．発作時に症状を寛解させるには，やはり即効性の高いニトログリセリン製剤の舌下投与が行われる．一方で，発作の予防には，冠攣縮を強力に予防する**カルシウム拮抗薬**が第一選択となる．夜間～早朝に発作が出現することが多いため，1

日1回投与の場合には，就寝前の服用が推奨される．これで効果が不十分な場合には，長時間作用型の硝酸薬や，K$^+$チャネル開口薬の併用を試みる．一方，β遮断薬は，器質的狭窄をも併せもつ冠攣縮性狭心症患者には有効であり，併用されることもあるが，高度な器質的狭窄をもたない純粋な冠攣縮性狭心症に対しては，冠攣縮を悪化させる恐れもあり，一般には使用されない．

処方例

● 発作時
ニトログリセリン
　（ニトログリセリン舌下錠，ニトロペン®）
　　　　　　　　　　　舌下　0.3mg
　または
　（ミオコール®スプレー）　1噴霧0.3mg

● 非発作時（予防時）：以下のいずれか
・ニフェジピン徐放剤（アダラート®CR）
　　　　　　20～40mg　分1～2　就寝前
・ジルチアゼム徐放剤（ヘルベッサー®R）
　　　　　　100～200mg　分1　就寝前
・ベニジピン塩酸塩（コニール®）
　　　　　　4～8mg　分1～2　就寝前
・硝酸イソソルビド徐放剤（ニトロール®R，フランドル®）　40mg　分1～2　就寝前
・硝酸イソソルビド貼付薬（フランドル®テープ）　40mg　1日1枚　就寝前
・一硝酸イソソルビド（アイトロール®）
　　　　　　20～40mg　分1～2　就寝前
・ニコランジル（シグマート®）
　　　　　　15mg　分3　朝・昼・就寝前など

3）不安定狭心症

　不安定狭心症は，**冠動脈プラークの破綻と，それに伴う血小板凝集，血栓の形成**により，冠動脈の狭小化が急速に進行し，亜完全閉塞に至った病態である．プラークの破綻，血栓形成のメカニズムは，急性心筋梗塞と同様と考えられており，実際に不安定狭心症から急性心筋梗塞に移行することも多いため，両者を一括して，**急性冠症候群**とも呼ばれる．薬物治療としては，抗血小板薬の内服および，抗凝固薬・硝酸薬の持続静注を行い，発作の安定化を図る．β遮断薬の投与も行われる．冠攣縮の関与が疑われる場合には，カルシウム拮抗薬の投与も行う．これらの薬物治療にもかかわらず，狭心症がたびたび出現する場合には，早期に冠動脈造影を実施し，冠動脈の血行再建治療を検討する必要がある．

処方例

ニトログリセリン（ミリスロール®注）
　　　0.1～0.2μg/kg/分より開始　持続静注
または
硝酸イソソルビド（ニトロール®注）
　　　　　　1.5～8mg/時　持続静注
または
ニコランジル（シグマート®注）
　　　　　　2～6mg/時　持続静注

⚠ 投薬時の注意点

　ニトログリセリン舌下錠またはニトログリセリンスプレーは，副作用としては頭痛と血圧低下の出現頻度が多いため，これらについて説明しておく必要がある．基本的に，座位または臥位で使用していただき，使用後にめまいや眼前暗黒感を感じたら，可能な限りすぐ横になって休んでいただく．

　長時間作用型の硝酸薬も，最も多い副作用は頭痛である．また，硝酸薬を長期に常用すると，薬剤耐性が生じることが知られている．耐性が疑われた場合には，休薬時間を設けることによって，効果の回復が期待できる．

　β遮断薬を使用すると，ほぼ確実に心拍数が低下する．特に，高齢者で，もともと徐脈傾向がある患者や房室伝導が延長している患者では，高度の徐脈となる恐れもあり，投与開始後には，脈拍数や心電図をチェックしておく必要がある．

　カルシウム拮抗薬では，顔面紅潮や，反射性の頻脈などの副作用の頻度が高い．このような症状が出現した場合には，可能な限り長時間作用型の薬剤を

選択することや，ジルチアゼムに変更することによって，多くの場合，症状を抑えることが可能である．

👉 患者さんに説明するときのコツ

ニトログリセリン舌下錠またはニトログリセリンスプレーは，通常，発作時に使用され，即効性が期待できる薬剤であることから，狭心症の患者の場合，基本的には日常的に携帯していただくように説明する．

硝酸イソソルビド貼付薬を使用する場合，貼る位置は心臓の上である必要はないこと，貼る時間とはずす時間を決めて休薬時間を設けることも，説明しておく．

発作の頻度の著しい増加，症状の増強，持続時間の延長など，狭心症の症状が急に悪化した場合には，不安定狭心症に移行している可能性があり，すぐに受診することも説明しておく必要がある．

参考文献

1) 循環器病の診断と治療に関するガイドライン（2006-2007年度合同研究班報告）　冠攣縮性狭心症の診断と治療に関するガイドライン（JCS2008）．Circulation Journal, 72, Suppl. Ⅳ : 1195-1238, 2008

2) 2007 Chronic Angina Focused Update of the ACC/AHA 2002 Guidelines for the Management of Patients With Chronic Stable Angina. Circulation, 116 : 2762-2772, 2007

<川嶋　望>

第2章 各科別 薬の作用機序と処方例

1. 循環器系

3. 抗不整脈薬

概略図 ● 心筋の活動電位波形と抗不整脈薬の作用部位

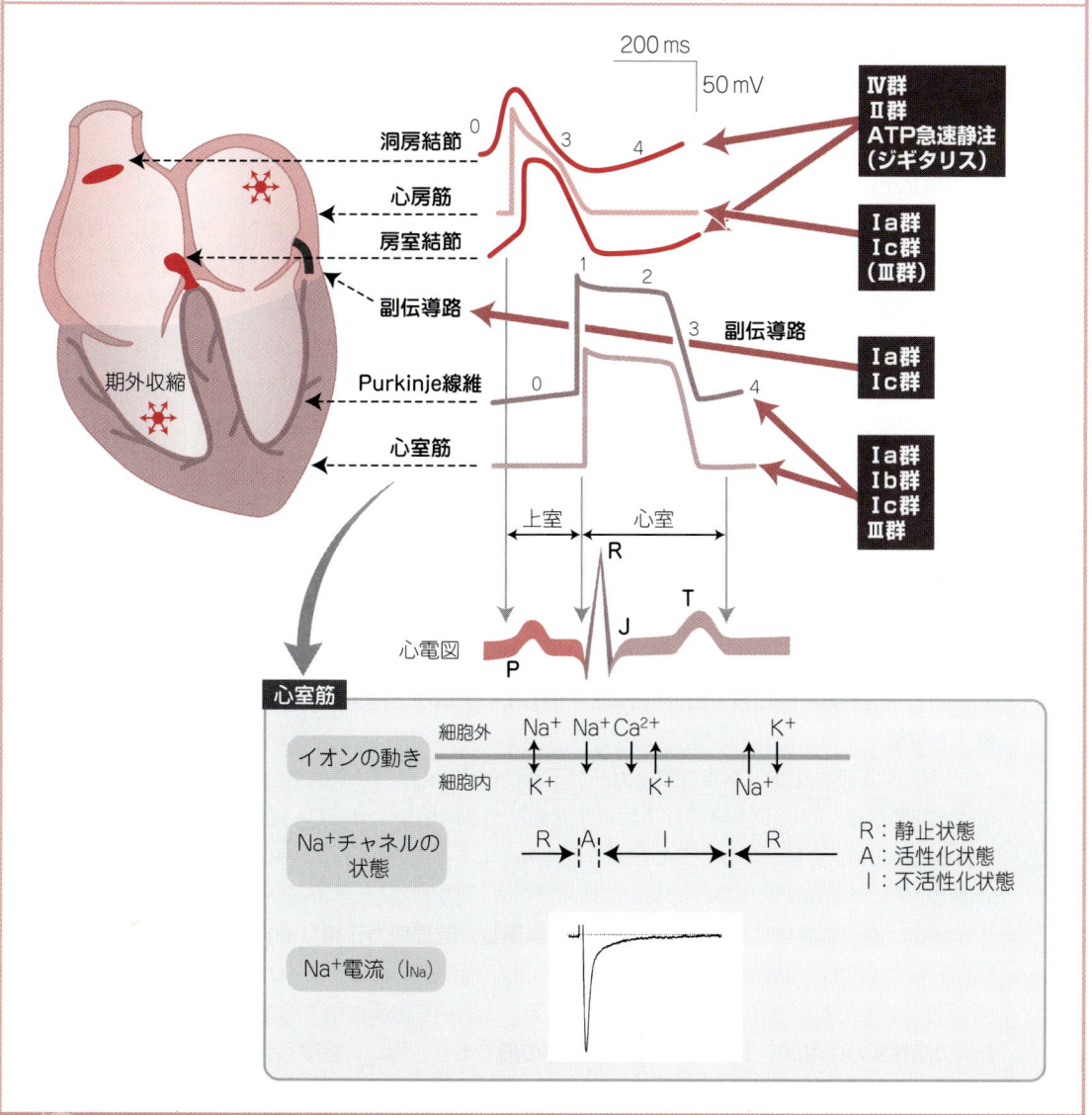

洞房結節 ← Ⅳ群／Ⅱ群／ATP急速静注（ジギタリス）
心房筋 ← Ⅰa群／Ⅰc群（Ⅲ群）
房室結節
副伝導路 ← Ⅰa群／Ⅰc群
期外収縮
Purkinje線維
心室筋 ← Ⅰa群／Ⅰb群／Ⅰc群／Ⅲ群

心電図：P, R, J, T

心室筋
- イオンの動き：細胞外 Na^+, Na^+, Ca^{2+}, K^+／細胞内 K^+, K^+, Na^+
- Na^+チャネルの状態：R → A → I → R
  - R：静止状態
  - A：活性化状態
  - I：不活性化状態
- Na^+電流（I_{Na}）

作用機序

● **心筋の活動電位と抗不整脈薬の薬理作用**

1）心筋の活動電位の特徴（概略図）

　心筋は，心房筋，心室筋といった作業心筋，洞（房）結節，房室結節，His束，脚（右脚，左脚），Purkinje線維といった刺激伝導系の特殊心筋に分類される．刺激伝導系の活動電位の特徴は，自

抗不整脈薬　45

動能を有することである．すなわち，活動電位第4相が緩やかに脱分極（緩徐拡張期脱分極）し，閾値電位に達すると自然発火する．一方，生理的環境下において，健常な作業心筋では自動能は認められない．

活動電位の第0相の立ち上がり（脱分極）は，静止膜電位の深い（$-75\sim-90$ mV）心房筋，心室筋，Purkinje線維ではNa^+チャネル，静止膜電位の浅い（$-40\sim-60$ mV）洞房結節，房室結節ではCa^{2+}チャネルを介する内向き電流によって形成され，前者では急峻（fast response：急速応答），後者では緩やか（slow response：緩徐応答）である．第0相の最大立ち上がり速度（Vmax）は心筋内の伝導速度を反映する．一方，第1～3相の再分極過程には，K^+チャネルを介する外向き電流が大きく関与している．

2）抗不整脈薬の特徴と薬理作用（概略図，表1，表2参照）
● Ⅰ～Ⅳ群抗不整脈薬

Vaughan Williams分類（**表1**）における**Ⅰ群抗不整脈薬（Ⅰ群薬）はNa^+チャネル，Ⅳ群薬はCa^{2+}チャネルを抑制し**Vmax（→伝導速度）**を低下させることにより，Ⅲ群薬はK^+チャネルを抑制し活動電位持続時間（→不応期）を延長させることにより，抗不整脈作用を発揮する．Ⅱ群薬は交感神経β受容体を遮断する**ことにより，抗不整脈作用を発揮する．

❶ Ⅰa群薬

Ⅰ群薬のなかでもⅠa群薬はK^+チャネル抑制作用も併せもっていること，さらに，Na^+チャネルに対する結合解離がslowあるいはintermediateと分類されるタイプ（主としてⅠa，Ⅰc群薬）ではpost repolarization refractoriness（再分極終了後にも不応期を残す）を起こすことから，**不応期も延長**する．また，Ⅰa群薬の多くは程度の差はあるが，**抗コリン作用**を有しており，その程度によっては緑内障や前立腺肥大に対して使用が控えられる．一方，かかる抗コリン作用は心房筋および房室結節に発現しているアセチルコリン感受性K^+チャネルを抑制するため，前者の作用としては**心房性不整脈に対して付加的に有効性**を発揮しうるが，後者の作用としては房室伝導を促進するため**心房細動や発作性上室頻拍などに際して心拍数が上昇する可能性**がある．

❷ Ⅰb群薬

Ⅰb群薬は**不活性化チャネルブロッカー**（不活性化状態のチャネルに作用する）であり，活動電位持続時間が短くNa^+チャネルが不活性化状態にある時相が十分でない**心房筋に対しては有効性が得られにくい**．心室筋のなかでも虚血，変性などによる傷害心筋では静止膜電位が浅くなり，不活性化状態にあるNa^+チャネルの割合が増えるため，Ⅰb群薬が比較的選択的に作用しやすいと考えられている．すなわち，**傷害部位特異的に作用し，陰性変力作用（心抑制）が少ない**．また，Na^+チャネルに対する結合解離がfast，かつ，不活性化チャネルブロッカーである場合，頻拍時（不活性化状態のNa^+チャネルの割合が増加する）においてのみ作用するため，好都合である．Ⅰ群薬の**陰性変力作用は，Ⅰc群＞Ⅰa群＞Ⅰb群の順**であり，特に，基礎心疾患を有する症例に対しては，原則としてⅠc群薬の使用は禁忌と考えるべきである．

❸ Ⅱ群薬

交感神経活性化，カテコラミンの直接作用としては，洞（房）結節，房室結節での第4相の傾きを亢進させるとともに，Ca^{2+}チャネル電流を増加させる（伝導性を高める）．したがって，Ⅱ群薬によるβ受容体遮断作用は**洞（房）結節の自動能や房室伝導を抑制**する．一般的に交感神経活性化により大部分の不整脈は誘発性が高まること，さらに，β遮断薬は慢性心不全の予後を改善させ，心臓突然死を抑制することが示されていることから，Ⅱ群薬は抗不整脈薬として広く用いられる．

● その他の抗不整脈薬

ジギタリスは迷走神経緊張を介する作用により，主として**房室伝導を抑制**する．**ATP急速静注**は，アデノシン受容体刺激によるGiタンパクを介した機序により，Ca^{2+}チャネル抑制ならびにアセチルコリン感受性K^+チャネル活性化をもたらす．後者により静止膜電位が過分極し，上流からの刺激が閾値電位に達するのが遅延するため，**房室伝導が抑制**される．

このように，Vaughan Williams分類では表記しえない抗不整脈薬が存在すること，多くのⅠ群薬（特にⅠa群）はK^+チャネル抑制作用も有していること，また，アミオダロン，ベプリジルといった薬剤は作用機序が単一ではないこと（マルチチャネルブロッカー）などから，標的となるイオンチャネル，受容体，ポンプなどをスプレッドシート方式で掲げ，個々の薬剤の有する作用を明確にしようとする試みがなされている（Sicilian Gambitの薬物分類）[1,2]．

薬の種類・適応

表1 ● Vaughan Williams分類に基づいた抗不整脈薬の特徴と効能

	一般名（商品名）	薬理作用					代謝排泄経路	対象不整脈				
		チャネル	Vmax	APD	Naチャネルとの結合解離速度	結合時相		期外収縮	心房粗・細動		発作性上室頻拍	心室頻拍
									持続性	発作性		
Ⅰa	キニジン（硫酸キニジン）	Naチャネル抑制	↓	↑	Intermediate	活性化チャネル	肝	○		○	○	○
	プロカインアミド（アミサリン®）	〃	↓	↑	〃	〃	肝・腎	○		○	○	○
	ジソピラミド（リスモダン®）	〃	↓	↑	〃	〃	肝・腎	○		○	○	○
	アジマリン（アジマリン）	〃	↓	↑	〃	〃	肝・腎	○		○	○	○
	シベンゾリン（シベノール®）	〃	↓	→	〃	〃	腎＞肝	○		○	○	○
	ピルメノール（ピメノール®）	〃	↓	↑	Slow	〃	腎＞肝	○		○	○	○
Ⅰb	リドカイン（リドカイン）	Naチャネル抑制	→〜↓	↓	Fast	不活性化チャネル	肝	○				○
	メキシレチン（メキシチール®）	〃	↓	↓	〃	〃	肝	○				○
	アプリンジン（アスペノン®）	〃	↓	↓〜→	Intermediate	〃	肝＞腎	○		○	○	○
	フェニトイン（アレビアチン®）	〃	↓	↓	Fast	〃	肝	○		○	○	○
Ⅰc	フレカイニド（タンボコール®）	Naチャネル抑制	↓	→	Slow	活性化チャネル	肝・腎	○[*1]		○[*1]	○[*1]	○[*1]
	ピルジカイニド（サンリズム®）	〃	↓	↓〜→	〃	〃	腎	○[*1]		○[*1]	○[*1]	○[*1]
	プロパフェノン（プロノン®）	〃	↓	→	Intermediate	〃	肝	○[*1]		○[*1]	○[*1]	○[*1]

APD：action potential duration（活動電位持続時間） （次ページにつづく↗）

(↙前ページのつづき)

	一般名（商品名）	薬理作用					代謝排泄経路	対象不整脈				
		チャネル	Vmax	APD	Naチャネルとの結合解離速度	結合時相		期外収縮	心房粗・細動		発作性上室頻拍	心室頻拍
									持続性	発作性		
Ⅱ	プロプラノロール（インデラル®）	交感神経β受容体遮断					肝＞腎	○	○	○	○	○
	アテノロール（テノーミン®）	〃		（β₁選択性）			腎	○	○	○	○	○
	メトプロロール（セロケン®）	〃		（β₁選択性）			肝＞腎	○	○	○	○	○
	ビソプロロール（メインテート®）	〃		（β₁選択性）			腎＞肝	○	○	○	○	○
	カルベジロール（アーチスト®）	〃					肝	○				
Ⅲ	アミオダロン（アンカロン®）	活動電位持続時間（APD），有効不応期（ERP）延長					肝		○			○
	ソタロール（ソタコール®）	〃					腎					○
	ニフェカラント（シンビット®）	〃					肝・腎					○
Ⅳ	ベラパミル（ワソラン®）	Caチャネル抑制					肝	○		○	○	
	ジルチアゼム（ヘルベッサー®）	〃					肝	○		○	○	
	ベプリジル（ベプリコール®）	Caチャネル抑制およびNa，Kチャネル抑制					肝・腎		○*2		○	○

*1：抗不整脈効果は強力だが，心抑制が強いため，器質的心疾患を有する症例では使用を控えること
*2：持続性心房細動の洞調律化を期待する場合に有効．QT延長に注意すること．他のⅣ群薬は房室伝導を抑え，徐拍化に有効
ERP：effective refractory period（有効不応期）

表2● 心筋Kチャネルに対する抗不整脈薬の抑制作用

		I_{Kr}*	I_{Ks}	I_{Kur}	I_{to}	I_{K1}	$I_{K,Ach}$	$I_{K,ATP}$	$I_{K,Na}$
Ⅰa	キニジン	＋	＋	＋	＋	＋	＋	＋	
	ジソピラミド	＋		−	＋		＋	＋	
	シベンゾリン				＋		＋	＋	
Ⅰb	アプリンジン	＋	−	＋	−		＋		
Ⅰc	フレカイニド				＋				
	プロパフェノン	＋	＋	＋	＋	−	＋		
	ピルジカイニド	−	−	−	−	−	−		
Ⅲ	ソタロール	＋	＋	−	−	−			
	ニフェカラント	＋	−	＋	＋	＋	−	−	
	アミオダロン	＋	＋	＋	＋	＋	＋	＋	
Ⅳ	ベプリジル	＋	＋	＋	＋	＋	＋	＋	＋

* I_{Kr}, I_{Ks}, I_{Kur}：遅延整流K電流（rapid, slow, ultra rapid），I_{to}：一過性外向き電流，I_{K1}：内向き整流K電流，$I_{K,Ach}$：アセチルコリン感受性Kチャネル電流，$I_{K,ATP}$：ATP感受性Kチャネル電流，$I_{K,Na}$：Na活性化Kチャネル電流

疾患別処方のしかた

不整脈に対する薬物治療の目標は，自覚症状の改善，心不全の予防，心臓突然死の予防といえる．したがって，不整脈を有する症例に直面した場合，症状，基礎心疾患の有無ならびに重症度を把握し，治療の必要性について十分検討すべきである．**多くの抗不整脈薬は陰性変力作用（心抑制）があり，過量投与により，心不全や催不整脈作用を生じうるので，漫然と投与すべきではない**．治療が必要と判断された場合でも，各々の抗不整脈薬によって期待される有効性のみならず，副作用も考慮のうえ，治療を開始・継続すべきである．治療の開始にあたっては，各々の**不整脈の発生部位，頻拍維持に必須と想定される治療標的部位**を考慮して，薬剤選択を行う．なお，非薬物療法の進歩も著しく，下記に述べる不整脈治療において，心房細動，器質的心疾患に合併した心室頻拍を除き，高周波カテーテルアブレーションによる根治術が第一選択とされる場合も多くなってきている．

1）発作性上室頻拍（PSVT）

狭義の発作性上室頻拍（PSVT：paroxysmal supraventricular tachycardia）は，房室結節に二重伝導路を有する房室結節リエントリー性頻拍（AVNRT：atrioventricular nodal reentry tachycardia）とWPW症候群における副伝導路を介した房室リエントリー性頻拍（AVRT：atrioventricular reentry tachycardia）である（成書参照）．いずれの場合でも，**房室結節が頻拍回路に含まれるため，頻拍の停止にはATP急速静注あるいはベラパミルの静注が有効である**．WPW症候群に合併したAVRTの場合には，副伝導路に作用するⅠa，Ⅰc群薬にも停止効果がある．発作の予防には，Ⅳ群薬単剤あるいはⅠa，Ⅰc群薬との併用が用いられる．特に，顕性WPW症候群の場合には，心房細動や逆方向性AVRTを合併することがあるため，Ⅳ群薬単独ではなく，ⅠaあるいはⅠc群薬を併用すべきである．

> **処方例**
>
> ● 発作予防
> 1）ベラパミル（ワソラン®）
> 　　　　　　　120 mg/日　分3　毎食後
> 2）WPW症候群の場合，上記に加えて
> シベンゾリン（シベノール®）
> 　　　　　　　150 mg/日　分3　毎食後
> 　　　　　　〜200 mg/日　分2　朝夕食後
>
> ● 頻拍の停止目的
> 1）ATP（アデホス-Lコーワ）
> 　　　　0.2〜0.4 mg/kg（体重）　急速静注
> または
> 2）ベラパミル（ワソラン®）
> 　　5 mg　血圧をみながら緩徐（5分くらい）に静注

2）心房細動

発作性心房細動の8〜9割は肺静脈−左心房接合部における期外収縮・反復型異常興奮が関与しており，停止ならびに予防にはⅠa群薬あるいはⅠc群薬が用いられる（Ⅰb群のなかでは唯一アプリンジンが用いられることもある）．また，低心機能症例に対しては陰性変力作用の少ないⅢ群のアミオダロンが有効であるが，肥大型心筋症に合併した場合を除き，本邦では保険適応としては認められていない．**持続性心房細動に対して洞調律化を試みる場合にはベプリジルが有用であるが，過度のQT延長がないように注意を払う必要がある**．レートコントロール（徐拍化）目的には房室伝導を抑えるⅣ群薬，Ⅱ群薬，あるいはジギタリスを用いる．

低心機能症例に合併した心房細動に対して，アミオダロンに変わるヨードを含まないマルチチャネルブロッカーとしてdronedarone（Multaq®）が注目されている．ANDROMEDA研究ではクレアチニン上昇，重症心不全症例の悪化など，安全性について問題提起がなされたが，左室駆出率40％以下の症例を含むATHENA研究では一次エンドポイント（全死亡・心血管系イベントによる入院）を24％減少させた．現在進行中のアミオダロンとの比較試験

（DIONYSOS試験）にて有効性・安全性が確認されれば，認可される可能性がある[3]．

> **処方例**
>
> ● 発作予防
> ・器質的心疾患を認めない（孤立性）発作性心房細動に対して（2剤併用）
>   1) ピルジカイニド（サンリズム®）
>   150mg/日　分3　毎食後
>   ビソプロロール（メインテート®）
>   2.5mg/日　分1　朝食後
>   または
>   2) ジソピラミド徐放剤（リスモダン®R）
>   300mg/日　分2　朝夕食後
>   ベラパミル（ワソラン®）
>   120mg/日　分3　毎食後
>
> ・持続性心房細動の洞調律化ならびに維持目的として
>   ベプリジル（ベプリコール®）
>   200mg/日　分2　朝夕食後
>   （QT時間を適宜チェックし，維持量としては150mg/日まで減量が望ましい）
>
> ● 頻拍の停止目的：孤立性心房細動に対して
>   1) シベンゾリン（シベノール®）
>   1.4mg/kg（体重）　緩徐に静注
>   または
>   2) フレカイニド（タンボコール®）
>   1〜1.5mg/kg（体重）　緩徐に静注

3）心房粗動

基本的には心房細動に準ずるが，頻拍停止目的に単剤で強いNa⁺チャネルブロッカー（Ic群薬，Ia群薬）を用いると，停止しない場合には粗動周期が延長するため，かえって房室伝導比[※1]が促進され（例えば，2：1が1：1伝導になりうる），心拍数が増加することがあり危険である．したがって，かかる薬剤で停止を試みる場合には，IV群薬（ベラパミル）静注にて徐拍化させてから行うべきである．心房細動に比べて，心房粗動では薬剤による停止効果は少ないため，早期に直流通電やオーバードライブペーシングでの停止を試みるのが無難である．また，高周波カテーテルアブレーションでの根治術も勧められる．なお，欧米での報告ではIII群薬の静注が心房粗動の停止に有効といわれている[4]．

4）上室期外収縮・心房頻拍

基本的には治療は不要であるが，症状が強い場合や心不全の誘因になる場合には，II群薬あるいはIa群薬，Ic群薬を投与することがある．

5）心室頻拍

❶ 心不全に対する治療

一部の特発性を除き，大部分の心室頻拍は心筋梗塞，心筋症，心サルコイドーシスといった器質的心疾患に合併して出現する．したがって，ACE（angiotensin converting enzyme：アンジオテンシン変換酵素）阻害薬あるいはアンジオテンシンII受容体拮抗薬（ARB：angiotensin II receptor blocker），アルドステロン拮抗薬，β遮断薬（II群薬）といった**心不全に対する基本治療が重要**である．特に，β遮断薬は突然死抑制というエビデンスから必須といっても過言ではない．また，かかる症例では突然死予防の観点から植込型除細動器（ICD：implantable cardioverter defibrillator）の適応を考慮する．

❷ 発作予防

発作予防の抗不整脈薬としては，**陰性変力作用の少ないIII群のアミオダロンが用いられる**．また，III群のソタロールも有効であるが，プロプラノロールの3分の1（〜4分の1）程度のβ遮断作用を持ち合わせていることも考慮して投与する．Ib群薬，Ia群薬を投与することもあるが，通常は中等度以上の心機能が保たれている症例（少なくとも左室駆出率で40％以上）に限るべきである．

❸ 頻拍の停止

薬剤にて頻拍停止を試みる場合には，**Ib群薬（リドカインなど），Ia群薬（プロカインアミドな**

※1 **房室伝導比**：粗動波（F波）2回のうち1回が心室に伝わりQRS波が形成されている場合，2：1房室伝導という．

ど），Ⅲ群のアミオダロンあるいはニフェカラントなどを血圧に注意しながら投与する．Na⁺チャネルブロッカーであるⅠ群薬は，刺激頻度の増加に伴い抑制作用が増強する性質を有しており，使用依存性ブロック（use-dependent block）と呼ばれている．したがって，頻拍中により効果が発現しやすいといえる．一方，Ⅲ群薬のニフェカラント，ソタロールではK⁺チャネルのなかでもI_{Kr}遮断作用が主体（表2）であるが，この作用は刺激頻度が速くなるほど活動電位持続時間延長作用が減弱するという逆使用依存性ブロック（reverse use-dependent block）を示す．すなわち，頻拍時に不応期延長作用が減弱することを意味し，不都合な特性とされている．アミオダロンのⅢ群作用の主体はI_{Ks}の抑制であり，逆使用依存性を示さない．なお，純粋なⅢ群薬であるニフェカラントは陰性変力作用がないため，心機能低下例に対しても安全に使用できるが，持続的に投与する場合，QT時間をモニターし，QT延長に伴う多形性心室頻拍（torsade de pointes）の発現に注意しなければならない．

❹ 特発性心室頻拍

特発性では，右室流出路起源，左脚後枝起源の心室頻拍が代表的であり，特徴的な心電図波形を呈する．前者は左脚ブロック型下方軸で，通常，非リエントリー性で，運動誘発性であることが多い．そのため，発作予防にはⅡ群薬を第一選択とし，不十分であればⅠ群薬を併用する．後者は，右脚ブロック型左軸偏位を呈するリエントリー性心室頻拍である．Ⅳ群のベラパミルが有効という特殊なタイプの心室頻拍であり，ベラパミル感受性心室頻拍という別名もある．

処方例

● 発作予防：器質的心疾患に合併した心室頻拍に対して
　1）アミオダロン（アンカロン®）
　　400mg/日　分2　朝夕食後（導入初期2週間）
　　150〜200mg/日　分2　朝夕食後（維持量）
　カルベジロール（アーチスト®）
　　10〜20mg/日　分2　朝夕食後（維持量）
　（カルベジロールは1.25〜2.5mg/日くらいから開始し週単位で漸増し維持量とする）
　または
　2）ソタロール（ソタコール®）
　　160〜320mg/日　分2　朝夕食後
　　　　　　　　　　（漸増し維持量とする）

6）心室期外収縮

器質的心疾患を有さない特発性の心室期外収縮は無害性であり，大部分は治療を要さず，上室期外収縮の場合と同様である．**特発性でも治療を考慮する場合としては，有症候性，運動誘発性**（運動中あるいは後に頻度が増加し，ときに非持続性心室頻拍が出現する），1日に2万回以上といった症例である．心室期外収縮が極端に頻発している症例では，期外収縮自体により，心機能が悪化しうる可能性があるためである．Ⅱ群薬あるいはⅠ群薬を単剤あるいは併用（Ⅱ群＋Ⅰ群）で使用する．器質的心疾患に合併した心室期外収縮に対する薬物治療については，心室頻拍といった重篤な不整脈への移行や心不全悪化が危惧されると判断された場合に行われる．その場合の基本的な考え方は，心室頻拍に対する治療と同様である．

⚠ 投薬時の注意点

器質的心疾患の有無，心機能の程度（左室駆出率），非代償性の心不全の有無を把握する．低心機能症例では，陰性変力作用（心抑制）の強いⅠc群薬やslow kineticsのNa⁺チャネルブロッカーは使用しない．また，心不全がある場合，肝臓での代謝や腎臓からの排泄が低下するため，薬物の血中濃度が異常に上昇し，副作用が発現しやすくなる．腎機能障害や肝機能障害がある場合には，薬剤の代謝経路を配慮のうえ，薬剤選択・投与量を決定する．

1）催不整脈作用

催不整脈を予防するためには，薬剤の血中濃度測定よりも，定期的な12誘導心電図の記録が最も有効と考える．Ⅰa群薬，Ⅲ群薬投与中には，過度な

QT延長（目安として**QT時間0.48〜0.52秒を超えない**）をきたさないように投与量を調節する．また，低カリウム血症を避け，QT延長をきたす他の薬剤（三環系抗うつ薬，ベンザミド系などの抗精神病薬，一部のマクロライド系やニューキノロン系抗菌薬，抗悪性腫瘍薬の三酸化ヒ素など）の服用には注意を払う．Ic群薬，Ia群薬では**QRS幅の変化（過度な延長）**についてもモニタリングする．

2）心外性副作用

Ia群のなかでも抗コリン作用が強いジソピラミド，ピルメノール，キニジンなどでは**口渇，排尿障害，眼圧上昇**を生じうるので，**前立腺肥大**や**緑内障**では用いない．シベンゾリン，ジソピラミドによる**低血糖**も念頭に置く必要がある．稀ではあるが重篤になりうる副作用としては，アミオダロン，アプリンジン，ベプリジルによる**間質性肺炎**，メキシレチンによる**Stevens-Johnson症候群**（皮膚粘膜眼症候群）があげられる．ピルジカイニド，シベンゾリン，ピルメノール，ソタロールは腎不全症例には使用を控える．アミオダロンは心抑制が少なく，かつ，腎不全や肝障害合併例でも使用可能であるが，蓄積性があり，上述の間質性肺炎に加えて，**甲状腺機能異常，角膜色素沈着**といった心外性副作用が問題となる．そのため，投与前の呼吸機能検査（特に％DLco），肺CTのほか，3カ月に1回程度のKL-6，甲状腺ホルモン，TSH採血などでのモニタリングが望ましい．II群薬（β遮断薬）は気管支喘息や閉塞性動脈硬化症（ASO：arteriosclerosis obliterans）には控えるべきであるが，心疾患や合併不整脈の重症度を考慮のうえ，使用した方が望ましい場合には，β_1選択性のビソプロロールやメトプロロールなどが用いられる．

3）相互作用

ワルファリンの効果を増強する抗不整脈薬としてはアミオダロン，プロパフェノン，キニジンがあげられる．かかる薬剤の使用開始にあたっては，あらかじめ予測してワーファリンの量を減量しておく必要がある．**ジギタリスの作用を増強**する抗不整脈薬としては，アミオダロン，キニジン，ピルジカイニド，ベラパミルが知られている．

患者さんに説明するときのコツ

1）アミオダロン服用開始にあたって

アミオダロン服用に際しては，間質性肺炎（軽症も含めて6％程度），甲状腺機能異常（低下が多く，軽微なものを含めると長期的にはほぼ必発），角膜色素異常といった副作用について，インフォームしておく必要がある．しかし，本邦でのアミオダロンの使用状況としては，服用しなければ致死的にもなりうる症例が対象であることが多く，副作用を強調しすぎるべきではないと考える．仮に副作用が生じても，すぐに察知し，対処することが可能であるという姿勢で接することが必要であると思われる．

2）pill-in-the-pocketについての服薬指導

発作性心房細動に対して，発作時に単回経口投与にて抗不整脈薬を服用するというpill-in-the-pocketと呼ばれる方法で停止を試みることがある．欧米ではフレカイニド，プロパフェノンによる有効性が報告されているが，本邦ではピルジカイニド単回経口 150 mgの有効性が示されており（PSTAF試験），ピルジカイニドの使用が多い．実際には100 mg前後での使用でも，服用後60分以内に停止することが多い．このような服用法を指示する場合は，何度も服用することがないように（腎機能障害がない場合でも1日総量は200 mg以上を超えないように）説明することが必要である．

参考文献

1）桜井正之，横式尚司：不整脈の治療法：薬物療法．「Practical Seminar 不整脈 第2版」（比江嶋 一昌 編集），日本医事新報社，pp. 96-109，2000
2）中谷晴昭，小倉武彦，古澤良恵 ほか：抗不整脈薬のK^+チャネル遮断作用とその電気生理学的意義．心電図（日本心電学会誌），20（3）：195-201，2000
3）Laughlin, J. C. & Kowey, P. R. : Dronedarone: A new treatment for atrial fibllilation. J Cardiovasc Electrophysiol, 19（11）: 1220-1226, 2008
4）Cosío, F. G. & Delpón, E. : New antiarrhythmic drugs for atrial flutter and atrial fibrillation: a conceptual breakthrough at last? Circulation, 105（3）: 276-278, 2002

〈横式尚司〉

1. 循環器系

4. 心不全治療薬・強心薬

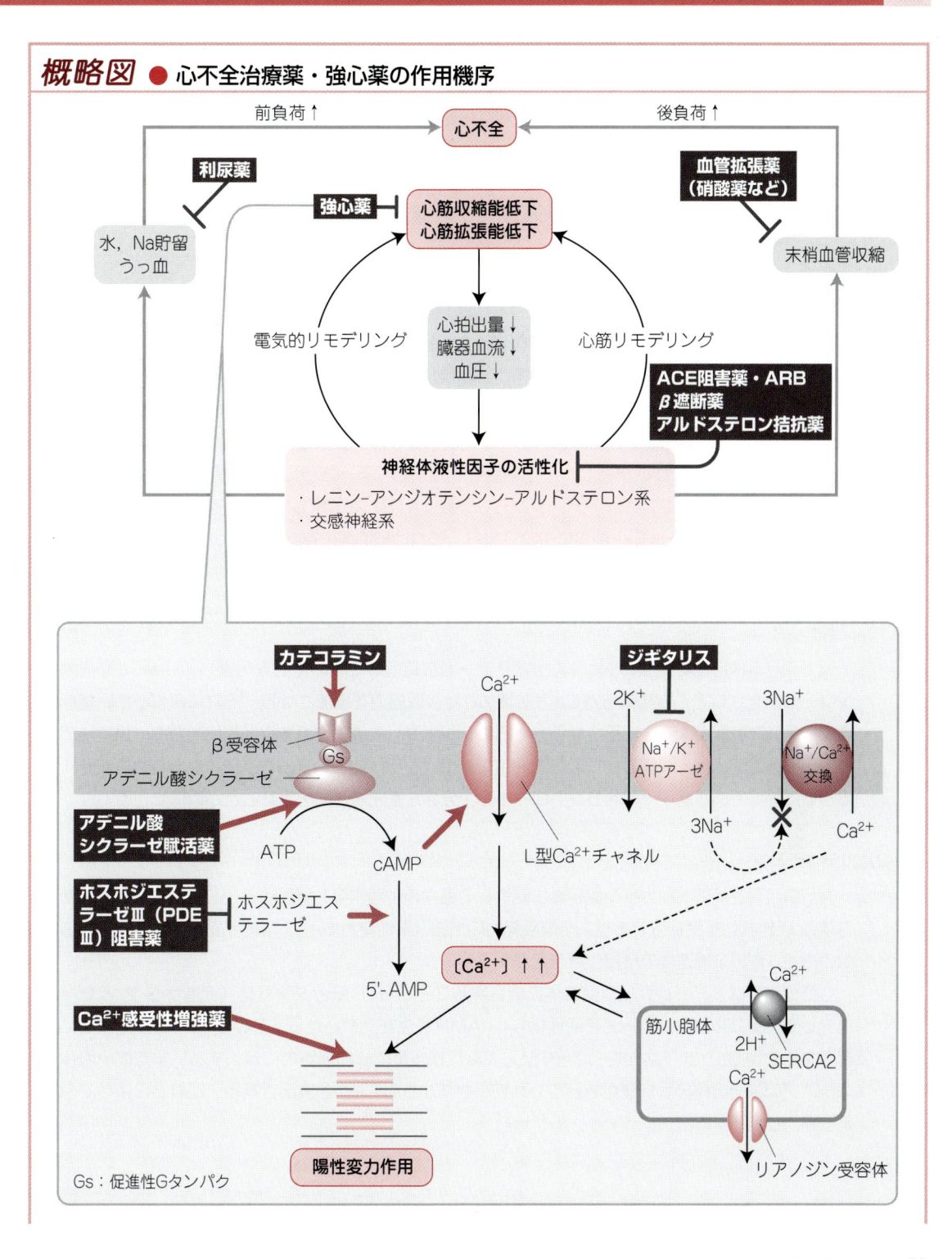

概略図 ● 心不全治療薬・強心薬の作用機序

- 前負荷↑ → 心不全 ← 後負荷↑
- 利尿薬 ┤ 水, Na貯留 うっ血
- 血管拡張薬（硝酸薬など）┤ 末梢血管収縮
- 強心薬 ┤ 心筋収縮能低下／心筋拡張能低下
  - → 心拍出量↓ 臓器血流↓ 血圧↓
  - → 神経体液性因子の活性化
    - ・レニン-アンジオテンシン-アルドステロン系
    - ・交感神経系
- 電気的リモデリング／心筋リモデリング
- ACE阻害薬・ARB／β遮断薬／アルドステロン拮抗薬 ┤ 神経体液性因子の活性化

【細胞膜部分】
- カテコラミン → β受容体 — Gs — アデニル酸シクラーゼ
- アデニル酸シクラーゼ賦活薬
- ATP → cAMP → 5'-AMP
- ホスホジエステラーゼⅢ（PDEⅢ）阻害薬 ┤ ホスホジエステラーゼ
- Ca²⁺ → L型Ca²⁺チャネル → [Ca²⁺]↑↑
- ジギタリス ┤ Na⁺/K⁺ ATPアーゼ（2K⁺／3Na⁺）
- Na⁺/Ca²⁺交換（3Na⁺／Ca²⁺）
- 筋小胞体：SERCA2（2H⁺／Ca²⁺）、リアノジン受容体（Ca²⁺）
- Ca²⁺感受性増強薬 → 陽性変力作用

Gs：促進性Gタンパク

作用機序

● 心不全治療薬

　心筋に障害が加わると，心筋収縮機能低下に対する代償機転としてレニン-アンジオテンシン-アルドステロン（RAA：renin-angiotensin-aldosterone）系や交感神経系などの神経体液性因子が活性化される．神経体液性因子の過剰な活性化は，心筋リモデリングを引き起こし，さらに心筋障害や心ポンプ機能低下を助長させ，悪循環サイクルを形成する．このような悪循環サイクルが，心不全の病態の形成・進展において重要な役割を果たしている．心不全の病態をふまえ，アンジオテンシン変換酵素（ACE：angiotensin converting enzyme）阻害薬，アンジオテンシンⅡ受容体拮抗薬（ARB：angiotensin Ⅱ receptor blocker），アルドステロン拮抗薬およびβ遮断薬が，心不全治療において中心的役割を担っている．

● 強心薬

　強心薬は，心筋細胞内カルシウム（Ca^{2+}）濃度を上昇させ，収縮タンパクを活性化することにより心筋収縮を増加させる．心筋細胞の興奮から収縮・弛緩にいたる過程にはCa^{2+}が重要な役割を果たしており，興奮収縮連関と呼ばれる．細胞膜に存在するL型Ca^{2+}チャネルが電位依存性に開口し，Ca^{2+}が細胞内に流入する．このCa^{2+}のわずかな増加によって，筋小胞体に蓄えられたCa^{2+}がリアノジン受容体から放出される．この筋小胞体から放出された大量のCa^{2+}が収縮タンパクであるトロポニンCに結合し，心筋細胞の収縮が起こる．さらに，筋小胞体膜上に存在するCa^{2+}ポンプ（SERCA2）は，アデノシン三リン酸（ATP）を分解してCa^{2+}を取り込む．細胞内のCa^{2+}の70〜80％は筋小胞体に取り込まれ，残りは細胞膜に存在するNa^+/Ca^{2+}交換機構によって細胞外へくみ出される．このようにしてCa^{2+}が低下すると心筋細胞の弛緩が起こる．

1）ジギタリス

　ジギタリスは心筋細胞膜のNa^+/K^+ ATPアーゼに結合してその働きを阻害し，Na-Ca交換ポンプの抑制を介して，心筋細胞内Ca^{2+}を増加させ，収縮力を増加させる．それにより心拍出量を増加させ，肺動脈楔入圧を低下させる．さらに，ジギタリスは副交感神経系作用をもち，房室結節での伝導を遅延させ，洞結節からの刺激発生を減少させる．この両者の作用により心拍数は減少する．したがって，心室レートをコントロールし十分な左室充満時間を得ることが期待できる．

2）カテコラミン

　カテコラミンはアドレナリン受容体に結合して種々の生理作用を発現する．心筋に存在するβ受容体の大部分はβ_1受容体であり，心筋収縮力の増強（陽性変力作用），心筋弛緩速度の増加，心拍数の増加，刺激伝導速度の増加作用を発揮する．

　心筋細胞ではβアドレナリン受容体に結合することでGTP結合タンパク（促進性Gタンパク）を介してアデニル酸シクラーゼを活性化し，cAMP産生を亢進させる．このcAMPが細胞膜上に存在するL型Ca^{2+}チャネルをリン酸化し，Ca^{2+}が多量に心筋細胞内に流入する．また筋小胞体のリアノジン受容体のリン酸化も起こし，筋小胞体からもCa^{2+}が放出される．これらによって心筋収縮力が増加する．

3) ホスホジエステラーゼⅢ（PDE Ⅲ）阻害薬

　　PDE Ⅲ阻害薬は心筋細胞および血管平滑筋細胞で作用する．cAMPはPDE Ⅲの作用によって分解され，5´-AMPへ分解される．したがって，PDE Ⅲが阻害されるとcAMPが蓄積することによって，カテコラミンと同じ様式で心筋細胞の収縮・弛緩が促進される．一方，cAMPはミオシン軽鎖のリン酸化を阻害することや，Na^+/Ca^{2+}交換機構の活性化を介して細胞内Ca^{2+}濃度を低下させることによって平滑筋細胞の弛緩にかかわっており，血管拡張作用を有する．

4) アデニル酸シクラーゼ賦活薬

　　アデニル酸シクラーゼ賦活薬は，フォルスコリン誘導体で，β受容体を介さずに細胞内のアデニル酸シクラーゼを直接賦活化することによって強心作用と血管拡張作用を有する．

5) Ca^{2+}感受性増強薬

　　Ca^{2+}感受性増強薬は，筋原線維に直接作用することにより，細胞内Ca^{2+}濃度を変動させることなく心筋細胞収縮力を増加させる．ピモベンダンはトロポニンCに作用しCa^{2+}結合部位の親和性を増強させるとともにPDE Ⅲ阻害作用も併せもっている．

薬の種類・適応・主な副作用

薬の種類	適応	主な副作用
心不全治療薬		
ACE阻害薬	高血圧，心不全	咳，腎機能障害，高カリウム血症，血管浮腫
ARB	同上，糖尿病性腎症	腎機能障害，高カリウム血症，血管浮腫
β遮断薬	高血圧，狭心症，頻脈性不整脈，心不全	低血圧，徐脈，心不全増悪，気管支痙攣
ループ利尿薬	心性浮腫・心不全	高尿酸血症，耐糖能低下，低カリウム血症，高カルシウム血症
サイアザイド系利尿薬	心不全，高血圧	同上
カリウム保持性利尿薬	心不全，原発性アルドステロン症	高カリウム血症，女性化乳房
強心薬		
ジギタリス	心不全，頻脈性心房細動・粗動	食欲不振，悪心，視覚異常，神経症状（頭痛，めまいなど），不整脈（房室ブロック，心室頻拍など）
カテコラミン	急性循環不全（ショック），心不全	不整脈（心室頻拍，心室細動など），過度の血圧上昇
ホスホジエステラーゼⅢ阻害薬	心不全	不整脈（心室頻拍，心室細動など），血圧低下
アデニル酸シクラーゼ賦活薬	急性心不全	不整脈（心室頻拍，心室細動など）
Ca^{2+}感受性増強薬	心不全	不整脈（心室頻拍，心室細動，心室性期外収縮など）

疾患別処方のしかた

1）急性心不全

　急性心不全の治療の初期目標は，できるだけ**すみやかな症状の改善と血行動態の安定化**であるが，最終的な目標は**生命予後の改善**である．心原性ショックは最重症であるが，原因治療と並行してドパミン，ドブタミン，ノルエピネフリンなどのカテコラミンを投与する．

処方例

1）ドパミン（イノバン®注）（100 mg）
　　　　　　　　　　　　2〜10 μg/kg/分
　　または/および
　　ドブタミン（ドブトレックス®注）（100 mg）
　　　　　　　　　　　2〜10 μg/kg/分　持続静注
　　または
2）ノルアドレナリン注（1 μg）
　　　　　　　　　　　0.5〜5 μg/分　持続静注

　慢性心不全の急性増悪における**うっ血**に対しては利尿薬を投与するが，硝酸薬やカルペリチド〔hANP：human atrial natriuretic peptide（ヒト心房性利尿ペプチド）〕を併用する．**心拍出量低下**に対してはカテコラミンを投与する．収縮期血圧が90 mmHg以上の患者さんではPDE Ⅲ阻害薬も選択される．

処方例

● まず1）を投与し，2〜5）を組み合わせて投与する

1）ニトログリセリン舌下錠　0.3 mgの舌下
　　または
　　速効性ニトログリセリンエアゾール製剤
　　（ミオコール®スプレー）（0.65％）
　　　　1噴霧口腔内，必要に応じ5分ごとに追加
2）フロセミド（ラシックス®注）（20 mg）
　　　　　　　　　　1回10〜20 mg静注，
　　　　　　　　　反応をみながら20〜40 mg追加
3）ニトログリセリン注射液
　　（ミリスロール®注）（25 mg/50 mL）
　　初回投与量0.05〜0.1 μg/kg/分として持続静注．血行動態を観察しながら5〜15分ごとに0.1〜0.2 μg/kg/分ずつ増量
4）カルペリチド（ハンプ®注）（1,000 μg）
　　初回投与量0.0125〜0.05 μg/kg/分として持続静注．血行動態を観察し0.2 μg/kg/分まで増量
5）オルプリノン（コアテック®注）
　　初回投与量10 μg/kgを5分間かけて静脈内に投与し，その後0.1〜0.3 μg/kg/分で持続静注

2）収縮不全による慢性心不全

❶ ACE阻害薬とARB

　ACE阻害薬は，数多くの大規模臨床試験により生命予後に対する改善効果が証明されており，心不全治療の第一選択薬に位置づけられている．無症候性左室機能低下を有する患者さんでも予後を改善することが示されており，**重症度にかかわらずすべての収縮不全の患者さんに投与すべきである**．ARBはACE阻害薬と同等の臨床的有用性を有すると考えられ，空咳などのためにACE阻害薬が投与できない場合はARBを用いる．さらに，ACE阻害薬とARBの併用の有効性も証明されている．

❷ β遮断薬

　数多くの大規模臨床試験によって，β遮断薬は幅広い重症度の慢性心不全患者に対して予後改善効果を有することが明らかにされている．**症状を有する収縮不全による慢性心不全に対しては，ACE阻害薬に加えてβ遮断薬を投与する**．無症状の心不全患者においても有効であると予想されるが，明らかなエビデンスはない．

❸ 利尿薬

　利尿薬は，心不全患者の臓器うっ血に基づく呼吸困難，浮腫などの症状を軽減するために最も有効な薬剤であり，主にループ利尿薬を使用する．うっ血が消失したら，減量・中止やサイアザイド系利尿薬への切り替えを行う．アルドステロン拮抗薬であるスピロノラ

クトンが，予後を改善することが示されており，カリウム保持を兼ねて併用されることが多い．

❹ 経口強心薬

ジギタリスは，心房細動を伴う慢性心不全患者において心室レートをコントロールし十分な左室充満時間を得ることが期待でき，患者さんの症状の改善に有効である．洞調律の患者さんでも有効であると考えられる．

ジギタリス以外の経口強心薬の予後改善効果は大規模臨床試験によってことごとく否定され，米国では経口強心薬は慢性心不全治療薬としては推奨されていない．しかしながら生命予後の改善のみが慢性心不全治療の最終目的ではないとの見解に立てば経口強心薬の臨床的有用性についても再考慮すべきであるという立場もある．特に，**QOLの改善，非経口強心薬からの離脱，β遮断薬導入**などの際に経口強心薬が有効な患者さんが存在する．しかしながら，経口強心薬には，**催不整脈作用があり，その投与には細心の注意を払い，少量から投与**する．

> **処方例**
>
> - 1，2）を投与し，必要に応じて3〜5）を併用する
>   1) エナラプリル（レニベース®錠）
>   　　　　　　　　　　5〜10mg/日　分1
>   　空咳などでACE阻害薬が使用できない場合は，
>   　カンデサルタン（ブロプレス®錠）
>   　　　　　　　　　　4〜8mg/日　分1
>   2) カルベジロール（アーチスト®錠）
>   　初期量1.25〜2.5mg/日，維持量5〜20mg/日，
>   　　　　　　　　　　　　　　　　　分1〜2
>   3) フロセミド（ラシックス®錠）
>   　　　　　　　　　　20〜40mg/日　分1
>   4) スピロノラクトン（アルダクトン®A錠）
>   　　　　　　　　　　25〜50mg/日　分1
>   5) ジゴキシン錠　0.125〜0.25mg/日　分1

3）拡張不全による心不全

近年，収縮機能が比較的正常に保たれている心不全が注目されているが，その多くは拡張機能障害が原因であり，高血圧がより密接に関与している．しかしながら拡張機能不全による心不全に対する薬物治療に関するエビデンスは乏しく，**利尿薬によるうっ血の軽減**が有効である．ただし，利尿薬による左室充満圧の過度の低下は，心拍出量を減少させ低血圧を引き起こす危険性があるため，投与量を調節することが重要である．さらに，拡張不全においては**血圧の管理，心房細動のレートコントロール，虚血の改善**が重要である．

数多くの大規模臨床試験によって収縮不全に対する薬物治療が確立されてきたのに対し，拡張不全に対する薬物治療は不明の点が多く，現在も大規模臨床試験が進行中であり，これらの試験結果が待たれる．収縮不全において有効性が確立しているRA系抑制薬は，拡張不全においても心不全による入院を減少させる．β遮断薬やカルシウム拮抗薬は，拡張機能を改善すると期待されるが，これらの薬剤の臨床的有用性は確実には証明されていない．

> **処方例**
>
> - うっ血の軽減
>   1) フロセミド（ラシックス®錠）
>   　　　　　　　　　　20〜40mg/日　分1
>   2) スピロノラクトン（アルダクトン®A錠）
>   　　　　　　　　　　25〜50mg/日　分1
>
> - 血圧のコントロール
>   1) カンデサルタン（ブロプレス®錠）
>   　　　　　　　　　　4〜8mg/日　分1
>   　または
>   2) ペリンドプリル（コバシル®錠）
>   　　　　　　　　　　2〜4mg/日　分1
>   　　　　　　　　　　（保険適応は高血圧）
>
> - 心房細動のレートコントロール
>   ジゴキシン錠　0.125〜0.25mg/日　分1

⚠️ 投薬時の注意点

❶ ACE 阻害薬
投与後 2 〜 3 週間以内に空咳が生じることがあり，最も頻度の高い副作用であるが，薬剤を中止することで消失する．腎機能低下や高カリウム血症を生じることがあり注意を要する．また，血圧低下は利尿薬併用でさらに起こりやすい．

❷ ARB
ACE 阻害薬と同様に血圧低下，腎機能悪化，高カリウム血症などの副作用に注意する．

❸ β遮断薬
導入に際しては心不全増悪・血圧低下・徐脈などの副作用の出現に注意しながら，少量から徐々に増量していく．

❹ 利尿薬
低カリウム血症や低マグネシウム血症など電解質異常は，ジギタリス中毒ばかりでなく致死性不整脈を誘発することがあり注意を要する．

❺ ジギタリス
過剰投与，高齢者，腎障害，肝障害，電解質異常（低カリウム血症，低マグネシウム血症）などはジギタリス中毒の誘因となるので注意する．また，血中濃度に影響を与えるような相互作用を有する薬剤の併用にも注意する．

👍 患者さんに説明するときのコツ

慢性心不全の治療目標は，血行動態の改善により自覚症状および QOL を改善するばかりでなく，増悪による入院を抑制し，心不全の進行を抑制し生命予後を改善することである．医師に相談せずに治療薬の減量や中断することは，心不全の増悪を引き起こす危険性があるので避ける．

参考文献
1）「心血管病薬物治療マニュアル」（山口　徹 監修／苅尾七臣, 筒井裕之 編集），中山書店，2008
2）「新心臓病診療プラクティス 6．心不全に挑む・患者を救う」（筒井裕之 ほか 編集），文光堂，2005

＜筒井裕之＞

1. 循環器系

5. 利尿薬

概略図 ● 利尿薬の作用機序

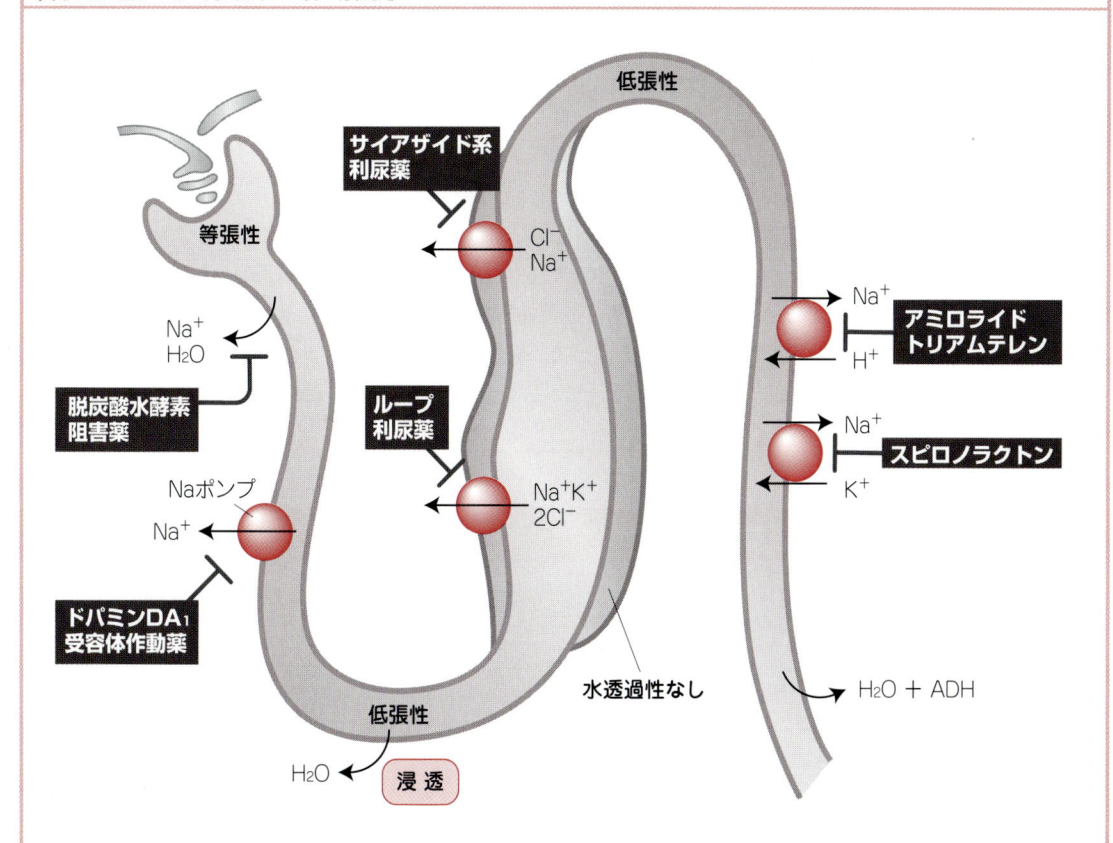

（図中ラベル）
- 低張性
- 等張性
- サイアザイド系利尿薬 — Cl^- / Na^+
- Na^+ / H_2O
- 脱炭酸水酵素阻害薬
- ループ利尿薬 — $Na^+ K^+ 2Cl^-$
- Naポンプ — Na^+
- ドパミンDA_1受容体作動薬
- アミロライド トリアムテレン — Na^+ / H^+
- スピロノラクトン — Na^+ / K^+
- 水透過性なし
- 低張性
- H_2O
- 浸透
- $H_2O + ADH$

ADH：antidiuretic hormone（抗利尿ホルモン）
文献1より改変

作用機序[1]

　腎糸球体でろ過された原尿は99％が再吸収される．したがって，薬剤が利尿を起こす機序として，尿細管での再吸収を抑制することが効率的である．再吸収の比率は近位尿細管60～70％，ヘンレループ20～30％，遠位尿細管5％，集合管5％であり，**上位で吸収を阻害するほど利尿効果は高い．しかしながら，近位尿細管での再吸収抑制のみでは，以降のネフロンで代償される**．利尿薬は作用点の違いから3つの主要なグループに分類される（ループ利尿薬・サイアザイド系利尿薬・カリウム保持性利尿薬）．

　ループ利尿薬はヘンレループの太い上行脚に存在する$Na^+/K^+/2Cl^-$共輸送体を抑制することで，Na^+再吸収を抑制する．利尿効果は他の利尿薬に比較して，急速かつ強力に認める

(high-ceiling).

サイアザイド系利尿薬は遠位尿細管近位部でのNa^+/Cl^-共輸送体を阻害し，Na^+再吸収を抑制する．この共輸送体はループ利尿薬には感受性がない．レニン-アンジオテンシン-アルドステロン系（RAA系）が活性化している状態では，多くのNa^+が遠位尿細管に到達し，K^+との交換を刺激する．したがって，サイアザイド系利尿薬は遠位尿細管においてK^+の排泄を増加させる．サイアザイド系利尿薬のループ利尿薬との相違点は

① 作用時間が長い
② 作用点が違う
③ 低濃度で利尿効果が高い（low-ceiling）
④ 腎不全時に，より反応性が弱い

ことである．
　カリウム保持性利尿薬はステロイド性のアルドステロン拮抗薬（スピロノラクトン）と非ステロイド性（アミロライド，トリアムテレン）に分けられる．前者は腎遠位尿細管のK^+/Na^+交換機構を抑制することによって，血中カリウム濃度を保持しながら，利尿効果を得る．後者は腎遠位尿細管のNa^+/H^+交換機構を抑制することによって，利尿効果を得る．いずれの薬剤も利尿作用は弱く，他の利尿薬による低カリウム血症の阻止や利尿降圧効果の増強のために用いられる．

薬の種類・適応・主な副作用

種類：一般名（商品名）	適応	主な副作用
ループ利尿薬 　フロセミド（ラシックス®） 　アゾセミド（ダイアート®） 　ブメタニド（ルネトロン®） 　ピレタニド（アレリックス®） 　トラセミド（ルプラック®）	高血圧（ラシックス®のみ）， 心性・腎性・肝性浮腫	低カリウム血症，低ナトリウム血症，腎機能障害，高尿酸血症
サイアザイド系および類似利尿薬 　ヒドロクロロチアジド（ダイクロトライド®） 　トリクロルメチアジド（フルイトラン®） 　クロルタリドン（ハイグロトン®） 　メフルシド（バイカロン®） 　インダパミド（ナトリックス®）	高血圧， 心性・腎性・肝性浮腫 （ナトリックス®は高血圧のみ）	低カリウム血症，低ナトリウム血症，腎機能障害，高尿酸血症，高血糖症
カリウム保持性利尿薬 　スピロノラクトン（アルダクトン®A） 　カンレノ酸カリウム（ソルダクトン®） 　トリアムテレン（トリテレン®）	高血圧， 心性・腎性・肝性浮腫	高カリウム血症，腎機能障害，女性化乳房（アルダクトン®Aとソルダクトン®）

疾患別処方のしかた

1) 急性心不全・肺水腫

急性心不全は心筋梗塞をはじめとする急激な心機能障害によってもたらされ，心拍出量が低下した状態，ないしは前負荷を増加させることによってのみ心拍出量を保持することができる状態である．心不全では交感神経活性の亢進・腎血流の減少・RAA系の活性が認められ，これらによって近位尿細管におけるNa再吸収は亢進し，尿中Na排泄低下および体内へのNa貯留・細胞外液量増加が起こる．肺循環系では肺うっ血・肺水腫を，体循環系では肝うっ血・腸管浮腫・下腿浮腫を起こす．このようなうっ血に伴う臓器障害・症状を改善するために利尿薬の投与が第一選択である．**急性期にはhigh-ceilingなループ利尿薬の静脈内投与**を用いる．腸管浮腫が強い場合にも経口薬の吸収が不安定であり，静脈内投与を考慮する．

処方例

フロセミド（ラシックス®）
10～20 mgを静脈内投与，1時間以内に有効な尿量が確保できなければ倍量を投与する．
また，2～5 mg/時の持続静注で投与することもある．

2) 慢性心不全

心機能障害を有しているが，上記のような代償機転により心拍出量が保たれ，臓器うっ血は安定した状態である．慢性心不全においては塩分制限による食事療法をはじめとする生活習慣への介入が不可欠である．長期予後改善効果が証明されているRAA系阻害薬やβ遮断薬による治療が重要である．一方，体液貯留に伴う臓器うっ血所見・症状を容易に呈する場合には利尿薬を投与する．慢性心不全の急性増悪による入院を防ぐためには食事療法と利尿薬による体液量管理が重要である．一般的には**ループ利尿薬を用い**，腎機能障害を合併する心不全でも用量依存性に効果がある[2]．しかしながら，**重症心不全でループ利尿薬に抵抗性がある場合**[2]には作用点が異なるサイアザイド系利尿薬を併用する．長時間にわたっての効果を期待する場合にも有効である．以前は，ループ利尿薬やサイアザイド系利尿薬投与時の低カリウム血症を予防するためにアルドステロン拮抗薬を併用していた．近年の大規模臨床試験（RALES試験[3]・EPHESUS試験[4]）によって，アルドステロン拮抗薬は重症心不全患者の予後を改善することが証明された．したがって，アルドステロン拮抗薬は利尿薬としてではなく，心血管系に直接作用する薬剤としても投与される．

処方例

● 単独あるいは併用で用いる
1) フロセミド（ラシックス®）
   20～80 mg/日
   分1 朝食後 あるいは 分2 朝昼食後
2) トリクロルメチアジド（フルイトラン®）
   1～2 mg/日 分1 朝食後
3) スピロノラクトン（アルダクトン®A）
   25～50 mg/日 分1 朝食後

3) 高血圧

降圧を目的に用いられるのは主に**サイアザイド系利尿薬**である．尿細管におけるNa^+再吸収を阻害することによる単位血圧あたりのナトリウム排泄量を増大させること，つまり**血圧の食塩感受性を軽減させることによって降圧**させる．食塩摂取の多い日本人においては特に有用であると考えられる．また，末梢血管抵抗軽減作用があることも知られているが，機序は不明である．ALLHAT試験[5]ではクロルタリドンの降圧効果がACE（angiotensin converting enzyme：アンジオテンシン変換酵素）阻害薬であるリシノプリルやカルシウム拮抗薬であるアムロジピンと比較してむしろ優れていること，心血管疾患予防作用があることが示された．サイアザイド系利尿薬は電解質異常や代謝異常などの副作用があるが，これらは用量依存性である．一方，**降圧効果は低用量でも高用量と同等の効果が得られる**ため，降圧目的でサイアザイド系利尿薬を投与する際には**低用量で用いる**ことが重要である．降圧治療に

サイアザイド系利尿薬を単独で用いることは少なく，RAA系阻害薬・カルシウム拮抗薬・β遮断薬との併用で用いられる．特に，利尿薬投与時にはRAA系が活性化することが知られており，RAA系阻害薬との併用の有用性が期待される．

処方例

- 下記のいずれかを，一般的に他の降圧薬と併用して用いる
  1) トリクロルメチアジド（フルイトラン®）
     0.5～2mg/日　分1　朝食後
  2) インダパミド（ナトリックス®）
     0.5～1mg/日　分1　朝食後
  3) ロサルタンカリウム/ヒドロクロロチアジド合剤（プレミネント®）
     （それぞれの成分として）50mg/12.5mg/日
     分1　朝食後

4) 浮　腫

浮腫は細胞外液のなかでも，特に間質（血管外）に貯留する体液量の増加と定義される．血管壁を介する内外の体液平衡によって，血管内液量は増加することも減少することもある．浮腫は全身性浮腫と局所性浮腫に分けられるが，利尿薬による治療が行われるのは全身性浮腫である．全身性浮腫の原因疾患としては，これまでに述べた心不全と腎疾患および肝疾患である．腎性の浮腫では，特に**ネフローゼ症候群**が重要であり，肝性では**非代償性肝硬変**が重要である．これらの場合はいずれもNa利尿障害があるため，**ループ利尿薬**による治療が行われる．肝硬変の際には高アルドステロン血症を有しているため，アルドステロン拮抗薬を主体に治療する．また，低アルブミン血症を合併する際には膠質浸透圧が低下するのみでなく，利尿薬に対する反応性が低下するため，アルブミン製剤の投与も行う．

処方例

- ネフローゼ症候群
  フロセミド（ラシックス®）
     20～80mg/日　分1または2

- 肝硬変：併用あるいは単独で用いられる
  1) スピロノラクトン（アルダクトン®A）
     25～50mg/日　分1　朝食後
  2) フロセミド（ラシックス®）
     20～80mg/日
     分1 朝食後　あるいは　分2 朝昼食後

⚠ 投薬時の注意点

利尿薬投与の目的は，浮腫の改善・高血圧治療および電解質異常の補正である．一方，注意すべき副作用は，脱水・電解質異常・代謝障害である．目的を達成させ，副作用を防ぐためには，少量からの開始が重要である．また，身体所見と同時に，尿中・血中電解質および尿素窒素・クレアチニンのモニターが必要である．体液量と腎機能を正確に評価し，利尿薬の適正な投与量を判断することが重要である．**利尿薬に反応性が乏しいときはいたずらに増量するのではなく，他の作用機序の薬剤を追加するべきである**．利尿薬を投与したからといって，食塩制限を緩めてよいということにはならない．減塩を行うことによって，体液量を管理することが重要である．

ループ利尿薬やサイアザイド系利尿薬を投与する際に低ナトリウム血症を起こすことがあるが，特に重症心不全患者では注意が必要で，このようなときは**飲水制限**を行う．同様に低カリウム血症にも注意が必要である．不整脈発症の誘因となり，ジギタリス製剤を併用している際にジギタリス中毒を誘発しやすくなる．カリウム保持性利尿薬の併用やカリウム製剤による補充を考慮する．逆に，カリウム保持性利尿薬を投与している際には，多くの場合，ACE阻害薬やアンジオテンシン受容体拮抗薬を併用しており，高カリウム血症に注意が必要である．その他，糖代謝・尿酸代謝にも影響を与えることがあり，定期的なチェックが必要である．

👆 患者さんに説明するときのコツ

利尿薬を投与している心不全患者には毎日の体重を測定・記録してもらうよう指導する．**体重変動が**

2 kg 以上ある際には，利尿薬の投与量や種類の変更が必要なことがあることを徹底する．また，高血圧患者には血圧を測定・記録してもらうことが非常に重要である．

利尿薬を服用している状態では，塩分制限が重要であることを患者さんだけでなく，患者家族にも理解してもらう必要がある．食べ物の多くに，ナトリウムが含まれていることを理解してもらい，専門の栄養指導を受けてもらう．

文献・参考文献

1) Opie, L. : Drugs for the Heart, 6th ed, Elsevier, Saunders, 2005
2) Ellison, D. H., et al. : Diuretic therapy and resistance in congestive heart failure. J Am Coll Cardiol, 38 : 963-968, 2001
3) Pitt, B., et al. : The effect of spironolactone on morbidity and mortality in patients with severe heart failure. Randomized Aldactone Evaluation Study Investigators. N Engl J Med, 341 : 709-717, 1999
4) Pitt, B., et al. : Eplerenone, a selective aldosterone blocker, in patients with left ventricular dysfunction after myocardial infarction. N Engl J Med, 348 : 1309-1321, 2003
5) ALLHAT Office and Coordinators for the ALLHAT Collaborative Research Group : Major outcomes in high-risk hypertensive patients randomized to angiotensin-converting enzyme inhibitor or calcium channel blocker vs diuretic: The Anti-hypertensive and Lipid-Lowering Treatment to Prevent Heart Attack Trial（ALLHAT）. JAMA, 288 : 2981-2997, 2002

＜絹川 真太郎＞

1. 循環器系

6. 末梢血管拡張薬

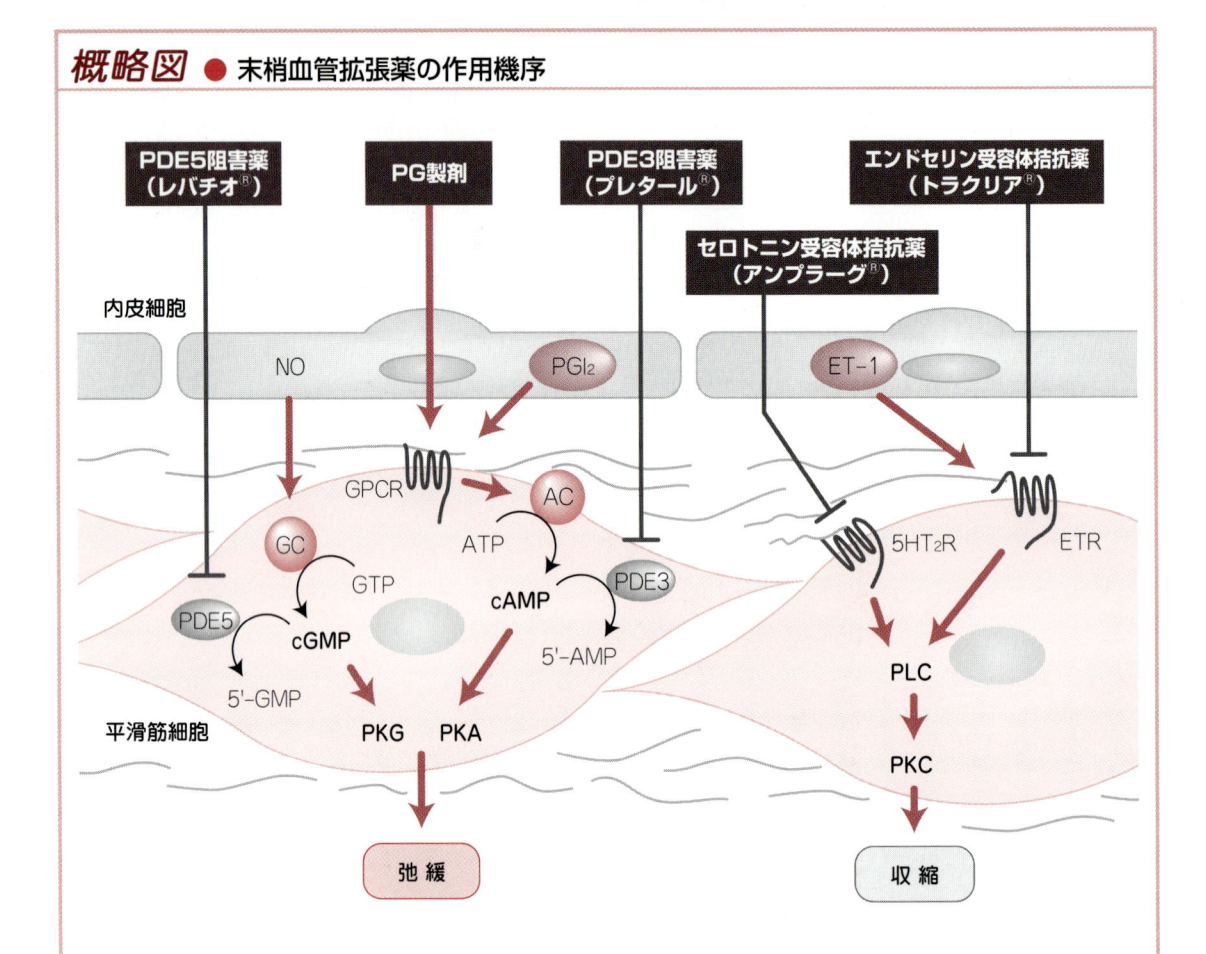

概略図 ● 末梢血管拡張薬の作用機序

PDE : phosphodiesterase（ホスホジエステラーゼ）
PG : prostaglandin（プロスタグランジン）
PGI_2 : prostaglandin I_2（プロスタサイクリン）
ET-1 : endothelin 1（エンドセリン1）
GC : guanylyl cyclase（グアニル酸シクラーゼ）
PKG : protein kinase C（cGMP依存性タンパクキナーゼ）
GPCR : G protein coupled receptor（Gタンパク共役型受容体）
AC : adenylyl cyclase（アデニル酸シクラーゼ）
PKA : protein kinase A（cAMP依存性タンパクキナーゼ）
$5HT_2R$: $5HT_2$ receptor（セロトニン受容体）
PLC : phospholipase C（ホスホリパーゼC）
PKC : protein kinase C（Ca^{2+}/リン脂質依存性タンパクキナーゼ）
ETR : endothelin receptor（エンドセリン受容体）

作用機序

　末梢血管のトーヌスは，主に細動脈レベルにおいて血管内皮細胞と血管平滑筋細胞との間の相互作用の結果規定されている．正常な血管内皮細胞からは，血管拡張性に作用するNO（一酸化窒素），プロスタサイクリン（PGI$_2$），アドレノメジュリンや，血管収縮性に作用するエンドセリン-1（ET-1）などの生理活性物質が産生・分泌され，血管平滑筋細胞の収縮・弛緩を制御している．末梢血管拡張薬は，これらの生理活性物質の作用を介して血管平滑筋細胞を弛緩させ薬効を発揮する．

　プロスタグランジン製剤（PGI$_2$誘導体・PGE$_1$）は，血管平滑筋細胞に発現しているGタンパク共役型受容体（GPCR：G protein coupled receptor）に結合すると，アデニル酸シクラーゼ（AC）が活性化されてアデノシン三リン酸（ATP）が環状アデノシン3',5'-一リン酸（cAMP）に代謝される．細胞内で増加したcAMPはcAMP依存性タンパクキナーゼ（PKA）の活性化を介して血管平滑筋弛緩作用を示す．cAMPはPDE3によって5'-AMPに代謝されるため，**PDE3阻害薬**（シロスタゾール）の投与によって細胞内cAMPは上昇し，最終的に血管平滑筋弛緩作用を示す．

　一方，血管内皮細胞から分泌されたNOは，血管平滑筋細胞内グアニル酸シクラーゼ（GC）を活性化し，グアノシン三リン酸（GTP）は環状グアノシン3',5'-一リン酸（cGMP）に代謝される．細胞内で増加したcGMPはcGMP依存性タンパクキナーゼ（PKG）の活性化を介して血管平滑筋弛緩作用を示すが，cGMPはPDE5によって5'-GMPに代謝されるため，**PDE5阻害薬**（シルデナフィル）の投与によって細胞内cGMPが上昇し，血管平滑筋弛緩作用を示す．

　ET-1は血管平滑筋細胞に発現しているET受容体に結合するとホスホリパーゼC（PLC）の活性化を介して強力な血管平滑筋収縮作用を示す．セロトニン（5HT）も血管平滑筋細胞の5HT$_2$受容体に結合するとET-1と同様にPLC・PKCの活性化を介して血管平滑筋収縮に向かう．**ET-1受容体拮抗薬**（ボセンタン），**5HT受容体拮抗薬**（サルポグレラート）はこれら血管平滑筋収縮シグナルを阻害することによって血管拡張させる．

薬の種類・適応・主な副作用

種類：一般名（商品名）	適応	主な副作用
PGI$_2$製剤 エポプロステノールナトリウム （フローラン®）	・肺動脈性肺高血圧症	血圧低下，徐脈，頭痛
PGI$_2$誘導体 ベラプロストナトリウム （ドルナー®，プロサイリン®， ケアロード®LA）	・慢性動脈閉塞症に基づく潰瘍，疼痛および冷感の改善 ・肺動脈性肺高血圧症	頭痛，消化器症状，動悸
PGE$_1$製剤 アルプロスタジル（リプル®）	・慢性動脈閉塞症に基づく四肢潰瘍，安静時疼痛の改善	血圧低下，消化器症状，頭痛，血管痛
PGE$_1$誘導体 リマプロストアルファデクス （オパルモン®）	・閉塞性血栓血管炎に伴う潰瘍，疼痛および冷感などの虚血性諸症状の改善	頭痛，消化器症状，動悸

（次ページにつづく↗）

（↙前ページのつづき）

種類：一般名（商品名）	適応	主な副作用
PDE3阻害薬 シロスタゾール（プレタール®）	・慢性動脈閉塞症に基づく潰瘍，疼痛および冷感などの虚血性諸症状の改善 ・脳梗塞発症後の再発抑制	頭痛，消化器症状，動悸
PDE5阻害薬 シルデナフィルクエン酸塩 （レバチオ®）	・肺動脈性肺高血圧症 　（WHO機能分類クラスⅡ以上）	頭痛，顔面潮紅，消化器症状
ET-1受容体拮抗薬 ボセンタン水和物（トラクリア®）	・肺動脈性肺高血圧症 　（WHO機能分類クラスⅢおよびⅣに限る）	肝機能障害，貧血，血小板減少，頭痛
5HT2受容体拮抗薬 サルポグレラート塩酸塩 （アンプラーグ®）	・慢性動脈閉塞症に基づく潰瘍，疼痛および冷感などの虚血性諸症状の改善	頭痛，消化器症状，動悸

疾患別処方のしかた

1）末梢動脈疾患（閉塞性動脈硬化症）

① **無症状あるいは下肢の冷感やしびれを自覚する末梢動脈疾患患者（Fontaine 分類Ⅰ度）**では，まず禁煙を徹底し，動脈硬化危険因子（高血圧・糖尿病・脂質異常症）の適正な管理を行う．症状の改善をみない場合はPDE3阻害薬の投与を考慮する．

② **間欠性跛行を認める患者（Fontaine 分類Ⅱ度）**では，運動療法も施行するが，症状に応じて内服薬の追加や血管内治療，バイパス術を検討する．**安静時疼痛（Fontaine 分類Ⅲ度）や虚血性潰瘍（Fontaine 分類Ⅳ度）**では血行再建による救肢を考慮する．

処方例

● 下記のいずれかを用いる
1) シロスタゾール（プレタール®）
　　50 あるいは 100 mg錠　200 mg/日
　　　　　　　　　　　分2　朝夕食後
2) ベラプロストナトリウム（ドルナー®，プロサイリン®）
　　20 μg錠　120 μg/日　分3　毎食後
3) サルポグレラート塩酸塩（アンプラーグ®）
　　50 あるいは 100 mg錠　300 mg/日
　　　　　　　　　　　分3　毎食後

2）急性動脈閉塞症

① 早期の血行再建と二次血栓進展による増悪防止が原則である．禁忌がなければヘパリン（100単位/kg）を速やかに投与し，カテーテルあるいは外科的治療により血行再建をめざす．

② 血行再建後，**再閉塞予防目的でPGI2製剤を7日間を目途に投与する．**

処方例

アルプロスタジル（リプル®）
　5 あるいは 10 μg注　1日1回5〜10 μg
　　緩徐に静注 または 点滴静注　7日間

3）肺動脈性肺高血圧症

① 膠原病やシャント性心疾患など二次性肺高血圧症では原疾患の治療が優先されるが，原因不明の肺高血圧症では抗凝固療法，酸素療法とともにPGI2徐放製剤やPDE5阻害薬を投与する．

② **WHO機能分類Ⅲ，Ⅳ度症例**では，ET受容体拮抗薬内服投与やPGI2持続静注療法が考慮される．ただし，体血圧の低下や換気血流不均衡の増悪によって，急激な動脈血酸素飽和度の低下の危険があり，注意が必要である．

③ **内科的治療抵抗症例**では，肺移植の適応を検討する．

> **処方例**
>
> ● 下記のいずれかを用いる
> 1）ベラプロストナトリウム（ケアロード®LA）
> 60 μg錠
> 120〜360 μg/日　分2　朝夕食後
> 2）ボセンタン水和物（トラクリア®）
> 62.5 mg錠
> 125〜250 mg/日　分2　朝夕食後
> 3）エポプロステノールナトリウム（フローラン®）
> 0.5あるいは1.5 mg注
> 2〜10 ng/kg/分で持続点滴
> 4）シルデナフィルクエン酸塩（レバチオ®）
> 20 mg錠　60 mg/日　分3　毎食後

4）Raynaud病・Raynaud現象

原因不明の手指の一過性動脈収縮（Raynaud病），あるいは膠原病などの基礎疾患の存在が確認されている一過性動脈収縮（Raynaud現象）では，誘因（寒冷刺激，喫煙，振動工具の使用）の除去が基本であるが，発作が持続する場合は症状寛解を目的として以下の血管拡張薬の使用を考慮する．

> **処方例**
>
> 1）シロスタゾール（プレタール®）
> 50あるいは100 mg錠
> 200 mg/日　分2　朝夕食後
> または
> 2）ベラプロストナトリウム（ドルナー®，プロサイリン®）
> 20 μg錠　120 μg/日　分3　毎食後

⚠ 投薬時の注意点

1）PG製剤

PG製剤では**血小板凝集抑制作用**を併せもつため，脳出血や消化管出血の急性期には禁忌であり，また抗血小板薬，抗凝固薬との併用で出血傾向を増強するため，出血性素因のある患者さんに投与しなければならない際は注意が必要である．また，著しい**血圧や左心機能が低下した症例，あるいはうっ血性心不全を合併した症例では循環動態に悪影響を及ぼ**すおそれがあるため一般に禁忌である（動脈管依存性先天性心疾患を有する新生児症例で動脈管開存を意図してPGE₁製剤を使用することはある）．

静脈ルートからのPG製剤投与の際は，点滴ポンプ操作ミスや希釈濃度の誤認などによって，血圧低下など全身状態に重大な影響を及ぼすリスクがあることを常に認識しておく必要がある．

2）ET-1受容体拮抗薬

ボセンタンの導入に際しては，**循環動態への影響**を注意深く観察する必要がある．忍容性に問題がなければ4週後に初期投与量125 mg/日（分2）より250 mg/日（分2）へ増量が可能である．ボセンタン導入された約10％の症例で**肝機能障害**が発現するとされ，投与開始3カ月間は2週間ごとに肝機能を確認することが望ましい．また遅発性肝機能障害も報告されており，注意が必要である．ボセンタンは薬物相互作用が多く，シクロスポリン，タクロリムスとの併用ではこれらの血中濃度を低下せるため，またグリベンクラミドとの併用では肝機能障害を倍増させるため，いずれも併用禁忌である．その他，ワルファリンやスタチン，カルシウム拮抗薬との併用でこれらの作用を減弱させることも報告されており，注意が必要である．

3）PDE5阻害薬

PDE5阻害薬と硝酸薬・NO供与薬との併用で著しい低血圧をきたすため併用禁忌である．

👍 患者さんに説明するときのコツ

1）副作用について

末梢血管拡張薬の共通の副作用として，頭痛やのぼせ，顔面潮紅など頭部の血管拡張に伴う症状が多くみられる．初回処方の際にあらかじめこれらの副作用について簡単に説明しておくとよい．内服開始後に上記症状が出現した場合でも，患者さんの不安は最小限に抑えられ，服薬コンプライアンスの向上につながることも多い．

2）生活指導について

末梢動脈疾患の治療は，禁煙とリスクファクターの管理が前提である．一般療法や運動療法によっても日常生活に支障となるような自覚症状がある場合に血管拡張薬の処方が考慮されるが，内服薬追加後に一般療法や運動療法がおろそかにならないよう，あらかじめ患者指導しておくことは重要である．末梢動脈疾患の存在は，全身における動脈硬化進展の一部であるとも捉えることができ，虚血性心疾患や脳血管障害などの予防・早期発見の良い機会でもある．胸部症状や脳虚血症状などが隠れていないか，注意深くあわせて病歴聴取するとよい．

3）抗血小板作用をもつ薬剤の休薬について

抗血小板作用をもつ薬剤（本稿ではPDE3阻害薬）を内服している症例では，観血的内視鏡処置や外科手術（大手術）の前には，これらの内服薬を一時休薬する必要がある（抜歯や体表の小手術に際しては休薬不要）．シロスタゾール（プレタール®）は処置3日前に休薬するが，休薬中は脱水にならないよう指導する．血栓症や塞栓症のリスクが高い症例では休薬期間中は，より半減期の短いヘパリンの代替投与が必要であるので，他の医療機関を受診する際などには常に服薬手帳などを携帯し，常用薬を示せるよう指導しておくとよい．

参考文献

1) Norgren, L., Hiatt, W. R., Dormandy, J. A., Nehler, M. R., Harris, K. A. & Fowkes, F. G. : Inter-Society Consensus for the Management of Peripheral Arterial Disease (TASC II). J Vasc Surg, 45, Suppl S : S5-67, 2007
2) 日本循環器学会・循環器病の診断と治療に関するガイドライン（2005年度合同研究班報告），肺高血圧症治療ガイドライン（2006年改訂版）：http://www.j-circ.or.jp/guideline/pdf/JCS2006_nakano_h.pdf
3) 日本循環器学会・循環器病の診断と治療に関するガイドライン（2002-2003年度合同研究班報告），循環器疾患における抗凝固・抗血小板療法に関するガイドライン．Circulation Journal, 68, Suppl. IV : 1153-1219, 2004

<石森直樹>

第2章 各科別 薬の作用機序と処方例

1. 循環器系

7. 抗血栓薬（抗血小板薬，抗凝固薬）

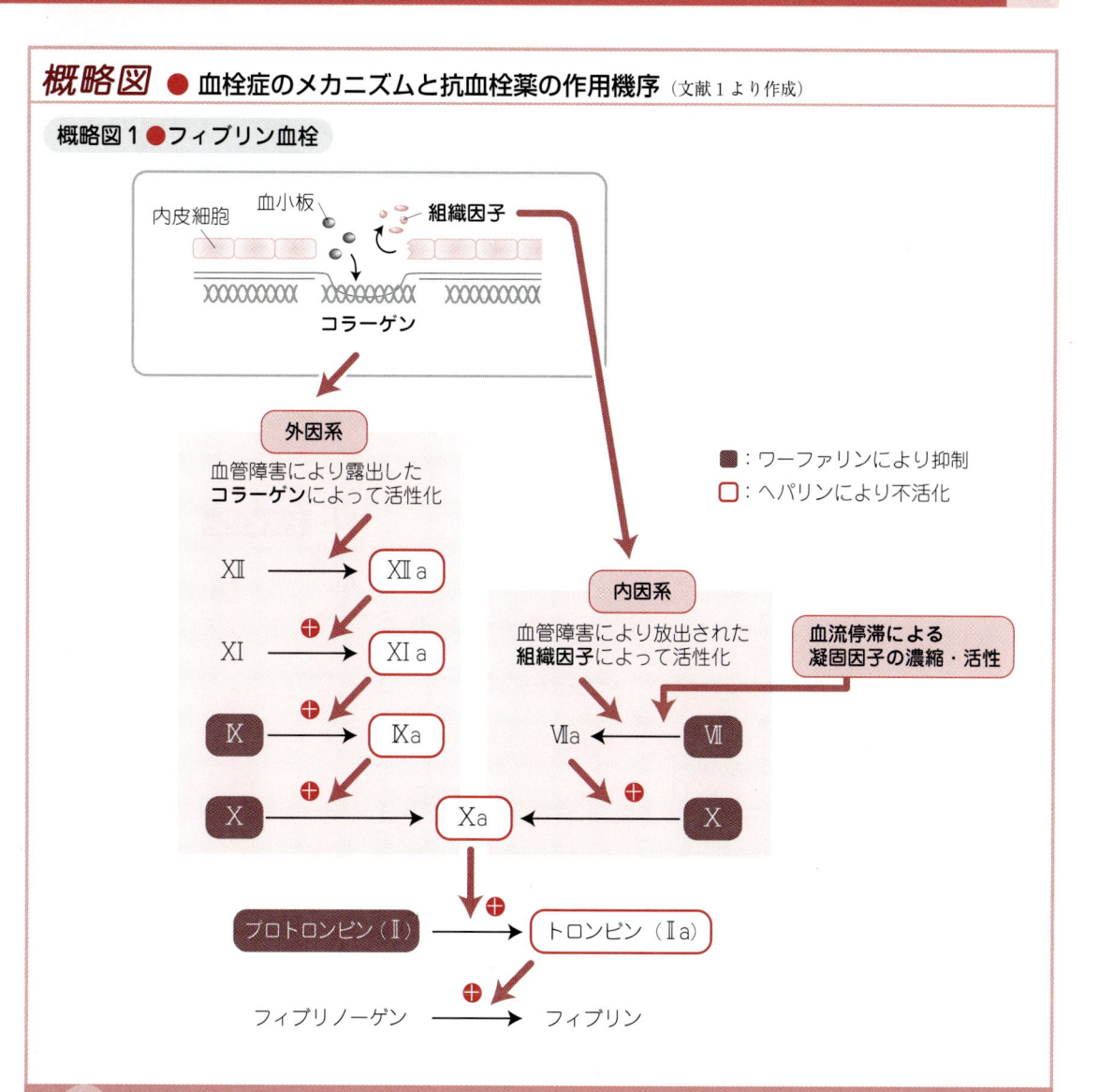

概略図 ● 血栓症のメカニズムと抗血栓薬の作用機序 (文献1より作成)

概略図1 ● フィブリン血栓

（図中ラベル：内皮細胞、血小板、組織因子、コラーゲン）

外因系
血管障害により露出した**コラーゲン**によって活性化

■：ワーファリンにより抑制
□：ヘパリンにより不活化

XII → XIIa
XI → XIa
IX → IXa
X → Xa

内因系
血管障害により放出された**組織因子**によって活性化

血流停滞による凝固因子の濃縮・活性

VIIa ← VII
X → Xa

プロトロンビン（II） → トロンビン（IIa）

フィブリノーゲン → フィブリン

作用機序

　血栓形成主要因子は大きく2つに分けられる．①**凝固因子の活性によるフィブリン血栓**，②**血小板の活性による血小板血栓**である．
　フィブリン血栓は，血流が停滞した（血流速度の低下した）部位に凝固因子が濃縮・活性化して**概略図1**のような凝固カスケードを経てフィブリンが生成され，そして，血小板，赤血球などの血球成分が結合し血栓が成長していく．また，血管内皮細胞の損傷により露出したコラーゲンや放出された組織因子とも反応し，血小板血栓と密接なかかわりをもつ．

抗血栓薬（抗血小板薬，抗凝固薬）　69

概略図2 ● 血小板血栓

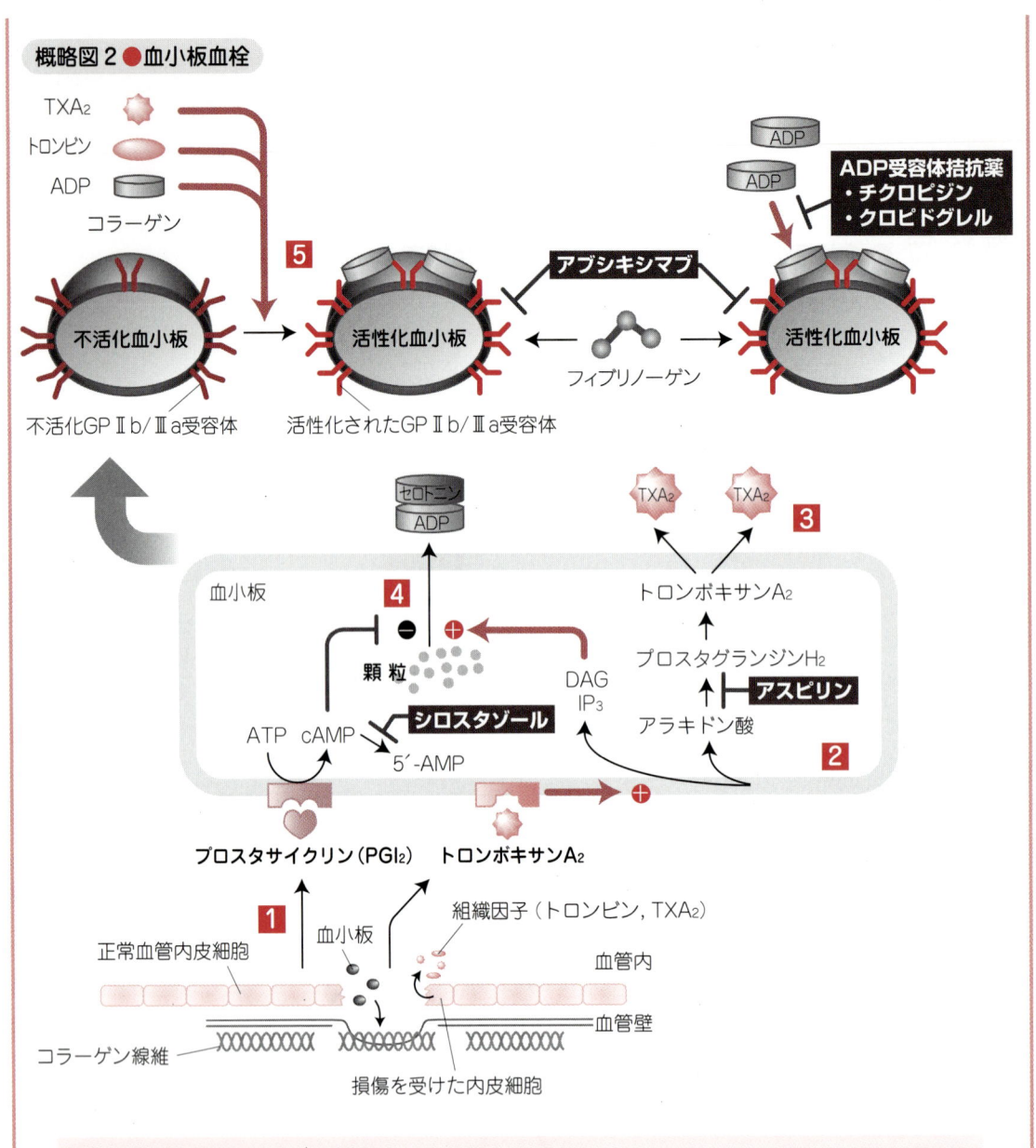

- TXA₂
- トロンビン
- ADP
- コラーゲン

5

不活化血小板 → 活性化血小板 ← アブシキシマブ → 活性化血小板

ADP受容体拮抗薬
・チクロピジン
・クロピドグレル

不活化GPⅡb/Ⅲa受容体　　活性化されたGPⅡb/Ⅲa受容体　　フィブリノーゲン

血小板

4 顆粒　セロトニン／ADP

ATP → cAMP ┤ 5´-AMP　シロスタゾール
DAG / IP₃
アラキドン酸 → プロスタグランジンH₂ → トロンボキサンA₂ → TXA₂ TXA₂ **3**

アスピリン

プロスタサイクリン（PGI₂）　トロンボキサンA₂

1 正常血管内皮細胞　血小板　組織因子（トロンビン, TXA₂）
血管内
血管壁
コラーゲン線維　損傷を受けた内皮細胞

2

---

1. 正常内皮細胞はPGI₂を血漿へ放出し血小板膜受容体に結合．cAMPを介して凝集因子を含有する顆粒放出を抑制
2. 損傷を受けた血管内皮細胞は露出したコラーゲン，トロンビンおよびTXA₂により血小板膜からのアラキドン酸の放出を引き起こす．アラキドン酸から生成されたTXA₂は血小板から放出される
3. TXA₂は他の血小板受容体と結合しさらなる血小板凝集を引き起こす
4. 血漿中のPGI₂とTXA₂濃度のバランスが血小板活性・凝集および不活化維持を決定する
5. 活性化血小板はフィブリノーゲンとの結合が許されるGPⅡb/Ⅲa受容体の形態学的変化を促進する

TXA₂ ： thromboxane A₂（トロンボキサンA₂）
GP 　： glycoprotein（糖タンパク質）
IP₃ 　： inositol triphosphate（イノシトール三リン酸）
ADP ： adenosine diphosphate（アデノシンニリン酸）
DAG ： diacylglycerol（ジアシルグリセロール）

一方，**血小板血栓**は，損傷を受けた血管内皮細胞からコラーゲンが露出され血小板を粘着・活性化させる．その反応は，血流速度が速く，ずり応力が大きいほど促進される．生体内では血小板のみの血栓やフィブリンのみの血栓は存在せず，凝固カスケードおよび血小板が連動し血栓形成をしている．その中心的役割を担っているのが双方の強力な活性因子"**トロンビン**"である．

　しかし，抗血栓薬を使用する際，**血流速度による血栓形成メカニズムを考慮した抗血小板薬と抗凝固薬の使い分けは非常に重要**である．疾患で考えると，深部静脈血栓症（→肺血栓塞栓症），心房細動による左房内血栓および広範心筋梗塞後に併発した心室瘤部位の血栓などは，血流速度が低下し血流が停滞した結果，凝固因子の濃縮・活性化が主に関与する血栓症である．この場合には，**抗凝固薬**が主体となる．しかし，動脈血栓は血流が早く凝固因子よりもむしろ血小板血栓が主体となる．例えば，急性冠症候群は，プラークの破綻や血管内皮細胞の損傷によるコラーゲンの露出が原因となり，血流速度の上昇が血小板血栓形成を促進させるため，**抗血小板薬**が主体となる．ステント留置後の血栓症も同様である．しかし，これらの反応は凝固因子の活性も同時に連動して生じているため（特に，強力な活性因子トロンビンを介して）急性心筋梗塞など急速な血栓形成を生じる場合には**抗凝固薬**も必須である．

● 抗血栓薬のメカニズムのまとめ

表1●抗凝固薬

メカニズム	詳細	種類
ビタミンK依存性凝固因子の阻害 （概略図1参照 ■）	・ビタミンK依存性凝固因子（Ⅱ，Ⅶ，Ⅸ，Ⅹ）は生物活性を得るためにビタミンKによるカルボキシル化が必要である． ・**ワーファリン**は，ビタミンKの変換サイクルを阻害し，肝臓で凝固活性の低下した凝固因子を産生させる（この際，プロテインCとSのカルボキシル化も阻害してしまう）． ・ビタミンKによる代謝周期や肝臓におけるリサイクルを阻害し作用を発揮するため，**効果発現が遅い** ・投与早期には，プロテインC（抗凝固に働く因子）活性の急速な低下が原因で，**一過性の過凝固状態**となることがあるので注意	ワーファリン
ATⅢとの複合体による凝固因子の阻害 （概略図1参照 □）	・アンチトロンビン（ATⅢ）と結合してⅫa，Ⅺa，Ⅸa，Ⅹa因子を不活化させ抗凝固を発揮する．そのため，ATⅢは必須でありヘパリンの約1/3と結合する	ヘパリン

表2● 抗血小板薬

メカニズム	詳細	種類
血小板活性化のための受容体阻害（血小板第一段階の阻害）（概略図2参照）	a）トロンビンの阻害	*ヘパリン，ワーファリンの項に譲る 経口選択的抗トロンビン薬は現在研究段階である．期待されたPT-INR測定不要な抗トロンビン薬である"キシメラガトラン"は肝機能異常（正常の3倍以上）の発生がワーファリンと比較し有意に多かったため開発中止となった．現在，ダビガトランおよび抗Xa阻害薬が臨床試験中である
	b）ADP受容体拮抗薬	*チエノピリジン系 ① チクロピジン ② クロピドグレル （有害事象，副作用はクロピドグレルの方が有意に少ない）
血小板内シグナル伝達の阻害（血小板第二段階の阻害）（概略図2参照）	a）アラキドン酸カスケードを抑制し，TXA₂の生成を阻害する	*アスピリン （TXA₂を阻害するが，凝集に関与する物質にはトロンビン，ADP，コラーゲンなどがあり，刺激伝達物質の一部しか阻害できない）
	b）Cyclic AMP phosphodiesterase を特異的に阻害する	*シロスタゾール （血小板細胞内のcAMP濃度を上昇させ顆粒放出を抑制）
活性化後の受容体GPⅡb/Ⅲaの阻害（血小板第三段階の阻害）（概略図2参照）	GPⅡb/Ⅲa受容体の阻害	*アブシキシマブ（ReoPro®）〔エピチフィバタイド（Integrilin®），チロフィバン（Aggrastat®）〕などの注射薬が海外では多く使用されているが，本邦では臨床治験中である．経口薬はまだない

PT-INR：prothrombin time-international normalized ratio（プロトロンビン時間国際標準比）

薬の種類・適応・主な副作用

表3● 主な抗凝固薬

一般名（商品名）	適応	主な副作用
ワーファリン （ワルファリンカリウム錠） （0.5，1，5 mg）	・血栓塞栓症（静脈血栓症，心筋梗塞症，肺塞栓症，脳塞栓症，緩徐に進行する脳血栓症など）の治療および予防	① 出血 ② 皮膚壊死（開始早期にプロテインC活性の急速な低下が原因で一過性の過凝固状態となり，微小血栓が形成される） ③ 肝機能障害，黄疸
ヘパリンナトリウム （ヘパリンナトリウム注射液） （1,000単位/mL）	・血栓塞栓症（静脈血栓症，心筋梗塞症，肺塞栓症，脳塞栓症，四肢動脈塞栓症，手術中・術後の血栓塞栓症など）の治療予防 ・汎発性血管内血液凝固症候群の治療，血液透析・人工心肺その他の体外循環装置使用時の血液凝固の防止 ・血管カテーテル挿入時の血液凝固の防止 ・輸血および血液検査の際の血液凝固の防止	① ショック，アナフィラキシー様症状 ② 出血 ③ 血小板減少，ヘパリン起因性血小板減少症（HIT）

表4● 主な抗血小板薬

種類	適応	主な副作用
アスピリン （バイアスピリン®錠100 mg） ＊血小板のシグナル伝達阻害 （アラキドン酸カスケードの阻害）	① 下記における血栓・塞栓形成の抑制 ・狭心症（慢性安定狭心症，不安定狭心症） ・心筋梗塞 ・虚血性脳血管障害〔一過性脳虚血発作（TIA），脳梗塞〕 ② 冠動脈バイパス術（CABG）あるいは経皮的冠動脈形成術（PCI）施行後における血栓・塞栓形成の抑制 ③ 川崎病（川崎病による心血管後遺症を含む）	① ショック，アナフィラキシー様症状 ② 出血 ③ 皮膚粘膜眼症候群，中毒性表皮壊死症，剥脱性皮膚炎 ④ 再生不良性貧血，血小板減少，白血球減少 ⑤ 喘息発作 ⑥ 肝機能障害，黄疸 ⑦ 消化性潰瘍，小腸，大腸潰瘍
シロスタゾール 〔プレタール®錠（50，100 mg）〕 ＊血小板シグナル伝達の阻害 （cyclic AMP phosphodi-esteraseの特異的阻害）	① 慢性動脈閉塞症に基づく潰瘍，疼痛および冷感などの阻血性諸症状の改善 ② 脳梗塞（心原性脳塞栓症を除く）発症後の再発抑制	① うっ血性心不全，心筋梗塞，狭心症，心室頻拍 ② 出血 ③ 汎血球減少，無顆粒球症 ④ 間質性肺炎 ⑤ 肝機能障害，黄疸
硫酸クロピドグレル 〔プラビックス®錠（25，50 mg）〕 チエノピリジン系 ＊ADP受容体（P2Y12）の阻害薬	① 経皮的冠動脈形成術（PCI）が適応される急性冠症候群（不安定狭心症，非ST上昇心筋梗塞） ② 虚血性脳血管障害（心原性脳塞栓症を除く）後の再発抑制	① 出血 ② 肝機能障害，黄疸 ③ 血栓性血小板減少性紫斑病 ④ 無顆粒球症 ⑤ 汎血球減少症 ⑥ 皮膚粘膜眼症候群，中毒性表皮壊死症，剥脱性皮膚炎 ＊チクロピジンより副作用少ない
チクロピジン （パナルジン®錠100 mg） 〔パナルジン®N細粒10％（100g，1g）〕 チエノピリジン系 ＊ADP受容体（P2Y12）の阻害薬	① 血管手術および血液体外循環に伴う血栓・塞栓の治療ならびに血流障害の改善 ② 慢性動脈閉塞症に伴う潰瘍，疼痛および冷感などの阻血性諸症状の改善 ③ 虚血性脳血管障害〔一過性脳虚血発作（TIA），脳梗塞〕に伴う血栓・塞栓の治療 ④ くも膜下出血後の脳血管攣縮に伴う血流障害	① 血栓性血小板減少性紫斑病 ② 無顆粒球症 ③ 重篤な肝機能障害 ④ 汎血球減少症 ⑤ 赤芽球ろう ⑥ 血小板減少症 ⑦ 出血

TIA：transient ischemic attack（一過性脳虚血発作），CABG：coronary artery bypass graft（冠動脈バイパス術），
PCI：percutaneous coronary intervention（経皮的冠動脈形成術）

疾患別処方のしかた

1）虚血性心疾患

❶ 急性冠症候群

冠動脈血管内皮細胞の損傷（プラークの破綻やびらん形成）によりコラーゲンが露出することが原因である．すなわち，血流速度依存性の**血小板血栓**が主体となる．しかし，破綻の程度が大きいと急速に血栓活性化因子が刺激され，凝固カスケードにも直接影響が及ぼされる．

日本循環器学会 JCS2004「循環器疾患における抗凝固・抗血小板療法に関するガイドライン」[2]に基づくと

① 可及的速やかにアスピリン162～325 mgを服用し，その後75～150 mgを長期継続する．
② アレルギーあるいは副作用のためアスピリンが

使用できない場合には，チエノピリジン系薬剤（チクロピジン，クロピドグレル）を使用する．ただし，チクロピジンは白血球減少や肝機能障害の発生に注意し，定期的な血液検査（投与開始2カ月間は2週間に1回）が必要である．
③ 中等度リスク[※1]以上の症例には，抗血小板薬に加えヘパリンの静脈内投与（48時間）を行う．

処方例

- **通常処方例**
  1) 初回，倍量アスピリン内服
     バイアスピリン®100mg　2錠/日　分1
     または
     バファリン81　　2錠〜4錠/日　分1
  2) その後，維持量内服
     バイアスピリン®100mg 1錠/日 分1 朝
     または
     バファリン（81mg錠）
     　　　　　　　　　　2錠/日　分2 朝，夕

- **アスピリンアレルギーの場合**
  1) チエノピリジン初回負荷量 内服
     パナルジン®200mg　　2錠/日　分1
     または
     プラビックス®300mg　1錠/日　分1
  2) その後維持量内服
     パナルジン®100mg　　1錠/日　分1
     または
     プラビックス®75mg　　1錠/日　分1

※1 **急性冠症候群のリスク**[3]：
高リスク群：①十分な薬物療法下でも安静時狭心症を再燃させる，あるいは低レベル負荷でも狭心症を生ずる患者．②心不全の徴候を有し，狭心症を生ずる患者．③非侵襲的な検査で高リスクと判断された患者．④低左心機能の患者．⑤血行動態が不安定な患者．⑥持続性心室頻拍を有する患者．⑦6カ月以内にPCIを施行した患者．⑧冠動脈バイパス術の既往がある患者．⑨トロポニンT上昇を認める患者．⑩新たなST低下，または新たに出現したと考えられるST低下を認める患者．
中等度リスク群：①高リスク患者ではないが，薬物療法下で狭心症のコントロールが不十分である患者．②高リスク患者ではないが，65歳以上の高齢者，ST低下，生化学的マーカー上昇の患者．

- **中等度以上のリスク群の場合**
  1) 上記アスピリン内服
     ＋
  2) ヘパリンの静脈内注射（48時間が推奨）
     点滴：10単位/kg/時から開始する．代謝，吸収に個人差があるため，以後APTT（活性化部分トロンボプラスチン時間）or ACT（活性化全血凝固時間）を測定し正常の1.5〜2.0倍に維持できるように調節する．ヘパリン起因性血小板減少症（HIT）に注意．
     実際の投与例：体重50kgの方なら，ヘパリン10,000単位/生理食塩水 or 5％Glu 100mL　5mL/時で開始（ヘパリンの半減期は2時間であるため4時間ごとに採血検査をする）
     静脈注射：100〜200単位/kgを4時間〜8時間ごとに静脈内注射する．

❷ **慢性期虚血性心疾患（PCI未施行）**

処方例

- **安定労作性狭心症**
  アスピリン　　　　　　　75〜150mg/日
  ⇒バイアスピリン®100mg　1錠/日　分1　朝
  　または
  　バファリン（81mg錠）2錠/日　分2 朝，夕
  ＊アスピリン禁忌例の場合は，チエノピリジン系薬剤維持量で代用

処方例

- **陳旧性心筋梗塞**
  アスピリン　　　　　　　75〜150mg/日
  ⇒バイアスピリン®100mg 1錠/日　分1　朝
  　または
  　バファリン（81mg錠）2錠/日　分2 朝，夕
  ＊アスピリン禁忌例の場合は，チエノピリジン系薬剤維持量で代用

> ＊左室，左房内血栓を有する心筋梗塞，重症心不全，左室瘤，発作性頻拍，肺血栓塞栓症を有する症例にはワーファリンを併用（ワーファリンの使用法は別項で）

❸ PCI（経皮的冠動脈形成術）における抗血栓療法

処方例

● PCI施行時および施行前の抗血栓療法
1) PCIに際しACT：250〜300を目標にヘパリン（未分画）の静脈内投与する．
    ロタブレーターなどの特殊なデバイスを除いて，100〜200単位/kg 静脈注射する．
    ＊HIT症例にはアルガトロバンを使用する（「投薬時の注意点」参照）．

2) PCI前に全例，アスピリン（75〜325 mg）内服

3) ステント留置例に対して，副作用に注意しつつチエノピリジン系薬剤（パナルジン®，プラビックス®）を併用する

処方例

● 待機的PCI時の抗血小板療法
1) POBA（plain old balloon angioplasty）
    原則，アスピリン単独投与
    事前にバイアスピリン®100 mg
    　　　　　　　　　　1錠/日 分1 朝
    または
    バファリン（81 mg錠）
    　　　　　　　　　　2錠/日 分2 朝，夕 内服

2) ステント留置
    原則，アスピリン内服に最低3日前からチエノピリジン系薬剤を併用投与
    ・パナルジン®は効果発現までに60〜72時間要するため，最低3日前から200 mg/日 分2 朝，夕 内服．

・プラビックス®も同様，最低3日前から投与が勧められる．しかし，緊急の場合は，初回負荷量300 mg/日 内服させ（6時間で最大効果発現），その後維持量として75 mg/日 投与．

処方例

● 急性心筋梗塞時の抗血栓療法
原則，アスピリン内服（81〜325 mg）にチエノピリジン系薬剤を併用する
1) バイアスピリン®100 mg　　2錠　分1
    または
    バファリン（81 mg錠）2錠〜4錠　分1
    を噛み砕いてもらう
    ＋
2) プラビックス®300 mgを初回負荷量として内服させる．
    もしくは
3) パナルジン®200 mgを内服（細粒を水で溶かして水のみで飲ませる）させる．
＊パナルジン®は効果発現に前述のように時間がかかるため，作用発現2時間の**シロスタゾール（プレタール®）**200 mgをパナルジン®に併用する場合がある．しかし，効果の確証はされていない．**プラビックス®**がすでに2007年10月以降保険承認を受けたため1）＋2）に移行することが予想される．

＊ PCI後の抗血小板療法について
　POBA時代では急性冠閉塞が約6〜7％存在したが，ステントの登場によりその頻度は激減した．しかしいわゆるBMS（bare metal stent）初期時代は，アスピリン単独療法で亜急性ステント血栓症が10〜20％と高頻度に存在した．チエノピリジン系薬剤の併用により，その頻度も1％に激減させることができた．しかし，BMSの再狭窄率は約15％であることより，その予防対策のため，DES（drug-eluting stent：薬剤溶出性ステント）時代に突入した．再狭窄は激減したものの内膜の新生が生じない

表5 ● PCI後の抗血小板療法継続＜処方例＞ （文献4をもとに作成）

治療法	商品名	一般名	継続時期
① 薬物治療やPOBAの場合	バイアスピリン®/バファリン81　1～2錠 ＋ プラビックス®　75mg	アスピリン　75～162mg/日 ＋ クロピドグレル　75mg/日	アスピリン：一生涯 ＋ クロピドグレル： 最低でも1カ月間 （理想的には1年間）
② BMSの場合	バイアスピリン®/バファリン81　2～4錠 ＋ プラビックス®　75mg	アスピリン　162～325mg/日 ＋ クロピドグレル　75mg/日	1カ月間
（1カ月後）	バイアスピリン®/バファリン81　1～2錠 ＋ プラビックス®　75mg	アスピリン　75～162mg/日 ＋ クロピドグレル　75mg/日	その後 アスピリン：一生 クロピドグレル： 最低でも1カ月間 できれば1年間
③ DESの場合*	バイアスピリン®/バファリン81　2～4錠 ＋ プラビックス®　75mg	アスピリン　162～325mg/日 ＋ クロピドグレル　75mg/日	SES：3カ月間 PES：6カ月間 その後，アスピリン減量
（SES：3カ月後*，PES：6カ月*）	バイアスピリン®/バファリン81　1～2錠 ＋ プラビックス®　75mg	アスピリン　75～162mg/日 ＋ クロピドグレル　75mg/日	その後 アスピリン：一生 クロピドグレル： 最低でも1年間 できれば一生

*DESのクロピドグレル（プラビックス®）の継続投与はCypher®（SES：Sirolimus Eluting Stent）：3カ月以上，Taxus®（PES：Paclitaxel Eluting Stent）：6カ月以上，Endeavor（ZES：Zotarolimus Eluting Stent）：3カ月以上を会社は推奨しているが，ACC/AHAガイドライン2007では，DESをまとめて最低1年，できれば一生継続投与を推奨している

ことによりチエノピリジン系薬剤を中止後，約0.2％の1年後以降のステント血栓症（very late stent thrombosis）が問題となっている．チエノピリジン系薬剤の中止時期はcontroversyであるが，できれば一生併用することが望まれるため，副作用の少ないプラビックス®が推奨される．処方例を表5に示す．

2）心房細動

心房細動の血栓のメカニズムは，不整脈により前方に拍出できなかった血液がうっ滞することにより凝固因子が濃縮・活性化し血栓を生じる．そのため，抗血栓療法はワーファリンが主体となる．これは，AFASAK studyなどの臨床試験でもワーファリンの有用性が証明されている（アスピリンは効果なし，もしくはリスクファクターの患者の場合に限り使用）．特にリスクファクター有する患者にはワーファリンの塞栓予防効果は絶大である．心房細動の抗血栓療法は図1に示すとおりであるが，

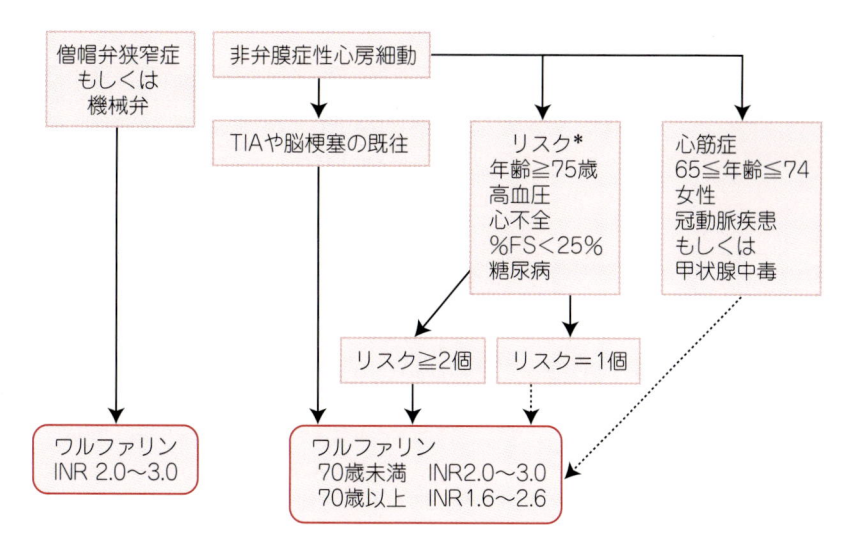

```
                        非弁膜症性心房細動
  僧帽弁狭窄症    ┌──────┬──────┬──────┐
  もしくは       │      │      │      │
  機械弁       TIAや脳梗塞  リスク*        心筋症
              の既往     年齢≧75歳      65≦年齢≦74
                        高血圧         女性
                        心不全         冠動脈疾患
                        %FS<25%       もしくは
                        糖尿病         甲状腺中毒
                           │   │
                       リスク≧2個  リスク=1個
     │           │        │          ┊
     ▼           ▼        ▼          ┊
  ワルファリン      ワルファリン              ┊
  INR 2.0〜3.0    70歳未満  INR2.0〜3.0 ◀┄┄┘
                 70歳以上  INR1.6〜2.6
```

図1● 心房細動における抗血栓療法（文献5より引用，＊＝著者注）

実線は推奨，破線は考慮可を指す．心房粗動や発作性心房細動例でも同様に治療する．単独の抗血小板療法はワルファリン禁忌時に考慮してもよい．ワルファリン療法への抗血小板薬の追加は以下の場合に考慮してもよい．
① INR2.0〜3.0でのコントロール中に血栓・塞栓症を発症した場合
② 非塞栓性脳梗塞やTIA（一過性脳虚血発作）の既往があり抗血小板薬が必要な場合
③ 虚血性心疾患を合併している場合
④ ステント療法後

① 弁膜疾患の有無（手術を含む）
② リスクファクター（下記のCHADS分類参照）の有無
③ 年齢による使い分け

が必要である．

❶ 心房細動の血栓塞栓症のリスクファクター[6]

C	:	Congestive heart failure（うっ血性心不全）
H	:	Hypertension（高血圧）
A	:	Age ≧ 75歳（年齢が75歳以上）
D	:	Diabetes（糖尿病）
S_2	:	Stroke（脳梗塞・TIAの既往）

Sのみが2点，その他は1点で計算し総合点数で評価する．年間脳卒中の発症率は，$CHADS_2$スコアに比例する．

0点：1.9%，1点：2.8%，2点：4.0%
3点：5.9%，4点≧8.5%（6点では18.2%）

❷ 高齢者の抗凝固療法

70歳以上の高齢者に伴う心房細動は血栓塞栓症のリスクも高いが，抗凝固療法による出血の合併症やcomplianceの問題も懸念される．ACC/AHA/ESCガイドラインでは75歳以上，特に女性に対してはINR2.6を超えると急激に出血の合併症が増加するためINR1.6〜2.6を目標値としている．

● **高齢者に対する実際の抗凝固療法**
① ワーファリン開始は少量（2.0〜3.0 mg）から開始し徐々に目標値に近づける
② INRの目標：2.0（1.6〜2.6：2.6を超えない）
③ こまめにPT-INRを測定する（簡便なINR測定キットを使用してもよい）

表6● ワーファリン過剰投与時の対処法

出血の合併症	INR	対処法
なし	4.5〜7.0	ワーファリン中止，INRを適宜測定し再検討
	7.0以上	出血リスクが高いため，ワーファリン中止し ビタミンKを経口（K1：5〜15mg，K2：20mg）または皮下注（K1：10mg）する
あり（軽症） 血尿，鼻出血など＊	INR無関係	ワーファリン中止， ビタミンKを経口（K1：5〜15mg，K2：20mg）または皮下注（K1：10mg）する
あり 脳出血，胃潰瘍出血など＊	INR無関係	ワーファリン中止し， ① 皮下注射（K1：10mg）もしくは静脈注射（K2：10〜20mgを5%ブドウ糖液または生理食塩水50mLに溶解し，緩徐に滴下） ② 第Ⅱ，Ⅶ，Ⅸ，Ⅹ濃縮製剤輸注が理想も，新鮮凍結血漿（FFP）200〜400mLの輸注で代用する（800mLまで輸注可）

＊ビタミンK 10 mg以上の容量を投与すると1〜2週間抗凝固効果が得られなくなるので要注意

❸ ワーファリンの実際の使用法

> 第1，2日：2〜3mgで開始する（リスクがない場合は，5〜10 mgでloadingする場合もある）
> 第3日：PT-INR測定する（疾患にもよるがINR1.6〜2.6で維持できるように調節する）．効果発現が36〜48時間なので以後下記のように測定する
> 第1週：週3回測定
> 第2週：週2回測定
> 第3週以降：週に1回，安定したら月に1回

❹ 出血時のワーファリン中和方法

表6参照．

3）慢性末梢動脈疾患

末梢動脈疾患は，動脈硬化による狭窄が主因であり，血栓形成には血小板の関与が主体となる．

末梢動脈自体の虚血予防もさることながら，脳，心血管疾患による死亡およびリスクが非常に高いためアスピリンが大規模試験の結果からも第一選択となっている．アスピリン禁忌例にはチエノピリジン系薬剤（プラビックス®，パナルジン®）が選択される．また，間欠性跛行などの虚血症状がある場合にはシロスタゾール（プレタール®）が運動耐用能を改善し有効である．処方例を図2に示す．

⚠ 投薬時の注意点

1）ワーファリン投薬時の食事について

ワーファリンはビタミンKと作用が拮抗するため，ビタミンKが含まれる食材を制限する必要がある．特に注意しなければならないのは，**納豆，クロレラ，青汁でワーファリンの作用を極端に減弱させてしまうため控える必要がある**．ワーファリン手帳に書かれているビタミンKを多く含んでいる緑黄色野菜や海藻類などは，通常摂取量に関しては問題ない．食生活上，栄養学的にこれらは必要でありバランス良く摂取することが奨められる．アルコールは，ワーファリンの効果に影響があるため控えるよう指導する．

2）副作用についての注意点

❶ ヘパリン起因性血小板減少症（heparin induced thrombocytopenia）

ヘパリン使用中に血小板減少をきたすもので DIC 様の動静脈血栓症を合併する疾患である．Ⅰ型は，ヘパリンによる非免疫学的機序による軽度の血小板減少であり自然回復することが多いが，Ⅱ型は，ヘ

```
                        ┌─────────────────┐
                        │ 慢性末梢動脈疾患 │
                        └────────┬────────┘
          ┌──────────────────────┼──────────────────────┐
          ▼                      ▼                      ▼
   ┌─────────────┐        ┌─────────────┐        ┌─────────────┐
   │ FontaineⅠ度※2│        │ FontaineⅡ・Ⅲ度│        │ FontaineⅣ度 │
   └──────┬──────┘        └──────┬──────┘        └──────┬──────┘
```

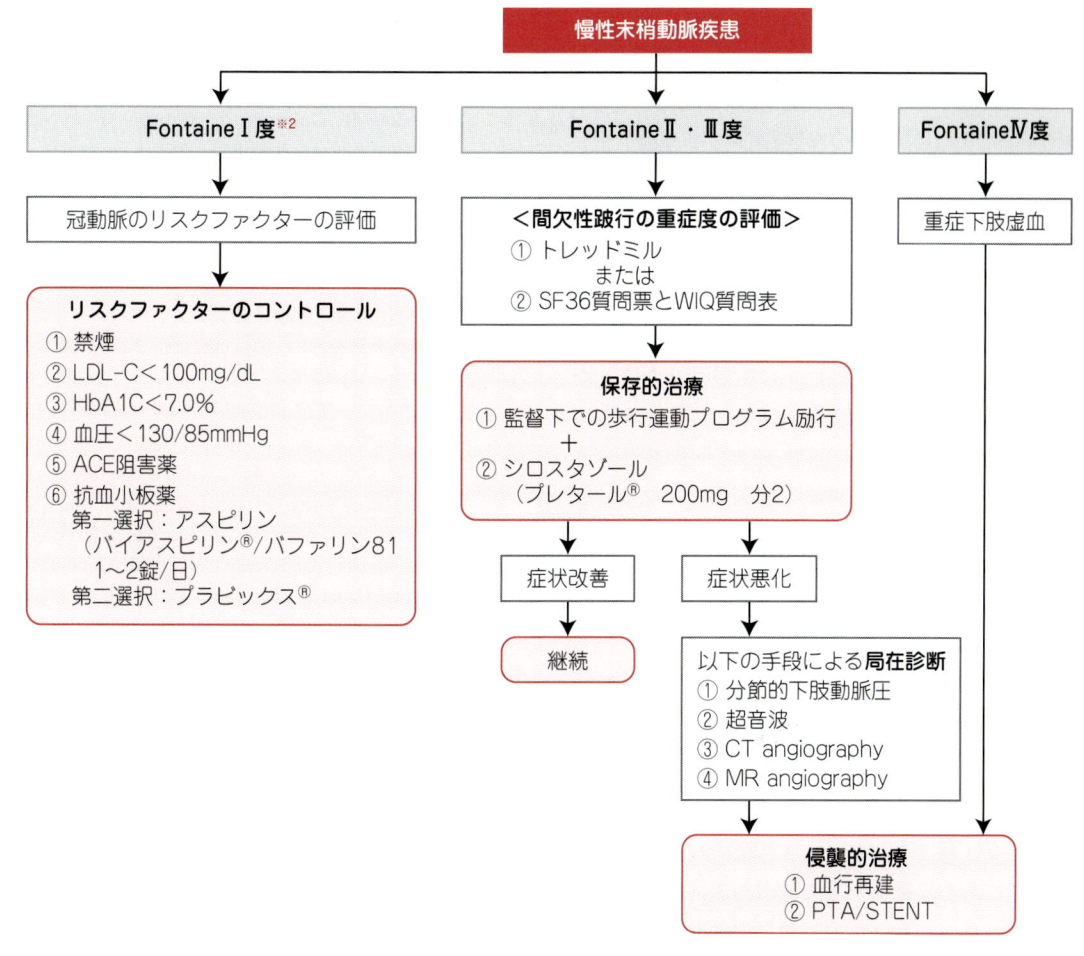

┌─────────────────────────┐   ┌──────────────────────────┐   ┌──────────────┐
│冠動脈のリスクファクターの評価│   │<間欠性跛行の重症度の評価> │   │重症下肢虚血 │
└─────────────────────────┘   │① トレッドミル   │   └──────────────┘
                              │   または   │
┌─────────────────────────┐   │② SF36質問票とWIQ質問表   │
│ **リスクファクターのコントロール**│   └──────────────────────────┘
│ ① 禁煙   │   ┌──────────────────────────┐
│ ② LDL-C＜100mg/dL   │   │ **保存的治療**   │
│ ③ HbA1C＜7.0%   │   │① 監督下での歩行運動プログラム励行│
│ ④ 血圧＜130/85mmHg   │   │   ＋   │
│ ⑤ ACE阻害薬   │   │② シロスタゾール   │
│ ⑥ 抗血小板薬   │   │ （プレタール® 200mg 分2） │
│   第一選択：アスピリン   │   └──────────────────────────┘
│   （バイアスピリン®/バファリン81│
│   1～2錠/日）   │   症状改善   症状悪化
│   第二選択：プラビックス®│   │   │
└─────────────────────────┘   ▼   ▼
                                 （継続）   以下の手段による**局在診断**
                                             ① 分節的下肢動脈圧
                                             ② 超音波
                                             ③ CT angiography
                                             ④ MR angiography

                                             侵襲的治療
                                             ① 血行再建
                                             ② PTA/STENT

図2● 慢性末梢動脈疾患の治療戦略と抗血小板薬の処方例
PTA：percutaneous transluminal angioplasty（経皮経管血管形成）．文献7より引用

パリンとPF4複合体抗体を介した免疫学的機序による血小板減少で，動静脈血栓症を高頻度に併発し代替薬による抗凝固療法が必要となる．本邦では選択的抗トロンビン作用を有するアルギニン誘導体としてアルガトロバン（スロンノン®HI，ノバスタン®HI）がヘパリンの代替薬となる．

> **処方例**
>
> *本邦でも2008年7月にHIT Ⅱ型に対する保険適応が承認された．
> ● ノバスタン®HI，スロンノン®HIともに1A＝10mg/2mL（生理食塩水で希釈して使用する）
>
> ● **開始量**：0.7μg/kg/分
>   2時間ごとにAPTT確認し，1.5～3倍目標．出血のリスクが高い場合は1.5～2倍目標
>   **肝機能障害がある場合**は，0.2μg/kg/分（γ）から開始（6時間ごとにAPTT確認し，1.5～2倍目標）．
>   安定したら1日1回のAPTT測定で可．

※2 Fontaine分類[8]：
Ⅰ度：下肢の冷感や色調の変化
Ⅱ度：間欠性跛行
　　Ⅱa（軽度）：300m以上歩ける
　　Ⅱb（中等度から重症）：300m以内で出現
Ⅲ度：安静時疼時
Ⅳ度：下肢の壊死や皮膚潰瘍

- 経口ができるようになったら速やかにワーファリンに移行することが望ましい
- 国内外での臨床試験での投与期間はおおむね7～14日間（最長35日間）

❷ チエノピリジン系薬剤の副作用

パナルジンは，ADP受容体拮抗薬で日本での亜急性ステント血栓症を1％以下に激減させた優れた薬剤であるが肝障害，無顆粒球症（1％），あるいは血栓性減少性紫斑病：TTP（0.02～0.06％）といった致死的副作用を呈することが問題となる．そのため投与開始2ヵ月までは，2週間に1度の採血が必要である．プラビックス®も同様の副作用があるがその頻度は非常に少なく無顆粒球症（0.1％），TTP 0.003％である．

患者さんに説明するときのコツ

ワーファリンは投与量に個人差があり頻回に採血検査をしなければならない．さらに，食事制限も必要で開始にあたり難渋することがある．特に，納豆が食べられないことは日本の食文化においては大きな問題である．そのため，ワーファリンの有用性，特に心房細動の場合は脳梗塞を含めた重大な血栓塞栓症を予防できることを主体に投薬を勧める．また，"納豆は体に良いのになぜやめなくてはならないの？"と思っている患者さんが大半でワーファリンとビタミンKとの拮抗作用を十分理解していただいたうえで納豆の制限をすることが重要である．そういった面でもワーファリンに代わる早い新薬の開発（経口抗トロンビン薬や抗Xa薬）が期待される．

文献・参考文献

1) Lippincott's Illustrated Reviews : Pharmacology, North American Edition（Harvey, R. A., Champe, P. C., Finkel, R., Cubeddu, L., Clarke, M. A., eds.）, Lippincott Williams & Wilkins, 2008
2) 循環器病の診断と治療に関するガイドライン（2002-2003年度合同研究班報告）　循環器疾患における抗凝固・抗血小板療法に関するガイドライン．Circulation Journal, 68, Suppl.Ⅳ : 1153-1219, 2004
3) 循環器病の診断と治療に関するガイドライン（2006年度合同研究班報告）　急性冠症候群の診療に関するガイドライン（2007年改訂版）：http://www.j-circ.or.jp/guideline/pdf/JCS2007_yamaguchi_d.pdf
4) Anderson, J. L., et al. : ACC/AHA 2007 guidelines for the management of patients with unstable angina/non-ST-elevation myocardial infarction : a report of the American College of Cardiology/American Heart Association Task Force on Practice Guidelines（Writing Committee to revise the 2002 Guidelines for the Management of Patients with Unstable Angina/Non-ST-Elevation Myocardial Infarction）: developed in collaboration with the American College of Emergency Physicians, the Society for Cardiovascular Angiography and Interventions, and the Society of Thoracic Surgeons Endorsed by the American Association of Cardiovascular and Pulmonary Rehabilitation and the Society for Academic Emergency Medicine. J Am Coll Cardiol, 50 : 1-157, 2007
5) 循環器病の診断と治療に関するガイドライン（2006-2007年度合同研究班報告）心房細動治療（薬物）ガイドライン（2008年改訂版）．Circulation Journal, 72, Suppl.Ⅳ : 1581-1638, 2008
6) Go, A. S., et al. : Anticoagulation therapy for stroke prevention in atrial fibrillation: how well do randomized trials translate into clinical practice? JAMA, 290（20）: 2685-2692, 2003
7) Hiatt, W. R. : Medical treatment of peripheral arterial disease and claudication. N Engl J Med, 344 : 1608-1621, 2001
8) Dormandy, J. A., Rutherford, R. B. : Management of peripheral arterial disease（PAD）. TASC Working Group. TransAtlantic Inter-Society Concensus（TASC）. J Vasc Surg, 31 : S1-S296, 2000

＜榊原　守＞

2. 消化器系

1. 健胃・消化薬

概略図 ● 健胃・消化薬の薬理作用

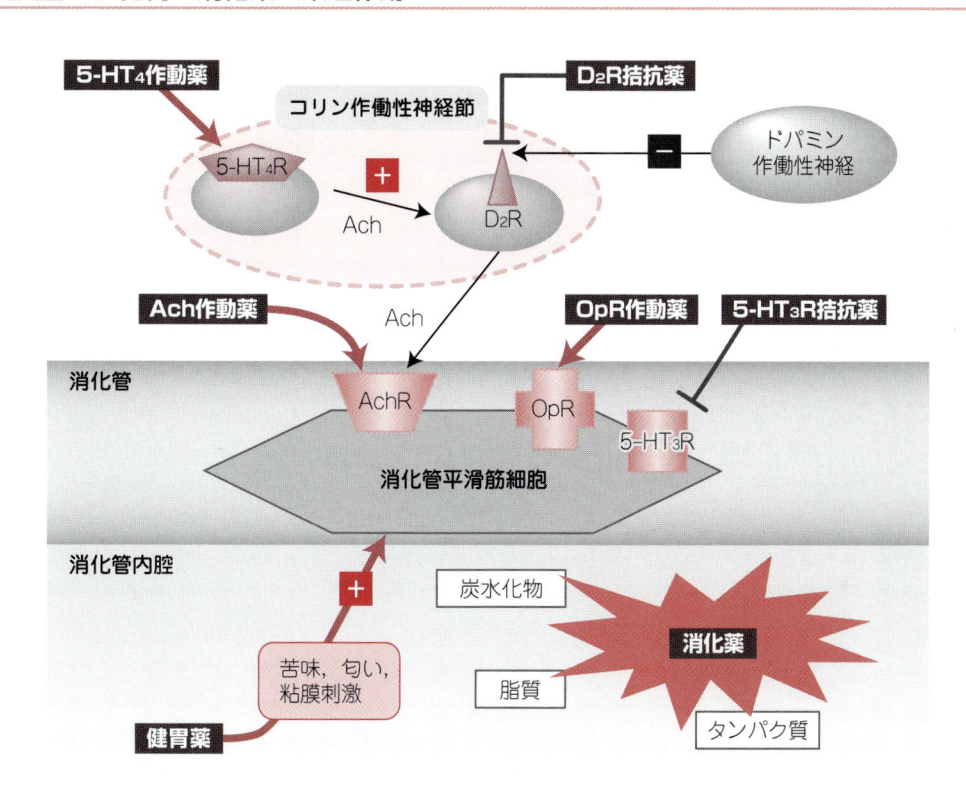

Ach：アセチルコリン，　　　AchR：アセチルコリン受容体，　　　D₂R：ドパミンD₂受容体
5-HT₄R：5-HT₄受容体，　　 5-HT₃R：5-HT₃受容体　　　　　　　　OpR：オピオイド受容体

作用機序

　健胃薬はいわゆる生薬として古くから用いられてきた薬物である．その作用機序は**苦味や匂いにより食欲を増進させたり，消化管粘膜への直接刺激により消化管運動を亢進させ胃もたれ感などの改善をはかったりする**と言われている．

　消化管運動機能改善薬はその作用機序から7種類に分類される．アセチルコリン（Ach：acetylcholine）作動薬は消化管平滑筋細胞のアセチルコリン受容体（AchR：acetylcholine receptor）に作用して，運動低下に対し促進的に働く．ドパミン受容体拮抗薬はコリン作動性神経の節後神経末端にあるドパミンD₂受容体（D₂R：dopamine D₂ receptor）に拮抗することでアセチルコリンの遊離を促進し，消化管運動を亢進させる．セロトニン受容体作動薬は消化管のコリン作動性神経上のセロトニン5-HT₄受容体（5-HT₄R：5-HT₄ receptor）を刺激してアセチ

ルコリン遊離を増加させ消化管運動を亢進させる．セロトニン 5-HT$_3$ 受容体（5-HT$_3$R：5-HT$_3$ receptor）拮抗薬は，腸管神経叢の 5-HT$_3$R を選択的に阻害し，大腸運動亢進や水分輸送異常を改善する．オピオイド受容体（OpR：opioid receptor）作動薬は消化管平滑筋のオピオイド受容体に作用して**消化管運動の調節作用を示す**．健胃薬は，苦味，匂い，粘膜刺激により消化管運動を調節する．また，**消化薬は消化管内で炭水化物やタンパク質，脂質に対する消化酵素となり食物の分解・吸収を促進する**．

薬の種類・適応・主な副作用

種類	一般名（商品名）	適応	主な副作用	禁忌
健胃薬	（S・M散） （KM散） （FK散） （つくしA・M散®）	食欲不振，胃部不快感，胃もたれ，嘔気，嘔吐	高マグネシウム血症，発疹	本剤過敏症，透析患者，甲状腺機能低下症，副甲状腺機能亢進症，ナトリウム摂取制限，高カルシウム血症
消化酵素配合薬	ジアスターゼ （ジアスターゼ） タカヂアスターゼ （タカヂアスターゼ®）	消化異常	過敏症	本剤過敏症
	パンクレアチン （パンクレアチン）	同上	過敏症，消化器症状	本剤過敏症
	（ストミラーゼ®） （セブンイー®・P） （タカプレックス®） （タフマック®E） （エクセラーゼ®） （ベリチーム®） （ポリトーゼ®）	同上	同上	本剤過敏症，牛乳アレルギー
副交感神経興奮薬	ナパジシル酸アクラトニウム （アボビス®）	慢性胃炎，胆道ジスキネジー，消化管手術後の消化器機能異常	過敏症状，胃腸障害，眠気，動悸	気管支喘息，甲状腺機能亢進症，消化性潰瘍，てんかん，Parkinson病，迷走神経亢進症，妊婦
セロトニン作動薬	モサプリドクエン酸塩 （ガスモチン®）	慢性胃炎	下痢，軟便，肝機能障害，心悸亢進など	
セロトニン受容体拮抗薬	ラモセトロン塩酸塩 （イリボー®）	男性における下痢型過敏性腸症候群	ショック，アナフィラキシー，虚血性大腸炎，重篤な便秘	女性
ドパミン受容体拮抗薬	メトクロプラミド （プリンペラン®）	胃炎，胃・十二指腸潰瘍，胆嚢・胆道疾患，腎炎，尿毒症，乳幼児嘔吐，開腹術後の消化器機能異常	ショック，アナフィラキシー様症状，悪性症候群，遅発性ジスキネジア，痙攣，意識障害，錐体外路症状，無月経，乳汁漏出	褐色細胞腫，本剤過敏症，消化管出血・穿孔，器質的閉塞

（次ページにつづく↗）

（↖前ページのつづき）

種類	一般名（商品名）	適応	主な副作用	禁忌
ドパミン受容体拮抗薬	ドンペリドン（ナウゼリン®）	慢性胃炎，胃切除後症候群	ショック，アナフィラキシー様症状，錐体外路症状，無月経，乳汁漏出	本剤過敏症，妊婦，消化管出血，機械的イレウス，消化管穿孔，プロラクチン分泌性下垂体腫瘍
	イトプリド塩酸塩（ガナトン®）	慢性胃炎	下痢，便秘，頭痛，プロラクチン上昇，錐体外路症状，	本剤過敏症
オピオイド受容体作動薬	トリメブチンマレイン酸塩（セレキノン®）	慢性胃炎，過敏性腸症候群	下痢，便秘	

疾患別処方のしかた

基本的に対症療法として用いることが多い．過酸症状が強ければ制酸薬，消化管運動不全には消化管運動機能改善薬，消化不良症状に対しては健胃薬や消化薬を処方する（図1）．

1）機能性ディスペプシア

胃・十二指腸領域に由来すると考えられる症状があり，症状を説明しうる器質的な疾患，あるいは全身性，代謝性の疾患がない症候群を機能性ディスペプシア（FD：functional dyspepsia）と呼ぶ．病因は不明であり，消化管運動障害，胃酸分泌異常，精神・心理的異常，内臓知覚異常などが検討されているが，1つの要因から成るのではなく，さまざまな要因が関与しているとされている．臨床的に自覚症状を大別して2つに分類されている（表1）．こうした疾患に対しては個々の愁訴に応じ，対症的な治療を行う．

❶ 食後愁訴症候群

もたれ感，腹部早期膨満感，食後のむかつきなどを訴える食後愁訴症候群では，健胃薬や消化管運動機能改善薬を処方し，消化管運動の促進をはかる．

> 処方例
>
> - 下記のいずれか，または適宜組合わせて用いる
>   1）モサプリドクエンサン塩（ガスモチン®）
>   15mg/日　分3　毎食後
>   2）S・M散　　　3g/日　分3　毎食後

❷ 心窩部痛症候群

心窩部に限局した痛みや灼熱感などを訴える心窩部痛症候群では，酸分泌抑制薬を処方する（「2-2. 消化性潰瘍治療薬」の稿 参照）．

> 処方例
>
> - 下記のいずれか，または適宜組合わせて用いる
>   1）ファモチジン（ガスター®）
>   20mg/日　分2　毎食後
>   2）スクラルファート（アルサルミン®）
>   3g/日　分3　毎食後

2）過敏性腸症候群

過敏性腸症候群とは長期にわたる再発性の腹痛ならびに異常な便通障害（下痢，便秘）を特徴とする病態をいう．症状としては上記のほか，腹部膨満感，残便感，腹部不穏感，粘液の排出などをみることがある．器質的疾患や感染によるものではなく，脳腸相関の調節失調に起因すると言われている．痛覚の閾値の低下，腸管の異常運動を伴い，腸管運動亢進状態では下痢優位となり，抑制状態では便秘優位となる．したがって，運動亢進時には抑制作用をもち，抑制時には亢進作用を呈するオピオイド受容体作働薬であるトリメブチン（セレキノン®）がよく使用

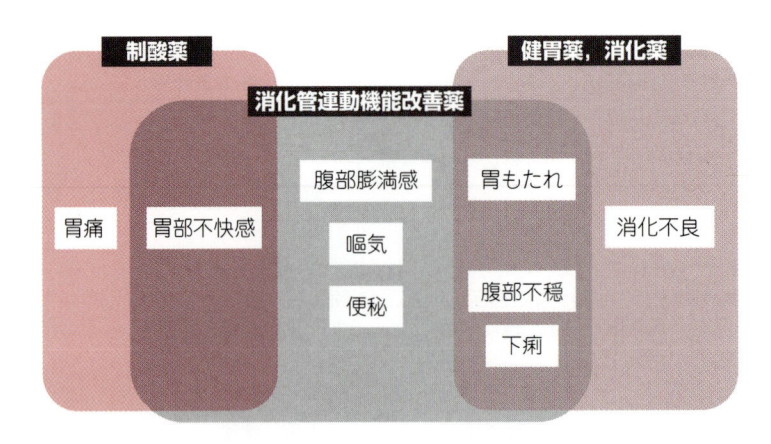

図1● 症状に応じた薬物の選択

表1● 機能性ディスペプシアの分類

分類別	症　状
食後愁訴症候群	週に数回以上，普通の量の食事でもつらいと感じるもたれ感がある． 週に数回以上，普通の量の食事でも早期飽満感のために食べきれない．
心窩部痛症候群	心窩部に限局した中等度以上の痛みあるいは灼熱感が週に1回以上ある． 間歇的な痛みがある． 腹部全体にわたる，あるいは上腹部以外の胸腹部に局在する痛みではない． 排便，放屁では改善しない． 機能性胆嚢・オッディ括約筋障害の診断基準を満たさない．

されている．またストレスにより症状が悪化する症例が多いことから，抗不安薬を用いる場合もある．こうした薬物治療だけでなく，生活・食事指導も加える．優勢症状によらず，基本的治療薬として高分子重合体と消化管運動機能調節薬を投与する．

> **処方例**
> - 下記のいずれか，または適宜組合わせて用いる
>   1）ポリカルボフィルカルシウム（コロネル®またはポリフル®）
>   1.5g～3.0g　1日　分3　食後
>   2）トリメブチンマレイン酸塩（セレキノン®）
>   300mg～600mg　1日　分3　食後

下痢型過敏性腸症候群の男性にはラモセトロン塩酸塩が保険適応となっている．

> **処方例**
> - 下記を用いる
>   ラモセトロン塩酸塩（イリボー®）
>   5μg　1日　分1

3) 術後消化管運動障害

胃切除術後の患者で腹部蠕動不穏，腹部違和感や下痢などの便通異常を訴える場合がある．この原因としては，胃切除に伴う消化不良のほか，迷走神経切除による蠕動運動の不全や癒着による通過障害などが考えられる．消化不良を訴える症例には消化薬や健胃薬を処方し，症状の改善をはかるほか，食事内容についての指導も必要である．また腸管蠕動不穏に対しては消化管運動改善薬を用いてみる．術後の腸管癒着が疑われる例では便秘しないよう便通のコントロールをはかり，イレウスをくり返すような重症例では癒着剥離術も検討する．

悪性疾患術後で腹部愁訴の改善がみられない場合には再発，転移も念頭に置き，十分な全身検索を行うことが肝要である．

> **処方例**
> - 下記のいずれか，または適宜組合わせて用いる
>   1) つくしＡ・Ｍ散®　　3g/日　分3　毎食後
>   2) ベリチーム®3カプセル/日　分3　毎食直後
>   3) ドンペリドン（ナウゼリン®）
>   　　　　　　　　　　30mg/日　分3　毎食前

4）慢性膵炎

膵の内部に不規則な線維化，細胞浸潤，実質の脱落，肉芽組織などの慢性変化が生じ，膵の外分泌・内分泌機能の低下を伴う病態を慢性膵炎という．激しい腹痛を呈する急性増悪期においては急性膵炎に準じた治療を要する．慢性膵炎の経過は，膵機能が保たれ膵炎発作をくり返す代償期，膵実質の脱落と線維化が進行し膵機能障害を呈する非代償期，その間の移行期に分類される．非代償期では低下した膵外分泌能を補う目的で健胃消化薬を処方することがある．また膵内分泌能も障害されることから糖尿病を合併する例も多く，インスリン治療が基本となる．さらに生活指導として，禁酒を徹底させ，脂肪摂取量は1日40g以下とする．なお，消化酵素薬は高温多湿では失活するため保存には十分注意する．

> **処方例**
> - 下記のいずれか，または適宜組合わせて用いる
>   1) セブンイー®・P
>   　　　　　3カプセル/日　分3　毎食後
>   2) エクセラーゼ®
>   　　　　　3カプセル/日　分3　毎食後

⚠ 投薬時の注意点

腹部愁訴に対し，まず器質的疾患の除外を行うことが重要である．そのうえで，症状に応じた薬物を選択して対症療法を行う．健胃・消化薬を使用する場合，漫然と投与を継続することのないよう，患者の症状を注意して観察する．定期的に症状の改善・悪化を患者に尋ねて投与継続の可否を検討する．

単剤で症状のコントロールがつかないときには他剤を併用する，あるいは他剤に変更してみることも考慮する．消化機能，消化管運動機能を調節する薬剤を投与する場合には同時に生活指導，食事指導も行い，症状の改善をはかることが必要となる．

👍 患者さんに説明するときのコツ

FDや過敏性腸症候群では患者さんの愁訴が消化管の運動不全からきているものだということをまず解説する．次に，消化管の運動は自律神経によって調節されていることを話し，その神経活動のバランスが崩れると具合が悪くなるので，それをうまくコントロールするための薬であると説明する．

参考文献

1) Pasricha, P. J. : Goodman & Gilman's The pharmacological basis of therapeutics, 10th ed. (Hardman, J. G. & Limbird, L. E., ed.), pp.1021-1036, McGraw-Hill, 2001
2) Jafri, S. & Pasricha, P. J. : Goodman & Gilman's The pharmacological basis of therapeutics, 10th ed. (Hardman, J. G. & Limbird, L. E., ed.), pp.1037-1058, McGraw-Hill, 2001

　　　　　　　　　　　　　＜石野 祐三子＞

2．消化器系

2. 消化性潰瘍治療薬

概略図 ● 消化性潰瘍治療薬 薬理作用

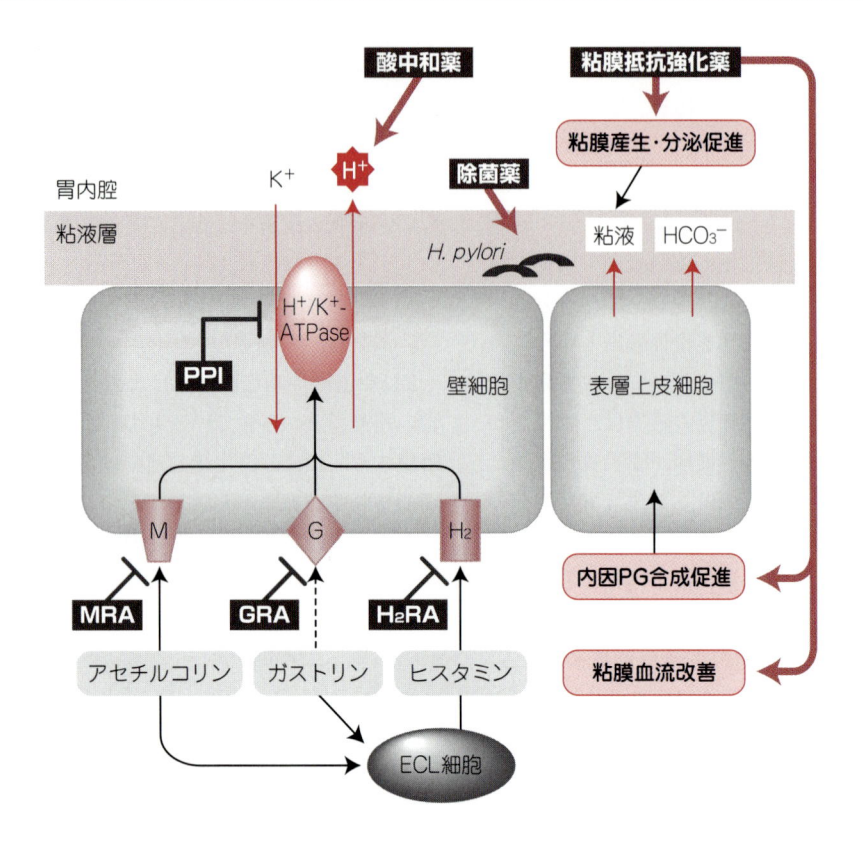

PPI：プロトンポンプ阻害薬　　　M：ムスカリン受容体　　　MRA：選択的ムスカリン受容体拮抗薬
G：ガストリン受容体　　　GRA：ガストリン受容体拮抗薬　　　H_2：ヒスタミン H_2 受容体
H_2RA：ヒスタミン H_2 受容体拮抗薬　　　PG：プロスタグランジン　　　ECL 細胞：エンテロクロマフィン様細胞

作用機序

消化性潰瘍治療薬は，攻撃因子抑制薬，防御因子増強薬，さらに *Helicobacter pylori*（以下，*H. pylori*）除菌治療薬の3種類に分類される．

1）攻撃因子抑制薬

攻撃因子抑制薬には酸分泌抑制薬と酸中和薬がある（表1）．酸分泌抑制薬はプロトンポンプ阻害薬（proton-pump inhibitor, 以下PPI）とヒスタミン H_2 受容体拮抗薬（H_2 receptor antagonist，以下H₂RA），選択的ムスカリン（M₁）受容体拮抗薬（M₁ receptor antagonist：MRA），ガストリン受容体拮抗薬（gastrin receptor antagonist，以下GRA）に分けられる．PPIはヒスタミン，ガストリン，アセチルコリンなどのすべての酸分泌刺激に対する胃酸分泌の最終段階であるH^+/K^+-ATPase（プロトンポンプ）の作用を阻害することにより胃酸分泌をほぼ完全に阻害する薬剤である．H₂RAは壁細胞のH₂受容体に対しエンテロクロマフィン様細胞（enterochromaffin-like cell，以下ECL細胞）から分泌されるヒスタミンと拮抗する．MRAはM₁受容体を特異的に阻害して酸分泌を抑制する．ガストリン受容体拮抗薬（GRA）はガストリン受容体（G）を阻害し壁細胞からの胃酸分泌を抑制する．酸中和薬は分泌された胃酸と反応してこれを中和する．

2）防御因子増強薬

防御因子増強薬には粘膜抵抗強化薬，粘液産生・分泌促進薬，プロスタグランジン（prostaglandin，以下PG）製剤，胃粘膜微小循環改善薬がある（表2）．粘膜抵抗強化薬は胃粘膜を被覆することで胃酸からの刺激を緩和させ，潰瘍の治癒促進をはかる．粘液産生・分泌亢進薬は粘液分泌を増加させて粘膜表面の防御面を形成させる．PG製剤は内因性PGを増加させて胃粘膜分泌を促進し粘膜保護と酸分泌抑制をはかるものである．胃粘膜微小循環改善薬は胃粘膜の血流を改善して治癒機転を促進する．

3）*H. pylori* 除菌治療薬

***H. pylori* 除菌薬は抗菌薬2剤とPPIの組合わせから成る**（表3）．*H. pylori* の除菌により，背景胃粘膜の炎症が改善され，消化性潰瘍の治癒をもたらすと言われている．

薬の種類・適応・主な副作用

表1-1 ● 攻撃因子抑制薬（酸分泌抑制薬）

種類	一般名（商品名）	適応	主な副作用	禁忌
PPI	オメプラゾール（オメプラール®）（オメプラゾール）	胃潰瘍，十二指腸潰瘍，逆流性食道炎，吻合部潰瘍，Zollinger-Ellison症候群，*H. pylori* 除菌補助	ショック，アナフィラキシー様症状，血管浮腫，気管支痙攣，無顆粒球症，汎血球減少，溶血性貧血，急性肝不全，黄疸，中毒性表皮壊死症，皮膚粘膜眼症候群，視力障害，間質性肺炎，低ナトリウム血症，間質性腎炎	本剤過敏症アタザナビル硫酸塩投与中
	ランソプラゾール（タケプロン®）	同上	ショック，アナフィラキシー様症状，血管浮腫，血小板減少，無顆粒球症，汎血球減少，溶血性貧血，重篤な肝障害，中毒性表皮壊死症，皮膚粘膜眼症候群，間質性肺炎	同上
	ラベプラゾールナトリウム（パリエット®）	同上	ショック，アナフィラキシー様症状，無顆粒球症，汎血球減少，血小板減少，肝機能障害，間質性肺炎，中毒性表皮壊死症，皮膚粘膜眼症候群，多形紅斑	同上

（次ページにつづく↗）

(↘前ページのつづき)

種類	一般名（商品名）	適応	主な副作用	禁忌
H₂RA	シメチジン（タガメット®）	胃・十二指腸潰瘍，吻合部潰瘍，逆流性食道炎，Zollinger-Ellison症候群，急性・慢性胃炎増悪期	ショック，アナフィラキシー様症状，汎血球減少症，無顆粒球症，再生不良性貧血，血小板減少，皮膚粘膜眼症候群，中毒性表皮壊死症，肝障害，腎障害，意識障害，痙攣，房室ブロック，間質性腎炎	本剤過敏症 アタザナビル硫酸塩投与中
	ラニチジン塩酸塩（ザンタック®）	同上	ショック，アナフィラキシー様症状，汎血球減少症，無顆粒球症，再生不良性貧血，血小板減少，皮膚粘膜眼症候群，中毒性表皮壊死症，肝障害，腎障害，意識障害，痙攣，横紋筋融解症	本剤過敏症
	ロキサチジン酢酸エステル塩酸塩（アルタット®）	同上	同上	同上
	ファモチジン（ガスター®）	同上	ショック，アナフィラキシー様症状，汎血球減少症，無顆粒球症，再生不良性貧血，血小板減少，皮膚粘膜眼症候群，中毒性表皮壊死症，肝障害，腎障害，意識障害，痙攣，横紋筋融解症，QT延長，心室頻拍，心室細動	同上
	ニザチジン（アシノン®）	胃・十二指腸潰瘍，吻合部潰瘍，逆流性食道炎	アナフィラキシー様症状，汎血球減少症，再生不良性貧血	同上
	ラフチジン（ストガー®）（プロテカジン®）	胃・十二指腸潰瘍，急性・慎性胃炎増悪期	ショック，アナフィラキシー様症状，肝機能障害，黄疸，無顆粒球症，血小板減少	同上
MRA	ピレンゼピン塩酸塩（ガストロゼピン®）	胃・十二指腸潰瘍	アナフィラキシーショック，無顆粒球症	同上
	チキジウム臭化物（チアトン®）	胃・十二指腸潰瘍，過敏性大腸症候群，胆嚢・胆道疾患	羞明，頭痛，口渇，悪心，嘔吐	緑内障，前立腺肥大，重篤な心疾患，麻痺性イレウス，本剤過敏症
GRA	プログルミド（プロミド®）	胃潰瘍，急性・慢性胃炎増悪期	発疹，便秘，顔面紅潮	なし

PPI：プロトンポンプ阻害薬，H₂RA：ヒスタミンH₂受容体拮抗薬，MRA：選択的ムスカリン受容体拮抗薬，GRA：ガストリン受容体拮抗薬

表1-2●攻撃因子抑制薬（酸中和薬）

一般名（商品名）	適応	主な副作用	禁忌
炭酸水素ナトリウム（炭酸水素ナトリウム）	制酸，アシドーシス，尿酸排泄促進	アルカローシス，浮腫，胃部膨満	ナトリウム摂取制限者
酸化マグネシウム（マグラックス®）	胃・十二指腸潰瘍，便秘症	高マグネシウム血症	なし
乾燥水酸化アルミニウム・ゲル（アルミゲル®）	胃・十二指腸潰瘍，尿路結石予防	便秘，悪心，嘔吐	透析患者

表2●防御因子増強薬

種類	一般名（商品名）	適応	主な副作用	禁忌
粘膜抵抗強化薬	スクラルファート（アルサルミン®）	胃潰瘍，十二指腸潰瘍，急性・慢性胃炎増悪期	便秘	透析患者
	ポラプレジンク（プロマック®）	胃潰瘍	好酸球増多，肝機能異常，便秘	なし
	アズレン（アズノール®）	胃潰瘍，胃炎	悪心，嘔吐，膨満感	同上
	アルジオキサ（アランタ®）（イサロン®）	胃潰瘍，十二指腸潰瘍，胃炎	高マグネシウム血症，胃部不快感，食欲不振	透析患者
	ゲファルナート（ゲファニール®）	胃潰瘍，十二指腸潰瘍，急性・慢性胃炎増悪期	胃腸症状，肝機能異常	なし
	エカベトナトリウム（ガストローム®）	胃潰瘍，急性・慢性胃炎急性増悪期	悪心，下痢，便秘，発疹，かゆみ	同上
	アルギン酸ナトリウム（アルロイドG）	胃・十二指腸潰瘍，びらん性胃炎，逆流性食道炎，胃生検時の止血	便秘，軟便	同上
	幼牛血液抽出（ソルコセリル®）	胃・十二指腸潰瘍	ショック，悪寒，悪心	本剤過敏症，薬物過敏症
粘液産生・分泌促進薬	テプレノン（セルベックス®）	胃潰瘍，急性・慢性胃炎急性増悪期	便秘，肝機能異常，頭痛，発疹	なし
	プラウノトール（ケルナック®）	同上	腹部不快感，便秘，肝機能異常，発疹	同上
	レバミピド（ムコスタ®）	同上	発疹，便秘，腹部膨満感，肝機能異常	本剤過敏症
プロスタグランジン製剤	エンプロスチル（カムリード®）	胃潰瘍	発疹，下痢，軟便	妊婦，妊娠の可能性
	ミソプロストール（サイトテック®）	NSAIDsの長期投与にみられる胃潰瘍および十二指腸潰瘍	ショック，アナフィラキシー様症状，下痢，腹痛，肝障害	妊婦，妊娠の可能性，プロスタグランジン製剤過敏症

表3● *H. pylori* 除菌薬

種類	一般名	適応
プロトンポンプ阻害薬	オメプラゾール ランソプラゾール ラベプラゾールナトリウム	胃・十二指腸潰瘍で *H. pylori* 感染を認めるもの
抗菌薬	アモキシシリン クラリスロマイシン メトロニダゾール	

疾患別処方のしかた

1）胃潰瘍

　胃潰瘍の成因については現在では *H. pylori* 感染，非ステロイド性抗炎症薬（non-steroidal anti-inflammatory drugs，以下 NSAIDs），およびストレスが3大要因であり，胃酸がそれらの増悪因子であると考えられている．胃潰瘍の治療は2003年に発表されたEBMに基づく胃潰瘍診療ガイドラインに基づいて行う．出血のない，NSAIDs使用歴のない胃潰瘍の場合，*H. pylori* の感染の有無を確認することが重要である．初期治療としてはPPIを投与して潰瘍の治癒をはかる．投与期間は保険診療上，最長8週間までである．

処方例

- 下記のいずれかを用いる
  1) オメプラゾール（オメプラール®，オメプラゾン®）
     20mg錠　20mg/日　分1　朝食後
  2) ランソプラゾール（タケプロン®）
     30mg錠　30mg/日　分1　朝食後
  3) ラベプラゾール（パリエット®）
     10mg錠または20mg錠
     10〜20mg/日　分1　朝食後

処方例

- 経口摂取が困難な場合には注射薬を用いる．下記の処方を用いる
  1) オメプラール®注用20
     20mg/回　静注　1日2回　朝，夕
  2) タケプロン®静注用
     30mg/回　静注　1日2回　朝，夕

　H. pylori 陽性患者では *H. pylori* 除菌治療を行う．除菌治療に際しては，重篤な副作用（アナフィラキシーショック，アレルギー症状，出血性腸炎）について十分説明し同意を得たうえで行う．

処方例

- ***H. pylori* 陽性患者：下記のいずれかを用いる**
  1) ランソプラゾール（タケプロン®）
     30mg錠　60mg/日
     ＋アモキシシリン（サワシリン®）
     250mgカプセル　1,500mg/日
     ＋クラリスロマイシン
     （クラリス®，クラリシッド®）
     200mg錠または400mg錠
     400mgまたは800mg/日
     分2　朝，夕食後　7日間

  2) 上記のランソプラゾール，アモキシシリン，クラリスロマイシンのパック製剤　7日間

  3) オメプラゾール
     （オメプラゾン®，オメプラール®）
     20mg錠　40mg/日
     ＋アモキシシリン（サワシリン®）
     250mgカプセル　1,500mg/日
     ＋クラリスロマイシン
     （クラリス®，クラリシッド®）
     200mg錠または400mg錠
     400mgまたは800mg/日
     分2　朝，夕食後　7日間

  4) ラベプラゾールナトリウム（パリエット®）
     10mg錠　20mg/日
     ＋アモキシシリン（サワシリン®）
     250mgカプセル　1,500mg/日
     ＋クラリスロマイシン
     （クラリス®，クラリシッド®）
     200mg錠または400mg錠
     400mgまたは800mg/日
     分2　朝，夕食後　7日間

　上記処方で *H. pylori* の除菌が不成功であった場合，二次除菌が保険適応となっている．

処方例

1) ランソプラゾール（タケプロン®）
   　　　　　　　　　30mg錠　60mg/日
   または
   オメプラゾール（オメプラール®, オメプラゾール）
   　　　　　　　　　20mg錠　40mg/日
   または
   ラベプラゾールナトリウム（パリエット®）
   　　　　　　　　　10mg錠　20mg/日
2) アモキシシリン（サワシリン®）
   　　　　　　　　　250mgカプセル　1,500mg/日
3) メトロニダゾール（フラジール®）
   　　　　　　　　　250mg錠　500mg/日
1)～3)の3剤を分2　朝，夕食後　7日間投与する．

メトロニダゾール服用時には，飲酒によりジスルフィラム-アルコール反応が起き，腹痛や嘔吐を生じるので，飲酒を避けるよう指導する．またメトロニダゾールはワルファリンの作用を増強するので注意する．

2) 十二指腸潰瘍

十二指腸潰瘍においては胃潰瘍に準じた治療を行う．すなわち，胃酸分泌抑制治療と *H. pylori* 除菌治療が主体となる．酸分泌抑制治療ではPPIを使用する．投与期間は保険診療上，最長6週間までである．除菌治療は「1) **胃潰瘍**」の項で述べた処方と同様である．

3) NSAIDs潰瘍

NSAIDs潰瘍の発生機序として，NSAIDsがシクロオキシゲナーゼ（cyclooxygenase）を阻害し，PG産生を抑制することで潰瘍が発生すると考えられている．したがって，NSAIDs潰瘍の治療はまずNSAIDsの投与を原則中止とし，PPI，PG製剤で治療する．PG製剤は妊婦，PG過敏症患者には禁忌である．また副作用として下痢を高頻度に認めるため，低用量から開始する．

処方例

● 下記のいずれか，または適宜組合わせて用いる
1) ミソプロストール（サイトテック®）
   　　　　　　　　　400μg/日　分2　朝，夕食後
2) オメプラゾール（オメプラール®, オメプラゾン®）
   　　　　　　　　　20mg錠　20mg/日　分1　朝食後
3) ランソプラゾール（タケプロン®）
   　　　　　　　　　30mg錠　30mg/日　分1　朝食後
＊NSAIDs継続下での再発の防止には，高用量のH₂RA，PG製剤，あるいはPPIが有効とされる．H₂RAの用量設定については保険診療上の上限を用いる．

処方例

● NSAIDs投与に伴う十二指腸潰瘍については，以下のいずれか，または適宜組合わせて用いる
1) ファモチジン（ガスター®）
   　　　　　　　　　40mg/日　分2　朝，夕食後
2) ラニチジン塩酸塩（ザンタック®）
   　　　　　　　　　300mg/日　分2　朝，夕食後
3) ミソプロストール（サイトテック®）
   　　　　　　　　　400μg/日　分2　朝，夕食後

4) 胃食道逆流症

胃食道逆流症（gastro-esophageal reflux disease，以下GERD）は胃酸を中心とする胃内容物の食道内逆流により生じる症状ないし下部食道粘膜障害を包括した疾患概念である．GERDの発生は，下部食道括約筋を中心とする逆流防止機構の低下，食道蠕動運動の異常，胃排出能の低下などの因子が複雑に関与している．典型的な症状は胸やけ，胸部つかえ感などである．治療の目的は，自覚症状の消失，食道炎の治癒，再発・合併症の予防である．現在，GERD治療の第一選択薬はPPIとなっている．初期治療，維持療法ともにPPIの投与が可能となっている．また，逆流症状があり健康な生活が障害されているにもかかわらず食道にびらんや潰瘍がない疾患であるNon-erosive reflux disease（NERD）の治療におい

てもPPIを使用するが，効果がみられない場合には，抗うつ薬などとの併用投与も考慮する必要がある．

> **処方例**
> - 下記のいずれかを用いる
>   1) オメプラゾール（オメプラール®，オメプラゾン®）　20mg/日　分1　朝食後
>   2) ランソプラゾール（タケプロン®）　30mg/日　分1　朝食後
>   3) ラベプラゾール（パリエット®）　10mg/日　分1　朝食後

5）Zollinger-Ellison症候群

膵のガストリン産生腫瘍によって引き起こされる病態で，消化性潰瘍，胃過酸症，非β細胞性膵ランゲルハンス島腫瘍を主徴とする．消化性潰瘍に起因する腹部症状を主訴とする．PPI投与により本症候群の胃酸分泌亢進状態のコントロールも可能となり，腫瘍の発見が遅れることもある．治療方針は，単発腫瘍で転移がない場合には腫瘍摘除であるが，それが不可能な例ではPPIによる胃酸分泌抑制をはかる．

> **処方例**
> - 下記のいずれかを用いる
>   1) オメプラゾール（オメプラール®，オメプラゾン®）　20mg/日　分1　朝食後
>   2) ランソプラゾール（タケプロン®）　30mg/日　分1　朝食後
>   3) ラベプラゾール（パリエット®）　10mg/日　分1　朝食後

6）慢性胃炎増悪期

機能性ディスペプシア（FD：functional dyspepsia）のうち，空腹時や夜間の上腹部痛を主訴とする心窩部痛症候群では，保険診療上，慢性胃炎増悪期として酸分泌の亢進に対し，H_2RAや防御因子増強薬を用いる．

> **処方例**
> - 下記のいずれか，または適宜組合わせて用いる
>   1) ファモチジン（ガスター®）　20mg/日　分1　就寝前
>   2) スクラルファート（アルサルミン®）　3g/日　分3　毎食後

⚠ 投薬時の注意点

一部の防御因子増強薬（スクラルファート，ミソプロストール，エンプロスチル）を除くその他の防御因子増強薬は，単剤投与に関する胃潰瘍治癒効果がH_2RAと同等以上であることが明らかにされておらず，単剤投与は推奨されない．また，PPI，H_2RAと防御因子増強薬との併用療法については文献的に十分な検討がなされていないため，現時点では推奨されない．

👍 患者さんに説明するときのコツ

バランス説にのっとった説明がわかりやすいが，H. pylori陽性消化性潰瘍では菌がいる限り再発率が高いことも解説し，除菌治療の必要性を話すようにする．

参考文献

1) 「EBMに基づく胃潰瘍診療ガイドライン第2版—H. pylori二次除菌保険適用対応—」〔科学的根拠（evidence）に基づく胃潰瘍診療ガイドラインの策定に関する研究班〕，株式会社じほう，2007
2) Hoogerwerf, W. A. & Pasricha, P. J. : Goodman & Gilman's The pharmacological basis of therapeutics, 10th ed. (Hardman, J. G. & Limbird, L. E., ed.), pp.1005-1020, McGraw-Hill, 2001

＜石野 祐三子＞

第2章　各科別 薬の作用機序と処方例

2. 消化器系

3. 鎮痙薬と鎮痛薬

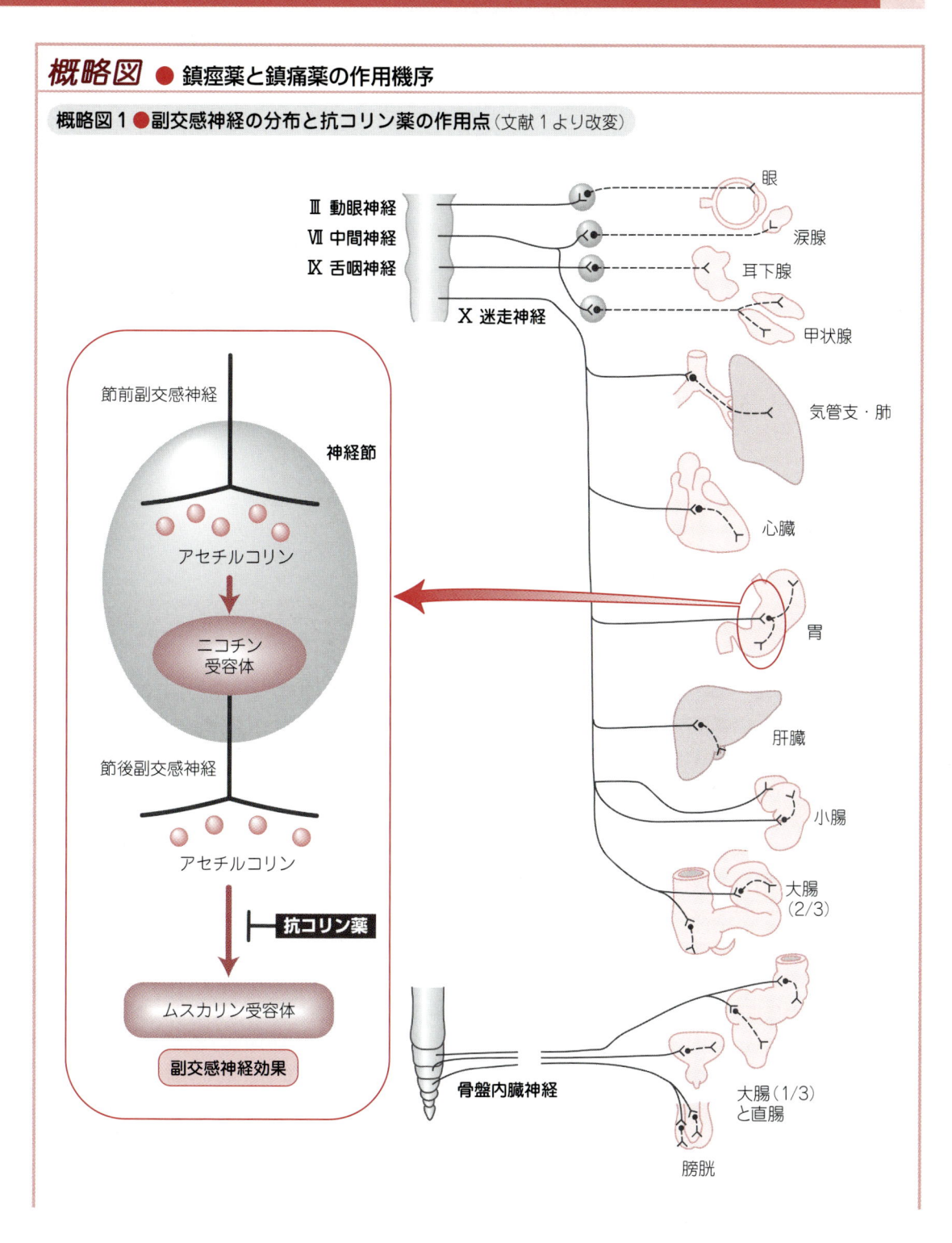

概略図 ● 鎮痙薬と鎮痛薬の作用機序

概略図1 ● 副交感神経の分布と抗コリン薬の作用点（文献1より改変）

- Ⅲ 動眼神経
- Ⅶ 中間神経
- Ⅸ 舌咽神経
- Ⅹ 迷走神経

眼／涙腺／耳下腺／甲状腺／気管支・肺／心臓／胃／肝臓／小腸／大腸（2/3）／大腸（1/3）と直腸／膀胱

骨盤内臓神経

節前副交感神経 → 神経節（アセチルコリン → ニコチン受容体）→ 節後副交感神経 → アセチルコリン →｜抗コリン薬｜→ ムスカリン受容体 → 副交感神経効果

概略図2 ● モルヒネの作用点（文献2より改変）

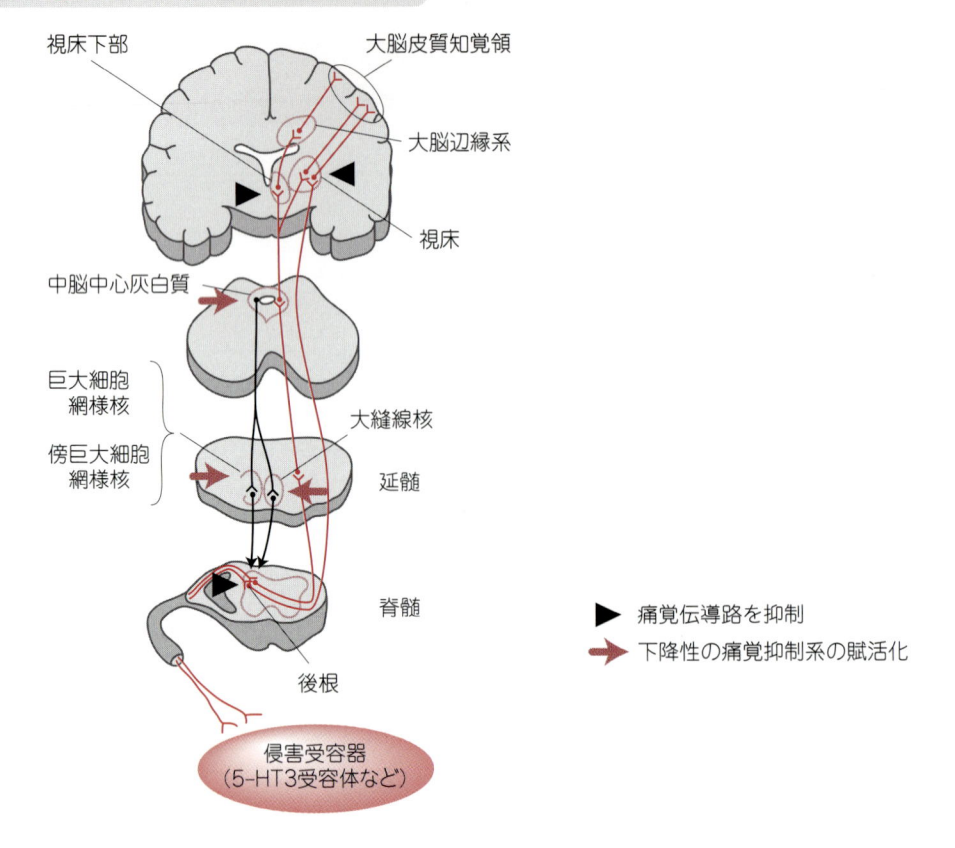

図中ラベル：視床下部、大脳皮質知覚領、大脳辺縁系、視床、中脳中心灰白質、巨大細胞網様核、傍巨大細胞網様核、大縫線核、延髄、脊髄、後根、侵害受容器（5-HT3受容体など）

▶ 痛覚伝導路を抑制
➡ 下降性の痛覚抑制系の賦活化

作用機序

　副交感神経の神経伝達物質であるアセチルコリンは神経終末より遊離され，その受容体には神経筋接合部や神経節に存在するニコチン受容体と，副交感神経支配臓器や，中枢神経，神経節に存在するムスカリン受容体が存在する．**鎮痙薬はムスカリン受容体に対するアセチルコリンの作用を遮断することにより副交感神経を遮断し薬効を発揮する**．このため鎮痙薬は抗コリン薬とも呼ばれている．副交感神経刺激は内臓平滑筋の収縮，自動運動を亢進させる方向に作用し，さらに胃，腸，膵よりの消化液の分泌を促進する．よってムスカリン受容体に拮抗する薬剤が作用すると，内臓平滑筋の収縮および消化管運動が抑制される．このため腹腔内臓器の平滑筋の強い収縮，蠕動や痙攣により起こる内臓痛や胃酸分泌によって引き起こされる痛みを緩和する．抗コリン薬が大腸の痛覚閾値に影響を及ぼすかどうかは明らかではないが，5-HT3受容体拮抗薬は求心性神経の5-HT3受容体を遮断することで腸管の痛覚閾値を上昇させると報告されている．
　麻薬性鎮痛薬はオピオイド受容体に結合し鎮痛作用を発現する．オピオイド受容体には多様な種類が存在するが，特に鎮痛作用を発現する受容体としてはμ，κ受容体の役割が重要と考えられている．鎮痛作用は脊髄，視床，大脳皮質知覚領に至る痛覚伝導路に対する直接的な抑制に加え，中脳中心灰白質，延髄網様体細胞に働き下降性の痛覚抑制系を賦活化することにより発現する．麻薬拮抗性鎮痛薬はモルヒネに拮抗する薬剤であるが単独投与ではモルヒネ様の作用を示す薬剤をいう．これらの薬剤は消化管運動を抑制する方向に働く．

薬の種類・適応・主な副作用

種類	薬剤：一般名（商品名）	適応	主な副作用
抗ムスカリン薬 / ベラドンナアルカロイド	アトロピン硫酸塩【内服，注射】	胃・十二指腸潰瘍における分泌ならびに運動亢進，胃腸の痙攣性疼痛，胆管の疝痛，痙攣性便秘など	視調節障害，羞明，口渇，便秘，排尿障害，心悸亢進，過敏症など
抗ムスカリン薬 / ベラドンナアルカロイド	ロートエキス【内服】	胃酸過多，胃・十二指腸潰瘍，胃炎，痙攣性便秘	同上
抗ムスカリン薬 / 四級アンモニウム塩合成コリン薬	チメピジウム臭化物（セスデン®，コリリック®など）【内服，注射】	胃炎，胃・十二指腸潰瘍，腸炎，胆嚢・胆道疾患，尿路結石，膵炎に起因する疼痛の緩解，注射薬は消化管のX線および内視鏡検査の前処置に適応あり	口渇，心悸亢進，めまい，頭痛，悪心・嘔吐，眼の調節障害，排尿障害，過敏症など
抗ムスカリン薬 / 四級アンモニウム塩合成コリン薬	ブチルスコポラミン臭化物（ブスコパン®，C.B.スコポラなど）【内服，注射】	胃・十二指腸潰瘍，食道痙攣，幽門痙攣，胃炎，腸炎，腸疝痛，痙攣性便秘，機能性下痢，胆嚢・胆管炎，胆石症，胆道ジスキネジー，胆嚢切除後の後遺症，尿路結石症，膀胱炎，月経困難症，注射薬は消化管のX線および内視鏡検査の前処置に適応あり	口渇，便秘，眼の調節障害，排尿障害，心悸亢進，鼓腸，過敏症など
抗ムスカリン薬 / 四級アンモニウム塩合成コリン薬	ブトロピウム臭化物（コリオパン®）【内服】	下記の疾患における痙攣性疼痛の緩解：胃炎，腸炎，胃潰瘍，十二指腸潰瘍，胆石症，胆嚢症	視調節障害，口渇，便秘，悪心・嘔吐，排尿障害，眠気，頭痛，めまい，心悸亢進，過敏症など
抗ムスカリン薬 / 四級アンモニウム塩合成コリン薬	メペンゾラート臭化物（トランコロン®）	過敏大腸症	視調節障害，口渇，便秘，排尿障害，発疹など
選択的抗ムスカリン薬	チキジウム臭化物（チアトン®など）【内服】	下記疾患における痙攣ならびに運動機能亢進：胃炎，胃・十二指腸潰瘍，腸炎，過敏性大腸症候群，胆嚢・胆道疾患，尿路結石症	口渇，便秘，羞明，頭痛，頭重感，耳鳴，悪心・嘔吐，胸やけ，腹部膨満感，心悸亢進，排尿障害など
5-HT3受容体拮抗薬	ラモセトロン塩酸塩（イリボー®）	男性における下痢型過敏性腸症候群	虚血性大腸炎，重篤な便秘，悪心，嘔吐，胃部不快感，腹部不快感など
麻薬性鎮痛薬	塩酸モルヒネ，モルヒネ塩酸塩（塩酸モルヒネ各社）【内服，注射】（パシーフ®）【内服】（アンペック®）【注射，坐剤】（プレペノン®）【注射】	内服薬：・激しい疼痛時における鎮痛・鎮静 ・激しい咳嗽発作における鎮咳 ・激しい下痢症状の改善および手術後などの腸管蠕動運動の抑制 注射薬は上記に加え：・麻酔前投薬，麻酔の補助 ・激しい疼痛を伴う各種癌における鎮痛 坐剤：・激しい疼痛を伴う各種癌における鎮痛	依存性，呼吸抑制，錯乱，せん妄，無気肺，気管支痙攣，喉頭浮腫，麻痺性イレウス，中毒性巨大結腸，悪心，嘔吐，便秘など
麻薬性鎮痛薬	モルヒネ塩酸塩内服液（オプソ®内服液）	中等度から高度の疼痛を伴う各種癌における鎮痛	同上

（次ページにつづく↗）

鎮痙薬と鎮痛薬

(↘前ページのつづき)

種類	薬剤：一般名（商品名）	適応	主な副作用
麻薬性鎮痛薬	硫酸モルヒネ，モルヒネ硫酸塩（カディアン®，MSコンチン®，ピーガード®）【内服】	激しい疼痛を伴う各種癌における鎮痛	依存性，呼吸抑制，錯乱，せん妄，無気肺，気管支痙攣，喉頭浮腫，麻痺性イレウス，中毒性巨大結腸，悪心，嘔吐，便秘など
	ペチジン塩酸塩（オピスタン®，ペチロルファン®など）【内服，注射】	激しい疼痛時における鎮痛・鎮静・鎮痙　注射薬は上記に加え：麻酔前投薬，麻酔の補助，無痛分娩	薬物依存，呼吸抑制，錯乱，せん妄，痙攣，無気肺，気管支痙攣，喉頭浮腫，麻痺性イレウス，中毒性巨大結腸，悪心，嘔吐，便秘など
	フェンタニル（デュロテップ®MTパッチ）【貼付薬】	激しい疼痛を伴う各種癌における鎮痛	依存性，呼吸抑制，眠気，便秘，嘔気，嘔吐など
	オキシコドン塩酸塩（オキシコンチン®，オキノーム®）【内服】	中等度から高度の疼痛を伴う各種癌における鎮痛	ショック，依存性，呼吸抑制，錯乱，せん妄，無気肺，気管支痙攣，喉頭浮腫，麻痺性イレウス，中毒性巨大結腸，便秘，嘔気，嘔吐，眩暈など
	複方オキシコドン（パビナール®）【注射薬】	激しい疼痛時における鎮痛・鎮静，激しい咳嗽発作における鎮咳，麻酔前投薬	呼吸抑制（ナロキソン，レバロルファンなどが拮抗），錯乱，せん妄，無気肺，気管支痙攣，喉頭浮腫，依存性，麻痺性イレウス，中毒性巨大結腸など
麻薬拮抗性鎮痛薬	ペンタゾシン（ペンタジン®，ソセゴン®など）【内服，注射】	注射：各種癌，術後，心筋梗塞，胃・十二指腸潰瘍，腎・尿路結石，閉塞性動脈炎，胃・尿管・膀胱検査器具使用時　内服：各種癌における鎮痛	ショック，呼吸抑制，依存性，意識障害，幻覚，興奮，頭痛，頭重，不安，酩酊感，不眠，動悸，悪心，嘔吐，口渴，腹部膨満感，便秘，排尿障害，尿閉など
	ブプレノルフィン（レペタン）【注射，坐剤】	注射薬：術後，各種癌，心筋梗塞における疼痛　坐剤：術後，各種癌における疼痛	呼吸抑制，舌根沈下，ショック，せん妄，妄想，依存性，急性肺水腫，軽度の多幸感，意識障害，幻覚，抑うつ，嘔気，嘔吐，口渴，腹痛，便秘，下痢，縮瞳，羞明感，視力異常，尿閉など

疾患別処方のしかた

1）消化管の蠕動亢進が原因で起こる腹痛（急性胃腸炎，機械的腸閉塞など）

❶ 腹痛の種類と抗コリン薬

腹痛は体性痛，内臓痛に大別される．体性痛は壁側腹膜や腹部内臓の腸間膜に分布する神経繊維を介して伝えられる痛みであり，それらへの機械的，化学的刺激により生じる痛みである．一方内臓痛はびまん性で局在に乏しい痛みであり，侵害受容器から求心性の無髄で細いC繊維を介して中枢に伝えられる痛みである．内臓痛は腹腔内臓器の平滑筋の強い収縮，蠕動や痙攣，拡張管腹腔臓器の壁の伸展，炎症，組織の酸素欠乏などの刺激により引き起こされる．内臓組織の切創，裂創，温熱などは内臓痛を起こしにくいとされている．鎮痙薬（抗コリン薬）は腸管の蠕動や痙攣を抑制することにより内臓痛を改善するために使用されている．

❷ 出血性大腸炎などでは注意

ただし出血性大腸炎〔腸管出血性大腸菌（O157など）〕や赤痢菌などの重篤な細菌性下痢患者や感染性腸炎では抗コリン薬投与にて腸管運動が抑制され下痢，腹痛は改善するが，腸管内容の停滞により症状の悪化，治療期間の延長をきたすおそれがあり，禁忌とされている．このため抗コリン薬を使用する場合は痛みが強くやむを得ない場合に限って頓用で用いるべきであろう．

❸ 機械的腸閉塞

機械的腸閉塞で蠕動が亢進している場合も抗コリン薬の非経口的投与により痛みの改善が期待できる．抗コリン薬の投与にて痛みが軽快しない場合は麻薬性鎮痛薬または麻薬拮抗性鎮痛薬を用いる．腸閉塞の原因，病態は多彩であり，また急激な経過をたどることもあるため，個々の症例に対し十分な注意を払い対応する必要があり，常に外科的治療の適応について考慮しつつ治療を進めていく必要がある．症例によって，特に高齢者では教科書的な症状，身体所見を呈さないことも多く，それらだけを外科的治療の適応の判断基準にすることは危険である．おおまかな目安として，抗コリン薬投与にて痛みが軽快しない場合は外科的治療の必要性をより強く視野に入れ対応すべきであり，麻薬性鎮痛薬などを用いても軽快しない場合は外科的治療の適応があると考えて対応すべきであろう．

> **処方例**
>
> ● 下記のいずれかを用いる
> 1) ブチルスコポラミン臭化物（ブスコパン®，C.B.スコポラなど）
>   - 10mg錠　1錠　頓用　または
>   - 注射液20mg　1A　静脈内，皮下または筋肉内注射
> 2) チメピジウム臭化物（セスデン®，セスジウム®など）
>   - 30mgカプセル　頓用　または
>   - 注射液7.5mg　1A　静脈内，皮下または筋肉内注射
> 3) チキジウム臭化物（チアトン®，アドバストン®など）
>   - 5mgカプセル　または　10mgカプセル　1錠　頓用
>
> ● 抗コリン薬が使用できない場合，または抗コリン薬で軽快しない場合
> 1) ペチジン塩酸塩（オピスタン®，ペチロルファン®など）
>   - 注射液35mg　皮下または筋肉内注射
> 2) ペンタゾシン（ペンタジン®，ソセゴン®）
>   （保険適応外）
>   - 注射液15mg　皮下または筋肉内注射

2）胆囊疝痛

胆石発作や急性胆囊炎により胆囊の痛みが出現する．抗コリン薬は胆囊収縮を抑制し，十二指腸乳頭のOddi括約筋を弛緩させ胆道内圧を下げることにより鎮痛作用をあらわす．胆石疝痛発作に対してはNSAIDsが急性胆囊炎への進展阻止効果があるとされており，保険適応の問題はあるが禁忌がない場合は使用を考慮すべきである．麻薬性鎮痛薬や麻薬拮

抗性鎮痛薬も痛みに対し効果があるがこれらを単独で用いるとOddiの括約筋を収縮させるため使用時には抗コリン薬を併用する．

> **処方例**
> ● 下記のいずれかを用いる
>   1) ブチルスコポラミン臭化物（ブスコパン®，C.B.スコポラなど）
>   ・10mg錠　3錠/日　分3
>   ・注射液20mg　1A　静脈内，皮下または筋肉内注射
>   2) ブトロピウム臭化物（コリオパン®）
>   　　　　　　　10mg錠　3錠/日　分3
>
> ● 抗コリン薬が使用できない場合，または抗コリン薬で軽快しない場合
>   3) ペチジン塩酸塩（オピスタン®，ペチロルファン®など）
>   　　　注射液35mg　皮下または筋肉内注射
>   4) ペンタゾシン（ペンタジン®，ソセゴン®）
>   （保険適応外）
>   　　　注射液15mg　筋肉内または皮下注射
>   ＊3）4）を使用する場合は
>   ブチルスコポラミン臭化物 注射液1A　20mg
>   または
>   チメピジウム臭化物 注射液1A　7.5mg
>   または
>   硫酸アトロピン　1A　0.5mg
>   を併用する．

3）胃酸の刺激による痛み

急性胃炎，胃潰瘍，十二指腸潰瘍などによる腹痛は胃酸による化学的な刺激も原因の1つである．抗コリン薬は胃液分泌量を抑制するため胃酸の刺激により起こる痛みを抑制する可能性がある．しかし，胃・十二指腸潰瘍の治療の基本はあくまでもプロトンポンプ阻害薬やヒスタミンH_2受容体拮抗薬であり，ヘリコバクターピロリ関連潰瘍では除菌療法である（「2-2．消化性潰瘍治療薬」の稿 参照）．

> **処方例**
> ブチルスコポラミン臭化物（ブスコパン®など）
> ・10mg錠　1錠　頓用　または
> ・10mg錠　3錠/日　分3　または
> ・注射液20mg　1A　静脈内，皮下または筋肉内注射

4）過敏性腸症候群（IBS）

IBS（irritable bowel syndrome）は器質的疾患をもたず，大腸のみならず小腸も含めた消化管全体の機能異常のため慢性の腹痛，腹部不快感，便通異常を主体とする症候群である．IBSは単なる腸管の異常ではなく，性格，食生活，生活習慣，社会環境などさまざまな要因がその発症，経過に関与している．よって治療には薬物療法に加え精神心理学的アプローチや食生活，生活習慣に対するアプローチが重要なことも多い．また抑うつや不安が背景に存在する場合はそれらに対する適切な薬物療法も必要である．便通異常には下痢型，便秘型，両者交替型があるが，特に下痢型では抗コリン薬の使用が考慮される．便秘型でも腸管の痙攣がその原因となっている場合は抗コリン薬の効果が期待できる．また男性における下痢型過敏性腸症候群の治療薬ラモセトロンは求心性神経の5-HT3受容体を遮断し腸管の痛覚閾値を上昇させるため腹痛にも効果が期待できる．

> **処方例**
> ● 下記のいずれかを用いる
>   1) メペンゾラート臭化物（トランコロン®）
>   　　　　15mg錠　6錠/日　分3　毎食後
>   2) ラモセトロン塩酸塩（イリボー®）
>   　　　　5μg錠　1錠/日　分1　朝食後
>   2）の保険適応は男性の下痢型過敏性腸症候群

5）検査前投薬

抗コリン薬には腸管蠕動抑制作用があるため，消化管検査を行いやすくし，よりよい検査結果を得るために種々の消化管の造影および内視鏡検査の際に使用される．なお，抗コリン薬が禁忌の場合はグルカゴンが腸管蠕動抑制の目的に使用されている．

> **処方例**
>
> - 上，下部消化管内視鏡検査，胃透視，バリウム注腸造影検査の前投薬として，
>   1) ブチルスコポラミン臭化物注射液（ブスコパン®）　　　　1A　20mg
>   静脈内，皮下または筋肉内注射
>   2) チメピジウム臭化物注射液（セスデン®）　　　　1A　7.5mg
>   静脈内，皮下または筋肉内注射

6）癌性疼痛

痛みは，癌患者にとって最も辛い症状の1つであり，痛みは患者のQOLを著しく損ねる．よって癌に関連した痛みをとることは非常に重要である．癌患者の多くは不安，恐怖を抱えていることも多く癌の痛みのマネジメントにおいては身体面の問題だけでは不十分であり，全人的なアプローチが必要であるが，ここでは薬物療法について述べる．

薬物療法はWHO方式癌疼痛治療法をもとになされるべきである．WHO方式では以下の5項目を鎮痛薬の使用の原則としている．

① 経口的に
② 時間を決めて規則正しく（毎食後，疼痛時でなく，時間を決めて定期的に投与）
③ 除痛ラダー（後述）に沿って効力の順に
④ 患者ごとに個別の量で（適切な投与量はその量で痛みが消える量である）
⑤ そのうえで細かい配慮を（副作用の出現や，患者さんの心理状態に十分配慮することである）

薬剤はWHO 3段階除痛ラダーに準じて鎮痛薬を選択する．患者が痛みを訴えた場合にはまず第1段階の非オピオイド鎮痛薬を使用する（アセトアミノフェン，NSAIDsなど）．これらの薬剤にて効果が不十分なときには第2段階の，弱オピオイドを使用する（コデイン）．第2段階で除痛が不十分な場合には第3段階の薬剤，強オピオイドを用いる（実際にはコデインは徐放製剤がなく服用が煩雑であり，コデインを使用せず強オピオイドが用いられていることが多い）．この際NSAIDsは中止しないで併用する．強オピオイドにはモルヒネ，オキシコドン，ペチジン，フェンタニルが分類される．投与の原則は経口であるが経口摂取が困難な場合に，直腸内投与，皮下や静脈内投与を行う．フェンタニルは貼付剤としての製剤も利用可能である．なお神経障害性の痛みではオピオイドに反応しないことも多く，三環系抗うつ薬，抗痙攣薬，局所麻酔薬（クラス1の抗不整脈薬）やステロイドを鎮痛補助薬として用いるが，保険適応のないものも多いので注意を要する．

> **処方例**
>
> - 第2段階：非オピオイド鎮痛薬が十分な効果をあげないとき
>   コデインリン酸塩
>   　　　30～120mg/回　4時間ごと
>   　　　（モルヒネの約1/6の効力）

> **処方例**
>
> - 第3段階：上記で鎮痛が不十分なとき，下記のいずれかを用いる
>   1) モルヒネ塩酸塩末，速放錠，または水溶液
>   開始量5～10mg/回　4時間ごと
>   （就寝前は2回分をまとめて投与すると深夜の投与分が省ける）
>   ＊効果不十分な場合は1～3日ごとに30～50％増量，眠気が強い場合は20％減量．
>   ＊臨時で投薬する場合はレスキュードーズとして1日投与予定量の1/6を投与（1時間間隔で追加可）
>   2) モルヒネ硫酸塩徐放剤（MSコンチン®錠，カディアン®カプセル，モルペス細粒など）
>   1) でモルヒネの必要量を決めてから移行することが望ましいが，服用回数が少なくてすむことから，実際には最初から徐放製剤が用いられることが多い．
>   MSコンチン®錠
>   　　　開始量10～20mg/回　12時間ごと

または
　　　カディアン®カプセル
　　　　　　　開始量20〜30mg/回　24時間ごと
　　＊レスキューで投薬する場合は1日投与予定量
　　　の約1/6のモルヒネ速放製剤を投与する．
　　　モルヒネ塩酸塩内用液剤（オプソ®）（5mg）
　　　　　　　1包/回（1時間間隔で追加可）

2）持続皮下注
　　塩酸モルヒネ注射液 50mg（5mL）
　　＋生理食塩水 19mL　　　　1mL/時間
＊レスキューはモルヒネは持続静注，持続皮下注とも1時間分早送り（30分間隔で追加可）．パビナール®注は1日量の1/10を30分から1時間で点滴静注で用いる．

処方例

● モルヒネ代替薬として，または重度の腎障害のある場合，モルヒネの中枢神経系の副作用が強い場合
　オキシコドン塩酸塩徐放錠（オキシコンチン®錠）
　　　　　　　5〜10mg/回　12時間ごと
＊レスキューには1日投与量の1/6の速放性オキシコドン（オキノーム®散）またはモルヒネ塩酸塩換算の1日投与量の約1/6のモルヒネ塩酸塩（モルヒネとオキシコドンの効力比は2：3)を用いる．
　オキノーム®散（2.5mg）
　　　　　　　1包/回（1時間間隔で追加可）

処方例

● 経皮吸収型製剤
モルヒネの副作用が強い場合や経口摂取不能となることが予想される場合
　フェンタニル貼付剤（デュロテップ®MTパッチ）
　保険上オピオイド鎮痛剤からの切り替えのみで使用可能．
　デュロテップ®MTパッチ
　　　　　　　4.2mg（3日に1回張り替え）
　　　　　　　（モルヒネ経口薬60mgと等力価）

処方例

● 経口投与不能な場合
持続皮下注入または持続静脈内投与が可能である．はじめてモルヒネを投与する場合は10mgを，経口投与から変更する場合は1日投与量の1/3から1/2を24時間持続的に皮下，または静脈内投与する．また本邦ではオキシコドンの注射剤（パビナール®）も利用可であり，オキシコドン徐放剤の使用量に0.8を，または経口モルヒネの使用量に対しては0.5を掛けた量をほぼ同じ力価として用いる．
1）持続静注
　・塩酸モルヒネ注射液 20mg（2mL）
　　＋生理食塩水 96mL　　　　4mL/時間
　または
　・パビナール®注 30mg（3mL，3A）
　　＋生理食塩水 95mL　　　　4mL/時間

処方例

● オピオイドの使用の際には嘔気，便秘の副作用の対策が重要であり下記を併用する
1）嘔気対策として
　プロクロルペラジン（ノバミン®）
　　　　　　　5mg錠　3〜6錠/日　分3
　メトクロプラミド（プリンペラン®）
　　　　　　　10mg錠　3錠/日　分3
　　　　　　　　　　　　　　　　　　など
＊特に投与開始1〜2週間の間

2）便秘対策として
　酸化マグネシウム　　1.5〜3g/日　分3
　センノシド（プルゼニド®）
　　　　　　　2錠/日　分1　就寝前
　ピコスルファート（ラキソベロン®）
　　　　　　　10滴/日　分1　就寝前
　　　　　　　　　　　　　　　　　　など
＊効果不十分な場合は増量

⚠️ 投薬時の注意点

❶ 注意すべき禁忌・副作用

抗コリン薬投与により副交感神経を抑制するための作用が種々の臓器に現れる．緑内障の患者，前立腺肥大による排尿障害のある患者，重篤な心疾患のある患者，麻痺性イレウスの患者，出血性大腸炎，細菌性腸炎は禁忌とされている．瞳孔括約筋と毛様体筋を弛緩させることで瞳孔は散大し，調節障害を起こし，房水の流出障害を引き起こすことにより眼圧が上昇する．心臓に対しては交感神経優位となるため心拍数の増加を引き起こす．このため虚血性心疾患や頻脈性不整脈を増悪させる．尿管，膀胱の収縮は抑制するが膀胱括約筋を弛緩させるため排尿困難を引き起こす．また重症の潰瘍性大腸炎に抗コリン薬を投与すると中毒性巨大結腸症を誘発する可能性があるため原則的にその投与は行わない．薬剤相互作用では三環系抗うつ薬や抗ヒスタミン薬との併用では抗コリン作用が増強されることがあるため注意が必要である．

❷ 外科医にみせる前に鎮痛薬を投与すべきか

急性腹症の痛みに対して外科医の評価前に麻薬性鎮痛薬を用いても予後に大きな影響はないというメタ解析もあるが，臨床所見はその投与によって変化する[3]とされており，このような場合の麻薬性鎮痛薬などの使用においては施設内でコンセンサスを得ておくことが望ましい．

❸ 麻薬性鎮痛薬，麻薬拮抗性鎮痛薬の使用時の注意

麻薬性鎮痛薬，麻薬拮抗性鎮痛薬は反復投与にて身体依存を生じるが癌性疼痛に用いる場合はその心配はいらない．特にモルヒネ，オキシコドンには有効限界（有効限界とは一定量以上に増量しても効果の増強が得られず副作用だけが増強する現象）がない．よってモルヒネ，オキシコドンは除痛の得られるところまで十分量を使用することが大切である．一方，十分な量を投与するためには副作用に対する十分対策が必要である．特に便秘に対する緩下薬や嘔気，嘔吐に対する制吐薬は投与初期から併用するべきである．麻薬拮抗性鎮痛薬はその名前の通り麻薬性鎮痛薬に拮抗するため両者を併用してはいけない．しばしば麻薬性鎮痛薬を使用中に痛みが生じた場合に麻薬拮抗性鎮痛薬が追加投与されるといった誤用が行われているので注意してほしい．

👍 患者さんに説明するときのコツ

抗コリン薬の処方にあたって禁忌事項を必ず確認すること．特に緑内障（あおそこひ）の有無，頻脈性不整脈や虚血性心疾患の有無，前立腺肥大の有無（おしっこが出にくいことがないか）については必ず確認すべきである．

感染性腸炎などで下痢をきたしている場合，患者さんからは「下痢を何とかしてほしい」と訴えられることが多い．そのような場合下痢は腸管に入った細菌や毒物を排除するための合目的な生体反応であり，止痢薬を用いても決して疾患自体が早く治ることはないことをよく説明する．ただ下痢や腹痛といった症状は日常生活に支障をきたすことがあるため，そのような状況に対応するため頓用にて抗コリン薬を処方することはやむを得ない場合もある．

癌性疼痛については治療の目標は痛みを完全にとることであり患者さんに痛みを我慢する必要がないことを十分説明する．患者さんには痛みなく過ごす権利がある．そして痛みに対し適切に使用する限り精神依存は生じないこと，身体依存も漸減により防げること，オピオイドの使用により死期が早まることはないことをわかりやすく説明することが重要である．

文献・参考文献

1) 「神経局在診断」（半田 肇 監訳），文光堂，1984
2) 佐藤公道：痛みとその制御．「オピオイド―化学物質が解き明かす生体の謎」，化学増刊，120：55-61，1991
3) Sumant, R. R., et al. : Do opiates affect the clinical evaluation of patients with acute abdominal pain? JAMA, 296（14）：1764-1774, 2006
4) 「がんの痛みからの解放」（武田文和 訳），金原出版，1996

<佐藤幸浩>

2. 消化器系

4. 下　剤

概略図 ● 便秘と下剤の薬理作用

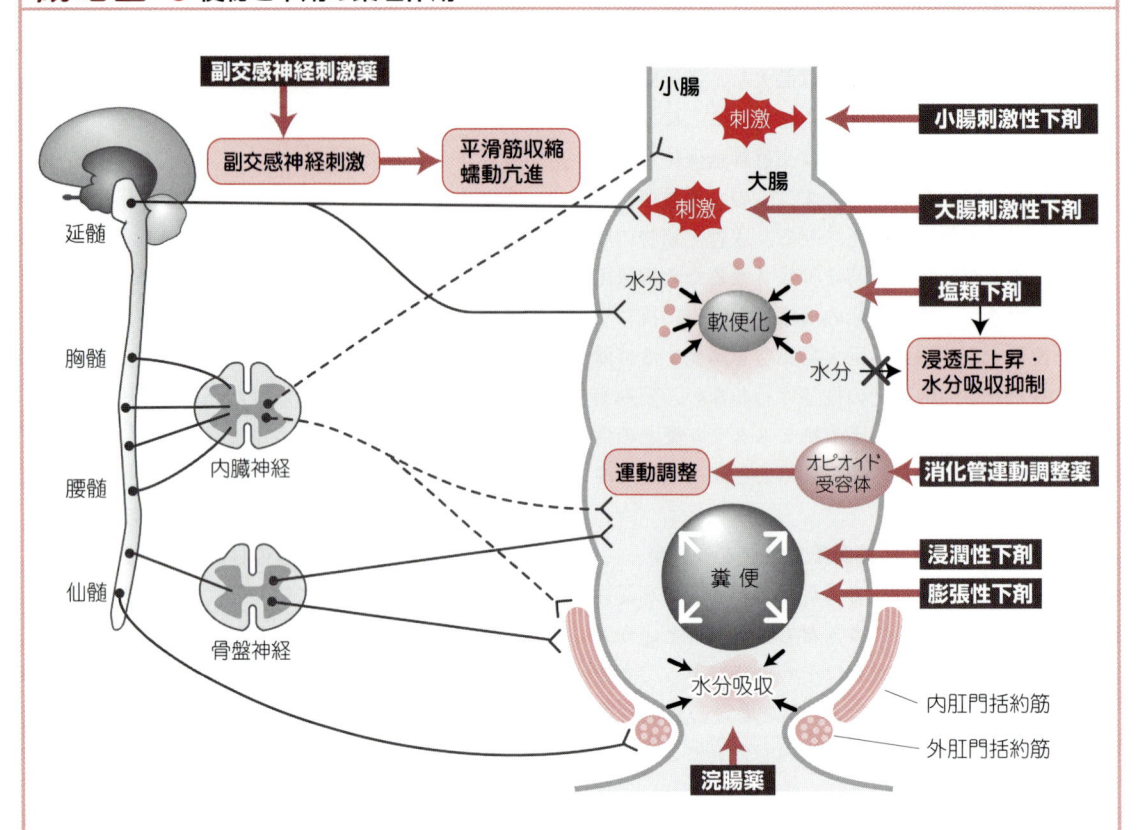

作用機序

　　下剤には，水分を吸収して便の体積を増加させその刺激で蠕動を亢進させる**機械性下剤**，腸粘膜の刺激により蠕動を亢進させる**刺激性下剤**，オピオイド受容体や自律神経に作用する下剤など，**数多くの薬剤がある**．以下に下剤を作用機序により分類し，その特徴を解説する[1,2]．

1) 機械性下剤

　❶ 塩類下剤

　　非吸収性塩類は腸管内容液が体液と等張になるまで腸管内に水分を移行させるため腸管内容が軟化増大しその刺激で効果が現れる．効果の発現には2～3日を要する．

　❷ 膨張性下剤

　　親水性合成ゴムでつくられアルカリ性で，多量の水分を含んで膨張し，蠕動運動を亢進させる．弛緩性便秘（後述）に有効である．習慣性はないが，作用が緩徐であるため，他剤と併用すること

が多い.

❸ 浸潤性下剤
界面活性作用により便の表面張力を低下させ，便が軟化膨張して排便が容易となるが，単剤では効果は不十分で他剤と併用する．

❹ 糖類下剤
ラクツロース（モニラック®）は合成二糖類で，服用すると無変化のまま大腸に達し，浸透圧作用で効果を示す．また，腸内分解で発生した有機酸により腸蠕動が亢進し，排便を促進する．D-ソルビトールはX線造影剤による便秘を予防する．

2）刺激性下剤

❶ 大腸刺激性下剤
アントラキノン系誘導体（プルゼニド®ほか）は，小腸より吸収され，血行性または直接大腸に入り粘膜およびAuerbach神経叢を刺激する．長期連用で大腸黒皮症をきたす．大腸黒皮症は，アポトーシスを起こした上皮細胞を貪食したリポフスチン様色素含有マクロファージによる．麻子仁丸，乙字湯，大黄甘草湯などの漢方薬も同様の作用を示す．

ジフェノール誘導体（ラキソベロン®）は，胃・大腸では分解されず腸内細菌叢由来のアリルスルファターゼにより発生したジフェノール体による大腸粘膜刺激によって作用する．

新レシカルボン®坐剤は腸内でCO_2を発生して，胃腸運動を亢進させるため生理的排便に近く直腸性便秘に有効である．テレミンソフト®は，蠕動促進作用と直接刺激により排便を促す．

❷ 小腸刺激性下剤
ヒマシ油はトウゴム種子の油で，小腸内でリパーゼによりグリセリンとリシノール酸に加水分解され，リシノール酸がアルカリ下でリシノール酸ナトリウムとなって小腸粘膜に直接作用し，腸の蠕動運動を亢進させる．

3）自律神経作用薬
弛緩性便秘に対しては，副交感神経を直接刺激する臭化ネオスチグミン（ワゴスチグミン®），交感神経を遮断するベタネコール塩化物（ベサコリン®）が用いられる．また，痙攣性便秘（後述）に対しては，副交感神経遮断薬のトランコロン®などが用いられる．

4）浣腸薬
グリセリンは直腸内への注入によって腸管内の水分を吸収することに伴う刺激作用により腸管の運動を亢進させる．また浸潤作用により便が軟化膨張し排泄を促す．

5）消化管運動調整薬
トリメブチンマレイン酸塩（セレキノン®）は，腸管のオピオイド受容体を介して腸運動が亢進している場合は抑制，低下している場合は亢進という両面の作用をもつ．

6）腸管洗浄剤
ニフレック®は非吸収性のポリエチレングリコールに電解質を配合した下剤で，腸管内で吸収されず大腸に達し，腸管内容物を排泄させる．大腸内視鏡検査や大腸手術の前処置薬として用いられる．ビジクリア®は，リン酸二水素ナトリウム一水和物であり，腸管内に水分を貯留させて瀉下作

用を示す．錠剤とともに水（または茶）を時間ごとに内服することで大腸内視鏡検査の前処置を行うことができるが，腸内視鏡所見において本剤由来の不溶成分（主に添加剤である結晶セルロース）を認めることがある．

7) クロライド・チャネル・アクティベーター

　　ルビプロストン（アミティーザ）は，医薬品として承認された世界初のクロライド・チャネル・アクティベーターであり，腸管粘膜上のクロライド・チャネルに選択的に働き，腸液の分泌を促進する．その結果，便の通過をよくし慢性特発性便秘症に伴う諸症状を改善するユニークな作用機序をもっている．妊婦には投与できない．本邦では 2009 年 8 月現在未承認のため，一部個人輸入で使用されている．

薬の種類・適応・主な副作用

分類	種類：一般名（商品名）	用法	適応	主な副作用
塩類下剤	酸化マグネシウム（酸化マグネシウム）（マグラックス®）（マグミット®）	1日2g　食前か食後3回に分服，または就寝前1回（増減）	・便秘症 ・胃・十二指腸潰瘍，胃炎，上部消化管機能異常における制酸作用と症状の改善 ・尿路シュウ酸カルシウム結石の発生予防	マグネシウム中毒（熱感，血圧低下，中枢神経症状）
塩類下剤	硫酸マグネシウム（硫酸マグネシウム）	1回5〜15g　多量の水とともに服用	便秘症	マグネシウム中毒，下痢
塩類下剤	硫酸ナトリウム配合（人工カルルス塩散）	1回5g，1日15g（増減）	便秘症	大量で子宮収縮
塩類下剤	クエン酸マグネシウム（マグコロール®）（マグコロール®P）	高張：27〜34g/回　検査予定時間の10〜15時間前 等張：68gを水に溶解し，全量約1,800mL．1回1,800mLを検査予定の4時間以上前に200mLずつ約1時間かけ服用．2,400mLまで	大腸検査・腹部外科手術の前処置（腸内容物の排除）	腹痛，悪心，嘔吐，腹部膨満感，腹鳴
膨張性下剤	カルメロースナトリウム（バルコーゼ®）	1回1.5〜6g，3回に分服	便秘症	悪心，嘔吐，腹部膨満感，熱感
浸潤性下剤	ジオクチルソジウムスルホサクシネート・カサンスラノール（ビーマス®S）	1回5〜6個就寝前　または1日6個2〜3回に分服	便秘症，腹部臓器検査の前処置，手術前後の腸内容物の排除	口乾，悪心，腹痛，腹部不快感，腹部膨満感，腹鳴，長期投与で結腸粘膜に一過性色素沈着，過敏症（発疹など）
大腸刺激性下剤	センナエキス（アジャストA）（ヨーデル®S）	1回80mg　就寝前 高度の便秘：1回60〜240mg　1日120〜240mg食後3回	便秘症	腹痛，悪心，嘔吐，腹鳴，過敏症，着色尿
大腸刺激性下剤	センノシド（プルゼニド®）（センノサイド®）	1回12〜24mg　就寝前（増減） 高度の便秘：1回48mgまで	便秘症	腹痛，悪心，嘔吐，腹鳴，過敏症，発疹，低カリウム血症
大腸刺激性下剤	センナ・センナ実（アローゼン®）	1回0.5〜1g，1日1〜2回（増減）	便秘（痙攣性便秘は除く），駆虫剤投与後の下痢	腹痛，悪心，嘔吐，腹鳴，過敏症，着色尿

（次ページにつづく↗）

(↘前ページのつづき)

分類	種類：一般名（商品名）	用法	適応	主な副作用
大腸刺激性下剤	ピコスルファートナトリウム（ラキソベロン®液・錠）	便秘症，術後排便補助：1回5〜7.5mg（増減） 造影剤投与後：1回3〜7.5mg（増減） 手術前腸管内容物排除：1回7mg（増減） 大腸検査前処置：1回150mg（増減）10〜15時間前	各種便秘症，術後排便補助，造影剤（硫酸バリウム）投与後の排便促進，手術前腸管内容物の排除	腹痛，悪心，嘔吐，腹鳴，腹部膨満感，過敏症，肝機能異常
	ダイオウ（ダイオウ）	1回0.5〜1g，1日1〜3g	便秘症	疝痛
	ダイオウ配合（セチロ）	1回3錠，1日3回	便秘症	疝痛
	ビサコジル（テレミンソフト®）	1回10mg，1日1〜2回	便秘症，消化管検査時・手術前後の腸管内容物の排除	過敏症，直腸刺激感，腹部不快感，一過性の血圧低下など
小腸刺激性下剤	ヒマシ油（ヒマシ油）	1回15〜35mL，増量60mLまで そのまま または水・牛乳などに浮かべて頓用	便秘症，食中毒における腸管内容物の排除，消化管検査時・手術前後の腸管内容物の排除	過敏症，悪心，嘔吐，腹痛
自律神経作用薬	ネオスチグミン（ワゴスチグミン®）	1回5〜15mg，1日1〜3回（増減）	弛緩性便秘および手術後の腸管麻痺	コリン作動性クリーゼ，血圧低下，徐脈，頻脈，気管支痙攣，気道分泌亢進，腹痛，唾液分泌過多，悪心，嘔吐，下痢，発汗，めまい，不安，興奮，虚脱，脱力，筋痙攣，過敏症
	ベタネコール塩化物（ベサコリン®）	1日30〜50mg，3〜4回分服（増減）	手術後および分娩後の腸管麻痺，麻痺性イレウス	心悸亢進，胸内苦悶，胸やけ，悪心，嘔吐，唾液分泌過多，腹痛，胃部不快感，下痢，頭痛，過敏症
	モサプリドクエン酸塩（ガスモチン®）	1日15mg，食前または食後3回に分服	慢性胃炎に伴う消化器症状	肝機能障害，黄疸，下痢・軟便，口乾，倦怠感，好酸球増多，中性脂肪の上昇，AST・ALT・Al-P・γ-GTPの上昇
	メペンゾラート臭化物（トランコロン®）	1回15mg，1日3回	過敏大腸症	視調節障害，めまい，頭痛，口渇，過敏症，排尿障害
消化管運動調整薬	トリメブチンマレイン酸塩（セレキノン®）	慢性胃炎：1日300mg，3回分服 過敏性腸症候群：1日300〜600mg 3回分服	慢性胃炎における消化器症状，過敏性腸症候群	便秘，下痢，口乾，心悸亢進，眠気，めまい，倦怠感，悪心・嘔吐，蕁麻疹，瘙痒感
その他	炭酸水素ナトリウム/無水リン酸水素ナトリウム（新レシカルボン®坐剤）	1〜2個肛門内挿入	便秘症	刺激感，下腹部痛
	電解質配合剤（ニフレック®）	1袋全量を水に溶解し約2Lとし，1回2〜4Lを約1L/時で経口投与 ただし排泄液が透明になった時点で終了し，4Lを超えない	大腸内視鏡検査前処置，大腸手術前処置	ショック・アナフィラキシー様症状，腸管穿孔，低ナトリウム血症，イレウス，腹痛，悪心，冷感，嘔気，頭痛

（次ページにつづく↗）

分類	種類：一般名（商品名）	用法	適応	主な副作用
その他	リン酸ナトリウム塩配合（ビジクリア®）	検査開始4〜6時間前から1回5錠，約200mLの水とともに15分ごとに計10回（50錠）服用	大腸内視鏡検査前処置	重篤な不整脈，痙攣など有害事象発生のおそれ 排便，腹痛などの状況を確認し慎重投与
	パンテチン（パントシン®散）	1日300〜600mg，1〜3回分服（増減）	弛緩性便秘，パントテン酸欠乏または代謝障害による高脂血症ほか	下痢，腹痛，胸やけ，悪心，流涎，発汗，胸部圧迫感

疾患別処方のしかた

便秘とは，何らかの原因で排便回数が減少したり，便中水分量が減少したりして，便の排出が困難となった状態である．しかし，症状の現れかたには個人差が大きく，単純に排便回数（間隔），便の硬さなどでは定義できない．排便時に努力と苦痛を要したり，不快感，腹部膨満感，腹痛などの症状が現れる症候群を便秘としている．

癌などの器質的疾患に伴う器質的便秘と腸管運動の異常などによる機能性便秘があり，両者の鑑別が必要である．便潜血，直腸診，注腸，内視鏡検査により器質的疾患を除外する．急性の便秘では，抗うつ薬などの薬剤の服用にも注意する．

1）弛緩性便秘

高齢者や長期臥床者また女性の習慣性便秘に多い．便の腸管内停滞時間が長く，水分が吸収されて，太くて硬いものとなる．原因としては，食物繊維などの摂取不足による腸蠕動運動の低下，加齢による腸管運動および分泌機能の低下，また腸管壁の強さや緊張の低下などが考えられている．臨床で最も多いタイプで，習慣性便秘の70〜80％を占める．塩類下剤（酸化マグネシウム），膨張性下剤（バルコーゼ®）を第一選択とし，無効または効果不十分のときは大腸刺激性下剤（アローゼン®，ラキソベロン®，プルゼニド®）を追加する．酸化マグネシウムには錠剤（マグラックス®錠）もある．

> **処方例**
> ● 下記1）または2），あるいは1）2）を併用
>   1）酸化マグネシウム 1.0〜3.0g/日 分3 食後
>   2）プルゼニド® 1〜4錠/日 分1 就寝前

2）直腸性便秘

弛緩性便秘に合併しやすい．直腸内圧上昇に伴う骨盤神経の排便反射が低下しているため，直腸に便が達しても排便困難な状態である．寝たきりの高齢者や排便を無理に抑制する習慣の人にもみられる．塩類下剤で便を軟らかくし，坐剤で排便を誘発させるとよい．

> **処方例**
> ● 下記1）または2），あるいは1）2）を併用
>   1）酸化マグネシウム 1.0〜3.0g/日 分3 食後
>   2）テレミンソフト®坐薬 1個/日 適宜

3）痙攣性便秘

多くは便秘型過敏性腸症候群の便秘型〔IBS-C：「2-5．止痢・整腸薬」の稿 表1，2，図1（p.113, 114）参照〕に分類される．大腸の分節運動が障害され，腸管の過度の緊張から攣縮性の収縮を起こし，直腸までの糞便の輸送が障害される．水分吸収も亢進し，便は兎糞状となり，便意はあっても排便後の残便感がある．消化管運動調整薬や抗コリン薬を用いる．堅い便の場合塩類下剤も有効である．過敏性腸症候群では抗不安薬や抗うつ薬を併用すると改善することもある．

処方例

- 下記1）または2），あるいは1）3）を併用，あるいは2）3）を併用
  1) セレキノン®　　　　　3錠/日　分3　食後
  2) ガスモチン®　　　　　3錠/日　分3　食後
  3) パキシル®（10mg）　1錠/日　分1　夕食後
  　　　　　　　　　　（1週ごとに1錠ずつ増量）

⚠ 投薬時の注意点

　すべての下剤は急性腹症，器質的便秘には禁忌である．便秘を訴える患者には，必ず器質的疾患を除外しておくことを忘れてはならない．ほかに，全身疾患に伴う便秘，薬剤の副作用による便秘などの除外が必要である．使用の際は強力な下剤の連用による脱水，低カリウム血症に注意する．習慣性に乱用すると腹部膨満感，疲労感などが現れることがあるので，注意する．便秘時に急速に下剤を作用させると急激な腸管内圧の上昇や腸管蠕動の亢進により虚血性大腸炎を発症することがあるので，下剤使用後の変化に注意する．塩類下剤は長期連用に便利だがマグネシウムを含むものでまれに高マグネシウム血症がみられるので特に腎障害患者への投与は注意を要する．大腸刺激性下剤，膨張性下剤は妊娠時には用いない．

　腸管洗浄薬（ニフレック®）による腸管穿孔が報告され，厚生労働省より緊急安全性情報として注意が喚起されている．腸閉塞の疑いのある患者に投与しないことは当然であるが，高度の便秘患者や高齢者には，十分に注意して投与する必要がある．

👍 患者さんに説明するときのコツ

　便秘の原因を特定できることは少ないが，規則的で余裕のある生活（朝食は必ずとり，排便時間を十分とれるような余裕のある生活），適度な運動（1日20分くらいの運動がよい），食物繊維の摂取を心がけることである程度改善することが多い．心理的ストレスが原因のこともある．患者さんの食事内容，排便習慣，運動の有無，ストレスの有無などを聞き出して，適切にアドバイスすることが肝要と思われる．

参考文献
1) 勝　健一：消化管疾患の薬物療法—常習便秘．薬事新報，1291：781-784，1984
2) 吉本一哉：下剤．診断と治療，88：277-280，2000

　　　　　　　　　　　　　　　　　　　　　　　＜砂田　圭二郎＞

2. 消化器系

5. 止痢・整腸薬

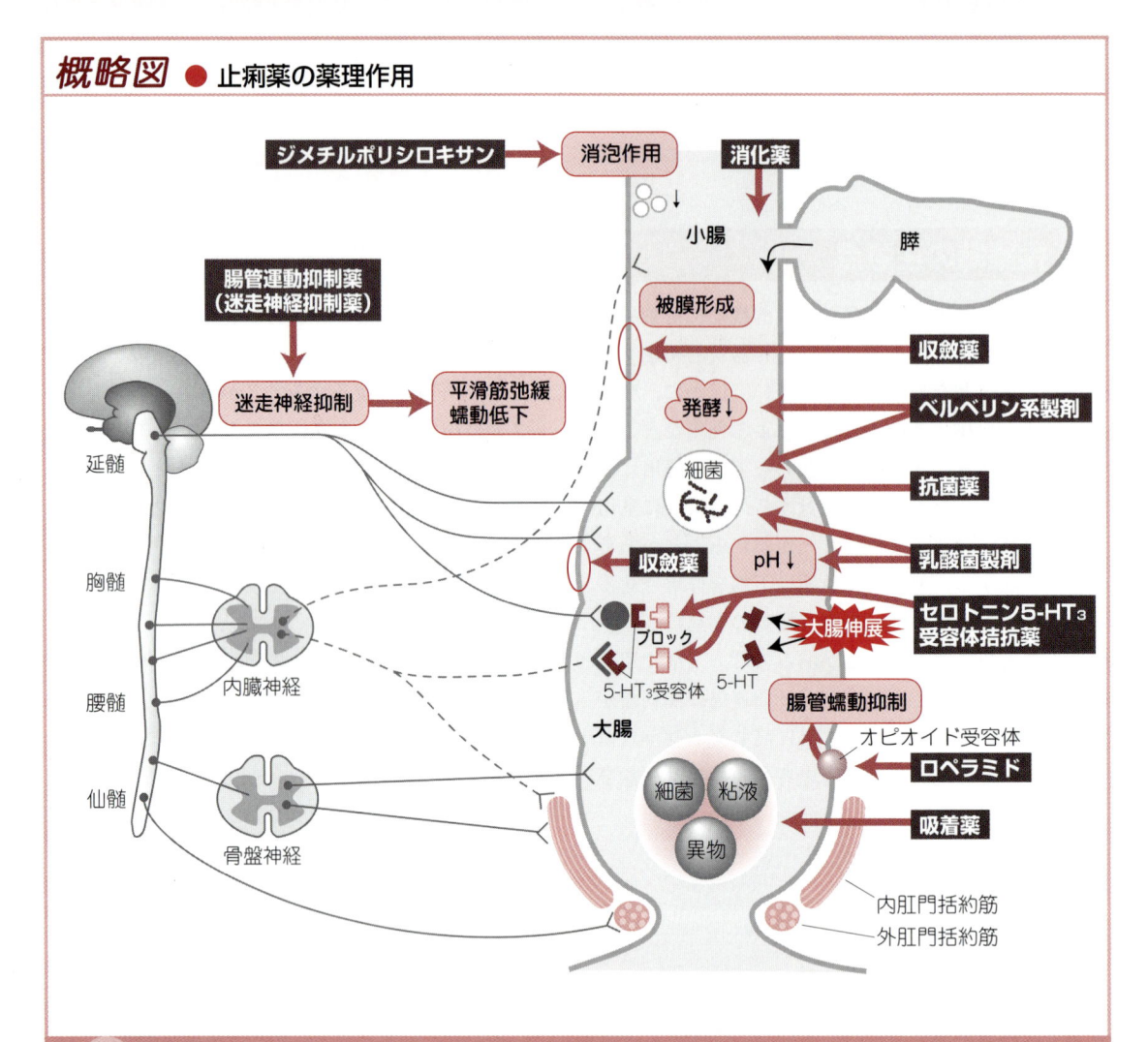

概略図 ● 止痢薬の薬理作用

作用機序

　　止痢・整腸薬には，消化管粘膜に被膜を形成し感受性を低下させる収剣薬，水分を直接吸収する吸着薬，蠕動運動を低下させる腸管運動抑制薬や腸内のpHを低下させて腸内細菌叢を正常化させる乳酸菌製剤などが含まれる．以下に止痢・整腸薬について作用機序により分類し，その特徴を解説する[1]．

1）収斂薬

　　タンナルビン®は胃では分解されず小腸のアルカリ性消化液で分解され，タンニン酸となり緩徐な収斂作用を現す．アルブミンを含有するので稀に過敏症を示す．漢方のゲンノショウコエキスの

主成分もタンニン酸である．ビスマス薬は腸内異常発酵で生じた硫化水素と反応して硫化ビスマスとなり，消化管粘膜に被膜を形成し，粘膜の感受性を低下させ，二次的に蠕動運動を抑制する．

2) 吸着薬

天然ケイ酸アルミニウム（アドソルビン®）は，細菌性毒素や過剰の水分粘液を吸着することによって腸管を保護する．腐敗性の下痢や発酵性の下痢によい．胆汁酸性下痢には胆汁酸の吸着能を有するクエストラン®やコレバイン®が使われることがある．ポリカルボフィルカルシウム（コロネル®，ポリフル®）は，水分を吸収して膨張・ゲル化し，便の水分バランスをコントロールして排便回数を減らす．

3) 腸管運動抑制薬

抗コリン薬として3級アミンと4級アンモニウムがある．腸管の副交感神経を遮断して，平滑筋を弛緩させる．蠕動が亢進し腹痛を伴う下痢に有効である．メペンゾラート臭化物（トランコロン®）は，下部消化管に抗コリン作用を示し，痙攣傾向を緩和するため，下痢型過敏性腸症候群（IBS-D）に有効である．

4) ベルベリン系製剤

ベルベリン（フェロベリン®）は腸内のアルカリ条件下で，フェノールとサリチル酸に分解される．フェノールは殺菌作用を示し，サリチル酸は有害アミンの酸性酵素と拮抗し，腸内異常発酵抑制作用をもち，腸管蠕動抑制作用や胆汁分泌作用もある．フェロベリン®はベルベリンとゲンノショウコエキスの合剤で，腸炎ビブリオやキャンピロバクターに対する抗菌作用が確認されている．

5) 乳酸菌製剤

病原性腸内細菌に対して抗菌作用があり，腐敗発酵物のアンモニアの産生を抑制し腸内のpHを低下（酸性化）させ，病原菌の増殖を抑制し腸内細菌叢を正常化させる．急性下痢症に対して有効であることが実証されている．また，抗菌薬投与時の下痢に対しては，抗菌薬耐性の乳酸菌製剤（ビオフェルミンR®など）が菌交代現象を予防し有効である．

6) 乳糖分解酵素薬

乳糖分解酵素欠損者は日本人に多い．まず，乳製品を避けるよう指導するが，乳児ではチラクターゼ（ミルラクト®）などを用いることがある．

7) ロペラミド

向精神病薬ハロペリドールと麻薬モルヒネの化学構造式をあわせもっており，腸管のオピオイド受容体に作用し，腸管蠕動抑制と分泌抑制作用を示す．急激な止痢効果により腹満感を生じることに注意が必要．原則として感染性腸炎には用いない．炎症性腸疾患に用いると中毒性巨大結腸症を発症する可能性があり原則禁忌である．

8) コデインリン酸塩

アヘンアルカロイドの副作用として腸管運動抑制があり，止痢薬として使用される．

9）ジメチルポリシロキサン

ガスコン®は界面活性作用が強く消泡作用があり，内視鏡検査や胃Ｘ線検査の前投薬として頻用されている．腹部膨満感や鼓腸に対して使用される．

10）セロトニン 5-HT₃ 受容体拮抗薬

ラモセトロン塩酸塩（イリボー®）は，遠心性神経の腸管の神経節に存在するセロトニン 5-HT₃ 受容体を遮断し，ストレスにより誘発される排便亢進，大腸輸送能亢進を改善する．また，求心性神経の神経終末に存在するセロトニン 5-HT₃ 受容体を遮断することにより，感覚閾値低下を抑制し，下痢型過敏性腸症候群（IBS-D）患者の各症状（下痢，腹痛，腹部不快感など）を改善する．現時点では女性における有効性が認められておらず，男性のみの適応である．

薬の種類・適応・主な副作用

分類		種類：一般名（商品名）	用法	適応	主な副作用
吸着薬		天然ケイ酸アルミニウム（アドソルビン®）	1日3〜10g，3〜4回分服	下痢症	嘔吐，腹部膨満
収斂薬		次硝酸ビスマス（次硝酸ビスマス）	1日2g，2〜3回分服 1カ月に20日程度	下痢症	間代性痙攣，錯乱，不安，精神障害，メトヘモグロビン血症，嘔気，便秘
		タンニン酸アルブミン（タンナルビン®）	1日3〜4g，3〜4回分服	下痢症	過敏症，肝障害，便秘，食欲不振
ベルベリン製剤		ベルベリン塩化物（塩化ベルベリン）	1日150〜300mg，3回分服	下痢症	便秘
		ベルベリン塩化物，ゲンノショウコエキス（フェロベリン®）	1回2錠，1日3回	下痢症	便秘
抗コリン薬	3級アミン	ロートエキス（ロートエキス）	1日20〜90mg，2〜3回分服	胃酸過多，胃炎，消化性潰瘍，痙攣性便秘	口乾，散瞳，頻脈，排尿困難，頭痛，過敏症
		アトロピン硫酸塩（硫酸アトロピン）	1日1.5mg，3回分服	胃・十二指腸潰瘍の分泌・運動亢進，胃腸の痙攣性疼痛，痙攣性便秘，胆管・尿管の疝痛ほか	ショック，口渇，嚥下障害，皮膚発赤，心悸亢進，呼吸障害，粘膜乾燥，瞳孔散大
	4級アンモニウム	ブチルスコポラミン臭化物（ブスコパン®）	1日30〜100mg，3〜5回分服	胃・十二指腸潰瘍，食道・幽門痙攣，胃炎，腸炎，胆のう・胆管炎，腸疝痛，尿路結石症など	眼調節障害，口渇，排尿障害，頭痛，心悸亢進
		メペンゾラート臭化物（トランコロン®）	1日45mg，3回分服	過敏性大腸症候群	視調節障害，めまい，頭痛，口渇，過敏症，排尿障害
		メペンゾラート臭化物，フェノバルビタール（トランコロン®P）	1日6錠，1日3回分服	過敏性大腸症候群	皮膚粘膜眼症候群，中毒性表皮壊死症，剥離性皮膚炎，過敏症症候群，薬剤依存，顆粒球減少，血小板減少，肝機能障害，呼吸抑制，眠気，めまい，頭痛，視調節障害，発疹，排尿障害など

（次ページにつづく↗）

(↙前ページのつづき)

分類	種類：一般名（商品名）	用法	適応	主な副作用
抗コリン薬　4級アンモニウム	臭化チキジウム（チアトン®）	1日15〜30mg, 3回分服	過敏性大腸症候群, 胃炎, 胃・十二指腸潰瘍, 腸炎, 胆のう・胆道疾患, 尿路結石症における痙攣・運動機能亢進	羞明, 頭痛, 口渇, 悪心・嘔吐, 動悸, 過敏症, 排尿障害
	チメピジウム臭化物（セスデン®）	1日90mg, 3回分服	胃炎, 胃・十二指腸潰瘍, 腸炎, 胆のう・胆道疾患, 尿路結石症	羞明, 視調節障害, 頭痛, めまい, 口渇, 便秘, 心悸亢進, 発疹, 排尿障害
	ブトロピウム臭化物（コリオパン®）	1日30mg, 3回分服	胃炎, 腸炎, 胃・十二指腸潰瘍, 胆石症, 胆のう症	眼調節障害, 一過性の口渇, 排尿障害, めまい, 心悸亢進, 過敏症, 倦怠感
腸管運動抑制薬	ロペラミド（ロペミン®）	1日1〜2mg	下痢症, 急性下痢症	イレウス, 巨大結腸, ショック, アナフィラキシー様症状, 皮膚粘膜眼症候群, 発疹, 腹部膨満感
麻薬	コデインリン酸塩（リン酸コデイン）	1日60mg, 3回分服	鎮咳, 鎮静, 鎮痛, 激しい下痢症状の改善	依存症, 呼吸抑制, 錯乱, 無気肺, 気管支痙攣, 喉頭浮腫, 麻痺性イレウス, 中毒性巨大結腸症, 便秘, 不整脈, 眠気, めまい, 悪心・嘔吐, 発疹, 排尿障害
	アヘン（アヘンチンキ®）	1日50〜100mg, 3回分服	激しい下痢, 腸管蠕動運動の抑制, 激しい疼痛時の鎮痛・鎮静・鎮痙, 激しい咳嗽発作の鎮咳	依存症, 呼吸抑制, 錯乱, せん妄, 無気肺, 気管支痙攣, 喉頭浮腫, 麻痺性イレウス, 中毒性巨大結腸症, 不整脈, 血圧変動, 眠気, 不安, 視調節障害, 悪心・嘔吐, 発疹, 排尿障害
	アヘンアルカロイド塩酸塩（オピアル®）	1日30mg, 1回10mg		
乳酸菌製剤	ビフィズス菌（ラックビー®微粒N）	1日3〜6g, 3回分服	腸内菌叢の異常による諸症状	軟便
	酪酸菌（ミヤBM®）	1日1.5〜3g, 3回分服　1日3〜6錠, 3回分服	腸内菌叢の異常による諸症状	
	ラクトミン製剤（ビオフェルミン®）	1日3〜9g, 3回分服	腸内菌叢の異常による諸症状	
	酪酸菌配合剤（ビオスリー®）	1日1.5〜3.0g, 3回分服　1日3〜6錠, 3回分服	腸内菌叢の異常による諸症状	
	耐性乳酸菌（ビオフェルミン®R）（エンテロノン®-R）（ラックビー®R）	1日3gまたは3錠, 3回分服	以下の薬剤投与の腸内細菌叢の異常による諸症状：ペニシリン, セファロスポリン, アミノグリコシド, マクロライド, テトラサイクリン, ナリジクス	アナフィラキシー様症状, 発疹, 蕁麻疹, 潮紅, 瘙痒, 咳嗽, 喘鳴, 嘔吐
乳糖分解酵素薬	チラクターゼ（ミルラクト®）	1回0.25〜0.5g	乳児の1次性, 2次性乳糖不耐症	ショック, 発疹, 便秘, 嘔吐

(次ページにつづく↗)

（↖前ページのつづき）

分類	種類：一般名（商品名）	用法	適応	主な副作用
消化管ガス駆除薬	ジメチコン（ガスコン®）	1日120～240mg，3回分服	胃腸管内ガスに起因の腹部症状改善	胃腸障害，頭痛
		内視鏡検査時：40～80mL	胃内視鏡検査時の胃内有泡性粘液除去	
過敏性腸症候群治療薬	ポリカルボフィルカルシウム（ポリフル®）（コロネル®）	1日1.5～3.0g，3回分服 食後に水とともに経口投与	過敏性腸症候群における便通異常（下痢・便秘）および消化器症状	発疹，瘙痒感，嘔気・嘔吐，口渇，腹部膨満感，下痢，便秘，AST・ALT上昇，白血球減少，浮腫，頭痛，尿潜血陽性
	ピペタナート塩酸塩（イリコロン®M）	1日6錠，1日3回分服	過敏性大腸症候群	眠気，めまい，頭痛，頭重，悪心・嘔吐，腹部膨満・不快感，便秘，口渇，発疹，視調節障害，眼内圧亢進，散瞳，心悸亢進，排尿障害など
	セロトニン5-HT₃受容体拮抗薬（イリボー®）	5μgを1日1回経口投与	男性における下痢型過敏性腸症候群	アナフィラキシーショック，虚血性大腸炎，重篤な便秘，腹部膨満，腹痛，上腹部痛など

疾患別処方のしかた

下剤は，便中の水分量の増加により，軟便から水様便を排泄する状態である．有形便で回数が多い場合は頻便とし下痢とは区別する．

臨床的に下痢は急性下痢と慢性下痢に分類される．

急性下痢の大部分を占める感染性腸炎では，下痢は原因物質を排除する生体防御反応であるので，安易な止痢薬の使用は細菌の排菌を遅らせ，症状の悪化や治療期間の延長をきたす．急性の非感染性下痢には，虚血性大腸炎，薬剤による下痢（抗菌薬による出血性腸炎や偽膜性腸炎も含む）などがある．

慢性の下痢では炎症性腸疾患（潰瘍性大腸炎，Crohn病），アメーバー赤痢，腸結核，過敏性腸症候群のほか，甲状腺，胃，膵臓，肝胆道系の疾患などが含まれる．大腸内視鏡検査や腹部超音波検査などを施行し，原因疾患を鑑別することが望ましい．炎症性腸疾患における下痢は，疾患の活動性を表しており，炎症を抑えることを優先するべきであり，安易な止痢薬の投与は避けるべきである．

1）感染性下痢症

感染性腸炎が疑われる場合，一般的血液検査，糞便の検鏡，培養検査を行う．身体所見から脱水や循環不全があれば，すみやかに補液を行う．最終診断は細菌検出によるが，迅速な診断は困難なため，患者背景，潜伏期間，臨床症状から病原菌の目やすをつけ，病原菌に応じた抗菌薬を投与する．主にニューキノロン，ホスホマイシン，カナマイシンなどが用いられる．糞便の直接塗抹染色検査が可能でカンピロバクターが同定された場合は，マクロライド系薬剤を投与する．腸管出血性大腸菌のO-157の感染では，特に高齢者や小児では溶血性尿毒症症候群（HUS：hemolytic-uremic syndrome）を合併し，脳症を引き起こして死にいたる場合がある．血便が認められる場合，迅速キットですみやかに診断を行う．毒素を放出させないよう静菌作用のあるホスホマイシンが選択される．

処方例

● 軽症
 1) フェロベリン®　　　6錠/日　分3　食後

● 中等症
 1) クラビット®　　　　3錠/日　分3　食後
 2) エンテロノン®　　　3g/日　分3　食後

2）非感染性下痢症

非感染性の下痢の原因としては，膵疾患（慢性膵炎，インスリノーマ，Zollinger-Ellison症候群），胃疾患（手術後，無酸症），全身性疾患（甲状腺機能亢進症，糖尿病，カルチノイド症候群，アレルギー性疾患など），薬剤性下痢，機能性下痢（過敏性腸症候群）など，さまざまである．まず，これらの原因について十分に検索を行い，原因疾患が確定すればその治療を優先させる．症状が強い場合は，原因疾患の治療に合わせて止痢療法を追加する．

過敏性腸症候群（IBS：irritable bowel syndrome）は，器質的疾患がないにもかかわらず，腹痛や腹部膨満感を伴った便通異常を呈する疾患で，慢性・再発性である（表1, 2, 図1）[2]．下痢型過敏性腸症候群（IBD-D）では，亢進した腸管運動の抑制，腸管の過敏性反応の抑制が治療の中心である．抗コリン薬，整腸薬，過敏性腸症候群治療薬などを用いる．ポリカルボフィルカルシウム（ポリフル®）は，糞便の物理的性質を調整することで消化管内容物の輸送を調節し，有効である．精神安定薬，抗うつ薬を併用することもある．また，男性であれば選択的セロトニン5-HT$_3$受容体拮抗薬のイリボー®も選択される．

処方例

● 軽症
1）ラックビー®　　　3.0g/日　分3　食後
2）タンナルビン®　　3.0g/日　分3　食後

● 中等症
1）ロペミン®　　　1～2C/日　分1～2　食後
2）ビオスリー®　　3錠/日　分3　食後

表1 ● 過敏性腸症候群（IBS）の診断基準：ROME Ⅲ 基準*（2006）（文献2, 3より作成）

過去3カ月間，月に3日以上にわたって腹痛や腹部不快感**がくり返し起こり，下記の2項目以上がある．

❶ 排便によって症状が軽減する
❷ 発症時に排便頻度の変化がある
❸ 発症時に便形状（外観）の変化がある

* 6カ月以上前から症状があり，最近3カ月間は上記の基準を満たしている
** 腹部不快感とは，痛みとは表現されない不快な感覚を意味する．病態生理学的研究や臨床研究に際しては，週に2日以上の痛み/不快症状があるものを適格症例とする

表2 ● IBSの分類：ROME Ⅲ 基準によるIBSの分類（文献2, 3より作成）

便秘型 IBS（IBS-C）
硬便または兎糞状便[a]が25％以上あり，軟便（泥状）または水様便[b]が25％未満のもの

下痢型 IBS（IBS-D）
軟便（泥状便）または水様便[b]が25％以上あり，硬便または兎糞状便[a]が25％未満のもの

混合型 IBS（IBS-M）
硬便または兎糞状便[a]が25％以上あり，軟便（泥状便）または水様便[b]も25％以上のもの

分類不能型 IBS（IBS-U）
便形状異常の基準がIBS-C，IBS-D，IBS-Mのいずれも満たさないもの

便形状の判定はブリストル便形状スケール（図1）を用いる．
a：ブリストル便形状スケール：タイプ2またはタイプ1
b：ブリストル便形状スケール：タイプ6またはタイプ7

図1 ● ブリストル便形状スケール (文献2，3より作成)

タイプ	説明	概念図
1	硬くてコロコロの兎糞状の（排便困難な）便	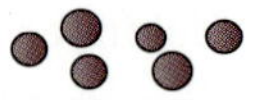
2	ソーセージ状であるが硬い便	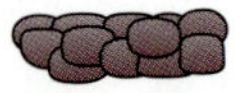
3	表面にひび割れのあるソーセージ状の便	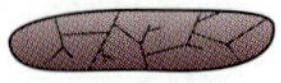
4	表面がなめらかで柔らかいソーセージ状，あるいは蛇のようなとぐろを巻く便	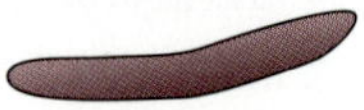
5	はっきりとしたしわのある柔らかい半分固形の（容易に排便できる）便	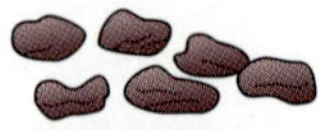
6	境界がほぐれて，ふにゃふにゃの不定形の小片便，泥状の便	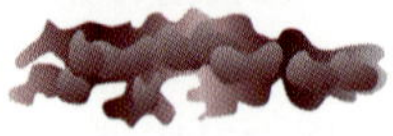
7	水様で，固形物を含まない液体状の便	全くの水状態

- **下痢型過敏性腸症候群（IBS-D）：**
  下記のいずれかを用いる
  1) セレキノン®　　　　　3錠/日　分3　食後
  2) ポリフル®　　　3〜6錠・包/日　分3　食後
  3) イリボー®（5μg）　　　1錠/日　分1　朝
  　　　　　　　　　　　　　　　　　（男性のみ可）

⚠ 投薬時の注意点

　感染性腸炎や潰瘍性大腸炎では，腸管運動抑制作用による中毒性巨大結腸症を発症することがあるので，診断を慎重に行う．抗コリン薬は散瞳，排尿障害，頻脈，口渇などの副作用に注意する．アヘンアルカロイドは呼吸抑制を起こすことがあるので，慢性呼吸器疾患の患者への投与は注意を要する．次硝酸ビスマスは精神神経症状が現れることがあるので，1カ月に20日以内の使用に留める．

👆 患者さんに説明するときのコツ

　感染性腸炎の下痢は，生体の防御反応であることを説明し，むやみに止めることがかえって治癒を遅らせることを説明する．水分をとると下痢が治らないと誤解している方もいるので，十分な水分摂取（スポーツドリンクのような電解質を含むものがよい）を勧める．重症の下痢では補液（点滴）が必要であることも伝えておく．

文献・参考文献

1) 櫻井幸弘：止痢薬．診断と治療，88：265-270，2000
2) Longstreth, W. G., et al.：Functional bowel disorders. Gastroenterology, 130（5）：1480-1491, 2006
3) 服部朝美 ほか：過敏性腸症候群の診断基準 Rome Ⅲ 診断基準．日本臨床，64：1425-1428，2006

<砂田 圭二郎>

第2章 各科別 薬の作用機序と処方例

2．消化器系

6. 炎症性腸疾患治療薬

概略図 ● 炎症性腸疾患治療薬の作用秩序

概略図1 ● 5-ASA製剤の作用秩序

A　サラゾスルファピリジン（SASP）

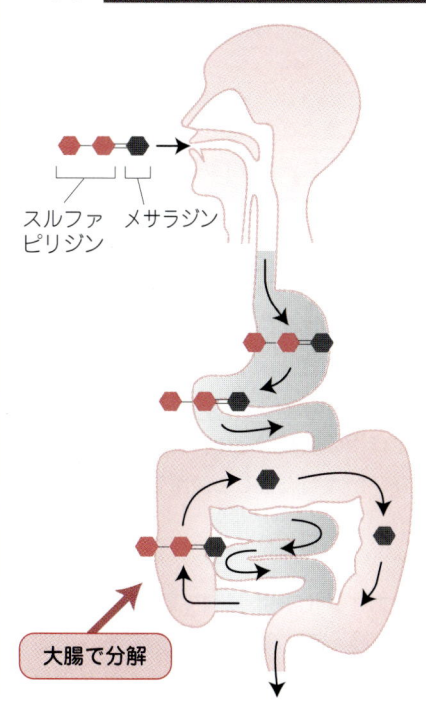

B　メサラジン

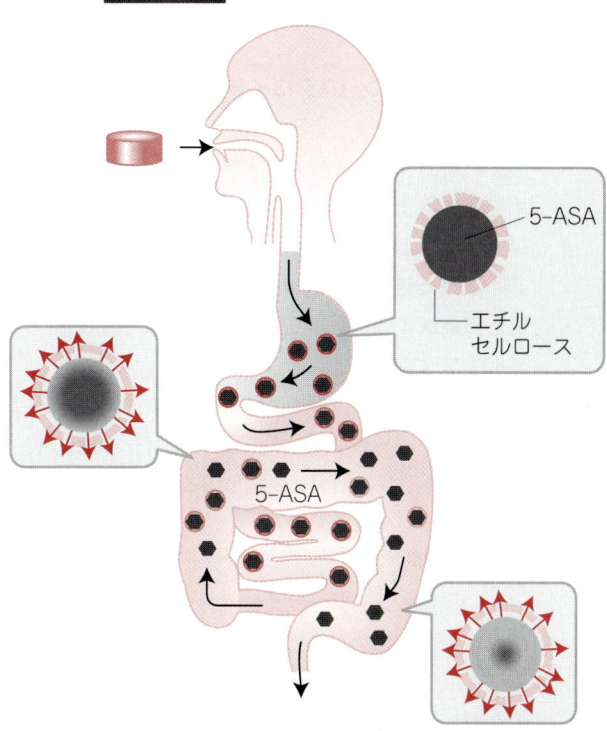

スルファピリジン
メサラジン

5-ASA
エチルセルロース

大腸で分解

5-ASA

棟方昭博（弘前大学医学部第一内科教授）監修の図をもとに作成

作用機序

1）サラゾスルファピリジン（SASP）とメサラジン（5-ASA）

　メサラジン（5-ASA，ペンタサ®）の主な作用機序としては，炎症細胞から放出される活性酸素を消去し，炎症の進展と組織の障害を抑制すること，またロイコトルエンB4（LTB4）の生合成を抑制し，炎症性細胞の組織への浸潤を抑制することなどに基づくものと推定されている．

　サラゾスルファピリジン（SASP）（サラゾピリン®）はメサラジン（5-ASA）とスルファピリジン（SP）の複合体（アゾ結合）であり，大腸の細菌で分解されて，メサラジンが遊離され，効果を発揮する大腸放出型の製剤である（**概略図1A**）．一方メサラジン（ペンタサ®）は副作用の主な原因となるスルファピリジンを除き，メサラジンをエチルセルロースで被膜し，時間依存性の放出調整薬剤としたものである（**概略図1B**）．したがって，小腸に病変を有するCrohn病ではペンタサ®が有

利であり，S状結腸や直腸に炎症の強い潰瘍性大腸炎ではサラゾピリン®が有利である．メサラジンには，ほかにも放出に工夫した製剤があり，アサコール®（ASACOL®）は，オイドラギット®Sでコーティングした製剤で，pH7以上で溶解し回腸末端から大腸で放出される．リアルダ（LIALDA）はさらに親水性基剤が含まれており，ゲル状になって粘膜面に付着する．1日1回投与が可能な製剤である．（ASACOL®，LIALDAとも，日本では2009年8月現在，未発売である．）

ペンタサ®の用量は，潰瘍性大腸炎に対しては2,250 mg，活動期には，必要に応じて1日4,000 mgを2回に分けて投与することができる．また，Crohn病に対しては上限3,000 mgとなっている．

サラゾピリン®には坐剤があり，ペンタサ®には注腸剤がある．注腸剤は，副作用も少なく，特に左側型の潰瘍性大腸炎に有用である．

2) 副腎皮質ホルモン（ステロイド）

炎症性腸疾患は，その病因は完全には明らかにされていないが，さまざまな異常な免疫応答が確認されており，発病および病勢に大きく関与している．したがって，免疫抑制作用および抗炎症作用を有するステロイドが有効である．投与方法は経口ないし経静脈的な全身投与と注腸剤や坐剤の局所投与がある．重症度や罹患範囲により調整するが，基本的な考え方は初期に必要十分量を投与することである．少量から開始するとかえって病期を延長させる．改善がみられたら概ね2週間ごとに漸減する．長期投与は，糖尿病や骨粗鬆症などさまざまな副作用を惹起するので漫然とした維持投与はするべきでない．

ベタメタゾンリン酸エステルナトリウム（ステロネマ®），プレドニゾロンリン酸エステルナトリウム（プレドネマ®）は，ステロイドホルモンによる全身副作用の軽減のため，注腸投与とした製剤である．S状結腸・直腸型の潰瘍性大腸炎に適しているが，全大腸炎型でも使用できる．

3) 生物学的製剤

インフリキシマブ（レミケード®）は，ヒトの炎症性サイトカインTNFαに対する抗体である．腸管粘膜に炎症を引き起こしているTNFαを抑制することで粘膜治癒に導く．また，TNFαの抑制は，IL-1，IL-6などに対しても間接的な抑制効果を示す（**概略図2**）．TNFαに対する具体的な抑制機序は

① 可溶型TNFαに対する中和作用
② 受容体に結合したTNFαの解離
③ TNFα産生細胞を傷害

が考えられている（**概略図3**）．25％マウス，75％ヒト由来であるため，infusion reaction（重篤なアナフィラキシー様症状を含む）に注意が必要である．結核の再燃の報告があり，使用前に結核感染の有無を十分に評価する必要があり，重篤な感染症，活動性結核，重度のうっ血性心不全，脱髄疾患などには禁忌である．中等度から重度の活動期もしくは，外瘻を有するCrohn病患者の治療および維持療法に適応がある．

一方，100％ヒト由来の抗TNFα製剤も開発されている．アダリムマブ（ヒュミラ®）は，本邦では関節リウマチに適応となっており，海外ではすでにCrohn病に対して使用され，インフリキシマブ不応例に対しても効果があったことが報告されており注目されている．また，セルトリズマブ・ペゴール（シムジア®）は，TNFα抗体のFab'断片をポリエチレングリコール（PEG）で修飾した製剤であり，海外ですでに臨床応用されている．両薬剤ともに投与方法は皮下注射である．

概略図2 ● TNFαによるCrohn病発症のメカニズム（仮説） （文献1をもとに作成）

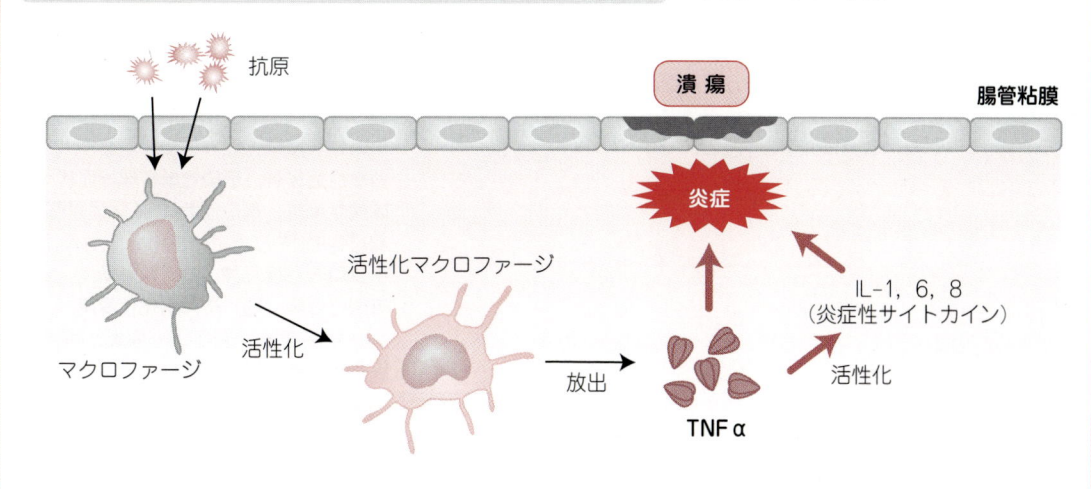

概略図3 ● インフリキシマブの作用機序 （文献2, 3をもとに作成）

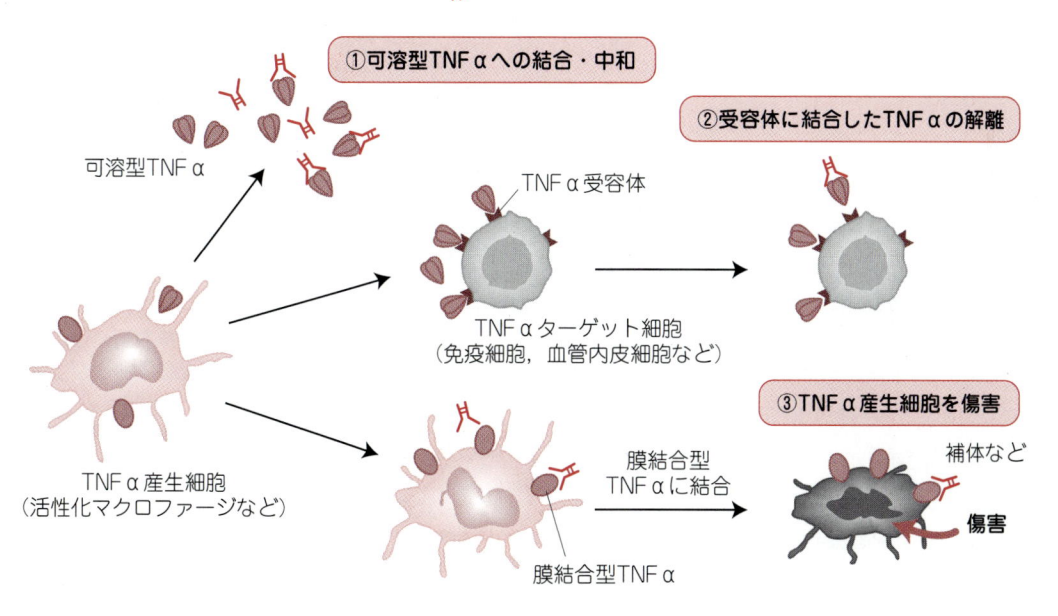

4）免疫調整剤

炎症性腸疾患では，Tリンパ球や種々のサイトカインの関与が明らかにされており，CD4＋Tリンパ細胞の活性化を阻害して免疫反応を抑制するメルカプトプリン（6MP：ロイケリン®），6-MPのプロドラッグであるアザチオプリン（イムラン®），シクロスポリン（サンディミュン®）などが用いられる．特にステロイド離脱が困難な難治例で有用性が報告されている．タクロリムスは，マクロライド構造を有する免疫調整剤で，T細胞の活性化を特異的に阻害する．難治性（ステロイド抵抗性，依存性）の中等症から重症の活動期潰瘍性大腸炎に適応が追加となった．

薬の種類・適応・主な副作用

一般名（商品名）	用法	適応	主な副作用
サラゾスルファピリジン（サラゾピリン®）	1日2～4g，4～6回分服，症状によりはじめ1日8g，3週間以降は次第に減量し1日1.5～2g	潰瘍性大腸炎，限局性腸炎，非特異性大腸炎	再生不良性貧血，汎血球減少，無顆粒球症，血小板減少，貧血，DIC，皮膚粘膜眼症候群，中毒性表皮壊死症，紅皮症型薬疹，過敏症症候群，伝染性単核球様症状，間質性肺炎，薬剤性肺炎，PIE症候群，線維性肺胞炎，SLE様症状，急性腎不全，ネフローゼ症候群，間質性腎炎，無菌性髄膜（脳）炎，消化性潰瘍，S状結腸穿孔，脳症，心膜炎，胸膜炎，肝炎，肝機能異常，黄疸
メサラジン（ペンタサ®）	①1日2,250mg上限 3回分服（ただし，活動期には1日4,000mg 2回分服可）②1日3,000mg上限3回分服	①潰瘍性大腸炎（重症を除く）②Crohn病	過敏性肺障害，心筋炎，心膜炎，胸膜炎，間質性腎炎，ネフローゼ症候群，腎機能低下，急性腎不全，再生不良性貧血，汎血球減少，無顆粒球症，血小板減少症，肝炎，黄疸，膵炎
（プレドネマ®）	1回20mg，直腸内注入	潰瘍性大腸炎，限局性腸炎	誘発感染症，感染症の増悪，続発性副腎皮質機能不全，糖尿病，消化性潰瘍，消化管穿孔，消化管出血，膵炎，精神変調，うつ状態，痙攣，骨粗鬆症，大腿骨および上腕骨などの骨頭無菌壊死，ミオパチー，緑内障，後嚢白内障，中心性漿液性網脈絡膜症，多発性後極部網膜色素上皮症，血栓症，心筋梗塞，脳梗塞，動脈瘤，ショック，アナフィラキシー様症状，喘息発作
（ステロネマ®）	1回1.5～6mg，直腸内注入	限局性腸炎，潰瘍性大腸炎	誘発感染症，感染症の増悪，続発性副腎皮質機能不全，糖尿病，消化性潰瘍，消化管穿孔，膵炎，精神変調，うつ状態，痙攣，骨粗鬆症，大腿骨および上腕骨などの骨頭無菌壊死，ミオパチー，緑内障，後嚢白内障，血栓症，アナフィラキシー様症状，喘息発作
インフリキシマブ（レミケード®）	①1回5mg/kgを点滴静注．初回投与後，2週，6週に投与し，以後8週間の間隔で投与	①次のいずれかの状態を示すCrohn病の治療および維持療法（中等度から重度の活動期，外瘻を有する患者）②関節リウマチ ③Behçet病による難治性網膜ぶどう膜炎	敗血症，肺炎（Pneumocystis carinii 肺炎を含む），真菌感染症などの日和見感染症，結核，ショック，アナフィラキシー様症状，間質性肺炎，肝機能障害，遅発性過敏症，抗dsDNA抗体の陽性化を伴うループス様症候群，白血球減少，好中球減少
アザチオプリン（イムラン®）	1日1～2mg/kg相当量	ステロイド依存性のCrohn病の緩解導入および緩解維持ならびにステロイド依存性の潰瘍性大腸炎の緩解維持	血液障害，ショック様症状，感染症，肝機能障害，黄疸，悪性新生物，間質性肺炎，重度の下痢，膵炎，食欲不振，悪心・嘔吐，下痢，脱毛，口内炎・舌炎など

（次ページにつづく↗）

(前ページのつづき)

一般名（商品名）	用法	適応	主な副作用
タクロリムス水和物（プログラフ®）	通常,成人には,初期にはタクロリムスとして1回0.025 mg/kgを1日2回朝食および夕食後に経口投与する.以後2週間,目標血中トラフ濃度を10～15 ng/mLとし,血中トラフ濃度をモニタリングしながら投与量を調整する.投与開始後2週以降は,目標血中トラフ濃度を5～10 ng/mLとし投与量を調整する.（詳細は添付文書を参照）	難治性（ステロイド抵抗性,ステロイド依存性）の活動期潰瘍性大腸炎（中等症～重症に限る）	急性腎不全,心不全,中枢神経障害,脳血管障害,血栓性微小血管障害,汎血球減少,イレウス,皮膚粘膜眼症候群,呼吸困難,感染症,リンパ腫等の悪性腫瘍,膵炎,振戦,低マグネシウム血症,ほてり,尿中ＮＡＧ増加,感覚異常,尿タンパク,高血糖,悪心など

DIC：disseminated intravascular coagulation（播種性血管内凝固）, PIE：pulmonary infiltration with eosinophilia（肺好酸球増加症）, SLE：systemic lupus erythematosus（全身性エリテマトーデス）

疾患別処方のしかた

潰瘍性大腸炎,Crohn病ともに厚生労働省の難治性炎症性腸管障害研究班より治療指針（案）[4,5]が示されている（図1, 2）.基本的には,臨床的重症度を把握して緩解導入と緩解維持に分け,治療指針に従って治療を行う.

1）潰瘍性大腸炎

❶ 軽症例

経口薬はペンタサ®1日1.5～4gまたはサラゾピリン®1日3～4g使用する.直腸S状部（Rs）までの罹患範囲であれば坐剤で効果が期待できる.また,注腸剤も有用である.副腎皮質ホルモンの局所製剤は全身副作用のリスクは内服に比較すると低いが,使用は緩解導入時とし,緩解維持には,サラゾピリン®坐剤やペンタサ®注腸を使用することが望ましい.直腸炎型では,緩解維持は局所製剤のみでも可能であるが,左側大腸炎型や全大腸炎型では,内服を継続した方がよい.ペンタサ®注腸は隔日などの間歇投与でも効果があるとされている.

> 処方例
>
> ● 直腸炎型
> サラゾピリン®坐剤（500mg）
> 　　　　　　　　　　　　1～4個/日　分1～2

> ● 左側大腸炎型,全大腸炎型
> サラゾピリン®（500mg）
> 　　　　　　　　　　　3錠～6錠/日　分2～3
> ペンタサ®注腸（1g）　　　　分1　眠前

❷ 中等症例

基本的には,軽症と同様の治療を行うが,2週間以内に明らかな改善がない場合や途中で増悪する場合には,プレドニゾロン1日30～40mgの経口投与を併用する.効果があれば20mgに減量し,以後2週間に5mgずつ漸減する.プレドニゾロンの漸減時に再燃が起きた場合（ステロイド依存例,離脱困難例）は,イムラン®50～100mgまたは6-MP（保険未適応）30～50mgを併用する.これらの効果は緩徐であり,1～3カ月後に効果が現れるので,1～2カ月後にプレドニゾロンを漸減し,中止する.また,ステロイド抵抗例では,血球成分除去療法〔GCAP（顆粒球吸着療法,LCAP（白血球除去療法）〕を行う.

> 処方例
>
> ● 中等症
> サラゾピリン®（500mg）
> 　　　　　　　　　　　6錠～8錠/日　分3～4
> 無効なら以下を追加
> プレドニゾロン　30mg/日　分2（2週ごと漸減）

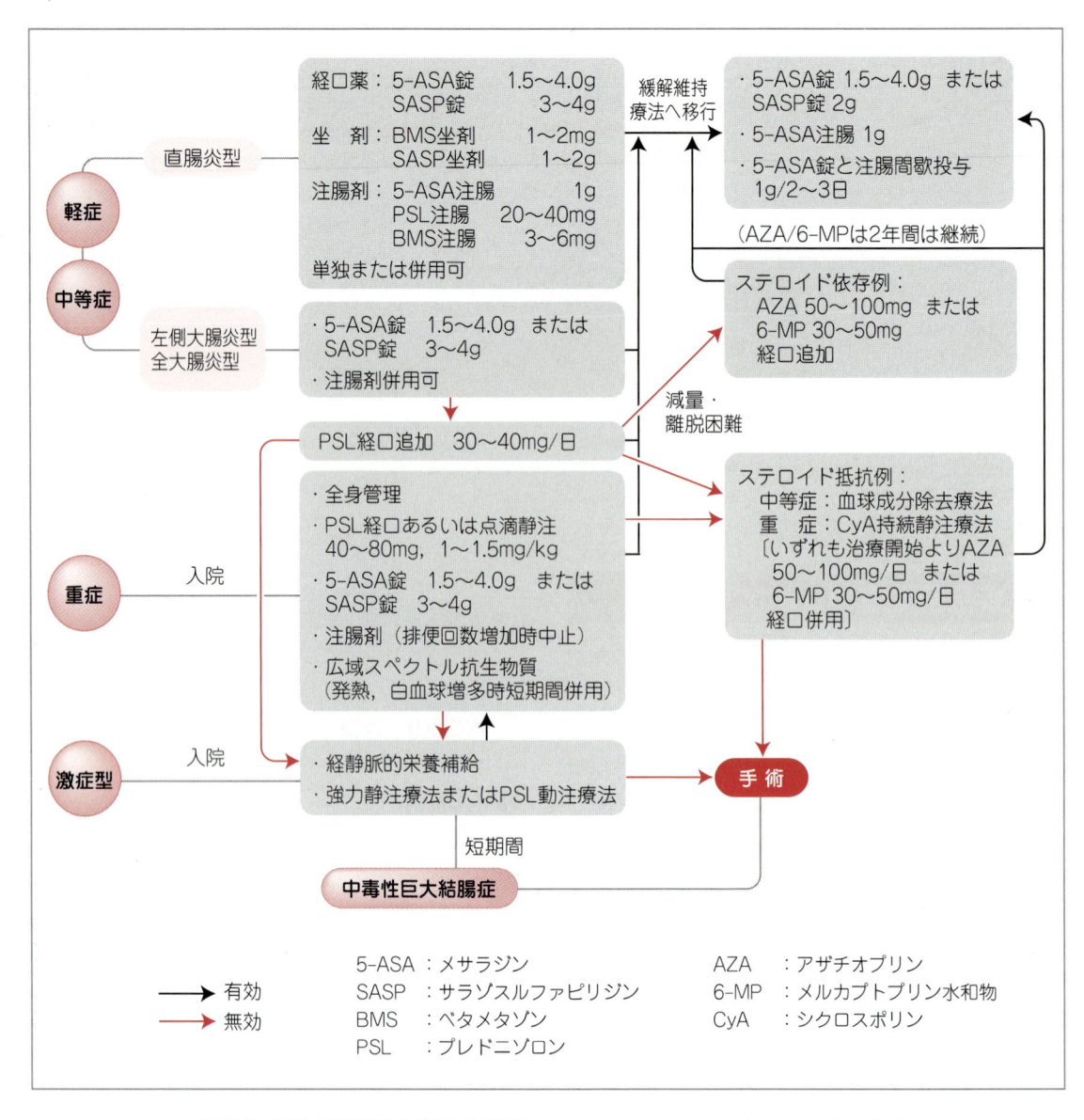

```
                                    経口薬：5-ASA錠    1.5〜4.0g        緩解維持    ・5-ASA錠 1.5〜4.0g または
                                          SASP錠     3〜4g           療法へ移行     SASP錠 2g
                    直腸炎型          坐 剤：BMS坐剤    1〜2mg                    ・5-ASA注腸 1g
                                          SASP坐剤   1〜2g                      ・5-ASA錠と注腸間歇投与
    軽症                              注腸剤：5-ASA注腸        1g                    1g/2〜3日
                                          PSL注腸   20〜40mg
                                          BMS注腸   3〜6mg                     （AZA/6-MPは2年間は継続）
    中等症                              単独または併用可
                                                                    ステロイド依存例：
                    左側大腸炎型       ・5-ASA錠 1.5〜4.0g または                   AZA 50〜100mg または
                    全大腸炎型          SASP錠 3〜4g                            6-MP 30〜50mg
                                     ・注腸剤併用可                               経口追加

                                     PSL経口追加 30〜40mg/日         減量・
                                                                    離脱困難
                                                                    ステロイド抵抗例：
                                     ・全身管理                                    中等症：血球成分除去療法
                                     ・PSL経口あるいは点滴静注                       重 症：CyA持続静注療法
                                      40〜80mg，1〜1.5mg/kg                    〔いずれも治療開始よりAZA
    重症            入院               ・5-ASA錠 1.5〜4.0g または                    50〜100mg/日 または
                                      SASP錠 3〜4g                              6-MP 30〜50mg/日
                                     ・注腸剤（排便回数増加時中止）                    経口併用〕
                                     ・広域スペクトル抗生物質
                                     （発熱，白血球増多時短期間併用）

                                     ・経静脈的栄養補給                             手 術
    激症型           入院               ・強力静注療法またはPSL動注療法
                                                             短期間
                                            中毒性巨大結腸症


              有効            5-ASA ：メサラジン              AZA  ：アザチオプリン
              無効            SASP  ：サラゾスルファピリジン      6-MP ：メルカプトプリン水和物
                            BMS   ：ベタメタゾン              CyA  ：シクロスポリン
                            PSL   ：プレドニゾロン
```

図1●潰瘍性大腸炎治療指針改定案　用量は1日量を示す．文献4をもとに作成

●ステロイド抵抗例
　サラゾピリン®（500mg）
　　　　　　　　　6錠〜8錠/日 分3〜4
　イムラン®（50mg）　1錠/日 分1 朝

❸ 重症・劇症例

　入院のうえ，脱水，電解質異常，貧血，低蛋白血症，栄養障害に対する全身管理を行いながら，プレドニゾロン40〜80mg，広域抗生物質の投与を行う．劇症例では強力静注療法や動注療法を行い，中毒性巨大結腸症の合併時などには手術療法も考慮される．専門医のもとでの治療が必要である．

2）Crohn病

　Crohn病は完治させることは望めない疾患である．治療の目的は病勢をコントロールし，患者のQOLを高めることである．近年強力な粘膜治癒作用を有する抗TNFα抗体（レミケード®）が開発され，臨床応用されている．Crohn病では，腸粘膜の粘膜治癒（MH：mucosal healing）が，その後の経過における

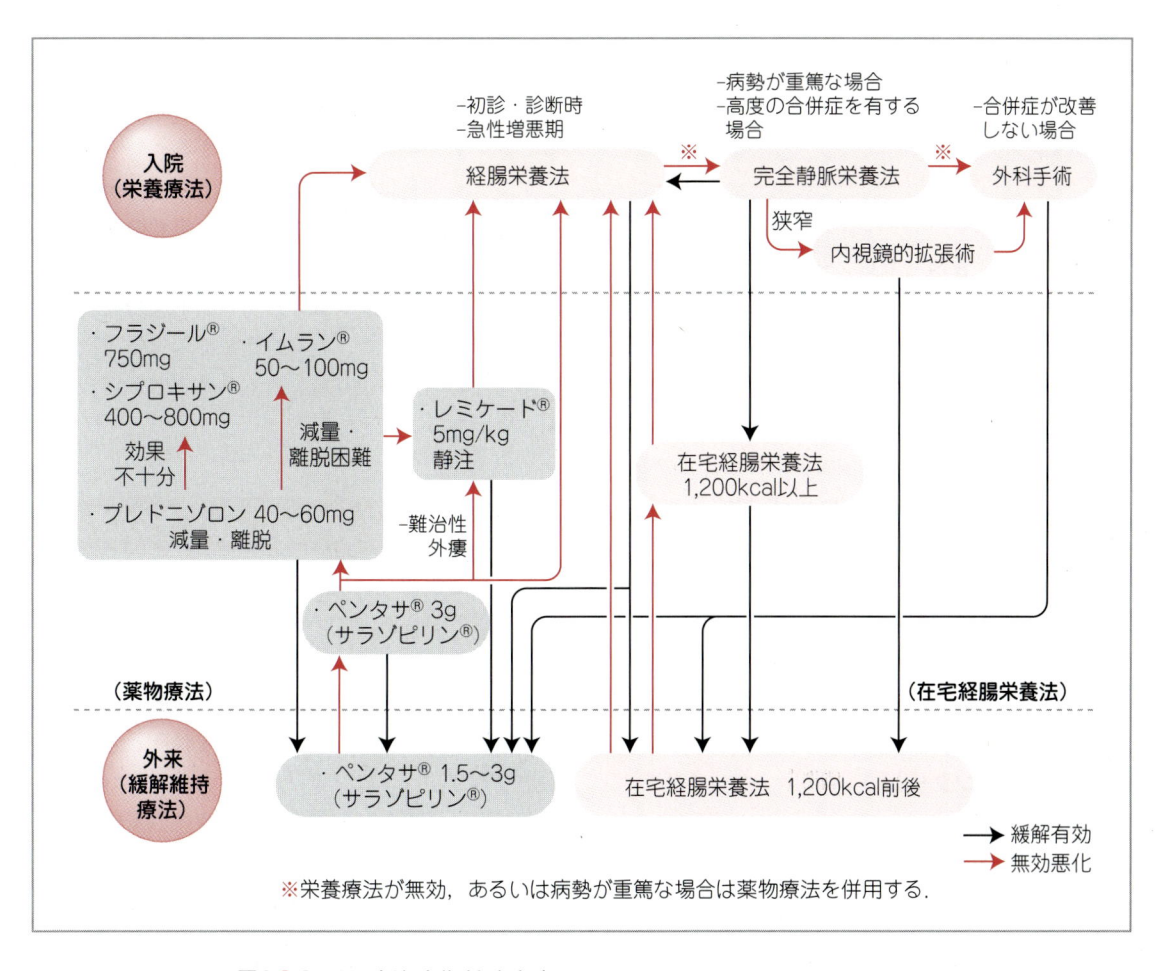

図2 ● Crohn病治療指針改定案　用量は1日量を表す．文献5をもとに作成

大きな予後規定因子であることが明らかになっており，定期的な内視鏡検査（大腸内視鏡検査，バルーン内視鏡検査），放射線造影検査により，腸粘膜の状態を把握して，適切な治療を加えていくことが大切である．また近年，合併症の腸管狭窄に対しては，狭窄形成術などの外科療法だけでなく，内視鏡的な拡張術も積極的に行われるようになってきた．

❶ 再燃時（急性増悪時）

Crohn病の急性増悪期には，完全静脈栄養療法（TPN：total parenteral nutrition）や完全経腸栄養法（TEN：total enteral nutrition）による栄養療法が基本となる．薬物療法としては，メサラジン（5-ASA）にプレドニゾロン1日40〜60mgを加え2週間ごとに10mgずつ漸減する．20mg以下では5mgずつ減量する．ステロイド離脱困難時はアザチオプリン（イムラン®）を1日50〜100mg併用する．プレドニゾロンで緩解導入が困難な場合，抗TNFα製剤を0，2，6週で使用する（病初期から抗TNFα製剤を使用するtop-down therapyという考え方もある）．保険適応はないが，メトロニダゾール（フラジール®）1日750mg，シプロフロキサシン（シプロキサン®）1日400mgから800mgの併用もよい．

処方例

1） TPN（1,800〜2,200cal）
　　レミケード®　　　5mg/kg（0，2，6週投与）
　　ペンタサ®　　　　　　　　　　3g/日　分3
　または

炎症性腸疾患治療薬

2）TEN（エレンタール®）　　　　　6包/日
プレドニゾロン　40〜60mg/日　分2〜3
ペンタサ®　　　　　3g/日　分3

❷ 維持療法

　近年，経腸栄養剤（エレンタール®）を1日必要摂取カロリーの半分摂取することで，再燃のリスクを軽減することが報告されている．半消化態栄養剤（エンシュア・リキッド®，ラコール®）の経口投与も有効である．薬物療法はメサラジン（5-ASA）を基本とする．再燃をくり返す場合，アザチオプリン（イムラン®）を1日50〜100mg併用するとよい．ステロイド薬を漫然と維持療法に使用してはならない．初発時または再燃時に中等度から重度であった場合は，緩解維持に抗TNFα製剤を使用できる．

処方例

● 以下を併用
TEN（エレンタール®）　　　　　3〜4包/日
レミケード®　　　5mg/kg（8週ごと投与）
イムラン®　　　　50〜100mg/日　分1
ペンタサ®　　　　　1.5〜3g/日　分3

注）ACG（American College of Gastroenterology）では，特異なリンパ腫の発生の報告があることから，レミケードとイムランの併用は推奨されていない[7]．

⚠ 投薬時の注意点

　サラゾピリン®は，前述のように大腸で分解されて効果を発揮するため，有効性の高い薬剤であるが，副作用の発現頻度は10〜45％と高い．特に，薬疹や血球減少には注意が必要である．投与の際はあらかじめ，発熱，皮疹，頭痛，倦怠感などが出現した場合は，内服を中止し来院するよう指示する．また，汗や尿が黄色化することも伝えておく．また，肝機能障害の頻度が高く，投与後は生化学検査による経過観察も必要である．また，精子数および精子運動性の可逆的な減少から男性不妊の原因となる．2〜3カ月の休薬で回復するとされている．

　エレンタール®は，従来は味の問題で経口投与が難しい面もあったが，最近はかなり飲みやすくなっており，さらには各種フレーバーやゼリー化する粉末も開発されている．患者の好みに合わせて処方するとコンプライアンスの向上に繋がる．

　レミケード®は，前述のように投与時のinfusion reactionが問題となる．投与中は，患者の容体に十分注意を払うことは当然であるが，予防のため，投与直前に抗ヒスタミン薬やステロイド薬の投与も推奨されている．また，遅発性過敏症の報告（特に休薬期間をおいて再投与時に）もあることから，注意が必要である．

👉 患者さんに説明するときのコツ

　炎症性腸疾患は，完治させることは困難であり，長く病気とつきあっていかなければならない．多くの場合，再燃緩解をくり返すので，普段はいかに緩解を維持していくかが重要である．緩解時には，比較的症状も落ち着き "完治したのでは" と考え，服薬や食事療法（エレンタール®も含め）がおろそかになりがちである．普段から維持療法の重要性を伝えておく必要がある．

文献・参考文献

1）Sands, B. E., et al. : Biologic therapy for inflammatory bowel disease. Inflammatory Bowel Dis, 3 : 95-113, 1997
2）Siegel, S. A., et al. : The mouse/human chimeric monoclonal antibody cA2 neutralizes TNF in vitro and protects transgenic mice from cachexia and TNF lethality in vivo. Cytokine, 7（1）: 15-25, 1995
3）Scallon, B. J., et al. : Chimeric anti-TNF-alpha monoclonal antibody cA2 binds recombinant transmembrane TNF-alpha and activates immune effector functions. Cytokine, 7（3）: 251-259, 1995
4）棟方昭博：難治性炎症性腸管障害に関する調査研究（日比班）平成17年度研究報告書
5）飯田三雄：難治性炎症性腸管障害に関する調査研究（日比班）平成18年度研究報告書
6）Takagi, S., et al. : Effectiveness of 'half elemental diet' as maintenance therapy for Crohn's disease: A randomized-controlled trial. Aliment Pharmacol Ther, 24 : 1333-1340, 2006
7）Lichtenstein, G. R., Hanauer, S. B., Sandborn, W. J. : Management of Crohn's disease in adults. Am J Gastroenterol, 104 : 465-483, quiz4, 84, 2009

＜砂田 圭二郎＞

2. 消化器系

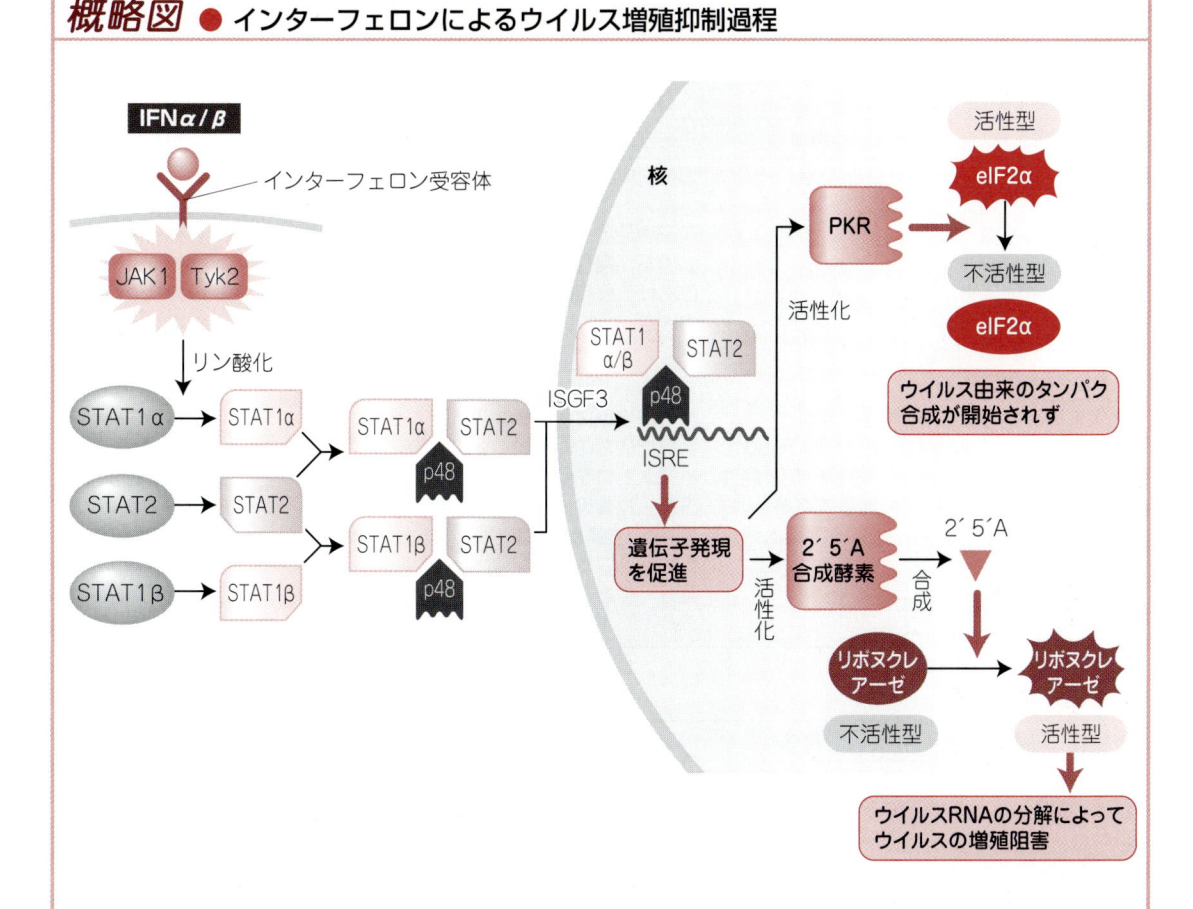

7. 肝・膵疾患治療薬

概略図 ● インターフェロンによるウイルス増殖抑制過程

作用機序

　インターフェロン（IFN）は細胞表面のレセプターに特異的に結合することによってはじめてその作用を発現する．インターフェロンがレセプターに結合するとチロシンキナーゼ（JAK1，Tyk2）の活性化が起こり細胞質内に局在するSTAT（signal transducers and activators of transcription）タンパクや転写因子群ISGF（IFN-stimulated gene factor）3α：STAT1α（p91），STAT1β（p84），STAT2（p113）のチロシンリン酸化が起きる．リン酸化されたSTATはISGF3γ（p48）と結合し，転写活性化因子ISGF3を形成する．この活性化されたISGF3は核内へ移行し，p48が規定するDNA結合特異性により，標的とするIFN-3α応答遺伝子のプロモーター領域上のISRE（interferon stimulated response elements）に結合して遺伝子の発現を促進する．

　促進される遺伝子群としてインターフェロンのウイルス排除に最も重要と考えられているのが二重鎖RNA依存性プロテインキナーゼ（PKR）と2'5'A合成酵素系-RNA分解酵素系の2つであ

る．前者が活性化されるとウイルスの翻訳開始因子（eIF2）のサブユニットが不活性化を受け，ウイルス由来のタンパク合成が阻害されると考えられている．また後者が活性化されると2'5'Aが合成され，この2'5'Aはリボヌクレアーゼ不活性型を活性型に変える．リボヌクレアーゼ活性型はウイルス由来のRNAを特異的に分解し，ウイルスの増殖を阻害すると考えられている．

薬の種類・適応・主な副作用

表1● 肝庇護薬

一般名（商品名）	用法	適応	副作用	相互作用
グリチルリチン・DL-メチオニン配合剤錠（グリチロン®錠：1錠中グリチルリチンとして25mg，アミノ酢酸25mg，DL-メチオニン25mg）（ネオファーゲン®C）	1回2～3錠 1日3回	湿疹，皮膚炎，小児ストロフルス，円形脱毛症，口内炎，慢性肝疾患における肝機能異常の改善	重大：偽アルドステロン症，低カリウム血症，血圧上昇，ナトリウム・体液の貯留，浮腫，尿量減少，体重増加	併用注意：ループ利尿薬，チアジド系利尿薬（グリチルリチン酸のカリウム排泄作用を増強し，血清カリウム値の低下あり）
グリチルリチン・グリシン・システイン配合剤注射液（強力ネオミノファーゲンシー®）	慢性肝疾患：1日1回40～60mL，静注・点滴静注，増量する場合は1日100mLを限度とする	慢性肝疾患における肝機能異常の改善，小児ストロフルス，湿疹・皮膚炎，蕁麻疹，皮膚そう痒症，口内炎，フリクテン，薬疹・中毒疹	重大：ショック，偽アルドステロン症 その他：過敏症（発疹など）	併用注意：チアジド系利尿薬，ループ利尿薬〔本剤含有のグリチルリチンのカリウム排泄作用増強（血清カリウム値低下）〕

表2● 肝不全治療薬

一般名（商品名）	用法	適応	副作用	相互作用
イソロイシン・ロイシン・バリン顆粒〔リーバクト®：1包（4.15g中）L-イソロイシン952mg，L-ロイシン1,904mg，L-バリン1,144mg〕	1回1包（4.74g）1日3回	食事摂取量が十分にもかかわらず低アルブミン血症を呈する非代償性肝硬変患者の低アルブミン血症の改善	消化器症状，腎機能障害，血中アンモニア値の上昇など，肝機能異常，発疹，そう痒など，その他（発赤，ほてり）	

表3● インターフェロン製剤

一般名（商品名）	用法	適応	副作用	相互作用
ペグインターフェロンアルファ-2b（遺伝子組換え）（ペグイントロン®）	リバビリンと併用すること．通常，成人には，ペグインターフェロンアルファ-2b（遺伝子組換え）として1回1.5μg/kgを週1回皮下投与する．本剤の投与に際しては，患者の状態を考慮し，減量，中止などの適切な処置を行うこと	リバビリンとの併用による次のいずれかのC型慢性肝炎におけるウイルス血症の改善 ①血中HCV RNA量が高値の患者	重大：①間質性肺炎，②抑うつ，③貧血，④無顆粒球症，白血球減少，顆粒球減少，⑤血小板減少，⑥再生不良性貧血，汎血球減少，	併用禁忌：小柴胡湯 併用注意：トルブタミド，デキストロメトルファン臭化水素酸塩水和物，テオフィリン，アンチピリン，ワルファリン，

（次ページにつづく↗）

（↖前ページのつづき）

一般名（商品名）	用法	適応	副作用	相互作用
		②インターフェロン製剤単独療法で無効の患者またはインターフェロン製剤単独療法後再燃した患者	⑦意識障害，失神，見当識障害，躁状態，難聴，痙攣，せん妄，錯乱，幻覚，妄想，昏迷，攻撃的行動，統合失調症様症状，痴呆様症状（特に高齢者），興奮， ⑧自己免疫現象， ⑨血栓性血小板減少性紫斑病， ⑩糖尿病など	ジドブジン，免疫抑制療法
インターフェロンアルファコン-1（アドバフェロン®）	HCV RNA陽性を確認．1日1回1,200万～1,800万IU，連日または週3回皮下注，24週間投与	C型慢性肝炎におけるウイルス血症の改善	重大： ①間質性肺炎， ②抑うつ， ③糖尿病， ④自己免疫現象， ⑤重篤な肝障害， ⑥急性腎不全，ネフローゼ症候群などの重篤な腎障害， ⑦高度な白血球減少・血小板減少， ⑧ショック， ⑨心不全，狭心症，心筋梗塞，完全房室ブロック，心室頻拍，心筋症， ⑩消化管出血，消化性潰瘍など	併用禁忌： 小柴胡湯 併用注意： テオフィリン，アンチピリン，ワルファリンとの併用にて併用薬の作用増強
インターフェロンアルファ（スミフェロン®）	右記①の場合：通常，成人には1日1回300万～600万IUを皮下または筋肉内に投与する． 右記②の場合：使用にあたっては，HCV RNAが陽性であることを確認したうえで行う．通常，成人には1日1回300万～900万IUを連日または週3回皮下または筋肉内に投与する．	①HBe抗原陽性でかつDNAポリメラーゼ陽性のB型慢性活動性肝炎のウイルス血症の改善 ②C型慢性肝炎におけるウイルス血症の改善（血中HCV RNA量が高い場合を除く）	重大： ①間質性肺炎， ②抑うつ， ③糖尿病， ④自己免疫現象， ⑤重篤な肝障害， ⑥急性腎不全，ネフローゼ症候群などの重篤な腎障害， ⑦溶血性尿毒症症候群， ⑧高度な白血球減少・血小板減少， ⑨敗血症，肺炎などの重篤な感染症， ⑩ショック， ⑪心不全，狭心症，心筋梗塞，完全房室ブロック，心室頻拍，心筋症， ⑫消化管出血，消化性潰瘍など	併用禁忌： 小柴胡湯 併用注意： テオフィリン，アンチピリン，ワルファリンとの併用にて併用薬の血中濃度上昇
インターフェロンベータ（IFNβモチダ）（フエロン®）	①B型慢性活動性肝炎：1回300万IU 初日1回，以後6日間1～2回，2週目より1日1回静注・点滴静注	①HBe抗原陽性でかつDNAポリメラーゼ陽性のB型慢性活動性肝炎のウイルス血症の改善	重大： ①間質性肺炎， ②重篤なうつ状態， ③糖尿病， ④自己免疫現象によると思われる症状・徴候， ⑤ショックなど	併用禁忌： 小柴胡湯〔間質性肺炎（類薬のインターフェロンアルファとの併用で発生）〕

（次ページにつづく↗）

肝・膵疾患治療薬

(前ページのつづき)

一般名（商品名）	用法	適応	副作用	相互作用
インターフェロンベータ (IFNβモチダ) (フエロン®)	②C型慢性活動性肝炎：HCV抗体またはHCV RNA陽性を確認し，1回300万〜600万IUを1日1回連日静注・点滴静注 ③C型慢性肝炎：HCV RNA陽性を確認し，1回300万〜600万IUを1日1回連日静注・点滴静注	②IFNβモチダ：C型慢性活動性肝炎におけるウイルス血症の改善 ③フエロン®：C型慢性肝炎におけるウイルス血症の改善	その他： ①全身症状（発熱，悪寒，全身倦怠感）， ②過敏症（発疹，そう痒感，蕁麻疹）， ③血液（白血球減少，血小板減少，貧血，顆粒球減少，出血傾向，好酸球増多）， ④精神神経など	併用注意： ①ワルファリンの作用増強→用量調節など注意， ②テオフィリンの血中濃度上昇

表4● 抗肝炎ウイルス薬

一般名（商品名）	用法	適応	副作用	相互作用
エンテカビル (バラクルード®)	空腹時（食後2時間以降かつ次の食事の2時間以上前）に経口投与．通常，成人にはエンテカビルとして0.5mgを1日1回．ラミブジン不応患者（ラミブジン投与中にB型肝炎ウイルス血症が認められるまたはラミブジン耐性変異ウイルスを有するなど）には，エンテカビルとして1mgを1日1回経口投与することが推奨される．	B型肝炎ウイルスの増殖を伴い肝機能の異常が確認されたB型慢性肝疾患におけるB型肝炎ウイルスの増殖抑制	重大： ①投与終了後の肝炎の悪化， ②ヌクレオシド類縁体の単独または抗HIV薬との併用療法で，乳酸アシドーシスおよび脂肪沈着による重度の肝腫大が報告されている． その他： 頭痛や胃腸障害など	主に腎から排泄されるため，腎機能を低下させる薬剤や尿細管分泌により排泄される薬剤と併用した場合には，本剤または併用薬剤の血中濃度が上昇する可能性がある．しかし，本剤を主に腎から排泄される薬剤または腎機能に影響する薬剤と併用投与した場合の相互作用は，これまでのところ知られていない
リバビリン (レベトール®)	インターフェロンアルファ-2bまたはペグインターフェロンアルファ-2bと併用．1日600〜800mg，1日2回	次のいずれかのC型慢性肝炎におけるウイルス血症の改善 ①血中HCV RNA量が高値の患者 ②インターフェロン製剤単独療法で無効の患者またはインターフェロン製剤単独療法後再燃した患者	①貧血， ②無顆粒球症，白血球減少，顆粒球減少， ③血小板減少， ④再生不良性貧血，汎血球減少， ⑤抑うつ，自殺企図， ⑥昏迷，難聴，意識障害，痙攣，見当識障害，せん妄，幻覚，失神，躁状態，妄想，錯乱，攻撃的行動，統合失調症様症状，痴呆様症状（特に高齢者），興奮， ⑦重篤な肝機能障害， ⑧ショック， ⑨消化管出血（下血，血便など）， ⑩呼吸困難など	ヌクレオシドアナログ（乳酸アシドーシス），ジドブジン（ジドブジンの効果減弱）

表5● 副腎皮質ステロイド

一般名（商品名）	用法	適応	副作用	相互作用
プレドニゾロン錠（プレドニン®錠）	初期投与量は，30〜40mg/日とし，ALT値の低下を目安に減量する．5〜10mg/日で維持する	劇症肝炎，胆汁鬱滞型急性肝炎，慢性肝炎＜難治性＞，急性再燃型慢性肝炎＜難治性＞，胆汁鬱滞型慢性肝炎＜難治性＞，（ただし，一般的治療に反応せず肝機能の著しい異常が持続するものに限る），肝硬変など	他稿参照	他稿参照

表6● 胆汁酸製剤

一般名（商品名）	用法	適応	副作用	相互作用
ウルソデオキシコール酸錠（ウルソ®錠）	1回200mg　1日3回	胆道＜胆管・胆嚢＞系疾患および胆汁鬱滞を伴う肝疾患における利胆，慢性肝疾患における肝機能の改善，小腸切除後遺症や炎症性小腸疾患による消化不良，外殻石灰化を認めないコレステロール系胆石の溶解，原発性胆汁性肝硬変における肝機能の改善，C型慢性肝疾患における肝機能の改善	**重大**：間質性肺炎 **その他**：消化器症状，過敏症など	**併用注意**：スルホニル尿素系経口糖尿病用薬（トルブタミド等），コレスチラミン＜経口＞等，制酸剤＜アルミニウム含有＞＜経口＞（水酸化アルミニウムゲル＜経口＞等），脂質低下剤（クロフィブラート等）

表7● 肝性脳症治療薬

一般名（商品名）	用法	適応	副作用	相互作用
肝不全用アミノ酸製剤注射液（アミノレバン®）	末梢静脈：1回500〜1,000mL点滴静注　投与速度：500mLあたり180〜300分（1分間約40〜25滴） IVH：500〜1,000mLを糖質輸液などに混和し，24時間かけて中心静脈内に維持注入	慢性肝障害時における脳症の改善	**重大**： ①低血糖→すみやかにブドウ糖注投与．また栄養管理を十分に ②高アンモニア血症→中止し処置 **その他**：以下の副作用が認められた場合中止など処置 ①過敏症（発疹など） ②消化器（悪心・嘔吐など） ③循環器（胸部不快感，動悸など） ④代謝異常（一過性に血中アンモニア値が上昇） ⑤大量・急速投与（アシドーシス） ⑥その他（悪寒，発熱，頭痛，血管痛）	
肝不全用成分栄養剤散（アミノレバン®EN）	1回1包（50g）1日3回食事とともに経口摂取　約180mLの水または温湯に溶解（約200kcal/200mL）	肝性脳症を伴う慢性肝不全の栄養状態の改善	**禁忌**：牛乳に対しアレルギーのある患者（添加物としてカゼインを含有） **副作用**： ①過敏症（発疹，そう痒感など）→中止	

IVH：intravenous high calory infusion（中心静脈栄養）

（次ページにつづく↗）

(↙前ページのつづき)

一般名（商品名）	用法	適応	副作用	相互作用
	＊容器に温湯（約50℃）を約180mL入れ，アミノレバン®EN1包を加えて溶かす．この場合，溶解後の液量は約200mL（約1kcal/mL）		②消化器（下痢）→減量，中止（腹部膨満感，嘔気・嘔吐，食欲不振，心窩部痛・腹痛，胸やけ，口唇炎，舌炎，気分不良，空腹感など） ③肝臓（AST・ALTの上昇などの肝機能障害など，黄疸） ④代謝異常（偽アルドステロン症，代謝性アシドーシス，高アンモニア血症，血糖値の上昇，低カリウム血症，浮腫，腹水，低血糖，体重増加，口渇など） ⑤精神神経（頭痛・頭重感，めまい，眠気など） ⑥その他（四肢麻痺，血圧上昇，貧血，尿量減少，ほてり）	
ラクツロース〈抗アンモニア薬〉（ラクツロース）（モニラック®）	1回10〜20mL，1日2〜3回	高アンモニア血症に伴う精神神経障害，手指振戦，脳波異常，産婦人科術後の排ガス・排便促進，小児便秘の改善	消化器症状 禁忌：ガラクトース血症	
一硫酸カナマイシン（カナマイシン®）	1回0.5〜1.0g，1日4回		肝障害，腎障害，聴器障害	
硫酸ポリミキシンB（難吸収性抗生物質）（硫酸ポリミキシンB）	1日300万単位　分3		錠：過敏症，消化器症状 末：重大：ショック，難聴，神経筋遮断作用による呼吸抑制，腎障害など	末：麻酔薬，筋弛緩薬，アミノ糖系抗生物質との併用にてクラーレ様作用

表8● 抗膵酵素薬

一般名（商品名）	用法	適応	副作用	相互作用
メシル酸ガベキサート（エフオーワイ®）	①膵炎：1回100mgを5％ブドウ糖液またはリンゲル液を用いて500mLとするか，またはあらかじめ注射用水5mLを用いて溶かし，この溶液を5％ブドウ糖またはリンゲル液500mLに混和して，8mL/分以下で点滴静注 ②DIC：1日20〜39mg/kg 24時間かけて静脈内に持続投与	急性膵炎，慢性再発性膵炎の急性増悪期，術後の急性膵炎，DIC	ショック，血管炎，白血球減少，過敏症，出血傾向，顆粒球減少，好酸球増多，血圧降下，肝機能異常，悪心，顔面潮紅，発熱，高カリウム血症	セファロスポリン系抗生物質との混合で白濁

DIC：disseminated intravascular coagulation（播種性血管内凝固症候群）

（次ページにつづく↗）

(↘前ページのつづき)

一般名（商品名）	用法	適応	副作用	相互作用
メシル酸ナファモスタット（フサン®）	①膵炎：1回10mg　1日1～2回　5％ブドウ糖液500mLに溶解し，約2時間かけて点滴静注 ②DIC：0.06～0.20mg/kg/時を24時間かけて静脈内に持続注入　1日量を5％ブドウ糖液1,000mLに溶解	急性膵炎，慢性膵炎の急性増悪，術後の急性膵炎，膵管造影後の急性膵炎，外傷性膵炎，DIC，出血性病変または出血傾向を有する患者の血液体外循環時の灌流血流の凝固防止	ショック，高カリウム血症，低ナトリウム血症，過敏症，消化器症状，肝機能異常，腎機能異常，白血球減少，血小板減少，好酸球増多，血小板増加，血管炎，出血傾向，高尿酸血症など	
メシル酸カモスタット錠（フオイパン®）	①膵炎：1日600mg　分3 ②逆流性食道炎：1日300mg 分3	慢性膵炎における急性症状の寛解，術後逆流性食道炎	血小板減少，白血球減少，過敏症，消化器症状，肝機能異常，腎機能異常など	
ウリナスタチン（ミラクリッド®）	①膵炎： 初期：1回25,000～50,000単位　1日1～3回　500mLの輸液に溶かし，1回あたり1～2時間かけて点滴静注 以後：症状の消退に応じ減量 ②急性循環不全：1回10万単位　1日1～3回　500mLの輸液に溶かし，1回あたり1～2時間かけて点滴静注， または1回10万単位　1日1～3回　注射液はそのまま，注射用は2mLの輸液に溶かし緩徐に静注	急性膵炎（外傷性，術後およびERCP後の急性膵炎を含む），慢性再発性膵炎の急性増悪期，急性循環不全	ショック，白血球減少，好酸球増多，肝機能異常，過敏症，消化器症状，血管痛，発赤，そう痒感	メシル酸ガベキサート製剤あるいはグロブリン製剤との混注回避

DIC：disseminated intravascular coagulation（播種性血管内凝固症候群）
ERCP：endoscopic retrograde cholangiopancreatography（内視鏡的逆行性胆膵管造影）

疾患別処方のしかた

1）急性ウイルス性肝炎

主に肝細胞内で増殖する肝炎ウイルスにより肝細胞に急性炎症性病変をきたす疾患をいう．日本ではA型・B型・C型・D型・E型の5種類のウイルス型が確認されている．治療の原則は安静と栄養補給である．しかし，1～2％は重症化・劇症化する場合があるので慎重な経過観察が必要である．

B型急性肝炎の重症化例や遷延化例に対しては，保険適用外であるが抗ウイルス薬である核酸アナログ剤投与が有効である．

C型急性肝炎は急性期において軽症のことが多いが，高率に慢性化する．慢性化阻止のため有効性が確認されているのはインターフェロンのみである．しかし，現時点では急性C型肝炎にインターフェロン治療の保険適用はなく，針刺し事故などの医療事故では労災保険で原則1カ月間に限り適用が認められている．針刺しなどの事故後予防的に投与する必要はなく，HCV関連抗体が出現してから，あるいは急性肝炎を発症してからIFNを投与すればよい．

> 処方例

● B型急性肝炎

急性肝炎に対しては保険適用外であるが，重症化例，遷延化例では核酸アナログ製剤を投与する．重症化が回避された場合，HBV DNAが感度以下になったら中止する．

・エンテカビル（バラクルード®）

0.5mg錠　1錠/日　分1　空腹時

（食後2時間以降かつ次の食事の2時間以上前）

● C型急性肝炎

針刺し事故後のC型急性肝炎に対して労災保険適用の制限内で考えた場合．

・インターフェロンベータ（IFNβモチダ，フエロン®）

600万IU/日　28日連日投与

2）劇症肝炎

肝の急激で広範な細胞死により肝不全を呈する致命率のきわめて高い予後不良の疾患である．わが国では，「肝炎のうち症状発現後8週間以内に高度の肝機能障害に基づいて肝性昏睡Ⅱ度以上の脳症をきたし，プロトロンビン時間40％以下を示すもの」と定義されている（第12回犬山シンポジウム，1981年）．さらに発病後10日以内に脳症が発現する急性型と，それ以後に発現する亜急性型に分類される．原因としては肝炎ウイルスや薬物，自己免疫によるものがある．肝炎ウイルスとしてはB型が多い．

劇症化が予測された場合は，劇症肝炎に準じた治療を早期から行うことで，劇症化を阻止できる可能性や，劇症化後の救命率を向上できる場合がある．治療法としては，欠乏物質の補充と原因物質の除去（血漿交換，血液濾過透析ないし持続的血液濾過透析），免疫抑制（ステロイドパルス療法），抗凝固療法，脳浮腫対策，肝性脳症対策などが行われている．また，近年，B型の劇症肝炎に対しては，核酸アナログ製剤の効果が期待されている．しかし，2004年の劇症肝炎全国集計によると，内科的治療の救命率は44％（急性型56％，亜急性型26％）と限界があり，場合によっては救命に肝移植が必要になる．2004年の全国集計における肝移植の実施率は19％

であるが，その救命率は92％と高い．内科的治療を行いながら，予後不良例に対しては肝移植の説明を行い，早期から肝移植施設と連携する．移植適応ガイドラインによると適応は以下のとおりである．

Ⅰ）脳症発現時に次の5項目のうち2項目を満たす場合は死亡と予測して肝移植の登録を行う

① 年齢：≧45歳
② 初期症状から脳症発現までの日数：
　≧11日（すなわち亜急性型）
③ プロトロンビン時間：＜10％
④ 血清総ビリルビン濃度：≧18.0mg/dL
⑤ 直接/総ビリルビン比：≦0.67

Ⅱ）治療開始（脳症発現）から5日後における予後の再予測

① 脳症がⅠ度以上に覚醒あるいは昏睡度でⅡ度以上の改善
② プロトロンビン時間が50％以上に改善

以上の項目のうちで，認められる項目数が

・2項目の場合：生存と予測して肝移植の登録を取り消す．
・0または1項目の場合：死亡と再予測して肝移植の登録を継続する．

> 処方例

● 免疫抑制療法（自己免疫性肝炎が原因の場合）
1）プレドニゾロン

5mg錠　8〜12錠　分1〜3

2）コハク酸メチルプレドニゾロンナトリウム

注1回500〜1,000mg　1日1回
5％ブドウ糖液250mLに溶解して
2時間で点滴静注3日間　以後漸減
（保険適用外）

● 抗凝固療法（DICに対して）
1）メシル酸ガベキサート（注射用エフオーワイ®）

2,000mg/日

2）乾燥濃縮人アンチトロンビンⅢ
（アンスロビン®P）

1,500単位/日

- 脳浮腫対策
  マンニトールS
  　1回300mL　1日1回　30〜60分で点滴静注

- 肝性脳症対策
  ラクツロース　　　　　　　　　60mL/日
  硫酸ポリミキシンB
  　　　　　　　300万単位/日（保険適用外）
  アミノレバン®EN　　　1回50g　1日3回

- 抗ウイルス療法（B型肝炎ウイルスが原因の場合）
  エンテカビル（バラクルード®）
  　　0.5mg錠　1錠/日　分1（保険適用外）

3）薬剤性肝障害

薬物性肝炎は薬物の中毒やアレルギーによる肝障害で，治療はまず原因薬物を中止することである．肝内胆汁うっ滞が遷延化する場合は副腎皮質ステロイドや利胆薬を用いる．

> **処方例**
> 1) プレドニゾロン（プレドニン®）
>   　　　　　30〜40mg/日　分1　朝食後
> 2) ウルソデオキシコール酸（ウルソ®）
>   　　　　　300〜900mg/日　分3　毎食後

4）B型慢性肝炎

B型肝炎ウイルスにより6カ月以上炎症が持続している病態である．B型慢性肝炎では，肝細胞内のHBVの完全な排除が難しいため，治療の目標は，HBV DNA量を持続的に抑制し，ALT値を低値にコントロールして肝硬変や肝細胞癌への進展を阻止することである．従来，セロコンバージョンが生じると肝炎は沈静化すると考えられてきたが，変異HBV（pre-core変異株）によって肝炎が再活性化する場合があり注意が必要である．

治療にはウイルス増殖を阻害するため，核酸アナログ製剤の投与やインターフェロン治療が行われるほか，副腎皮質ステロイド離脱療法や肝再生促進のため肝庇護薬などが用いられる．核酸アナログ製剤は，B型肝炎ウイルスの逆転写酵素を阻害することによってHBVの増殖を阻害する作用をもっており，HBV DNA，肝機能，肝組織像の改善をもたらす．具体的な治療は，厚生労働省による「B型慢性肝炎の治療ガイドライン」に基づいて行う．表9〜12に治療ガイドラインを示す．

> **処方例**
> 1) エンテカビル（バラクルード®）
>   　　0.5mg錠　0.5mg/日　分1
>   　　（空腹時，食後2時間以降かつ
>   　　　次の食事の2時間以上前）
> 2) インターフェロンアルファ（スミフェロン®）
>   　　　　　　　　300〜600万IU/日
>   　2〜4週連続投与後，週3回，計24週，筋注
> 3) 強力ネオミノファーゲンシー®
>   　　40〜100mL　静注　連日または間欠

5）C型慢性肝炎

C型肝炎ウイルスにより6カ月以上炎症が持続している病態である．治療目標は，肝硬変，肝細胞癌への進展を阻止することである．まず，HCVの排除（HCV RNAの持続陰性化）を目的にインターフェロン投与を中心とした抗ウイルス治療を行うが，排除が困難な場合においても肝炎の鎮静化，線維化進展の抑制を目的とした肝庇護療法や発癌予防目的の長期インターフェロン療法を行う．インターフェロンによる抗ウイルス治療の効果はウイルス学的所見によって異なり，HCV RNAが低値（DNAプローブ法にて1 Meq/mL以下，またはアンプリコアモニター法にて100KIU/mL以下）か，ジェノタイプ2では著効率が高いといわれている．厚生労働省治療標準化研究班の「C型慢性肝炎治療ガイドライン2009」において治療ガイドラインが推奨されている．表13に治療ガイドラインを示す．

> **処方例**
> 1) ペグインターフェロンとリバビリン併用療法
>   ペグインターフェロンアルファ-2b
>   （ペグイントロン®）注
>   　　1回　1.5μg/kg　週1回　皮下注
>   　　　　　　　　　　　24〜48週投与

表9 ● 35歳未満B型慢性肝炎の治療ガイドライン（文献1より引用）

治療対象は，ALT≧31 IU/Lで：
　HBe抗原陽性例は，HBV DNA量 5 log copies/mL以上，
　HBe抗原陰性例は，4 log copies/mL以上
　肝硬変では，3 log copies/mL以上

HBe抗原 \ HBV DNA量	≧7 log copies/mL	<7 log copies/mL
e抗原陽性	① IFN長期投与（24－48週） ② Entecavir	① IFN長期投与（24－48週） ② Entecavir
e抗原陰性	① ＊Sequential療法 　（Entecavir＋IFN連続療法） ② Entecavir	① 経過観察 ② IFN長期投与（24週）
	血小板15万未満またはF2以上の進行例には最初からEntecavir	

＊Sequential療法とは，核酸アナログ製剤投与によりHBV DNAが検出感度以下になった症例に対しIFNを4週間併用し，その後，IFN単独で20週間投与し薬剤を中止する．

表10 ● 35歳以上B型慢性肝炎の治療ガイドライン（文献1より引用）

治療対象は，ALT≧31 IU/Lで：
　HBe抗原陽性例は，HBV DNA量 5 log copies/mL以上，
　HBe抗原陰性例は，4 log copies/mL以上
　肝硬変では，3 log copies/mL以上

HBe抗原 \ HBV DNA量	≧7 log copies/mL	<7 log copies/mL
e抗原陽性	① Entecavir ②＊Sequential療法 　（Entecavir＋IFN連続療法）	① Entecavir ② IFN長期投与（24－48週）
e抗原陰性	Entecavir	① Entecavir ② IFN長期投与（24－48週）

＊Sequential療法とは，核酸アナログ製剤投与によりHBV DNAが検出感度以下になった症例に対しIFNを4週間併用し，その後，IFN単独で20週間投与し薬剤を中止する．

　　と
　　リバビリン（レベトール®）200 mg
　　　　　　　3〜5カプセル　分2　内服
　　の併用
2）ペグインターフェロン単独療法
　　ペグインターフェロンアルファ-2a
　　（ペガシス®）注　　1回180 μg　皮下注
　　　　　　　　週1回　24〜48週投与

3）インターフェロン単独療法
　① 天然型インターフェロンアルファ
　　（スミフェロン®）注
　　　　1回300〜900万IU　1日1回
　　　　　　　筋注あるいは皮下注
　　　2週間連日投与後，週3回22週間投与
　　　　　　　　（総投与期間24週）
　② 遺伝子組換え型インターフェロンアルファ
　　コン-1（アドバフェロン®）注
　　　　1回1,200〜1,800万IU　1日1回
　　　　皮下注　用法は1）に同じ

表11●B型慢性肝炎の治療（ガイドラインの補足-1） (文献1より引用)

1. B型慢性肝炎の治療は，35歳未満はdrug freeをめざしてIFNを基本とする．35歳以上は，HBV DNAの持続的陰性化をめざして初回核酸アナログ製剤をEntecavirとする．一方，LamivudineおよびEntecavir耐性株に対しては，Lamivudine＋Adefovir併用療法を基本とする．
2. B型肝炎は，HBV genotypeにより治療効果が異なるため，genotypeを測定して治療法を決定することが望ましく，特に，genotype A, Bは，35歳以上でもIFNの効果が高率であることから，第一選択はIFN投与が望ましい．
3. IFNの投与期間は，24週間を原則とするが，有効症例（HBV DNA低下，ALT値正常化）は，48週間投与が望ましい．

表12●B型慢性肝炎の治療（ガイドラインの補足-2） (文献1より引用)

- IFN在宅自己注射可能な症例は，QOLを考慮して在宅自己注射を推奨する．
- 母子感染例はIFN抵抗性のことが多く，Sequential療法（Entecavir＋IFN連続）も選択肢のひとつとなる．
- 肝硬変および肝細胞癌治癒後の症例も，核酸アナログの治療を行う．
- 抗ウイルス療法は，ALT値が≧31 IU/Lの場合に考慮する．35歳以上ではALT正常値でもウイルス増殖が持続する症例は抗ウイルス療法の対象となる．しかし，高齢者やHBe抗原陰性例，抗ウイルス剤の投与が難しい例では肝庇護療法（SNMC, UDCA等）で経過をみることも可能である．
- HIV合併症例は，Entecavirの使用によりHIV耐性ウイルスが出現する可能性があるためEntecavirは使用できない．
- HBV DNA量が低値・ALT値が正常であっても免疫抑制作用のある製剤や抗がん剤投与時にはHBV DNA量が上昇して高度の肝障害をきたすことがあるため注意が必要である．

4) 肝庇護療法
　① 強力ネオミノファーゲンシー®
　　　40〜100 mL　1日1回　静注
　　　連日または間欠
　② ウルソデオキシコール酸（ウルソ®）
　　　600〜900 mg/日　分3　毎食後

処方例

1) プレドニゾロン（プレドニン®）
　5 mg錠　30〜40 mg/日　分2
　（朝20〜30 mg，昼10 mg）
2) ウルソデオキシコール酸（ウルソ®）
　100 mg錠　600 mg/日　分3

6) 自己免疫性肝炎

自己免疫性肝炎（AIH）は慢性，進行性に肝障害をきたし，早期に肝硬変への進展傾向を示す慢性活動性肝炎である．その病因として自己免疫の関与が考えられているが，機序は十分には解明されていない．

肝炎の重症度および肝生検組織における活動性や線維化の程度をみて，治療方針を決める．治療の原則は，副腎皮質ステロイド（プレドニゾロン）投与を行い，効果が不十分なときや重篤な副作用が出現した場合，アザチオプリンを併用する（保険適用外）．ALT値が100 IU/L以下の軽症例ではウルソデオキシコール酸のみで経過をみることもある．

7) 肝硬変

肝硬変は肝疾患の終末像で，肝機能総量の低下と循環障害が特徴である．肝機能保全のための一般療法（安静，高タンパク高カロリー食，塩分制限，断酒），腹水対策（利尿薬，アルブミン補給），肝性脳症対策（特殊アミノ酸製剤，抗アンモニア薬，難吸収性抗生物質），感染症対策（抗生物質）などが必要となる．原因療法としてC型代償性肝硬変（HCVセログループ1の血中HCV RNA量が高い場合を除く）に対し，天然型インターフェロンβの投与が可能である．B型代償性肝硬変に対しては，B型肝炎ウイルスの増殖を伴い，肝機能の異常が確認されれば核酸アナログ製剤による抗ウイルス療法を考慮する．

表13 ● C型慢性肝炎治療のガイドライン2009 （文献2より引用）

C型慢性肝炎に対する初回治療ガイドライン

	ジェノタイプ1	ジェノタイプ2
高ウイルス量 5.0LogIU/mL 300fmol/L 1Meq/mL 以上	ペグIFNα-2b：ペグイントロン® 　＋リバビリン：レベトール®（48-72週間） ペグIFNα-2a：ペガシス® 　＋リバビリン：コペガス®（48-72週間）	ペグIFNα-2b：ペグイントロン® 　＋リバビリン：レベトール®（24週間）
低ウイルス量 5.0LogIU/mL 300fmol/L 1Meq/mL 未満	IFN（24週間） ペグIFNα-2a：ペガシス®（24-48週間）	IFN（8-24週間） ペグIFNα-2a：ペガシス®（24-48週間）

C型慢性肝炎に対する再治療ガイドライン

C型慢性肝炎に対するIFNの再治療は初回治療での無効の要因を検討し，治癒目的の治療か，進展予防（発癌予防）をめざしたALT値とAFP値の正常化あるいは安定化のための治療法を選択すべきである．

1. 初回IFN無効例への再投与はIFN＋リバビリン併用療法が，治療の基本である．
2. リバビリン併用療法の非適応例あるいはリバビリン併用療法で無反応例では，IFNの長期投与が望ましい．なお，IFNα製剤（Peg製剤を除く）は，在宅自己注射が可能．
3. IFN非適応例およびIFNでALT値，AFP値の改善が得られない症例は肝庇護剤（SNMC，UDCA），瀉血療法を単独あるいは組み合わせて治療する．
4. 進展予防（発癌予防）をめざした治療のALT目標値はstage1（F1）では，持続的に基準値の1.5倍以下にコントロールする．stage2-3（F2〜F3）では，極力正常値ALT≦30IU/Lにコントロールする．
5. リバビリン併用療法を行う場合には治療効果に寄与する因子である，年齢，性別，肝疾患進行度，HCVウイルスの遺伝子変異（Core領域70，91の置換，ISDR変異）Real time PCR法によるウイルス量などを参考にし，治療法を選択することが望ましい．

C型慢性肝炎の治療（ガイドラインの補足）

1. ジェノタイプ1，高ウイルス症例へのペグIFN＋リバビリン併用療法の投与期間延長（72週間投与）の基準：投与開始12週後にHCV RNA量が前値の1/100以下に低下するがHCV RNAが陽性（Real time PCR法）で36週までに陰性化した症例では，プラス24週（トータル72週間）の投与期間を延長する．
2. ジェノタイプ1，高ウイルス症例へのペグIFN＋リバビリン併用療法で，投与開始36週後にHCV RNAが陽性（Real time PCR法）でもALT値が正常化例は，48週まで継続治療を行い，治療終了後の長期ALT値正常化維持をめざす．
3. ペグIFN＋リバビリン非適応例・無反応例に対するIFN単独長期療法は，最初の2週間は通常量の連日または週3回間歇投与とし，最大8週間でHCV RNAが陰性化しない症例は通常量の半分量を長期投与する．

処方例

1）肝性脳症に伴う慢性肝不全患者の栄養状態の改善のため（いずれかまたは併用）

・アミノレバン®EN
　　　　　　　　　1〜3包/日　分1〜3　内服
・ヘパンED®　1〜2包/日　分1〜2　内服
・リーバクト®　　　　　1回1包　1日3回

2）腹水対策（いずれかまたは併用）

・スピロノラクトン（アルダクトン®A）
　（25mg）　1〜2錠/日　分1〜2　内服
・カンレノ酸カリウム（ソルダクトン®）
　（200mg）
　　　　　　1〜2アンプル/日　分1〜2　静注
・フロセミド（ラシックス®）（40mg）
　　　　　　　　1〜2錠/日　分1〜2　内服

・フロセミド（ラシックス®）（20mg）
　　　　　　　　　1～4アンプル/日　静注
3）肝性脳症対策（いずれかまたは併用）
・ラクツロース　　　　　　　　60mL/日
・硫酸ポリミキシンB
　　　　　　300万単位/日（保険適用外）
・アミノレバン®　　500mL　点滴静注
4）C型代償性肝硬変に対するインターフェロン療法
・天然型インターフェロンβ（フエロン®）注
　　投与6週間までは1日300～600万IU連日，以後1日300万IUを週3回点滴静注または静注（通常600万IU/日　1週間連日，300万IU/日　5週連日，以後300万IU/日　週3回で34～36週まで）
5）B型代償性肝硬変に対する抗ウイルス療法
・エンテカビル（バラクルード®）錠
　（0.5mg）　　　1錠/日　分1　空腹時
　（食後2時間以降かつ次の食事の2時間以上前）

8）急性膵炎

　急性膵炎は膵酵素の自己消化による重篤な疾患で，アルコールなどによるトリプシンなどの膵酵素活性化が発症機序と考えられている．初期治療においては重症度を正確に把握することが重要である．重症度は厚生労働省判定基準を用いて，入院後24時間以内に判定し，以後は定期的に再判定する．診断・治療の詳細に関しては「エビデンスに基づいた急性膵炎の診療ガイドライン（第2版）（2007）」を参考にするのがよい．軽症例では保存的加療にて軽快するものがほとんどである．中等症や重症例では，まず保存的集中治療を行う．治療は絶飲絶食として膵外分泌を抑制し膵を安静にする．hypovolemiaに対して経静脈的に十分な補液を行う．輸液量は，時間尿量（50mL/時以上）を目安に電解質を中心とした十分な補液（3,000mL/日以上）を行う．膵の自己消化を抑制するために早期より膵酵素阻害薬を投与する．疼痛に対してはペンタゾシンなどの筋注を行う．このときOddi筋のスパスム予防のため硫酸アトロピンを併用するのが望ましい．

　急性膵炎では，腸内細菌が膵実質や周囲組織に移行し，膵壊死巣の感染や膵膿瘍，敗血症の合併が少なくない．起因菌は大腸菌や緑膿菌などのグラム陰性桿菌と腸球菌や連鎖球菌などのグラム陽性球菌の頻度が高い．胆道感染や中等症～重症の場合には広域スペクトラムを有する抗生物質から開始し，原因菌が同定されれば適切な薬剤に変更する．

　重症度スコア9点以上の高度重症例に対しては，高次医療機関での集中治療管理が推奨されている．また，重症膵炎に対しては，発症2日以内に膵酵素阻害薬・抗菌薬持続動注療法を開始された群では，3日以後に開始された群に比して有意に死亡率が低いことから，膵酵素阻害薬・抗菌薬持続動注療法は，適応を厳密に選んだうえで機を逸することなく可及的早期に開始するのがよい．

処方例

●膵酵素阻害薬
1）軽症の場合
　メシル酸ナファモスタット（フサン®）
　　　　　　　　　1回10mg　1日1～2回
　5％ブドウ糖液500mLに溶解し，約2時間かけて点滴静注
　または
　メシル酸ガベキサート（エフオーワイ®）
　　100mgを5％グルコース500mLに溶解し
　　1～2時間かけて点滴静注　1日1～3回
2）中等症～重症の場合
　メシル酸ナファモスタット（フサン®）
　　　　　　　0.1mg/kg/時　持続点滴
　または
　メシル酸ガベキサート（エフオーワイ®）
　　　　　　　1mg/kg/時　持続点滴

●疼痛対策
　ペンタゾシン（ソセゴン®）
　　　　　　　15mg/回　1日1～4回　筋注
　または
　塩酸ペチジン（オピスタン®）
　　　　　　　50mg/回　1日1～3回　筋注
　これら2剤のいずれかに
　硫酸アトロピン（0.5mg/回）を追加する．

- 感染対策
  イミペネム（チエナム®）
  0.5〜1.0g/回　1日2回　点滴静注

9）慢性膵炎

　慢性膵炎とは，膵実質の脱落，壊死によって膵の繊維化をきたし，非可逆的な形態的変化と機能障害をきたす持続性炎症性疾患である．膵機能の荒廃に伴った臨床像によって病期は代償期，移行期，非代償期に分けられる．代償期は発症後数年から十数年に及び腹痛発作をくり返すが，膵内外分泌機能は比較的保たれている．非代償期になると腹痛などの症状は改善あるいは消失するが，膵内外分泌障害は糖尿病や消化吸収障害などを引き起こし，次第に膵の廃絶へといたる．移行期は代償期から非代償期までの5年間ほどの時期である．治療はこれらの病期にあわせて，膵機能の保全（低脂肪食），疼痛対策，膵機能の補充（消化酵素薬，インスリン）を行う．急性増悪時には急性膵炎に準じて治療する．

処方例

- 代償期
  1）腹痛に対して
  メシル酸カモスタット（フオイパン®）
  （100）　　　　　　　　3〜6錠/日　分3
  フロプロピオン（コスパノン®）（80mg）
  　　　　　　　　　　　　　3錠/日　分3
  2）さらに強い痛みを伴う場合は上記に追加して
  ペンタゾシン（ソセゴン®）
  　　　　　　15mg/回　1日1〜4回　筋注
  または
  塩酸ペチジン（オピスタン®）
  　　　　　　50mg/回　1日1〜3回　筋注
  これら2剤に**硫酸アトロピン**（0.5mg/回）を投与する．

- 非代償期
  1）消化吸収障害に対して
  ストミラーゼ®　　　　　3〜6g/日　分3
  セブンイー®・P　　　3カプセル/日　分3

  2）糖尿病などに対しては適宜インスリン療法などを行う

⚠️ 投薬時の注意点

　メシル酸ガベキサートやメシル酸ナファモスタットは高濃度で投与した場合，血管炎を誘発する場合があり，発症した場合は治療に難渋する場合もある．投与するときは投与経路の確認や，投与濃度，投与速度に十分注意を払わなければならない．このことは薬剤の効果を十分引き出すためにも重要なことである．またアナフィラキシー症状（しばしば喘鳴が出現する）にも十分注意する必要がある．

👉 患者さんに説明するときのコツ

　重症急性膵炎は良性疾患であるにもかかわらず死亡率が高い．ゆえに医療者側と患者・家族側との間に認識のずれが生じやすく，ときに医療訴訟の発端になる場合がある．重症例の高次医療施設への搬送の有無などが争点になる事例も多く，また，内視鏡的逆行性膵胆管造影検査の偶発症として発症した場合は医療過誤への疑念を抱かれることも多い．よって，医療者側の注意義務が明確化されたガイドラインに基づいて治療を進めることが必須であるとともに，インフォームド・コンセントを通じての医療者と患者・家族間における適切な信頼関係の構築が非常に重要である．

文　献

1）日本肝臓学会 厚生労働省研究班によるB型慢性肝炎の治療ガイドライン（2009年3月改訂）：
http://www.jsh.or.jp/medical/date/1-5.pdf
2）日本肝臓学会 厚生労働省研究班によるC型慢性肝炎の治療ガイドライン（2009年3月改訂）：
http://www.jsh.or.jp/medical/date/6-8.pdf

〈林　芳和〉

2. 消化器系

8. 胆嚢・胆道疾患治療薬

概略図 ● 肝・胆道におけるコレステロール・胆汁酸代謝と利胆薬の薬理作用

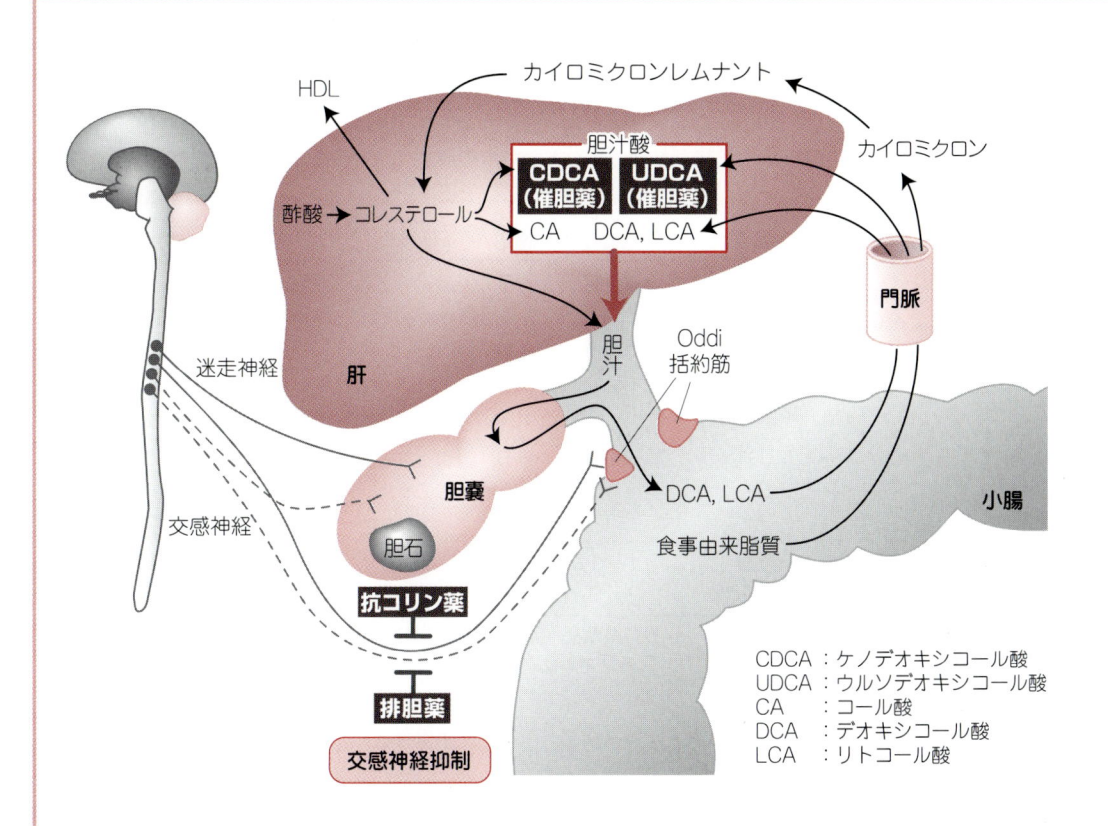

CDCA：ケノデオキシコール酸
UDCA：ウルソデオキシコール酸
CA ：コール酸
DCA ：デオキシコール酸
LCA ：リトコール酸

作用機序

　利胆薬は肝より胆汁分泌を促進させる催胆薬と胆道における胆汁排泄を促進させる排胆薬に大別される．

1) 催胆薬

　胆汁酸利胆薬であるウルソデオキシコール酸（以下UDCA）は，胆汁酸や胆汁色素といった胆汁成分を増加させ，利胆を促進し肝内胆汁うっ滞を改善する．UDCAはこのほかに胆汁中のコレステロール不飽和作用をもち，これにより胆石生成の抑制，肝血流量の増加，血清コレステロール低下作用ももち合わせている．アネトールトリチオンは直接肝臓に作用して肝機能を賦活することで胆汁酸や胆汁色素の分泌を促進する．ほかに血中グルタチオン値を上昇させたり，尿素サイクルを促進して解毒機能を亢進する作用ももつ．
　デヒドロコール酸などの水利胆薬は低比重，低粘稠の胆汁分泌を促すことで利胆作用を発現する．

2) 排胆薬

　排胆薬は Oddi 括約筋を弛緩させることで胆汁排泄を促進させる．フロプロピオンは COMT（カテコール -O- メチル化変換酵素）阻害によるエピネフリン阻害作用と抗セロトニン阻害作用により Oddi 括約筋を含む胆道の平滑筋を弛緩させる作用をもっている．また COMT 阻害により腎血流量増加に基づく利尿効果ももっており尿路結石でも使用されることもある．

　臭化ブチルスコポラミン（ブチルスコポラミン臭化物）などの鎮けい剤は，抗コリン作用を有する．この作用で，胆管や Oddi 括約筋を弛緩させることから排胆薬としての効果も期待できる．

薬の種類・適応・主な副作用

	種類	一般名（商品名）	適応	主な副作用*
催胆薬	胆汁酸利胆薬	ウルソデオキシコール酸：UDCA（ウルソ®など）	胆道系疾患（胆石，胆嚢炎など），胆汁うっ滞を伴う肝疾患の利胆，胆石溶解	下痢，悪心，嘔吐，腹痛などの消化器症状，めまい
		ケノデオキシコール酸：CDCA（チノ®）	同上	下痢，悪心，嘔吐，腹痛などの消化器症状，肝障害
		アネトールトリチオン（フェルビテン）	胆道系疾患（胆石，胆嚢炎など），胆汁うっ滞を伴う肝疾患の利胆	下痢，悪心，嘔吐，腹痛などの消化器症状，肝障害 ときに心悸亢進，顔面のぼせ感
	水利胆薬	デヒドロコール酸（デヒドロコール酸）	同上	下痢，悪心，嘔吐，腹痛などの消化器症状
排胆薬	COMT阻害	フロプロピオン（コスパノン®）	胆道系疾患（胆石，胆嚢炎など），胆道ジスキネジー，膵炎・尿管結石の鎮痙	下痢，悪心，嘔吐，腹痛などの消化器症状
	Oddi括約筋弛緩作用	ヒメクロモン（エーデシン®・C）	胆道系疾患（胆石，胆嚢炎など），胆道ジスキネジー	同上
		トレピブトン（スパカール®）	胆道系疾患（胆石，胆嚢炎など），胆道ジスキネジー，慢性膵炎に伴う疼痛および胃腸症状	下痢，悪心，嘔吐，腹痛などの消化器症状，肝障害
催胆・排胆薬		硫酸マグネシウム	胆砂，胆泥の治療	下痢，多量服用でマグネシウム中毒

＊副作用欄：すべての薬剤に共通だが発疹，瘙痒感などの過敏症状が出現したら中止のこと

疾患別処方のしかた

1）胆石症（胆石溶解療法）

　胆汁組成の異常や胆道機能の低下などにより胆汁中の成分が凝結した結果，胆嚢や胆道内に生じた石様の固形物を胆石という．上腹部痛や背部痛もしくは腹部の不快感などの症状あるいは発熱や黄疸といった症状を呈すると胆石症という．症状が出ない無症状胆石も少なくない．消化器疾患としては日常よく遭遇する疾患である．

> ● 胆石の分類
> **コレステロール胆石**
> 　純コレステロール石，混成石，混合石
> **色素胆石**
> 　黒色石，ビリルビンカルシウム石
> **まれな胆石**
> 　炭酸カルシウム石，脂肪酸カルシウム石
> 　他の混成石，その他の胆石

溶解療法の適応となるのはコレステロール系胆石である．また，胆嚢機能が保たれていることも必要である．

薬剤使用前に以下の事項を確認しておく．

> ① 腹部超音波検査：胆嚢内に胆石が浮遊性で直径1.5cm以内である（1.0cm以下が望ましい）
> ② X線検査：腹部CTなどで石灰化を認めない
> ③ 排泄性胆道造影にて胆嚢が造影可能である（胆嚢機能が保たれていること）

＊この条件を満たした症例での治療開始後1年での胆石完全消失率は20〜30％程度ともいわれている．

> 処方例
>
> ● 下記のいずれかを用いる
> 　1）UDCA（ウルソ®など）
> 　　　　　　　　　　　　600mg/日　分3
> 　2）CDCA（チノ®など）
> 　　　　　　　　300〜400mg/日　分2〜分3
> 　　　　　　　　　　　　最高600mgまで
> 　※1）2）薬は少なくとも3カ月程度は服用する．
>
> ● 痛みを伴う場合
> 　フロプロピオン（80mg）　240mg/日　分3
> 　もしくは
> 　ブチルスコポラミン臭化物（ブスコパン®など）
> 　（10mg）　　　　　　30〜60mg/日　分3
> 　などを上記処方と併用する．日数は数日使用で可．

＊副作用として，肝障害，消化器症状，過敏症などに注意する．また処方例の薬剤はSU（スルホニル尿素）薬の効果を増強させること，脂質低下薬の効果を減弱させることが知られており薬剤使用に際してはこれらの併用薬に注意する．

＊効果判定は治療開始3〜6カ月後に超音波検査で行う．縮小が認められなければ無効と判定し腹腔鏡下胆嚢摘出術などを考慮する．

2）胆道ジスキネジー

胆道系に器質的異常がないのに胆石発作様の症状をきたす病態．胆嚢の収縮機能異常もしくはOddi括約筋の機能異常が原因と考えられる．詳細な検査〔最低でも腹部エコーのほかにMRCP（magnetic resonance cholangiopancreatography）やDIC-CT（drip infusion cholangiographic-computed tomography）などで総胆管結石の有無は調べておくこと〕にて胆砂，胆石，胆管異常などの何らかの病変がある場合は胆道ジスキネジーとは言わない．

痛みに関しては胆道系の疾患以外の消化性潰瘍やGERD（gastro-esophageal reflux disease：胃食道逆流症），膵炎，腸疾患，虚血性心疾患，心臓神経症，腎結石などの上腹部痛をきたす多くの疾患との鑑別が必要である．

> 処方例
>
> ● 痙攣痛に対して
> 　フロプロピオン（コスパノン®など）
> 　　　　　　　　　　　　240mg/日　分3
>
> ● 胆嚢収縮・緊張低下に対して
> 　トレピブトン（スパカール®）120mg/日　分3
> 　または
> 　UDCA　　　　　　　　　150mg/日　分3
> 　または
> 　ヒメクロモン（エーデシン®・Cなど）
> 　　　　　　　　　　　1,200mg/日　分3
> 　日数は5日間

＊痙攣痛にはブチルスコポラミン臭化物も用いられる．

＊胆嚢収縮・緊張低下に対してアクラトニウムナパジル酸塩や精神安定薬も使用されている．

* 治療開始4週間で症状改善をみない場合は抗うつ薬（パキシル®，トレドミン®など）の処方も考える．それでも無効なら薬剤の使用の中止を考慮する．
* 副作用として消化器症状が強い場合は減量を考慮（やむをえない場合には中止も躊躇しない）．また，過敏症や肝障害出現時には即中止．

3）胆嚢摘除後症候群

胆嚢摘出術後に現れてくる愁訴．画像検査にて遺残結石や胆道狭窄がないことを確認し，さらにほかに愁訴の原因となる疾患がないこともチェックしておく．

処方例
● 胆道ジスキネジーに同じ

4）肝内胆汁うっ滞

薬剤性黄疸，急性ウイルス性肝炎で黄疸の遷延する例や原発性胆汁性肝硬変（PBC：primary biliary cirrhosis），原発性硬化性胆管炎（PSC：primary sclerosing cholangitis）などの慢性肝内胆汁うっ滞が適応である．

薬剤使用前に画像検査にて胆道閉塞の否定をし，直接ビリルビン値，γGTP，ALPの上昇，かゆみの有無などの胆汁うっ滞所見を確認し各疾患に応じた検査を施行する．

薬剤性黄疸
　薬物との関連〔DLST：drug lymphocyte stimulation test（薬剤リンパ球刺激試験）〕
急性ウイルス性肝炎後の黄疸
　急性ウイルス性肝炎の診断根拠と経過
原発性胆汁性肝硬変（PBC）
　抗ミトコンドリア抗体（M2抗体）
　IgMの上昇，肝組織生検

処方例
UDCA　　　　　　300〜600mg/日　分3
（ビリルビン値を指標にして約2週間投与してみる）

* 薬剤性黄疸の場合には副腎皮質ステロイド30〜40mg/日や強力ネオミノファーゲンシー® 40〜100mg/日を併用することもある．
* 薬剤性や肝炎後の黄疸に対してUDCAが無効な例でフェノバルビタール（60〜150mg/日）を用いることもある．
* かゆみに対してはコレスチラミンを用いることもある．
* PBCではUDCA低用量服用では効果が少なく，初期より600mg/日の使用が必要であることが多い（900mg/日まで増量可）．
* PSCは肝内外の胆管に繊維性狭窄をきたす慢性進行性炎症疾患であり，明らかに肝外胆管に閉塞が認められる例ではUDCAは使用すべきではない．

⚠ 投薬時の注意点

胆石の場合には治療効果を判定しながら使用し，無効なら漫然と投与せず他の治療法選択も常に考慮しながら治療にあたる（有症状の胆石症はいたずらに鎮痛薬を投与するのではなく，むしろ腹腔鏡的胆嚢摘出術を施行した方が患者の苦痛が少ないことも多く，薬物治療だけでコントロールしようとしないことである）．

過敏症（発疹，皮膚瘙痒感など）や肝機能障害（GOT，GPTなどの上昇）が出現したら即中止とする．また消化器症状出現時（腹満，腹痛，悪心，嘔吐，下痢，食欲不振，便秘，口渇など）には薬剤の減量（場合によっては検査を行い，薬剤の中止も考慮する）と同時に他の治療法も考慮する．

症状出現がなくても治療開始2〜4週間後で肝機能検査を行い，その後も定期的に検査を行う（その他の画像検査なども併せて定期的に経過をよく観察すること）．

妊婦（授乳婦）もしくは妊娠の可能性のある場合には使用しない．

👉 患者さんに説明するときのコツ

飲み始めても直ちに効果が出てくるわけではないので，規則正しく一定期間は服用するように指導する．

飲み忘れた場合には決して次回服用時に2回分量を服用しないように指導する（腹痛や下痢などの消化器症状が多量使用で出現するおそれがある）．

特に胆石溶解の場合は夜（夕）の服薬は忘れないように指導（夜間に胆石が作られるといわれている）．

参考文献

1) 「治療薬イラストレイテッド」（山田信博 編），羊土社，2008
2) 「治療薬ガイド2003〜2004」（「Medical Practice」編集委員会 編），文光堂，2003
3) 「今日の治療薬2009」（水島 裕 編），南江堂，2009
4) 「治療薬ハンドブック2009」（高久史麿 監修），じほう，2009

　　　　　　　　　　　　　　　　＜佐藤博之＞

第2章 各科別 薬の作用機序と処方例

3. 呼吸器系

1. 気管支拡張薬・吸入ステロイド薬

概略図 ● 気管支拡張薬の作用機序

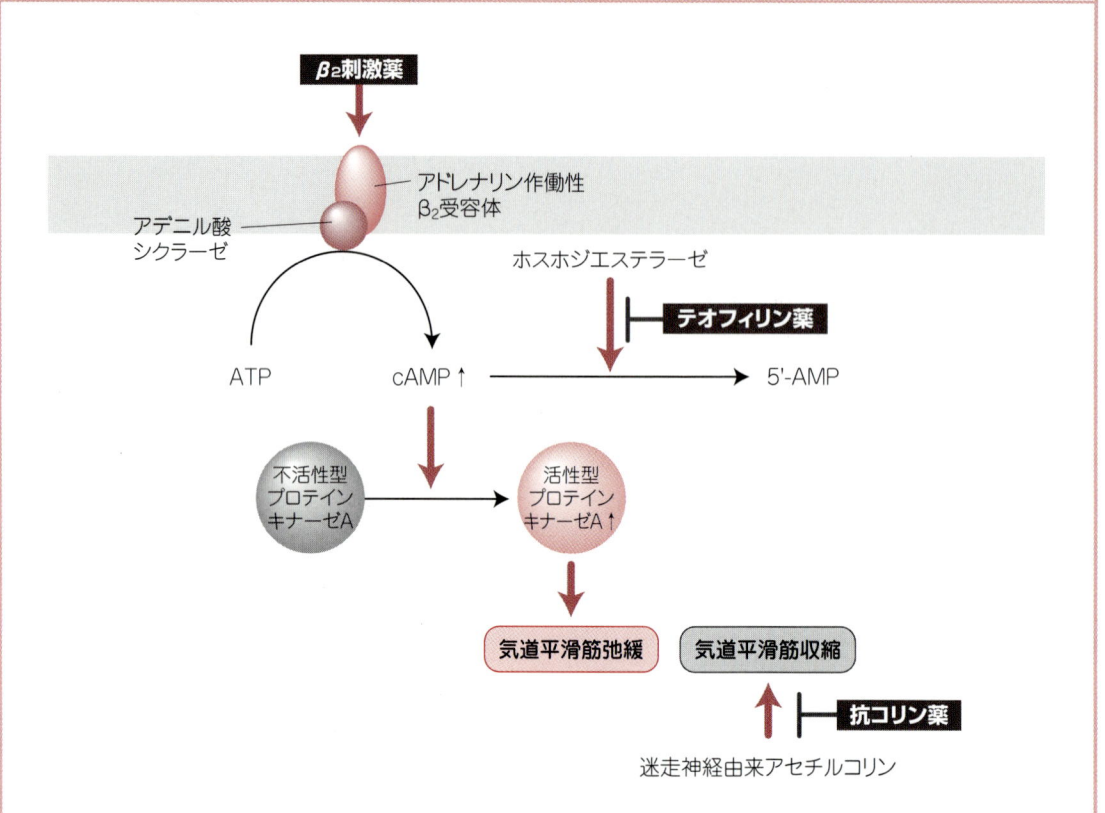

[図：β₂刺激薬 → アドレナリン作働性β₂受容体 → アデニル酸シクラーゼ：ATP → cAMP↑ → 5'-AMP（ホスホジエステラーゼ、テオフィリン薬で阻害）。cAMP↑ → 不活性型プロテインキナーゼA → 活性型プロテインキナーゼA↑ → 気道平滑筋弛緩。迷走神経由来アセチルコリン → 気道平滑筋収縮（抗コリン薬で阻害）]

＊ステロイド薬の作用機序については「9-1. 副腎皮質ステロイド」の稿 参照

作用機序

　喘息をはじめとする慢性気道炎症性疾患においては，気道炎症を抑制し，気道過敏性を改善する目的で抗炎症薬を，そして気管支収縮を抑制し，気流制限を解除する目的で気管支拡張薬を使用する．

1）吸入ステロイド薬

　抗炎症薬として最も高く評価されているのが吸入ステロイド薬である．吸入ステロイド薬の主な標的細胞はリンパ球，好酸球，肥満細胞，樹状細胞，気道上皮細胞，血管内皮細胞，平滑筋細胞，粘膜下分泌細胞であり，さまざまな炎症性サイトカイン，ケモカイン，その他のメディエーターの発現を核内遺伝子転写因子レベルで抑制している．その結果，気道内への炎症細胞浸潤や微小血管透過性亢進による浮腫，粘液分泌が抑制され，気道過敏性も改善する．なおステロイド薬にはβ_2

刺激薬連用によるβ₂受容体の発現低下を改善させる作用も報告されている．

2）β₂刺激薬

β₂刺激薬は，中枢から末梢までの気道平滑筋に存在するアドレナリン作働性β₂受容体を活性化することによって気管支拡張作用を発揮する．その主な作用機序はアデニル酸シクラーゼ活性化とそれに伴う細胞内cAMP増加，プロテインキナーゼA活性化による気道平滑筋弛緩である．また平滑筋細胞以外にもβ₂受容体は存在し，肥満細胞からの炎症性メディエーター遊離の抑制，微小血管透過性亢進による浮腫の軽減，粘液線毛輸送機能の改善などの作用もある．また，グルココルチコイド受容体の核局在量を増加させ，抗炎症作用を増強する可能性も示唆されている．

3）抗コリン薬

抗コリン薬はムスカリン受容体において，迷走神経から放出されるアセチルコリンの作用を遮断することにより，気管支拡張薬として作用する．

4）テオフィリン薬

テオフィリン薬はホスホジエステラーゼを阻害し，またアデノシン受容体に拮抗することによって細胞内cAMPを増加させ，プロテインキナーゼAを活性化し多彩な薬理作用を発揮する．高濃度（＞10μg/mL）においては気管支拡張薬として作用するのに対し，有効血中濃度内もしくは低濃度（5〜10μg/mL）においてはむしろ抗炎症薬としてリンパ球，好酸球，肥満細胞，マクロファージ，神経細胞，気道上皮細胞，血管内皮細胞など気道炎症を構成する細胞に対して抑制的に働くと考えられている．

💊 薬の種類・適応・主な副作用

薬の種類	適応	主な副作用
吸入ステロイド薬 　ベクロメタゾン 　フルチカゾン 　ブデソニド 　シクレソニド	喘息 COPD（慢性閉塞性肺疾患）は未承認	咽喉頭違和感，嗄声， 上気道刺激による咳， 口腔・咽頭カンジダ症など
注射・経口ステロイド薬	「9-1．副腎皮質ステロイド」の稿 参照	
吸入ステロイド薬/β₂刺激薬 **配合剤*** 　サルメテロール/ 　フルチカゾン配合剤	喘息 COPD	
長時間作用性β₂刺激薬 　サルメテロール 　ツロブテロール 　ホルモテロール 　プロカテロール（内服） 　クレンブテロールなど	喘息 COPD	動悸，頻脈，振戦，低カリウム血症など （吸入ではまれ，特に経口投与でみられる）

*近日中に，ブデソニド/ホルモテロール配合剤も発売される予定である．　　　　　　　　　　（次ページにつづく↗）
COPD：chronic obstructive pulmonary disease（慢性閉塞性肺疾患）

(前ページのつづき)

薬の種類	適応	主な副作用
短時間作用性β₂刺激薬 　サルブタモール（吸入） 　プロカテロール（吸入） 　フェノテロール（吸入） 　エピネフリン（皮下注）	喘息 COPD	動悸，頻脈，振戦，低カリウム血症など （エピネフリンはα作用が強いため， 　血圧上昇に注意）
抗コリン薬（吸入のみ） 　イプラトロピウム 　オキシトロピウム 　チオトロピウム	COPD 喘息（チオトロピウムは未承認）	口渇など
テオフィリン薬 　テオフィリン 　アミノフィリン 　ジプロフィリン 　プロキシフィリン 　コリンテオフィリン	喘息 COPD（ジプロフィリン 　　　プロキシフィリンは未承認） うっ血性心不全（テオフィリンは未承認） など	悪心・嘔吐，頭痛，不眠，頻脈， 不整脈，痙攣など

疾患別処方のしかた

1）喘息の長期管理（成人）

❶ 重症度の判定

まず喘息の重症度を判断する．自覚症状の特徴，気流制限の程度（特にピークフロー値）を参考に4つのステップ（ステップ1：軽症間欠型，ステップ2：軽症持続型，ステップ3：中等症持続型，ステップ4：重症持続型）に分類し，段階的に治療内容を検討する（**表1**）．治療効果が不十分の場合には次のステップに進み（ステップアップ），治療目標に到達した後3カ月以上安定していれば，治療内容削減を試みる（ステップダウン）．

❷ ステロイド薬

喘息治療の主軸は吸入ステロイド薬であり，ステップ2（軽症持続型）以上では，小児，成人，老人，妊産婦を問わず，第一選択薬となる．わが国では，ベクロメタゾン（BDP：キュバール®），フルチカゾン（FP：フルタイド®），ブデソニド（BUD：パルミコート®），シクレソニド（CIC：オルベスコ®）が処方可能であり，各ステップにおける吸入ステロイド薬の投与量の目安は**表2**のとおりである．吸入ステロイド薬の吸入様式は加圧式定量噴霧吸入器〔pressurized metered dose inhaler（pMDI）：キュバール®，フルタイド®，オルベスコ®〕を用いる方法とドライパウダー吸入器〔dry powder inhaler（DPI）：フルタイド®，パルミコート®〕を用いる方法とがあり，pMDI使用時には吸入効率を向上させるためにスペーサーを使用する．吸入ステロイド薬の局所的副作用は，スペーサーの使用（pMDIの場合）とうがいで予防可能であり，通常用量では全身的副作用はまず問題とならない．

経口ステロイド薬は，ステップ4（重症持続型）で使用する場合がある．できるだけすみやかに減量し，高用量吸入ステロイド薬へ切りかえる．

❸ 長時間作用性β₂刺激薬

長時間作用性β₂刺激薬については，経口薬についで貼付薬（ツロブテロール：ホクナリン®），吸入薬（サルメテロール：セレベント®）が発売され，ステップ2（軽症持続型）以上で吸入ステロイド薬に併用される．β₂刺激薬はステロイド受容体の核局在量を増加させるとともに，ステロイド薬もβ₂刺激薬連用によるβ₂受容体の発現低下を抑制するため，両者を併用することによって，より良好な喘息コントロールが望める．ただし，長時間作用性β₂刺激薬の単独使用は推奨されない．2007年に吸入ステロイド薬/β₂刺激薬配合剤（サルメテロール/フルチカゾン：アドエア®）が発売され，利便性が向上した．今後，ブデソニド/ホルモテロール配合剤も発売される見通しである．

表1 ● 喘息の長期管理における重症度に対応した段階的薬物療法（文献1より改変して転載）

	重症度[1]	ステップ1 軽症間欠型	ステップ2 軽症持続型	ステップ3 中等症持続型	ステップ4 重症持続型
喘息症状の特徴	頻度	週1回未満	週1回以上だが毎日ではない	毎日	毎日
	強度	症状は軽度で短い	月1回以上日常生活や睡眠が妨げられる	週1回以上日常生活や睡眠が妨げられる	日常生活に制限
				短時間作用性吸入β₂刺激薬頓用がほどんど毎日必要	治療下でもしばしば増悪
	夜間症状	月に2回未満	月2回以上	週1回以上	しばしば
PEF $FEV_{1.0}$[2]	$\%FEV_{1.0}$, %PEF	80%以上	80%以上	60%以上80%未満	60%未満
	変動	20%未満	20〜30%	30%を超える	30%を超える
長期管理薬 ● 連用 ○ 考慮		○喘息症状がやや多いとき（例えば月に1〜2回），血中・喀痰中に好酸球増加のあるときは下記のいずれか1剤の投与を考慮 ・吸入ステロイド薬（低用量） ・テオフィリン徐放製剤 ・ロイコトリエン受容体拮抗薬 ・DSCG ・抗アレルギー薬[4]	●吸入ステロイド薬（低用量）連用 ●上記で不十分な場合は，下記のいずれか1剤を併用[5] ・テオフィリン徐放製剤 ・ロイコトリエン受容体拮抗薬 ・長時間作用性β₂刺激薬（吸入/貼付/経口） ●合剤の使用可 ○DSCGや抗アレルギー薬の併用可	●吸入ステロイド薬（中用量）連用 ●合剤の使用可 ●下記のいずれか1剤，あるいは複数を併用[5] ・テオフィリン徐放製剤 ・ロイコトリエン受容体拮抗薬 ・長時間作用性β₂刺激薬（吸入/貼付/経口） ○Th2サイトカイン阻害薬の併用可	●吸入ステロイド薬（高用量）連用 ●合剤の使用可 ●下記の複数を併用[5] ・テオフィリン徐放製剤 ・ロイコトリエン受容体拮抗薬 ・長時間作用性β₂刺激薬（吸入/貼付/経口） ○Th2サイトカイン阻害薬の併用可 ●上記のすべてでも管理不良の場合 ・経口ステロイド薬の追加[6]
	発作時	短時間作用性吸入β₂刺激薬[3]			

$\%FEV_{1.0} = (FEV_{1.0}測定値/FEV_{1.0}予測値) \times 100$, $\%PEF = (PEF測定値/PEF予測値または自己最良値) \times 100$

1) いずれか1つが認められればそのステップと判断する．
2) 症状からの判断は重症例や長期罹患例で重症度を過小評価する場合がある．呼吸機能は気道狭窄の程度を客観的に示し，その変動は気道過敏性と関連する．
3) 発作時には短時間作用性吸入β₂刺激薬を頓用するが，感冒などの特殊な増悪因子がない普段は短時間作用性吸入β₂刺激薬の頓用が不必要な状態になるように長期管理を行う．発作時でも短時間作用性吸入β₂刺激薬を3〜4回/日必要になることが週に3日以上ある場合は，長期管理をステップアップする．
4) 抗アレルギー薬：本表では，メディエーター遊離抑制薬，ヒスタミンH₁拮抗薬，トロンボキサンA₂阻害薬，Th2サイトカイン阻害薬を指す．
5) 記載順は選択順を示すものではなく，各症例に基づいて，担当医が決定する．
　長時間作用性β₂刺激薬を併用する場合は吸入ステロイド薬との合剤を使用することができる．
　合剤：吸入ステロイド薬と長時間作用性β₂刺激薬との合剤を指す．
6) 経口ステロイド薬は，まず間欠投与から開始する．
＊ステップアップをする場合は，各ステップにおける薬剤アドヒアランスが十分であることを確認した後に行う．
＊＊合剤を使用する場合は，長時間作用性β₂刺激薬の併用は不可とする．

> ステップアップ：現行の治療でコントロールできないときは次のステップに進む．
> ステップダウン：治療の目標が達成されたら，少なくとも3カ月以上の安定を確認してから治療内容を減らしてもよい．以後もコントロール維持に必要な治療は続ける．

表2● 各吸入ステロイド薬のステップ別の推奨量 （文献1より転載）

薬剤名	ステップ1 （最低用量）	ステップ2 （低用量）	ステップ3 （中用量）	ステップ4 （高用量）
BDP–HFA	100μg/日	100〜200μg/日	200〜400μg/日	400〜800μg/日
FP–HFA	100μg/日	100〜200μg/日	200〜400μg/日	400〜800μg/日
CIC–HFA	100μg/日	100〜200μg/日	200〜400μg/日	400〜800μg/日
FP–DPI	100μg/日	100〜200μg/日	200〜400μg/日	400〜800μg/日
BUD–DPI	200μg/日	200〜400μg/日	400〜800μg/日	800〜1,600μg/日

BDP：ベクロメタゾン，FP：フルチカゾン，CIC：シクレソニド，BUD：ブデソニド
HFA：代替フロンガス…pMDI（加圧式定量噴霧吸入器）を使用
DPI：ドライパウダー吸入器

❹ テオフィリン薬

テオフィリン薬は治療濃度域が狭く，高濃度では不整脈，痙攣などの重篤な副作用が出現する．テオフィリンの代謝は喫煙によって亢進し（血中濃度低下），加齢によって低下する（血中濃度上昇）．また併用薬剤によっても血中濃度が変化しやすく，血中濃度のモニタリングを行い 5〜15 μg/mL にコントロールする．

❺ ロイコトリエン受容体拮抗薬

その他の選択肢としては，ロイコトリエン受容体拮抗薬があげられる（「9-6. 抗アレルギー薬」の稿参照）．抗アレルギー薬に分類されるが，抗炎症作用と気管支拡張作用とを併せもち，プランルカスト（オノン®），ザフィルルカスト（アコレート®），モンテルカスト（シングレア®，キプレス®）の 3 種類のシステイニルロイコトリエン$_1$（CysLT$_1$）受容体拮抗薬が臨床で使用されている．

処方例

● 吸入ステロイド薬を基本に，他剤を適宜組合わせる

1) フルチカゾン（フルタイド®） または
   ベクロメタゾン（キュバール®） または
   シクレソニド（オルベスコ®）
   　　　　　　100〜800μg/日吸入　分2
   または
   ブデソニド（パルミコート®）
   　　　　　　200〜1,600μg/日吸入　分2

2) サルメテロール（セレベント®）
   　　　　　　100μg/日吸入　分2
   または
   ツロブテロール（ホクナリン®）
   　　　　　　2mg/日貼付　分1

＊1）2）を併用する代わりに，**サルメテロール/フルチカゾン（アドエア®）**を使用してもよい．

3) テオフィリン
   （ユニフィル®LA）400mg/日　分1　夕食後
   または
   （テオロング®，テオドール®，スロービッド®）
   　　　　　　400mg/日　分2　朝食後，就寝前

4) プランルカスト（オノン®）
   　　　　　　450mg/日　分2　朝食後，夕食後
   または
   ザフィルルカスト（アコレート®）
   　　　　　　40〜80mg/日　分2　朝食後，就寝前
   または
   モンテルカスト（シングレア®，キプレス®）
   　　　　　　10mg/日　分1　就寝前

2）喘息の急性増悪（発作）への対応（成人）

病歴，身体所見から，発作の程度を瞬時に判断し，適切な治療方法を選択する．治療の基本は短時間作用性気管支拡張薬と全身性ステロイド薬投与，呼吸管理である（表3）．

初期治療として，まず短時間作用性β_2刺激薬を吸入する．pMDI使用時には吸入効率を向上させ，副作用を軽減させるためにスペーサーを使用する．また短時間作用性β_2刺激薬と抗コリン薬を併用すると両剤の相加効果が認められることがある．

わが国では発作時，アミノフィリン静注が汎用されているが，アミノフィリンのテオフィリン含有量は80％であり，経口テオフィリン薬を常用している患者においては有効血中濃度（5～15μg/mL）を超えないように注意する．

中等度以上の急性増悪（発作）に対しては中～高用量ステロイド薬を短期的に使用するが，効果発現には数時間を要する．

β_2刺激薬としてのエピネフリン（ボスミン®）皮下注は，虚血性心疾患，開放隅角（単性）を除く緑内障，甲状腺機能亢進症では禁忌であり，高血圧症では心電図，血圧などのモニター下に行う．なお，エピネフリンと他のβ_2刺激薬との併用は不整脈，心停止をもたらす危険があり，効能書では併用禁忌となっている．併用せざるを得ない場合には十分に注意する．

処方例

- **短時間作用性吸入β_2刺激薬を基本に他剤を適宜組合わせる．**
  1) サルブタモール（サルタノール®，アイロミール®）　または
     プロカテロール（メプチン®）　または
     フェノテロール（ベロテック®）
     　　　　　　　　　1～2噴霧　反復
     または
     メタプロテレノール吸入液（アロテック®）
     　　　　　　　　　0.3～0.5mL　吸入反復

  2) ヒドロコルチゾン（サクシゾン®，ソル・コーテフ®）　200～500mg　点滴静注
     または
     メチルプレドニゾロン（ソル・メドロール®）
     　　　　　　　　　40～125mg　点滴静注
     または

     デキサメタゾン（デカドロン®）
     　　　　　　　　　4～8mg　点滴静注
     または
     ベタメタゾン（リンデロン®）
     　　　　　　　　　4～8mg　点滴静注

  3) アミノフィリン（ネオフィリン®）
     6mg/kgを1時間で点滴静注（中毒症状に注意）

  4) エピネフリン（ボスミン®注）
     　　　　　　　　　0.1～0.3mL　皮下注
     20～30分間隔で反復可（脈拍を130/分以下に）

3）慢性閉塞性肺疾患（COPD：Chronic Obstructive Pulmonary Disease）

薬物治療は主に症状のコントロールおよび増悪の軽減を目的とし，重症度に応じて抗コリン薬，β_2刺激薬，テオフィリンなどの長時間作用性気管支拡張薬を使用する．またステージⅢ（重症）以上で吸入ステロイド薬も考慮される（表4）．

COPDにおける可逆的気流閉塞では，迷走神経由来のアセチルコリンが重要であり，維持療法として抗コリン薬が推奨される．抗コリン薬は吸入β_2刺激薬と比べて気管支拡張作用は弱く，効果発現にも時間を要するが，作用は長く持続する．抗コリン薬は緑内障や前立腺肥大などによる排尿障害のある患者で禁忌となっている．COPDは高齢男性に多くみられることから，注意を要する．また，粘液分泌を抑制するという報告があるが，基本的には粘液線毛輸送機能に影響を与えるほどではなく，分泌過剰なCOPDに対しては去痰効果が期待できる．さらに近年発売された長時間作用性吸入抗コリン薬，チオトロピウム（スピリーバ®）は作用持続時間が24時間以上であり，利便性が高い．2008年に発表された大規模臨床試験 UPLIFT（Understanding Potential Long-term Impacts Function with Tiotropium）では，チオトロピウムがCOPD患者の呼吸機能やQOL，増悪の頻度を改善するとともに，一部の患者で呼吸機能低下速度を有意に抑制し，また，COPD全体の総死亡率を有意に低下させることが示された．

表3● 喘息発作（急性憎悪）の強度に対応した管理法（成人） （文献1より転載）

> 治療目標：呼吸困難の消失，体動，睡眠正常，日常生活正常
> 　　　　　PEFが予測値または自己最良値の70％以上，酸素飽和度＞90％[1]
> 　　　　　平常服薬，吸入で喘息症状の悪化なし

発作強度[2]	呼吸困難	動作	検査値[1] PEF	Spo$_2$	Pao$_2$	Paco$_2$	治療	自宅治療可, 救急外来入院, ICU管理[3]
喘鳴/胸苦しい	急ぐと苦しい 動くと苦しい	ほぼ普通	80％超	96％以上	正常	45mmHg未満	β$_2$刺激薬吸入，頓用[4] テオフィリン薬頓用	自宅治療可
軽度（小発作）	苦しいが横になれる	やや困難					β$_2$刺激薬吸入，頓用[4] テオフィリン薬頓用	自宅治療可
中等度（中発作）	苦しくて横になれない	かなり困難 かろうじて歩ける	60～80％	91～95％	60mmHg超	45mmHg未満	β$_2$刺激薬ネブライザー吸入反復[5] エピネフリン皮下注（ボスミン®）[6] アミノフィリン点滴静注[7] ステロイド薬点滴静注[8] 酸素[9] 抗コリン薬吸入考慮	救急外来 ・1時間で症状が改善すれば帰宅 ・2～4時間で反応不十分 ・1～2時間で反応なし 入院治療→高度喘息症状治療へ
高度（大発作）	苦しくて動けない	歩行不能 会話困難	60％未満	90％以下	60mmHg以下	45mmHg以上	エピネフリン皮下注（ボスミン®）[6] アミノフィリン持続点滴[10] ステロイド薬点滴静注反復[8] 酸素[11] β$_2$刺激薬ネブライザー吸入反復[5]	救急外来 1時間以内に反応なければ入院治療 悪化すれば重篤症状の治療へ
重篤	呼吸減弱 チアノーゼ 呼吸停止	会話不能 体動不能 錯乱 意識障害 失禁	測定不能	90％以下	60mmHg以下	45mmHg以上	上記治療継続 症状，呼吸機能悪化で挿管[3] 酸素吸入にもかかわらずPao$_2$ 50mmHg以下および/または意識障害を伴う急激なPaco$_2$の上昇 人工呼吸[3] 気管支洗浄 全身麻酔（イソフルラン・セボフルラン・エンフルランなどによる）を考慮	直ちに入院，ICU管理[3]

1) 気管支拡張薬投与後の値を参考とする．
2) 発作強度は主に呼吸困難の程度で判定し，他の項目は参考事項とする．異なった発作強度の症状が混在するときは発作強度の重い方をとる．
3) ICUまたは，気管内挿管，補助呼吸，気管支洗浄などの処置ができ，血圧，心電図，パルスオキシメーターによる継続的モニターが可能な病室．重症呼吸不全時の挿管，人工呼吸装置の装着は，ときに危険なので，緊急処置としてやむを得ない場合以外は複数の経験ある専門医により行われることが望ましい．

（次ページにつづく↗）

(↘前ページのつづき)

4） β_2刺激薬pMDI 1～2パフ，20分おき2回反復可．無効あるいは増悪傾向時 β_2刺激薬1錠，コリンテオフィリンまたはアミノフィリン200 mg頓用．
5） β_2刺激薬ネブライザー吸入：20～30分おきに反復する．脈拍を130/分以下に保つようにモニターする．
6） ボスミン® 0.1%アドレナリン（エピネフリン）：0.1～0.3mL皮下注射 20～30分間隔で反復可．脈拍は130/分以下にとどめる．虚血性心疾患，緑内障〔開放隅角（単性）緑内障は可〕，甲状腺機能亢進症では禁忌，高血圧の存在下では血圧，心電図モニターが必要．
7） アミノフィリン6 mg/kgと等張補液薬200～250 mLを点滴静注，1/2量を15分間程度，残量を45分間程度で投与し，中毒症状（頭痛，吐き気，動悸，期外収縮など）の出現で中止．発作前にテオフィリン薬が十分に投与されている場合は，アミノフィリンを半量もしくはそれ以下に減量する．通常テオフィリン服用患者では可能な限り血中濃度を測定．
8） ステロイド薬静注：ヒドロコルチゾン200～500 mg，メチルプレドニゾロン40～125 mg，デキサメタゾン，あるいはベタメタゾン4～8 mgを点滴静注．以後ヒドロコルチゾン100～200 mgまたはメチルプレドニゾロン40～80 mgを必要に応じて4～6時間ごとに，あるいはデキサメタゾンあるいはベタメタゾン4～8 mgを必要に応じて6時間ごとに点滴静注，またはプレドニゾロン0.5 mg/kg/日，経口．
9） 酸素吸入：鼻カニューレなどで1～2 L/分．
10） アミノフィリン持続点滴：第1回の点滴〔上記7〕参照〕に続く持続点滴はアミノフィリン250 mg（1筒）を5～7時間（およそ0.6～0.8 mg/kg/時）で点滴し，血中テオフィリン濃度が10～20 μg/mL（ただし最大限の薬効を得るには15～20 μg/mL）になるよう血中濃度をモニターし中毒症状の出現で中止．
11） 酸素吸入：PaO_2 80 mmHg前後を目標とする．

表4● COPDの各ステージにおける治療法

ステージ	Ⅰ：軽症	Ⅱ：中等症	Ⅲ：重症	Ⅳ：最重症
特徴	・$FEV_{1.0}$/FVC＜70% ・%$FEV_{1.0}$≧80%	・$FEV_{1.0}$/FVC＜70% ・50≦%$FEV_{1.0}$＜80%	・$FEV_{1.0}$/FVC＜70% ・30≦%$FEV_{1.0}$＜50%	・$FEV_{1.0}$/FVC＜70% ・%$FEV_{1.0}$＜30% あるいは%$FEV_{1.0}$＜50% かつ慢性呼吸不全合併
治療法	禁煙・インフルエンザワクチン・全身併存症の管理			
	必要に応じて短時間作用性気管支拡張薬			
	呼吸リハビリテーション（患者教育・運動療法・栄養管理）			
		長時間作用性抗コリン薬（または長時間作用性β₂刺激薬）		
		長時間作用性抗コリン薬・β₂刺激薬の併用（テオフィリンの追加）		
			吸入用ステロイドの追加（くり返す増悪）	
				酸素療法
				外科療法，換気補助療法

FVC：努力性肺活量 文献2より改変作成

処方例

● 禁煙を徹底させたうえで，下記薬剤を1種または複数組合わせる．吸入ステロイド薬は適応を考慮したうえで処方する．
1） チオトロピウム（スピリーバ®）
　　　　　　1カプセル/日　吸入　分1

2） サルメテロール（セレベント®）
　　　　　　100 μg/日　吸入　分2
または
　　ツロブテロール（ホクナリン®）
　　　　　　2 mg/日　貼付　分1

3) テオフィリン

(ユニフィル®LA) 400mg/日 分1 夕食後

または

(テオロング®, テオドール®, スロービッド®)

400mg/日 分2 朝食後, 就寝前

4) フルチカゾン（フルタイド®） または
ベクロメタゾン（キュバール®） または
シクレソニド（オルベスコ®）

100～800μg/日 吸入 分2

または

ブデソニド（パルミコート®）

200～1,600μg/日 吸入 分2

＊2) と4) を併用するかわりに, **サルメテロール/フルチカゾン（アドエア®）** を使用してもよい.

＊現時点でわが国でCOPDへの適応が承認されている吸入ステロイド薬はアドエア®のみである

投薬時の注意点

成人喘息の10％はいわゆるアスピリン喘息とされ, 酸性NSAIDs（nonsteroidal anti-inflammatory drug：非ステロイド系抗炎症薬）全般によって発作が誘発されるとともに, 発作時に汎用されるコハク酸エステル型ステロイド薬（ソル・コーテフ®, サクシゾン®, 水溶性プレドニン®, ソル・メドロール®など）に過敏性をもち, ステロイド薬使用によってさらに喘息症状が悪化する例があることを念頭におく. その場合はリン酸エステル型ステロイド薬（デカドロン®, リンデロン®など）を使用するとよい.

患者さんに説明するときのコツ

従来, 吸入薬といえば短時間作用性β_2刺激薬を指すことが多かったために, 長期管理薬としての吸入ステロイド薬および長時間作用性吸入β_2刺激薬と, 発作治療薬としての短時間作用性吸入β_2刺激薬とを混同している例を多くみかける.『症状発現を予防するための治療（長期管理薬）』と『すでに発現してしまった症状を緩解させるための治療（発作治療薬）』との違いについて十分に理解が得られるまで指導する.

また, 吸入薬主体の治療法に抵抗感を示す患者も多い. 吸入薬のメリットについてよく説明するとともに, 吸入方法についても十分に指導する. 喘息治療における十分なインフォームド・コンセントを得るためには, 医師が一方的に説明するのではなく, 薬剤師, 看護師など, 他の医療スタッフと協力し, くり返し介入していく必要がある.

文献

1)「アレルギー疾患診断・治療ガイドライン2007」（西間三馨 監修, 日本アレルギー学会 作成）, 協和企画, 2007

2)「COPD（慢性閉塞性肺疾患）診断と治療のためのガイドライン 第3版」（永井厚志 監修, 日本呼吸器学会 作成）, メディカルレビュー社, 2009

＜森島祐子, 檜澤伸之＞

3. 呼吸器系

2. 去痰薬

概略図 ● 去痰薬の作用機序

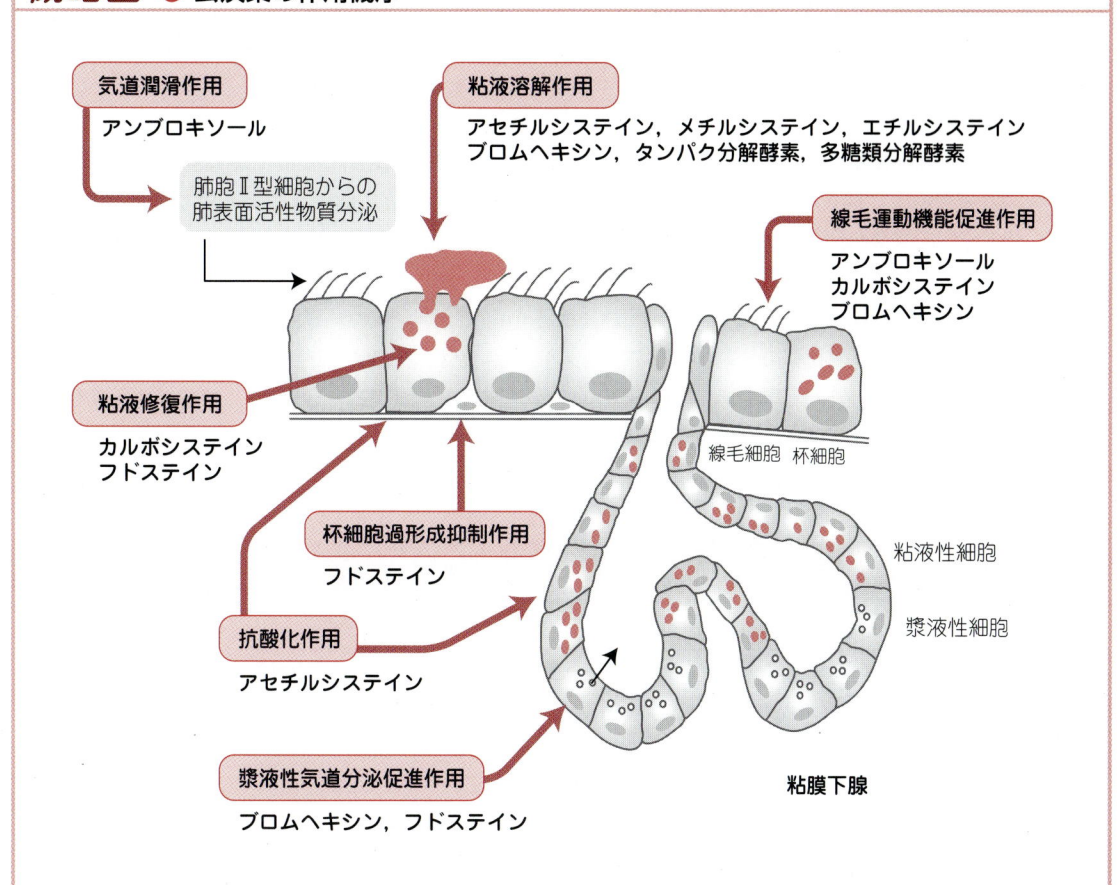

気道潤滑作用
アンブロキソール
→ 肺胞Ⅱ型細胞からの肺表面活性物質分泌

粘液溶解作用
アセチルシステイン，メチルシステイン，エチルシステイン
ブロムヘキシン，タンパク分解酵素，多糖類分解酵素

線毛運動機能促進作用
アンブロキソール
カルボシステイン
ブロムヘキシン

粘液修復作用
カルボシステイン
フドステイン

杯細胞過形成抑制作用
フドステイン

抗酸化作用
アセチルシステイン

漿液性気道分泌促進作用
ブロムヘキシン，フドステイン

線毛細胞　杯細胞
粘液性細胞
漿液性細胞
粘膜下腺

作用機序

　ヒトでは，生理的状況下で1日約100mLの気道分泌物が産生されている．通常は無意識のうちに嚥下しているが，気道分泌の亢進やクリアランスの障害が生じると，喀痰を自覚するようになる．**気道分泌物の量や性状を調整し，クリアランスを促す目的でしばしば去痰薬が使用される**が，去痰薬はその作用機序によって気道粘液溶解薬，気道潤滑薬，気道粘液修復薬，気道分泌細胞正常化薬に分類される．

1) 気道粘液溶解薬

　気道粘液溶解薬にはブロムヘキシンとシステイン系薬が含まれる．ブロムヘキシンは漿液性気道分泌を促進し，糖タンパク線維網を細断することによって気道分泌物の粘稠度を低下させる．さらに，線毛運動機能や肺表面活性物質分泌も促進し，クリアランスを促す．システイン系薬はムコタ

ンパクのS-S結合を解離させることによって粘稠度を低下させる．アセチルシステインについては，近年，酸化ストレスを介する気道粘液過剰分泌を抑制する作用（抗酸化作用）が注目されている．その他，タンパク分解酵素，多糖類分解酵素もそれぞれ気道分泌物中のタンパク，多糖類を分解し，粘稠度を低下させることから，気道粘液溶解薬として用いられる．

2) 気道潤滑薬

気道潤滑薬としてはアンブロキソールがあり，肺胞Ⅱ型細胞からの肺表面活性物質分泌を促進することによって気道を潤滑にするとともに，線毛運動機能も促進し，クリアランスを促す．

3) 気道粘液修復薬

気道粘液修復薬としてはカルボシステインがあり，分泌細胞内の糖タンパク合成に関与し，フコース濃度を低下させることによって気道分泌物中のフコース/シアル酸構成比を正常化する．また，線毛細胞の修復を促進し，線毛運動機能も改善させる．

4) 気道分泌細胞正常化薬

気道分泌細胞正常化薬に分類されるフドステインは，杯細胞の過形成を抑制し，気道分泌物の主成分であるムチンの分泌を抑制する．その他，粘液修復作用（フコース/シアル酸構成比正常化）や漿液性気道分泌促進作用，抗炎症作用も報告されている．

薬の種類・適応・主な副作用

	薬の種類	適応	主な副作用
気道粘液溶解薬	システイン系薬 　アセチルシステイン 　メチルシステイン 　エチルシステイン	急性・慢性気管支炎，気管支拡張症など	アセチルシステイン：気管支閉塞，気管支痙攣の報告あり
	ブロムヘキシン	同上	
	タンパク分解酵素 　セラペプターゼ 　プロナーゼ 　ブロメライン 　セミアルカリプロティナーゼ	同上	出血傾向に注意 　セラペプターゼ：肝機能障害，黄疸，間質性肺炎など
	多糖類分解酵素 　リゾチーム	同上	卵白アレルギーには禁忌
気道潤滑薬	アンブロキソール	急性・慢性気管支炎，気管支拡張症など	＊
気道粘液修復薬	カルボシステイン	急性・慢性気管支炎，気管支拡張症など	＊
気道分泌細胞正常化薬	フドステイン	喘息，COPD（慢性閉塞性肺疾患），気管支拡張症，びまん性汎細気管支炎など	＊

＊特異な副作用はあまり認められないため，特に明記していない
COPD：chronic obstructive pulmonary disease（慢性閉塞性肺疾患）

疾患別処方のしかた

1）急性上気道炎，気管支炎，肺炎

❶ なぜ去痰するか

痰は主要症候の1つであり，粘稠で喀出困難な痰は咳を誘発し，病原性微生物の増殖を助長する．特に高齢者，手術後の患者，重症呼吸不全患者では咳による排痰が不十分であり，気道内に貯留した痰によって換気障害，呼吸不全の増悪がもたらされることがある．原則的に，痰を伴う咳に対して鎮咳薬は用いない．

❷ 去痰薬の選択

去痰薬としては，気道分泌物の性状を生理的な状態に修復する気道粘液修復薬（カルボシステイン：ムコダイン®）と，気道内を潤滑にすることにより痰のクリアランスを促進する気道潤滑薬（アンブロキソール：ムコソルバン®，ムコサール®など）が第一に選択されることが多い．両者とも痰の性状にかかわらず去痰効果を期待でき，重篤な副作用もない．

❸ 吸入薬，注射薬

吸入が必要な場合はブロムヘキシン（ビソルボン®）やアセチルシステイン（ムコフィリン®）を選択する．また，内服不能例にはブロムヘキシン注射用製剤がある．ただし，シロップ，吸入液の配合には注意する．アンブロキソールシロップ（ムコソルバン®）と抗生物質のシロップ用細粒，ブロムヘキシン液とチロキサポール液（界面活性作用をもつ溶解剤：アレベール®），ブロムヘキシン液とアセチルシステイン液，アセチルシステイン液と抗生物質で外観変化，濁りが報告されており，配合を避ける．

処方例

- 下記のいずれか，または適宜組合わせて用いる．
  1) アンブロキソール
     （ムコソルバン®，ムコサール®など）
     　　　　　　　　　　　　45 mg/日　分3
     または
     （ムコソルバン®L，ムコサール®-L）
     　　　　　　　　45 mg/日　分1　夕食後
  2) カルボシステイン（ムコダイン®）
     　　　　　　　　　　　　1,500 mg/日　分3

2）喘息，慢性閉塞性肺疾患（COPD：Chronic Obstructive Pulmonary Disease）

フドステイン（クリアナール®，スペリア®）は杯細胞の過形成を抑制し，抗炎症作用も有することから，喘息や慢性閉塞性肺疾患（COPD）などの慢性気道炎症性疾患における過剰分泌に対する有効性が期待されている．その他，吸入ステロイド薬や抗コリン薬には粘液分泌抑制作用が，β_2刺激薬には線毛運動機能改善作用があるため，これらの抗気道炎症薬や気管支拡張薬を併用するとよい．

COPDなどで，特に早朝覚醒時に痰の量が多く，喀出困難を自覚する患者にはアンブロキソール徐放製剤（ムコソルバン®L，ムコサール®-L）が有効である．アセチルシステイン（ムコフィリン®）は，COPDの急性増悪の頻度を低下させるという報告があるが，その作用機序として抗酸化作用が示唆されている．

処方例

- 下記のいずれか，または適宜組合わせて用いる．
  1) アンブロキソール
     （ムコソルバン®，ムコサール®など）
     　　　　　　　　　　　　45 mg/日　分3
     または
     （ムコソルバン®L，ムコサール®-L）
     　　　　　　　　45 mg/日　分1　夕食後
  2) カルボシステイン（ムコダイン®）
     　　　　　　　　　　　　1,500 mg/日　分3
  3) フドステイン（クリアナール®，スペリア®）
     　　　　　　　　　　　　1,200 mg/日　分3

3）びまん性汎細気管支炎（DPB：Diffuse Panbronchiolitis），副鼻腔気管支症候群

エリスロマイシン（エリスロシン®），クラリスロマイシン（クラリシッド®，クラリス®），ロキシスロマイシン（ルリッド®）などの14員環系マクロライド系抗生物質は，DPBに対して少量長期投与すると，気道への炎症細胞浸潤，気道粘膜傷害，

過剰分泌を抑制することが知られており，去痰薬に準じて気道浄化薬として使用されている．DPBと同様，副鼻腔気管支症候群に関連した気管支拡張症，慢性気管支炎についてもその有効性が報告されつつある．

マクロライド系抗生物質は肝薬物代謝酵素チトクロームP450（CYP3A）と結合し，複合体を形成することによって多くの薬物代謝を抑制する．そのため併用薬剤の血中濃度が上昇し，中毒症状や副作用が出現することがあるので，他剤併用にあたっては注意が必要である．

> **処方例**
>
> ● 下記薬剤1）に加えて2），3）などの去痰薬を併用する
>
> 1) エリスロマイシン（エリスロシン®）
>   400〜600mg/日　分2〜3
>
>   または
>
>   クラリスロマイシン（クラリス®，クラリシッド®）　200〜400mg/日　分1〜2
>
>   または
>
>   ロキシスロマイシン（ルリッド®）
>   150〜300mg/日　分1〜2
>
> 2) アンブロキソール
>   （ムコソルバン®，ムコサール®など）
>   15mg錠　45mg/日　分3
>
>   または
>
>   （ムコソルバン®L，ムコサール®-L）
>   45mg/日　分1　夕食後
>
> 3) カルボシステイン（ムコダイン®）
>   1,500mg/日　分3

⚠️ 投薬時の注意点

去痰薬には重篤な副作用の報告が少なく，比較的長期にわたって投薬されるケースが多い．効果を見極めつつ，漫然と使用することがないようにしたい．ブロムヘキシン（ビソルボン®）などの気道粘液溶解薬については，漿液性痰に使用すると粘性が低下しすぎて，かえって喀出困難になることもあるので注意する．

👍 患者さんに説明するときのコツ

去痰薬はあくまで補助療法であり，原因治療を踏まえたうえで選択されるべき薬剤であることを理解してもらう．また，薬物療法以外に，適度な水分補給や蒸気吸入，体位ドレナージなどの理学療法[※1]によって排痰を促すことも大切であることを認識してもらう．

※1 **呼吸理学療法**：慢性気道炎症のために粘液分泌が過剰になっている患者，あるいは換気低下によって痰の喀出が困難になっている患者では，薬物療法に加えて呼吸理学療法を行うとよい．呼吸理学療法には，末梢気道に貯留した痰を重力によって排出させる体位ドレナージや，胸壁を軽く叩いたり，振動を加えたりして気道壁に付着した痰を機械的に剥すことによって排出させる叩打法，振動法などがある．ただし，呼吸循環動態が不安定な患者や血痰を伴っている患者では適応を慎重に判断する．
痰の貯留部位が上になるような姿勢をとり，介助者に同部位をトントンと軽く叩いてもらうとよい（例：下図は左右後肺底区の排痰を促す体位）．

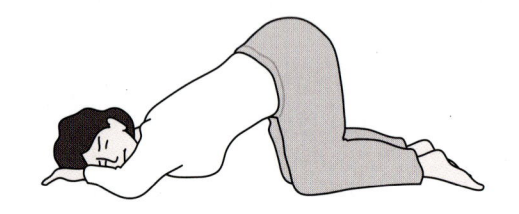

〈森島祐子，檜澤伸之〉

3. 鎮咳薬

概略図 ● 鎮咳薬の作用機序

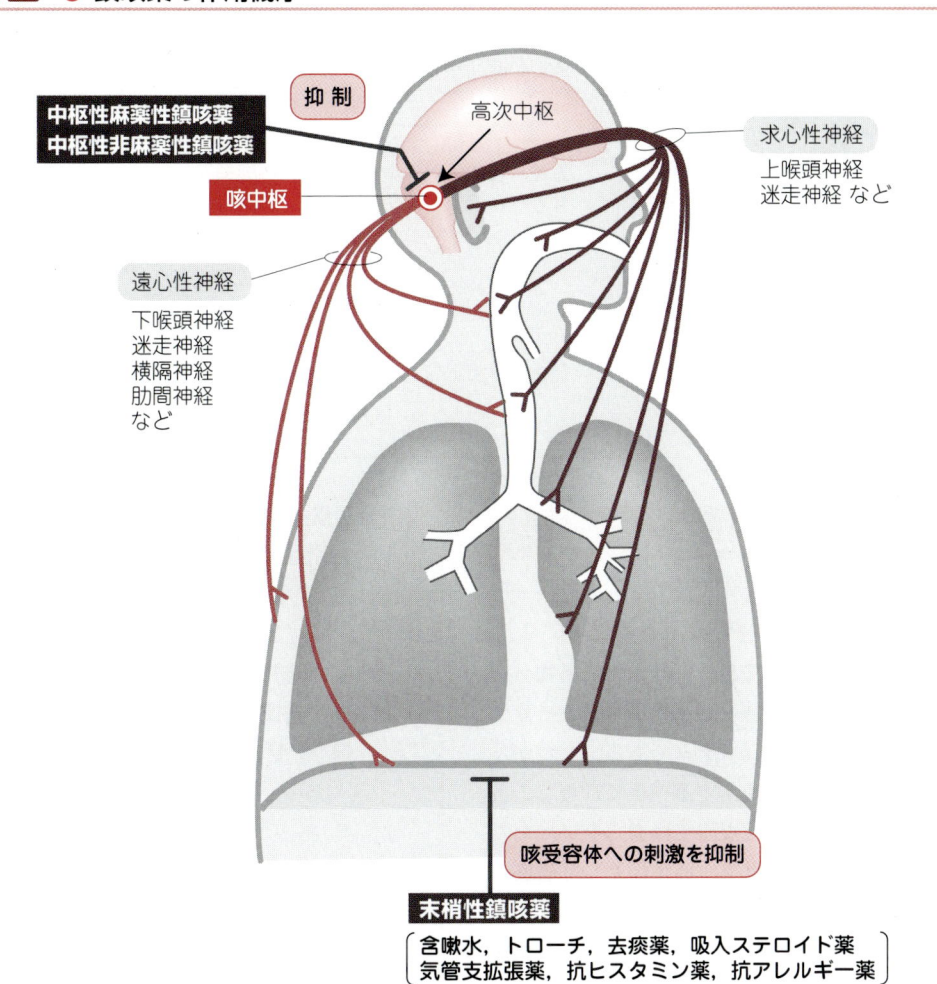

- 中枢性麻薬性鎮咳薬
- 中枢性非麻薬性鎮咳薬
- 抑制
- 高次中枢
- 咳中枢
- 求心性神経
  - 上喉頭神経
  - 迷走神経 など
- 遠心性神経
  - 下喉頭神経
  - 迷走神経
  - 横隔神経
  - 肋間神経
  - など
- 咳受容体への刺激を抑制
- 末梢性鎮咳薬
  - 含嗽水，トローチ，去痰薬，吸入ステロイド薬
  - 気管支拡張薬，抗ヒスタミン薬，抗アレルギー薬

作用機序

　咳受容体は喉頭，気管，気管支，鼻腔，副鼻腔，咽頭，外耳道，鼓膜，胸膜，胃，心嚢，横隔膜など広範囲に存在し，それらの咳受容体へのさまざまな刺激が迷走神経を介して延髄にある咳中枢へと上行し，遠心路を経て喉頭，気管支平滑筋，横隔膜，肋間筋へと伝達され，咳が発生する．

　鎮咳薬は，咳中枢に対して直接抑制作用を発揮する中枢性鎮咳薬と，末梢効果器に作用する末梢性鎮咳薬とに大別され，一般に普及している鎮咳薬のほとんどは中枢性鎮咳薬である．生薬としてシャゼンソウエキス，桜皮(オウヒ)エキス，キョウニンエキスがあり，鎮咳および去痰作用が知られている．

> シャゼンソウエキスは呼吸中枢を抑制するとともに気道粘液分泌を促進して痰粘稠度を低下させ，桜皮エキスは線毛運動機能を促進し，気道粘液分泌を促進すると報告されているが，その作用機序の詳細は明らかではない．

薬の種類・適応・主な副作用

薬の種類	適応	主な副作用
中枢性麻薬性鎮咳薬 モルヒネ，コデイン，ジヒドロコデイン，オキシメテバノール	激しい咳発作など	悪心・嘔吐，便秘，眠気，頭痛，依存性，呼吸抑制，錯乱，せん妄，無気肺，気管支痙攣，喉頭浮腫，麻痺性イレウスなど
中枢性非麻薬性鎮咳薬 チペピジン，ジメモルファン，デキストロメトルファン，エプラジノン，ペントキシベリン，クロフェダノール，ノスカピン，クロペラスチン，ベンプロペリン	急性・慢性気管支炎など	眠気，呼吸抑制など
生薬 シャゼンソウエキス，桜皮エキス，キョウニンエキス	急性気管支炎など	通常用量では特異な副作用はない

疾患別処方のしかた

1) かぜ症候群後遷延性咳嗽，アトピー咳嗽，咳喘息，副鼻腔気管支症候群

咳とは，気道分泌物や浸出物，漏出物，異物，炎症細胞，剥離した上皮細胞などを外環境へと排除するための重要な生体防御システムである．したがって，鎮咳薬は基本的には使用するべきではなく，各病態の原因治療を優先させなくてはならない．ただし，咳による不眠や体力低下，肺循環系や呼吸筋への負荷，呼吸不全の悪化など，患者への悪影響が考えられる場合には対症療法として短期的に鎮咳薬を用いる．

末梢効果器への刺激を軽減する目的で，含嗽水やトローチ，去痰薬，吸入ステロイド薬，抗コリン薬，β_2刺激薬，テオフィリン薬，抗ヒスタミン薬，抗アレルギー薬などが末梢性鎮咳薬として使用されることがある．

処方例

- **かぜ症候群，上気道炎，気管支炎，肺炎：**
  原則的には投与しない

- **かぜ症候群後遷延性咳嗽**
  1) 中枢性鎮咳薬
     例：デキストロメトルファン（メジコン®）
           45〜90 mg/日　分3
     または，あるいは組合わせて
  2) H_1受容体拮抗薬
     例：アゼラスチン（アゼプチン®）
           4 mg/日　分2
     または，あるいは組合わせて
  3) 麦門冬湯　　　　　　　　9 g/日　分3

- **アトピー咳嗽**
  1) H_1受容体拮抗薬
     例：エピナスチン（アレジオン®）
           20 mg/日　分1
     または，あるいは組合わせて
  2) 吸入ステロイド薬
     例：ブデソニド（パルミコート®）
           200〜1,600 µg/日　分2

- **咳喘息：**
  投薬の基本は喘息と同様である．

「3-1. 気管支拡張薬・吸入ステロイド薬」の稿 参照.

● **副鼻腔気管支症候群**

「3-2. 去痰薬」の稿 参照.

2）特異的治療法のない咳

❶ 対症治療としての鎮咳薬

肺癌や間質性肺炎などで，根本的な治療が困難である例においては，患者のQOL（quality of life），ADL（activity of daily living）を改善させるために鎮咳薬を用いる．非麻薬性鎮咳薬は，麻薬と比較して耐性や依存性がなく，副作用も弱いため，まず非麻薬性鎮咳薬を投与し，効果不十分な場合に限って麻薬性鎮咳薬に切りかえる．癌患者で，非麻薬性鎮痛薬でコントロールできない激しい疼痛に激しい咳を伴う場合には，鎮痛鎮咳作用ともに強力なモルヒネがよい適応となる．麻薬性鎮咳薬を使用する際，しばしば緩下薬の併用が必要である．

❷ 湿性咳に対する鎮咳薬

チペピジン（アスベリン®），生薬には気道分泌亢進作用があり，また，エプラジノン（レスプレン®）には酸性ムコ多糖類線維網細断化作用によって粘稠度を低下させる作用があることから，湿性咳に対して選択するとよい．

❸ 麻薬性鎮咳薬の力価

コデインの鎮痛作用は塩酸モルヒネの1/6だが，咳中枢に対する抑制作用は強い．ジヒドロコデインの鎮咳作用は塩酸モルヒネとコデインの中間，オキシメテバノールの鎮咳作用はコデインの約10倍と報告されている．コデインとジヒドロコデインの1％散は麻薬処方が不要である．

❹ 禁忌・注意

デキストロメトルファン（メジコン®）はモノアミン酸化酵素（MAO）阻害薬使用者には禁忌であり，ペントキシベリン（トクレス®など）は緑内障に禁忌である．

麻薬性鎮咳薬には，肥満細胞からのヒスタミン遊離を介した気管支平滑筋収縮作用があり，気管支腺分泌低下作用もあるため，喘息や慢性閉塞性肺疾患（COPD）には禁忌である．その他，重篤な呼吸抑制，重篤な肝障害，慢性肺疾患に続発する心不全，痙攣状態，急性アルコール中毒などにおいても禁忌である．さらに，中枢神経抑制薬，MAO阻害薬，3環系抗うつ薬，アルコール，抗コリン薬などとの併用にも注意する．

処方例

デキストロメトルファン（メジコン®）
　　　　　　　　　　　　　45〜90 mg/日　分3
または
コデイン（リン酸コデイン）
　　　60 mg/日　分3（極量は1日300 mg）

⚠ 投薬時の注意点

咳に対しては，その発生機序および原因疾患をよく見極めたうえで原因治療を最優先することが原則である．特に湿性咳の場合，鎮咳薬による安易な対症療法は去痰という生体防御反応を抑制してしまうことになり，患者に不利益をもたらす．特に脳血管障害をもつ患者やADLが低下している高齢者では，咳反射が減弱しており，鎮咳薬の使用にあたっては注意が必要である．さらに，中枢性鎮咳薬は呼吸中枢や中枢神経系をも抑制するため，呼吸不全の患者や意識障害を生じやすい高齢者などへの使用は好ましくない．

👍 患者さんに説明するときのコツ

咳は異物除去という生体防御反応の1つであり，鎮咳薬による対症療法は時に患者にとってデメリットとなり得ることを理解してもらうようにする．喫煙者に対しては，咳の最も多い原因の1つが喫煙であることを認識させ，禁煙指導を徹底する．

参考文献

1）「咳嗽に関するガイドライン」（河野　茂 監修，日本呼吸器学会 作成），杏林舎，2005

＜森島祐子，檜澤伸之＞

第2章 各科別 薬の作用機序と処方例

4. 血液系・悪性腫瘍

1. 造血薬
1）赤血球系の造血薬（EPO，鉄剤，ビタミン B_{12} と葉酸）

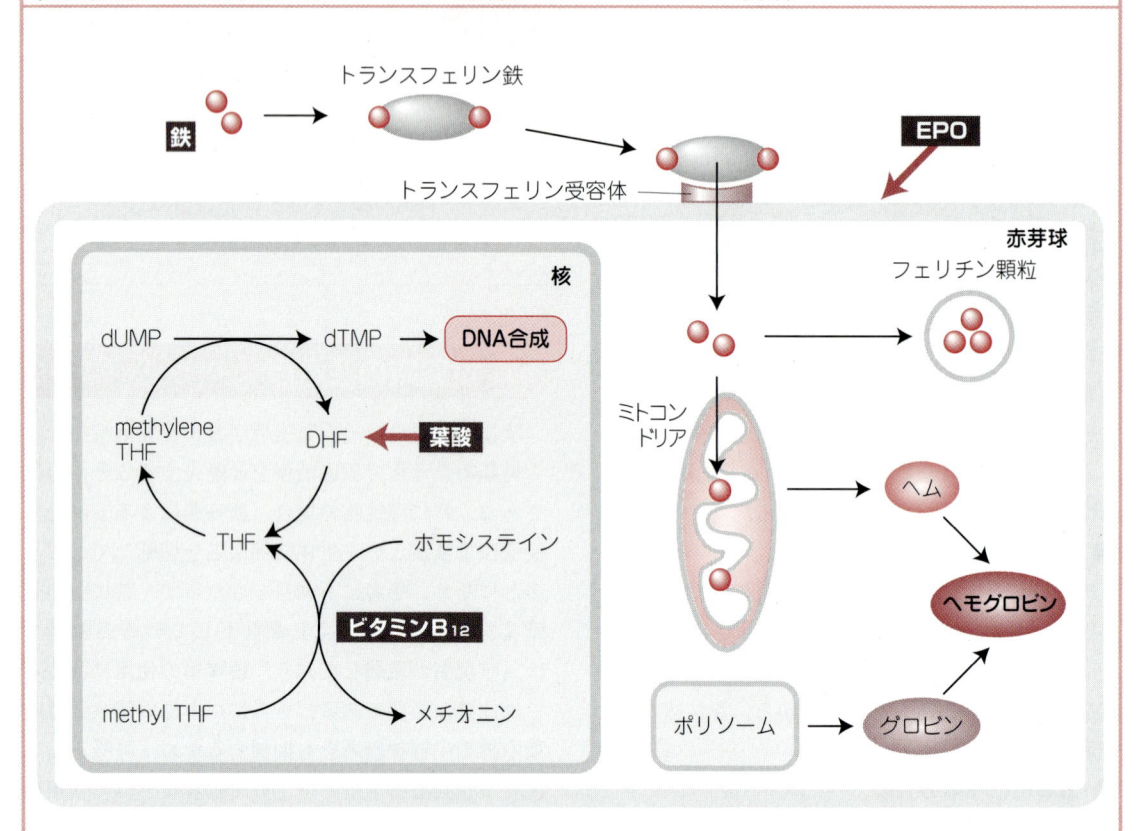

概略図 ● 赤芽球における DNA 合成およびヘモグロビン合成

EPO：erythropoietin（エリスロポエチン），DNA：deoxyribonucleic acid（デオキシリボ核酸）
dUMP：deoxyuridine monophosphate（デオキシウリジン1リン酸）
dTMP：deoxythymidine monophosphate（デオキシチミジン1リン酸），THF：tetrahydrofolate（テトラヒドロ葉酸）
DHF：dihydrofolate（ジヒドロ葉酸）

作用機序

　赤血球は骨髄において多能性造血幹細胞が赤芽球系前駆細胞→赤芽球→網赤血球を経て造られる．**この分化過程にはエリスロポエチン（EPO）の存在が必須である**．EPOは腎臓で産生されるので，慢性腎不全の場合にはEPOが産生されず腎性貧血となる．赤血球は無核の細胞でヘモグロビンを含有している．ヘモグロビンは含鉄色素であるヘムとポリペプチドであるグロビンで構成されている．食物中の鉄は体内に吸収されると血中トランスフェリンと結合して赤芽球表面のトランスフェリン受容体に結合して細胞内に取り込まれる．赤芽球内に入った鉄はミトコンドリア内で種々の酵素反応を経て造られるヘムの中に取り込まれる．**このように鉄はヘモグロビンの重要な構**

成分子であり，鉄が欠乏すると鉄欠乏性貧血となる．

　一方，赤芽球の核内では活発にDNAが合成されている．DNA合成にはdTMPが必須であるが，dUMPからdTMPが産生されるためには補酵素としてmethylene THF（tetrahydrofolate）が必要であり，**葉酸やビタミンB_{12}欠乏ではこの反応が進まずDNA合成障害が起こる**．

薬の種類・適応・主な副作用

種類	適応	副作用	投与後の経過
EPO[1]	腎性貧血 自己血貯血	高血圧 血栓症	投与量と投与期間に比例して貧血が改善する
鉄剤	鉄欠乏性貧血 （原則的には経口鉄剤）	悪心，嘔吐，食欲不振，下痢，便秘，腹痛などの消化器症状	投与1〜2週間で網赤血球が増加し，2カ月以内に貧血改善がみられるが，貯蔵鉄を補充するためにはヘモグロビンが正常化してから3〜6カ月投与を継続する
ビタミンB_{12}	悪性貧血	アナフィラキシー，注射部位の疼痛など	投与後数時間で骨髄巨赤芽球などの正常化が始まる
葉酸	吸収不全症候群や悪性貧血の補助療法薬	食欲不振，悪心など	貧血の改善

疾患別処方のしかた

1）腎性貧血

　赤血球は骨髄において赤芽球から造られるが，その過程を刺激するのがEPOである．EPOは腎臓で産生されるので，慢性腎不全では腎臓EPO産生が低下し，次第に赤血球産生が低下して貧血となる．腎性貧血はEPO産生低下によって起こる貧血であり，EPOを投与することによって改善し，患者の活動性がおおいに高まる．

処方例

● エリスロポエチン（下記のいずれかを用いる）
1）エスポー®またはエポジン®
　　初　期：　　　　3,000U/回　週3回
　　維持量：　　　　1,500U/回　週2〜3回
　　　　　　または　3,000U/回　週2回
　　　　　　　　　　　　　　　　静脈内投与
または
2）ネスプ® 15〜60μg/回　週1回　静脈内投与

2）鉄欠乏性貧血

　赤血球は鉄含有タンパク質であるヘモグロビンを大量に含んでおり，鉄欠乏状態となるとヘモグロビンを産生することができず貧血となる．鉄欠乏の原因としては摂取不足，需要増大，排泄増大などがあり，成人において鉄欠乏性貧血が発症した場合は，悪性腫瘍からの出血による鉄排泄の増大を念頭において，鉄欠乏の原因を積極的に精査するとともに，鉄を補充する．

処方例

● 鉄剤（下記のいずれかを用いる）
1）フェロ・グラデュメット®（105mg）
　　　　　　　1日　100〜200mg
　　　　　　　1〜2回空腹時分割経口投与
または
2）フェロミア®（50mg）
　　　　　　　1日　100〜200mg
　　　　　　　1〜2回分割食後経口投与

3）悪性貧血

慢性萎縮性胃炎に伴って内因子の分泌低下が起こり，ビタミン B_{12} 吸収が不良となる．抗内因子抗体や抗胃壁細胞抗体が検出されることから，自己免疫機序が考えられる．ビタミン B_{12} はDNAの合成経路に重要な役割を担っており，その不足はDNA合成障害を起こし巨赤芽球性貧血となる．ビタミン B_{12} は皮下，筋注または静注で投与する．

処方例
- ビタミン B_{12} 製剤（下記のいずれかを用いる）
  メチコバール®注（500μg）
  　　　1日1回　1筒　週3回　筋注または静注

4）葉酸欠乏症

葉酸はDNA合成に重要な役割をもっており，それが欠乏するとDNA合成障害が起こる．葉酸の欠乏は摂取不足，需要増大，体内での利用障害などにより起こる．葉酸欠乏により発症する貧血はビタミン B_{12} 欠乏による場合と同様の巨赤芽球性貧血を呈する．葉酸は経口投与でもすみやかに吸収されるので，欠乏の原因を精査するとともに，葉酸の経口投与を行う．

処方例
- 葉酸
  フォリアミン®（5mg）
  　　　1日　5～15mg　分1～3　経口投与

⚠ 投薬時の注意点

腎性貧血に対するEPO治療中は鉄利用が亢進するので鉄欠乏に注意する．鉄剤は原則として経口投与する．悪性貧血では内因子が欠乏しているので，ビタミン B_{12} は経口投与では吸収されず，注射で投与する．

最近EPOのアミノ酸配列を一部改変しEPOに新たな糖鎖を付加した血中半減期の長いダルベポエチンアルファ（ネスプ®）が発売された．

👆 患者さんに説明するときのコツ

EPOは腎臓で造られるが，慢性腎不全では十分なEPOが産生されないため，外から補充する必要があることを説明する．

鉄分，ビタミン B_{12}，葉酸はいずれも本来食事から摂取するものであるので，それぞれ不足している原因を説明して，補充が必要なことを納得させる．

参考文献
1）浦部晶夫：EPOの臨床応用．「造血サイトカイン—研究の進歩と臨床応用—」（元吉和夫 編），pp.328-338，メディカルレビュー社，2001

〈元吉和夫〉

第2章 各科別 薬の作用機序と処方例

4. 血液系・悪性腫瘍

1. 造血薬
2）白血球系の造血薬（G-CSF，M-CSF）

概略図 ● CSFの造血刺激作用

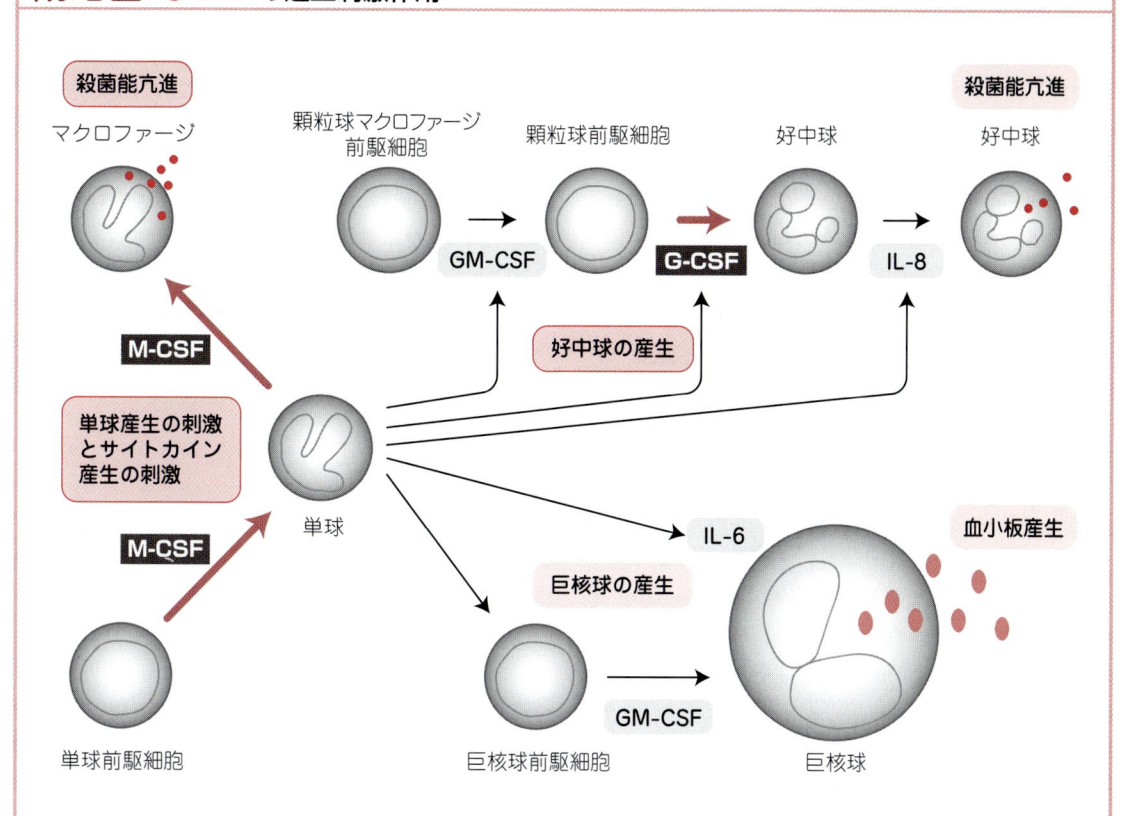

G-CSF：granulocyte colony-stimulating factor（顆粒球コロニー刺激因子）
M-CSF：macrophage colony-stimulating factor（マクロファージコロニー刺激因子）
GM-CSF：granulocyte-macrophage colony-stimulating factor（顆粒球・マクロファージコロニー刺激因子）
IL：interleukin（インターロイキン）

作用機序

図に示すように，**G-CSFは顆粒球前駆細胞から好中球が産生される過程を刺激する．M-CSFは単球産生の促進，単球の殺菌能やサイトカイン（GM-CSF，G-CSF，IL-6，IL-8）産生を刺激する**．GM-CSFとG-CSFは好中球の産生を促進し，G-CSFとIL-8は好中球の殺菌能を刺激し，GM-CSFとIL-6は巨核球の産生と血小板産生を刺激する．

造血薬　2）白血球系の造血薬　161

薬の種類・適応・主な副作用

種類	商品名	適応	副作用
G-CSF[1]	グラン® ノイトロジン® ノイアップ®	癌化学療法後の好中球減少症， 造血幹細胞移植時の好中球増加など [グラン®とノイトロジン®は造血幹細胞採取における末梢血中への動員にも適応]	ショック， 間質性肺炎， 急性呼吸窮迫症候群， 芽球増加など
M-CSF[2]	ロイコプロール®	骨髄移植後の顆粒球増加， 急性骨髄性白血病と卵巣癌の化学療法後の顆粒球増加促進	ショック， 発熱， 倦怠感など

疾患別処方のしかた

1) 急性白血病の化学療法後の好中球減少症

急性白血病（急性骨髄性白血病と急性リンパ性白血病）は通常多剤併用化学療法で治療されるが，治療後に骨髄抑制のため好中球が減少する．好中球は骨髄において多能性造血幹細胞→顆粒球・マクロファージ前駆細胞→好中球前駆細胞→骨髄芽球を経て産生される．G-CSFはこの好中球産生を刺激する造血因子であり，多剤併用化学療法終了翌日以降から投与すると好中球回復が促進する．G-CSFを急性骨髄性白血病に使用する場合，骨髄性白血病芽球を増加させる場合があるので注意を要する．

処方例

- G-CSF製剤，下記のうちどれか1つ
    1) グラン® 200μg/m²
    2) ノイトロジン® 5μg/kg
    3) ノイアップ®
       2μg/kg（急性リンパ性白血病のみ）
    1)〜3)のいずれかを1日1回　点滴静注

2) 急性骨髄性白血病の化学療法後の顆粒球減少症

顆粒球は好中球，好酸球，好塩基球を含めた細胞質に顆粒を有する白血球の総称であるが，好中球が圧倒的に多いので，顆粒球減少症は好中球減少症とほぼ同義語として使用されている．M-CSFは単球の産生を刺激するとともに単球からのGM-CSFやG-CSF産生を刺激することによって好中球産生を刺激し，また単球からのIL-8産生を刺激することによって好中球の殺菌能を刺激する造血因子である．急性骨髄性白血病に対する多剤併用化学療法後にM-CSFを使用すると好中球数回復が促進し，感染症による発熱の日数が短縮する．

処方例

- M-CSF製剤
  ロイコプロール®
  　　　800万単位　1日1回　点滴静注

投薬時の注意点

G-CSF製剤は白血病芽球の増殖を刺激するので，骨髄中の骨髄芽球が十分に減少していないか末梢血中に骨髄芽球が認められる骨髄性白血病患者には禁忌となっている．

最近 G-CSF 分子にポリエチレングリコールを付加して血中半減期を長くした長時間作用型 G-CSF（ペグフィルグラスチム）が開発されつつある．

M-CSF製剤は急性骨髄性白血病患者にも使用でき，多剤併用化学療法後の感染症発症頻度の減少や発症期間の短縮などの効果が大規模二重盲検臨床試験で証明されている．

患者さんに説明するときのコツ

好中球が500/μL以下に減少すると，細菌や真菌による感染症を発症する頻度が高くなること，また好中球が200/μL以下だと重篤な感染症を発症する危険性が高いことを患者に十分説明する．またマスクの着用や無菌ベッドや無菌室内での生活のしかたについても十分理解させる．

参考文献

1) 大野竜三：顆粒球コロニー刺激因子（G-CSF）．「造血サイトカイン―研究の進歩と臨床応用―」（元吉和夫 編），pp.339-353，メディカルレビュー社，2001
2) 畠　清彦：急性骨髄性白血病治療におけるM-CSF．「コロニー刺激因子（CSF）の臨床―現状と将来」（元吉和夫，浦部晶夫 編），pp.117-120，日本医学館，2001

<元吉和夫>

第2章 各科別 薬の作用機序と処方例

4. 血液系・悪性腫瘍

1. 造血薬
3）血小板増加薬（ロミプロスチム，エルトロンボパグ）

概略図 ● トロンボポエチン受容体作動薬の作用機序

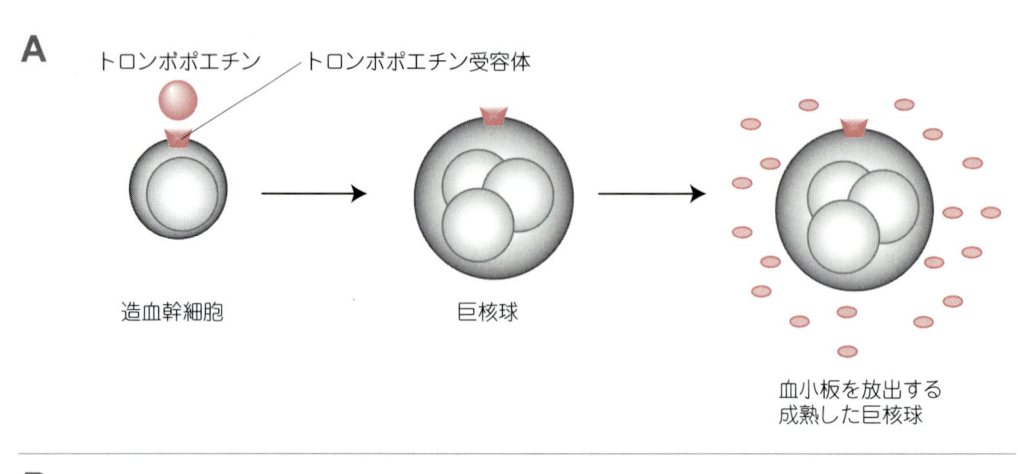

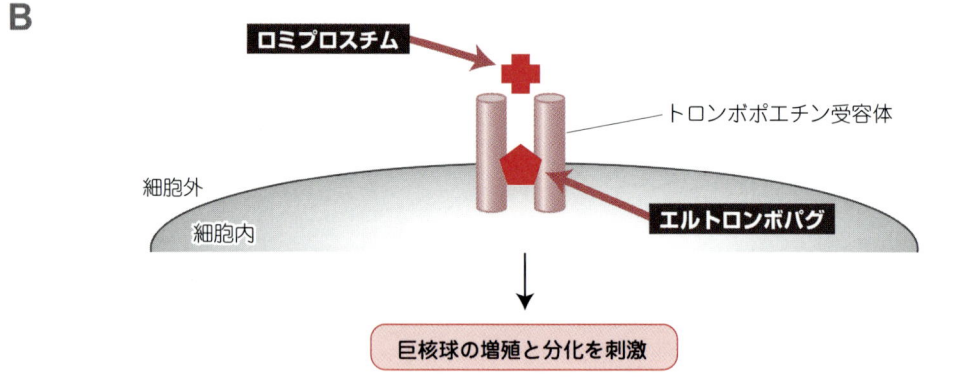

A
トロンボポエチン　トロンボポエチン受容体
造血幹細胞　→　巨核球　→　血小板を放出する成熟した巨核球

B
ロミプロスチム
トロンボポエチン受容体
エルトロンボパグ
細胞外／細胞内
→ 巨核球の増殖と分化を刺激

作用機序

　トロンボポエチンは，巨核球造血に最も重要な造血因子である．その受容体は，造血幹細胞，巨核球と血小板に発現している．主に肝臓から産生されるトロンボポエチンは，トロンボポエチン受容体に結合し，細胞内シグナル伝達機構であるJAK-STAT経路，MAPK経路，PI3K-AKT経路を活性化させ，巨核球の増殖と分化を促進する．成熟した巨核球は，止血と組織修復に必要な血小板を放出する．血小板増加薬ロミプロスチムは，トロンボポエチン受容体の細胞外部分，エルトロンボパグは同受容体の細胞膜貫通部分に結合し，トロンボポエチンと同様のしくみで受容体を活性化すると考えられている．

薬の種類・適応・主な副作用

一般名（商品名：米国）	適応（国内未承認）	主な副作用		
ロミプロスチム（Nplate®）	治療抵抗性の特発性血小板減少性紫斑病	頭痛， 不眠， 腹痛， 錯感覚	関節痛， 筋痛， 肩痛， など	めまい， 四肢痛， 消化不良，
エルトロンボパグ（Promacta®）	治療抵抗性の特発性血小板減少性紫斑病	悪心， 筋痛， 消化不良， ALT/AST増加，	嘔吐， 錯感覚， 斑状出血，	月経過多， 白内障， 血小板減少症， 結膜出血

疾患別処方のしかた

1）特発性血小板減少性紫斑病

特発性血小板減少性紫斑病（ITP）は，血小板の破壊亢進により血小板減少症をきたす自己免疫性疾患である．ピロリ菌除菌療法により約半数の患者で血小板数が増加するが，ピロリ菌非保菌者あるいは除菌療法が無効な場合，ステロイド療法が適応となる．ステロイド療法が無効の場合，脾臓摘出が行われてきた．2008年米国で血小板増加作用をもつロミプロスチムとエルトロンボパグが承認され，約8割の難治性ITP患者に有効であることから，国内での早期承認が期待されている．

処方例

1）（米国での処方）ロミプロスチム
- 1 μg/kg，週1回皮下注射で開始
- 出血リスク軽減のため，血小板数5万/μL以上を目標に週1回1 μg/kgずつ増量し，維持用量を調節する
- 最大1回投与量として10 μg/kgを超えないこと
- 血小板数が40万/μLを超過する場合は休薬し，20万/μLを下回ったら，1 μg/kg減量して投与を再開する

2）（米国での処方）エルトロンボパグ
- 50 mg/bodyで開始．ただし，東アジア人に対しては25 mg/bodyで開始とする．1日1回内服
- 出血傾向を予防するため，必要に応じて25 mg～75 mg/bodyに適宜増減
- 血小板数が20万～40万/μLの場合には減量し，40万/μLを超過する場合は，休薬する

2）その他

❶ 化学療法に伴う血小板減少症

白血病，がんなどに対する化学療法時に血小板数が2万/μL以下になると深部出血の危険性が高くなる．現在は出血予防のために血小板輸血が行われているが，血小板増加薬の有効性を評価するための臨床治験が海外で進められている．
① ロミプロスチム（治験中）
② エルトロンボパグ（治験中）

❷ 血小板減少を伴うC型肝炎患者に対するペグインターフェロン療法による血小板減少症

インターフェロン療法を受ける約1割の患者で，血小板減少による投薬の減量・中止に至ることがある．また，慢性肝炎・肝硬変に伴う血小板減少により，インターフェロン治療を開始できないこともある．海外の第2相臨床治験の結果，エルトロンボパグを投与することにより65％の患者でインターフェロン療法を予定通り行うことができた（プラセボ群は6％）．
① エルトロンボパグ（治験中）

❸ 骨髄異形成症候群に伴う血小板減少症

骨髄異形成症候群に対する抗がん剤アザシチジン

による血小板減少症に対し，ロミプロスチムを投与すると血小板増加を認めることが第2相臨床治験で確認されている．

① ロミプロスチム（治験中）

❹ 慢性肝疾患患者に対する手術時の血小板減少症の改善

肝硬変と肝臓がんには，血小板減少症が合併する．肝生検と手術前に血小板数を増加させる必要があり，エルトロンボパグの有効性が期待されている．

① エルトロンボパグ（治験中）

⚠ 投薬時の注意点

血小板数が不必要に高くなると，血栓症を合併する危険があるため，血小板数が40万/μLを超過した場合，休薬する．血小板数が安定するまで，毎週採血を行い，血小板数を確認する．特発性血小板減少性紫斑病では，血小板数を正常化する必要はなく，あくまでも出血を予防するために血小板数を5万/μL以上に保つことを目標とする．

エルトロンボパグは制酸薬，乳製品や多価陽イオン（鉄，カルシウム，アルミニウム，マグネシウム，セレン，亜鉛など）を含む食品，補助食品による吸収阻害を受けるため，これらの摂取の前後4時間を空けるか，就寝前など空腹時に服用する．

👍 患者さんに説明するときのコツ

特発性血小板減少性紫斑病では，血小板数が低値であっても出血傾向がなければ，経過を観察できること，治療により血小板を増やすことができるが，血小板数を正常化する必要がないこと，薬剤の投与を中止すると血小板数が低下することを説明する．

参考文献

1) 宮川義隆：ITPに対するトロンボポエチン受容体作動薬の臨床開発2009.「Annual Review 血液2009」（高久史麿 ら 編），pp.199-208, 中外医薬社，2009
2) 宮川義隆：ITPに対するトロンボポエチン受容体作動薬，血液フロンティア，19：73-82, 2009
3) 宮川義隆：トロンボポエチンとその類似化合物の作用メカニズム．Mebio Oncology, 4：54-63, 2007

<宮川義隆>

2. 止血薬・抗凝固薬

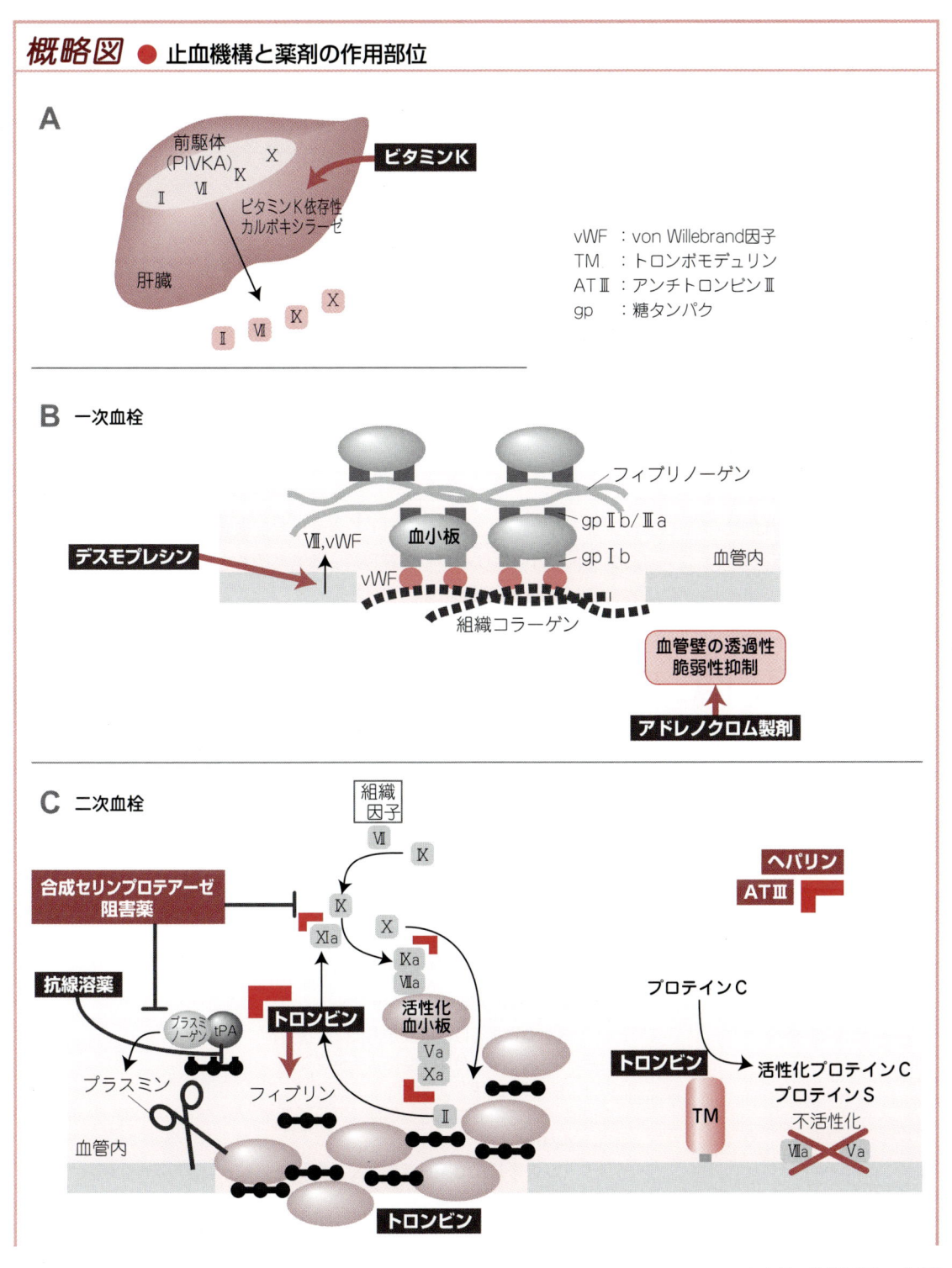

概略図 ● 止血機構と薬剤の作用部位

A

肝臓
前駆体（PIVKA） II, VII, IX, X
ビタミンK
ビタミンK依存性カルボキシラーゼ
→ II, VII, IX, X

vWF ：von Willebrand因子
TM ：トロンボモデュリン
ATⅢ ：アンチトロンビンⅢ
gp ：糖タンパク

B 一次血栓

デスモプレシン
Ⅷ, vWF
フィブリノーゲン
血小板
gpⅡb/Ⅲa
gpⅠb
vWF
組織コラーゲン
血管内

アドレノクロム製剤 → 血管壁の透過性脆弱性抑制

C 二次血栓

組織因子
VII
IX
合成セリンプロテアーゼ阻害薬
Xa
XIa
X
IXa
VIIIa
活性化血小板
Va
Xa
ヘパリン
ATⅢ
抗線溶薬
プラスミノーゲン tPA
トロンビン
プラスミン
フィブリン
II
トロンビン
TM
プロテインC
→ 活性化プロテインC
プロテインS
不活性化
VIIIa, Va
血管内

作用機序

止血には血管・血小板・凝固因子の3つの要素が必要で，露出した組織コラーゲンに von Willebrand 因子（vWF）を介して血小板が粘着して活性化されることに始まる．活性化血小板は血小板同士で凝集し（**一次血栓**の形成），トロンボキサン A_2 を放出して血管を収縮する．同時に血管外の組織因子で活性化が開始された凝固因子カスケードは活性化血小板の上でさらに活性化が増幅され，血小板を巻き込んだ堅固なフィブリン網を形成する（**二次血栓**）．できあがった血栓上では線溶系が活性化されて血栓を溶解する．また，凝固因子活性化を出血局所より拡大させないためにトロンボモデュリン-プロテインS-プロテインC系が働いている．止血薬・抗凝固薬はこのような止血機構を構成する因子に作用する薬剤である．

1）止血薬

カルバゾクロムをはじめとするアドレノクロム製剤は血管壁の透過性や組織の脆弱性を抑制するとされるが，その詳細な作用機序は不明である．ビタミンKはγカルボキシラーゼのコファクターとしてビタミンK依存性酵素（Ⅶ・Ⅸ・Ⅹ因子・プロトロンビン・プロテインC）の肝産生を促進する．デスモプレシンは血管内皮からの第Ⅷ因子・vWFの放出を刺激する．抗線溶薬（トラネキサム酸）はプラスミノーゲンのリジン結合部位においてフィブリンとの結合を競合阻害し，線溶活性を抑制する．

2）抗凝固薬

ヘパリンはアンチトロンビンⅢ（ATⅢ）による凝固因子不活性化を促進する．合成セリンプロテアーゼ阻害薬（ナファモスタット・ガベキサート）は凝固系・線溶系両方を拮抗阻害する．

薬の種類・適応・主な副作用

種類	一般名（商品名）	適応	主な副作用
止血薬	ビタミンK_1 （ケーワン®，カチーフ®N）	①ビタミンK欠乏症の予防および治療 　a）各種薬剤（クマリン系抗凝血薬，サリチル酸，抗生物質など）投与中に起こる低プロトロンビン血症 　b）胆道および胃腸障害に伴うビタミンKの吸収障害 　c）新生児の低プロトロンビン血症 　d）肝障害に伴う低プロトロンビン血症 ②ビタミンK欠乏が推定される出血	まれにショックなどの過敏反応
	ビタミンK_2 （ケイツー®N）	ビタミンK欠乏による以下の疾患および症状 ①胆道閉塞・胆汁分泌不全による低プロトロンビン血症 ②新生児低プロトロンビン血症 ③分娩時出血 ④クマリン系抗凝血薬投与中に起こる低プロトロンビン血症	過敏症

（次ページにつづく）

(↙前ページのつづき)

種類	一般名（商品名）	適応	主な副作用
止血薬	トロンビン（トロンビン）	通常の結紮によって止血困難な小血管・毛細血管および実質臓器からの出血，上部消化管出血	血管内投与は禁忌　抗線溶薬との併用禁忌
	ヘモコアグラーゼ（レプチラーゼ®）	肺出血，鼻出血，口腔内出血，性器出血，腎出血，創傷からの出血など	過敏症
	デスモプレシン酢酸塩（デスモプレシン）	軽症・中等症血友病A（第Ⅷ因子凝固活性が2％以上の患者）およびTypeⅠ・TypeⅡAのvon Willebrand病における自然発生性出血，外傷性出血および抜歯時・手術時出血の止血管理	水中毒，熱感，顔面紅潮
	トラネキサム酸（トランサミン®）	全身性あるいは局所線溶亢進が関与すると考えられる出血傾向・異常出血	過敏症，ヘモコアグラーゼとの大量併用により血栓形成傾向
	カルバゾクロムスルホン酸ナトリウム（アドナ®）	毛細血管抵抗の減弱・透過性亢進による出血傾向・異常出血	ショック，過敏症
	アドレノクロムモノアミノグアニジンメシル酸塩（S・アドクノン®）	同上	過敏症
	結合型エストロゲン（プレマリン®）	手術中または前後の出血の予防と治療，鼻出血，機能性子宮出血	ショック，血栓症　エストロゲン依存性腫瘍には禁忌　妊婦には禁忌
抗凝固薬	ヘパリン	播種性血管内凝固症候群，血栓塞栓症	ショック，出血，血小板減少
	ダルテパリンナトリウム（フラグミン®）	播種性血管内凝固症候群，灌流血液の凝固防止	同上
	ガベキサートメシル酸塩（エフオーワイ®）	播種性血管内凝固症候群，急性膵炎	ショック，静脈炎，白血球減少
	ナファモスタットメシル酸塩（フサン®）	同上	ショック，高カリウム血症，低ナトリウム血症
	アンチトロンビンⅢ（アンスロビン®P，ノイアート®，ノンスロン®）	播種性血管内凝固症候群，先天性欠損に伴う血栓形成傾向	アナフィラキシー様ショック
	トロンボモデュリンアルファ（リコモジュリン®）	播種性血管内凝固症候群（造血器悪性腫瘍あるいは感染症を基礎疾患とする）	出血，腎機能障害，アナフィラキシー様ショック

疾患別処方のしかた

1）出 血

　出血は部位および原因によって対処の方針が異なる．出血局所に対する直接的処置を優先し，補助的手段として止血薬が投与される．また，血小板の減少や機能不全，凝固因子の欠乏などがあるかどうかを鑑別し，漫然と止血薬を投与し続けるべきではない．

　血小板や凝固因子に問題がないときには血管強化薬と抗線溶薬がよく使用されている．しかしながら，血管の脆弱化による出血はその本体が明らかでなく，アドナ®などの血管強化薬の投与により手術中

の出血量を減少させたという報告もあるが，エビデンスとしては確立していない．一方，血管強化薬は止血効果も著明ではないが，目立った副作用もみられない．トランサミン®のような抗線溶薬は血栓溶解を阻害するため，手術時のように血栓形成傾向にある患者に使用することは問題があると思われる．

> **処方例**
>
> ● 鼻出血に対して下記の2剤を併用する
>   1) カルバゾクロムスルホン酸ナトリウム
>   （アドナ®）（30mg錠）
>   90mg/日　分3　3日間
>   2) トラネキサム酸
>   （トランサミン®）（250mg）
>   750mg/日　分3　3日間

2) 血管性紫斑病

血管性紫斑病は血管壁やその周囲の結合組織の障害により紫斑などの出血傾向を生じる疾患の総称で，血小板や凝固因子に異常が認められないことで除外診断される．先天性では結合織異常のEhlers-Danlos症候群・Marfan症候群や，血管の構造異常による遺伝性出血性血管拡張症（Osler-Weber-Rendu病）がある．後天性には単純性紫斑病・老人性紫斑病・Henoch-Schoenlein紫斑病（アレルギー性紫斑病）がある．軽症例に対し対症療法として止血薬を使用する．

> **処方例**
>
> ● 下記の2剤を併用する
>   1) カルバゾクロムスルホン酸ナトリウム
>   （アドナ®）（30mg錠）　90mg/日　分3
>   2) トラネキサム酸
>   （トランサミン®）（250mg）
>   750〜2,000mg/日　分3〜4

3) 血友病A・von Willebrand病（vWD）

軽症から中等症の血友病A（第Ⅷ因子欠損）と，vWD患者（1型および2A型，2M型，2N型）の中等度までの出血に対して，デスモプレシンを用いて血中の第Ⅷ因子・vWFを増加させ止血をはかる．

vWDにはいくつかのサブタイプがあり，一般的にみられる1型では血中のvWFが軽度から中等度減少している（vWFの量的異常）．vWFが50％以下に減少すると止血が障害される．2型（vWFの質的異常．量的にはほぼ正常だが，機能障害あり）のうち，2A型は中等度から高分子量のvWFが欠損している．デスモプレシンは1型および2A型の中等度までの出血に対して使用され，保険外ではあるが，2M型・2N型（第Ⅷ因子とvWFの結合が低下）にも使用される．ただし，2型でも症例によっては無効のことがあり，あらかじめ効果があるかどうか確認することが望ましい．また，血小板膜糖タンパクIb/Ⅸへの結合親和性が上昇している2B型に対しては，血管内での血小板凝集を引き起こすため禁忌．重症型である3型は適応にならない．

第Ⅷ因子およびvWFの血中濃度はデスモプレシン投与により2倍から4倍に上昇し，そのピークは静注では30〜60分後，点鼻では60〜90分後にみられる（ただし，点鼻薬には血友病A・vWDに対する保険適応はない）．必要に応じて12〜24時間間隔で投与をくり返すが，3〜4回以上では作用の減弱がみられる．

デスモプレシンの一般的な副作用は顔面紅潮と頭痛であるが，抗利尿作用を有するため水中毒（低ナトリウム血症）に注意しなければならない．血中ナトリウムと体重をモニターし，過剰な輸液を避けるべきである．

> **処方例**
>
> 1) デスモプレシン酢酸塩（デスモプレシン）
>   4μg/mL/A　0.4μg/kg
>   20mLの生理食塩液に希釈して10〜20分
>   かけてゆっくりと静注．
>   1日1回，1〜3日間
>
> 2) 鼻粘膜・口腔粘膜の出血に対して
>   トラネキサム酸（トランサミン®）（250mg）
>   750mg/日　分3

4）ビタミンK欠乏症

第Ⅱ（プロトロンビン）・Ⅶ・Ⅸ・Ⅹ因子やプロテインCはそれぞれの前駆体（PIVKA）からビタミンK依存性カルボキシラーゼにより生成される．ビタミンKをコファクターとするカルボキシラーゼは各前駆体のN末端にあるグルタミン酸残基をγカルボキシル化し，凝固活性を増強する．ビタミンKの欠乏によりこれらの凝固因子の肝での産生が障害され，プロトロンビン時間や活性化トロンボプラスチン時間が延長する．

ビタミンKの投与は肝でのビタミンK依存性凝固因子の産生を促進するが，その作用の発現には時間がかかり，緊急時には他の薬剤を併用する．

ビタミンKは腸管内細菌叢においても合成されるため下剤や抗生物質の投与によっても欠乏する．経口摂取不能患者に強力な抗生物質を連用したときはビタミンKの欠乏に注意を払う必要がある．このような欠乏時に加え，ビタミンKはワーファリンなどのビタミンK拮抗薬の過剰投与時に使用する．また，肝硬変・肝癌や胆汁うっ滞を引き起こすような病態においても，低プロトロンビン血症をはじめとする凝固異常の改善に使用される．

> **処方例**
>
> ● 下記のいずれかを処方する
> 1) ビタミンK_1（ケーワン®）
>   20〜50mg/日　分3　経口
> 2) ビタミンK_2（ケイツー®）
>   20mg/日　分2　朝・夕　経口
> 3) ビタミンK_2（ケイツー®）
>   10〜20mg/日　1日1回　静注

5）播種性血管内凝固症候群（DIC）

DIC（disseminated intravascular coagulation）は種々の基礎疾患の存在下で持続的に極端な凝固活性化状態を生じる結果，全身の主として細小血管内に微小血栓が多発する重篤な病態で，一方で血小板・凝固因子の欠乏により出血傾向を生じる．

凝固系・線溶系両方の活性化が起こっているが，敗血症をはじめとする凝固優位型DICでは微小血栓による臓器障害が，急性前骨髄性白血病をはじめとする線溶優位型DICでは出血症状が全面に立つ．凝固活性化はトロンビン-アンチトロンビンⅢ複合体（TAT）を，線溶活性化はプラスミン-$α_2$プラスミンインヒビター複合体（PIC）を測定することで把握できる．

DICの治療は，基礎疾患の治療が基本であるが，凝固異常に対しては，低分子ヘパリンなどの抗凝固薬に合成セリンプロテアーゼ阻害薬（ナファモスタット・ガベキサート）を追加する．いずれも持続静注で投与する．

ヘパリンは肝で産生されるアンチトロンビンⅢ（ATⅢ）を介して抗凝固作用を発揮するため，使用時には血中ATⅢを確認し，必要に応じて補充する．特に感染症併発DICや肝障害合併DICでは血漿ATⅢが低下しやすいので注意する．低分子ヘパリンは抗トロンビン活性に比してⅩaを強く抑制し出血傾向を呈しにくく使いやすい．

セリンプロテアーゼ阻害薬はATⅢ依存性がなく，出血症状を惹起しない．軽症例には合成セリンプロテアーゼ阻害薬のみを投与することもある．ただし，ナファモスタットメシル酸塩は高カリウム血症を引き起こすので電解質のチェックが必要である．ガベキサートメシル酸塩は高濃度で血管壁を傷害するため末梢血管から投与するときは0.2％以下に希釈する．

線溶亢進に対する抗線溶薬のみの使用は，血栓による臓器障害を増悪する可能性があり行わない．

トロンボモデュリンはプロテインCの活性化を介してトロンビンの生成を阻害する．一方，高濃度ではトロンビンを直接阻害するため，出血症状の発現に注意が必要である．腎排泄のため重篤な腎障害がある場合は減量を要する．ビタミンK欠乏や肝合成能の低下によってプロテインCが10％以下に低下すると効果が減弱する．

血小板や新鮮凍結血漿は凝固系を十分に抑制した状態で補充する．

処方例

- 下記のいずれか，また，必要に応じて 1) に 2) または 3) を併用する．4) をほかに併用するときは出血症状・凝固能の変動に注意する

  1) ダルテパリンナトリウム（フラグミン®）
  　　　　　　　　　　　　（5,000 IU/5 mL/V）
  　　　75 IU/kg/日　持続点滴静注

  アンチトロンビンⅢ（アンスロビン®P，ノイアート®，ノンスロン®）
  　　　1,500 単位/日　点滴静注
  　　（血漿 AT Ⅲ濃度が 70％以下の場合併用する）

  2) ナファモスタットメシル酸塩（フサン®）
  　　　0.06〜0.2 mg/kg/時　持続点滴静注

  3) ガベキサートメシル酸塩（エフオーワイ®）
  　　　20〜39 mg/kg/日　持続点滴静注

  4) トロンボモデュリンアルファ
  　　（リコモジュリン®）
  　　　380 U/kg　1日1回　点滴静注

⚠ 投薬時の注意点

出血傾向をきたしている原因をよく考えて薬剤を選択する．

凝固活性化状態や止血性臓器製剤投与時に抗線溶薬を投与することによって血栓形成を惹起するので注意する．

👉 患者さんに説明するときのコツ

播種性血管内凝固症候群（DIC）については，「凝固のバランスが崩れたため，血管の中で小さな血栓がたくさんでき，その結果，血液を固める原料全部が足りなくなった状態．そのために出血しやすくなっているので，逆に血液を固まりにくくするような治療を行う」と説明する．

参考文献

1) Levi, M. & ten Cate, H. : Disseminated Intravascular Coagulation. New England Journal of Medicine, 341 : 586-592, 1999
2) Mannucci, P. M. : Desmopressin (DDAVP) in the Treatment of Bleeding Disorders : The First 20 Years. Blood, 90 : 2515-2521, 1997
3) Williams Hematology, seventh edition, (Lichtman, M. A., et al. eds.), McGraw Hill, 2006

　　　　　　　　　　　　　　　　＜木村文彦＞

4. 血液系・悪性腫瘍

3. 血液製剤

概略図 ● γグロブリン製剤の作用機序

概略図1 ● γグロブリン製剤の作用機序

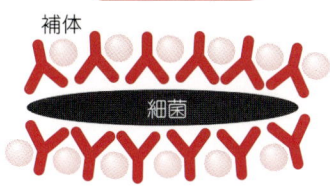

① 免疫溶菌作用
補体活性により細菌の溶菌を促す

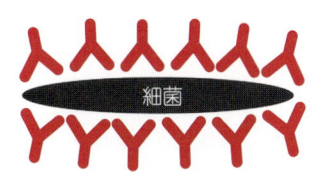

② 中和作用
抗体により細菌接着を阻止する

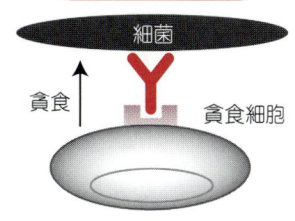

③ オプソニン作用
抗体により貪食細胞の貪食を促進する

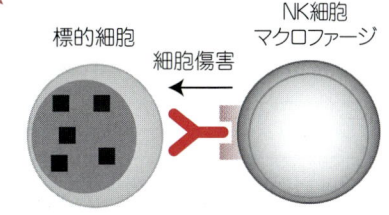

④ 抗体依存性細胞傷害作用
抗体を介してNK細胞，マクロファージによる細胞傷害を促す

γグロブリン（Fab, Fc, V_H, C_H1, V_L, C_L, C_H3, C_H2）

作用機序

1) γグロブリン製剤

γグロブリン製剤の作用は，IgG抗体によって発揮される．IgGの構造は大まかに分けると抗原を認識するFab部分と，エフェクター分子や細胞と相互作用するFc部分からなる．Fab部分が抗原を認識することによってさまざまな作用を示す．

❶ 免疫溶菌作用

病原体となっている細菌の抗原とFab部分が結合し，さらにFc部分に補体成分が反応することによって溶菌現象が起こる．

❷ 中和作用

病原体となりうる細菌の産生する毒素に結合することによって毒素の活性を中和したり，細菌，ウイルスに結合してウイルスが標的細胞に感染・侵入するのを防ぐ（破傷風毒素に対する抗体はこ

概略図2 ● 凝固因子製剤の作用機序

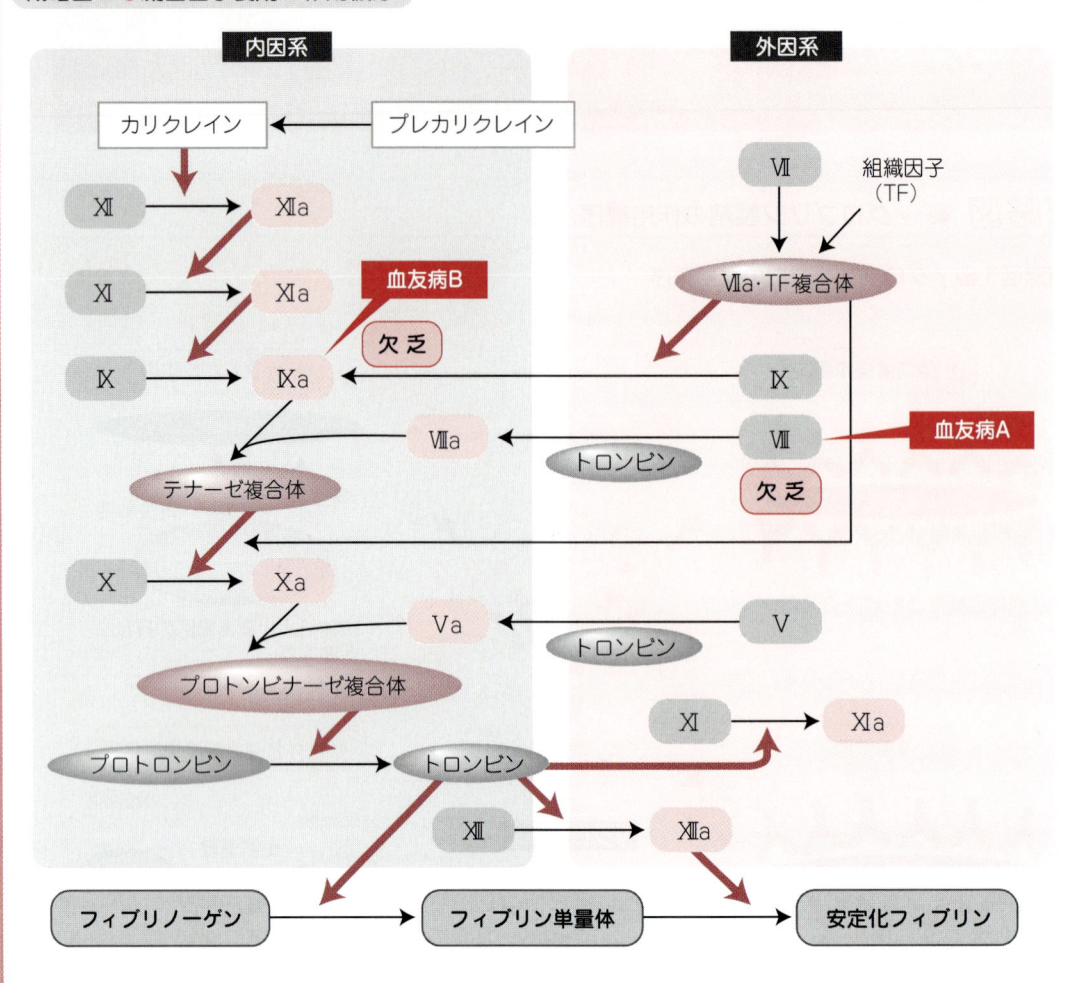

【内因系】

プレカリクレイン → カリクレイン

XII → XIIa
XI → XIa
IX → IXa　　【血友病B　欠乏】
→ テナーゼ複合体
VIIIa →
X → Xa
Va →
→ プロトンビナーゼ複合体
プロトロンビン → トロンビン

【外因系】

VII、組織因子（TF） → VIIa・TF複合体
→ IX
→ VII　【血友病A　欠乏】
トロンビン
V → Va
トロンビン
XI → XIa
XIII → XIIIa

フィブリノーゲン → フィブリン単量体 → 安定化フィブリン

の中和作用に基づくものである）．

❸ オプソニン作用

　病原体となっている細菌の抗原とFab部分が結合し，その抗体のFc部分を好中球や，マクロファージの表面にあるFcレセプターを介してこれらの細胞の貪食作用を促進する．加えて，貪食細胞内での殺菌作用にも重要な役割をもつ．

❹ 抗体依存性細胞傷害（ADCC：antigen-dependent cell mediated cytotoxicity）

　標的細胞表面の抗原にFab部分が結合し，その抗体のFc部分がNK細胞表面のFcレセプターに作用して標的細胞への攻撃が誘発される．これらのメカニズムにより生体の免疫の活性化を促し，細胞傷害作用を示す．

　γグロブリン製剤は，以上のような4つの作用で効力を発揮している．

2）抗リンパ球グロブリン製剤

　抗リンパ球グロブリン製剤は，❹にあげられる抗体依存性細胞傷害（ADCC）の作用で効果を発揮している．

3）凝固因子製剤

凝固因子製剤は，**概略図2**に示すような凝固因子の活性化反応の過程で重要な，凝固因子の欠乏が原因となっている疾患（血友病Aであれば第Ⅷ因子欠乏，血友病Bであれば第Ⅸ因子欠乏，von Willebrand病であればvon Willebrand因子欠乏）に対し，凝固因子を補う目的で使用される．

薬の種類・適応・主な副作用

種類	適応症	副作用
γグロブリン製剤	低または無ガンマグロブリン血症，重症感染症，特発性血小板減少性紫斑病，川崎病（急性期），慢性炎症性脱髄性多発根神経炎	アナフィラキシー，ショック，発熱，肝機能障害，腎機能障害，血小板減少，無菌性髄膜炎
抗リンパ球グロブリン製剤	再生不良性貧血	アナフィラキシー反応，発熱，感染症，間質性肺炎，出血傾向
凝固因子製剤	血友病A，B von Willebrand病	アナフィラキシー，嘔気・嘔吐，血管痛

疾患別処方のしかた

1）グロブリン製剤

❶ 低または無ガンマグロブリン血症

原発性または，細胞性免疫低下による続発性の低ガンマグロブリン血症患者では感染症を合併する危険性が高く，IgG 200 mg/dL以下で適応となり，IgG 500 mg/dL以上の血中IgG濃度を目標に投与する．1カ月に1度200 mg/kgを標準として投与する．

> **処方例**
> - 低または無ガンマグロブリン血症
>   献血グロベニン®-Ⅰ　または
>   献血ヴェノグロブリン®-IH
>   　　2.5〜5 g　1カ月に1度　点滴静注
>   　　（IgG 500 mg/dLを目標に投与する）

❷ 重症感染症

敗血症などの重症感染症におけるγグロブリンの投与の有用性が検証されてきた．世界各国からさまざまな報告があり，近年これらの臨床試験のメタアナリシスが発表されている（国内でのγグロブリン製剤はポリクローナルなγグロブリンで構成されているが，欧米ではエンドトキシンや，各種サイトカインに対するモノクローナルなγグロブリンで構成された製剤も使用されている）．その結果では，成人における重症敗血症や敗血症性ショックに対する有用性は比較的高く，投与量の解析では，3日以上の投与期間，1 g/kg以上の総投与量の群の有用性が高い結果であった．これらの報告から，現在のコンセンサスとしては重症例においてはγグロブリンの投与が死亡率を低下させる効果があると考えられている．本邦では，抗菌薬と併用してγグロブリン5 g/日を3日間連続投与する方法が保険診療適用となっている（しかし，体重換算してみると，約0.2〜0.3 g/kgとなり報告されている量からはかなり少ない量となっている）．

> **処方例**
> - 重症感染症において抗菌薬との併用にて
>   献血グロベニン®-Ⅰ　または
>   献血ヴェノグロブリン®-IH
>   　　　　　5 g/日　点滴静注　3日間

❸ **特発性血小板減少性紫斑病・川崎病・慢性炎症性脱髄性多発神経炎（献血グロベニン®-Iのみ）**

これらの疾患に関しては，γグロブリンの大量投与が有効であり，特発性血小板減少性紫斑病に対しては，Fc部分を保有する完全型のγグロブリンを大量投与することによって，血小板の表面のFcレセプターに結合し，免疫複合体が血小板に結合するのを阻止し，血小板数が上昇する．しかし，効果は一時的であり急性期における治療と位置づけられている．近年は難治症例に対して本来B細胞性悪性リンパ腫に対する治療薬として開発された抗CD20モノクローナル抗体であるリツキシマブが有効であったとの報告もある．川崎病に関しては，冠動脈瘤の予防に大量投与が有効である．慢性炎症性脱髄性多発根神経炎の筋力低下に対しても大量投与が有効である．どの疾患においても200～400 mg/kg/日を点滴で5日間連続投与する．

<u>処方例</u>

- **特発性血小板減少性紫斑病の場合**
  献血グロベニン®-I または
  献血ヴェノグロブリン®-IH
  　　　　　400 mg/kg/日　点滴静注　5日間

- **川崎病の場合**
  献血グロベニン®-I または
  献血ヴェノグロブリン®-IH
  　　　　　200 mg/kg/日　点滴静注　5日間

- **慢性炎症性脱髄性多発根神経炎の場合**
  献血グロベニン®-I
  　　　　　400 mg/kg/日　点滴静注　5日間

❹ **再生不良性貧血**

再生不良性貧血の病態については，いまだ明らかではなく不明な点が多い．現在考えられているものとしては，Tリンパ球が造血を抑制するように働くという免疫機序によって起こっていると考えられている．そこで再生不良性貧血の中等症～重症症例に対して抗体依存性細胞傷害（ADCC）の作用によって，造血抑制性に働くTリンパ球を抑制するため免疫抑制療法が行われ，その治療薬剤として抗リンパ球グロブリンを投与する．ATG/CsA/G-CSF（抗胸腺グロブリン/シクロスポリンA/顆粒球コロニー刺激因子）を併用した免疫抑制療法の治療成績は約60～70％と報告されている．近年，再生不良性貧血のみではなく，造血障害をきたす疾患（骨髄異形成症候群，発作性夜間血色素尿症など）に対する免疫抑制療法の有用性が報告されており低リスク骨髄異形成症候群症例に対するATG/CsA療法に関しては有効率約50％という報告もある（残念ながら，本邦における保険診療適用はない）．投与量としてはリンフォグロブリン® 10～15 mg/kg/日を500 mLの注射液で希釈して12時間以上かけて投与を5日間連続投与する．

<u>処方例</u>

- **再生不良性貧血**
  1) リンフォグロブリン®　　　　15 mg/kg/日
      生理食塩水または5％ブドウ糖液500 mLに溶解し，12時間以上かけて点滴静注，連続5日間
      （シクロスポリンAとの併用にて効果あり）

  ＊リンフォグロブリン®投与時はアナフィラキシー反応を抑えるためステロイドホルモンを併用する．
  ソル・メドロール® 125 mg/日（5日間）で開始
  →ソル・メドロール® 80 mg/日（4日間）
  →ソル・メドロール® 40 mg/日（4日間）
  →以降はプレドニゾロン 20 mg/日から漸減していく．

  2) シクロスポリン（ネオーラル®カプセル）
      6 mg/kg/日　分2　朝・夕食後
      ATGと同時に開始し，12週継続

2）凝固因子製剤

● **血友病A，血友病B，von Willebrand病**

本邦では，第Ⅷ因子欠乏症（血友病A），第Ⅸ因子欠乏症（血友病B）ならびにvon Willebrand病

が，凝固異常症全体の95％以上を占める．血友病AおよびBはX連鎖性劣性遺伝性疾患で保因者の母親から生まれた男児の半数が本症に罹患する一方，患者の約4割は遺伝関係の明らかでない孤発例である．通常，血小板系には異常がないため，一次止血機構は正常に働くが，二次止血が遅延し形成された血栓が脆弱なため深部組織での出血が持続する（代表的な出血が関節内出血であり，関節内への反復する出血は次第に関節破壊をきたす："血友病性関節症"）．

<治療>

治療は欠乏している凝固因子の補充が主体となる．近年，凝固因子製剤の開発の進歩により第Ⅷ因子製剤は，高純度，高濃度，しかも安全性の高い製品となっている．本邦においても，血漿由来製剤2剤，遺伝子組換え製剤2剤が使用可能となっている（第Ⅸ因子は欧米では承認され投与されているが，本邦においては遺伝子組換え製剤は承認されてなく，血漿由来製剤のみ使用可能）．各製剤は臨床的な有効性および安全性はほぼ同等と考えられている（血漿由来製剤も2剤とも国内献血由来の血漿を用いており，初期に製造されたもの以外の製剤伝播感染症の報告はない）．

<投与法>

従来は出血イベント発症時に止血を目的として補充療法を施行してきた．投与量・投与回数は出血部位，出血の程度・手術の種類，外科的処置の種類によって異なり，これまでの経験から投与法が推奨されている．一般的には第Ⅷ因子製剤1単位/kgの投与で第Ⅷ因子活性は2％上昇し，第Ⅸ因子製剤では1～1.5％上昇する．また，生体内での半減期は第Ⅷ因子で8～12時間，第Ⅸ因子では20時間とされ，これらを目安にして投与量，投与間隔を決定する．

また，近年血友病の止血管理における投与法に関しては，欧米を中心に従来からの補充療法（出血イベント時に補充）に加えて，定期補充療法（出血イベント発生予防の観点から定期的に補充）や持続点滴による補充の有効性などが検討されている．しかし，凝固因子の補充投与により凝固因子に対するインヒビターの発生が懸念されており，出血イベントの発生予防としての定期的補充療法の有効性，安全性に関しては確立されたエビデンスはない．

von Willebrand病に対しては，現在von Willebrand因子単剤の製剤はないため，第Ⅷ因子血漿由来製剤中に含まれるvon Willebrand因子を補充する．

> **処方例**
>
> 出血状態，手術の規模により目標レベルが検討され**表1**のような補充療法の指針が推奨されている．

⚠ 投薬時の注意点

1）感染症

血液製剤全般に言えることではあるが，感染症の危険性は避けられない．1983年に肝炎ウイルスの感染の報告があるがその他はスクリーニング検査の進歩，製造過程での有効な病原体の不活化などにより危険性は低くなっている．現在問題となっているのはパルボウイルスB19と病原性プリオンタンパクである．今のところ感染の報告はないが発症までに数年の経過をとり長期間の観察が必要である．

2）アナフィラキシー

投与時にはアナフィラキシーによる発熱，頭痛，吐き気が出現することがあり重症化すればショック，呼吸困難，頻脈，血圧低下などが起こることがあるので，注意深い観察が必要である．点滴速度によっては重症のアナフィラキシーを起こす可能性が高くなることも報告されている．また点滴速度を減少することにより出現した症状の悪化なく投与できる場合もある．

3）溶血

γグロブリン大量投与時には，製剤中に抗A抗体，抗B抗体が含まれておりO型以外の患者では溶血を起こすことがある．高齢者では，投与時に血液の粘性が上がり心筋梗塞，脳梗塞，急性腎不全を発症した報告もあり慎重な投与が必要である．

表1● 出血イベント時の凝固因子補充療法の指針

症状		目標止血レベル	投与量（単位/kg）/回	投与回数/日	投与期間
皮下・粘膜出血	軽度	10〜20%	5〜10	1	1〜2日
	重度	20〜40%	10〜20	1〜2	1〜3日
関節・筋肉内出血	軽度	20〜40%	10〜20	1	1〜2日
	重度	40〜60%	20〜30	1〜2	3〜5日
血尿		40〜60%	20〜30	1	1〜3日
重篤出血 頭蓋内出血，頸部出血，腹腔内出血，消化管出血など		初回 50〜100%	25〜50	1〜2	1日
		止血まで 20〜50%	10〜25	1	5〜7日
小外科手術 関節内穿刺，ヘルニア，切開，乳歯抜歯など		術中・術後 50%	25	1	1〜2日
		創傷治癒まで 30%	15	1	5〜7日
抜歯		50〜100%	25〜50	1	1日
大外科手術 大手術 整形外科的矯正術		術中・術後1日 100%	50	1〜2	1〜2日
		術後 3〜7日 50%	25	1	3〜5日
		創傷治癒まで 30%	15	1	約2週間

患者さんに説明するときのコツ

発生頻度から考えると，アナフィラキシーによる症状は高頻度に発症するためアナフィラキシーについての説明は十分にする必要がある．軽症なもの（軽度の発赤，掻痒感など）を入れると頻度としてはかなり高いため，体調に異変を感じたら早急に教えていただくように説明することが重要である．重症化するとショックに陥り，患者さんとしては血液製剤に対して恐怖感を抱くような場合も考えられ，十分な配慮をしていることを伝え投与することが重要である．

感染症のリスクに関しては，製剤の製造工程の改良により現在では頻度はかなり少ないとはいえ可能性はゼロとはならず，そのことをよく説明してそのリスクよりも現在の病状においては治療を優先させる必要がある点を十分に納得していただくことが重要である．実際の臨床の現場では他の薬剤と比べて投与中の有害事象が多く，また長期的にも感染症などの有害事象の危険性もあり十分なインフォームドコンセントが重要である．

参考文献

1）インヒビターのない血友病患者の急性出血，処置・手術における凝固因子補充療法のガイドライン．日本血栓止血学会誌，19（4）：510-519，2008

<小倉和外>

第2章 各科別 薬の作用機序と処方例
4. 血液系・悪性腫瘍

4. 抗悪性腫瘍薬

概略図 ● 核酸からタンパク質の合成経路と抗悪性腫瘍薬の作用点

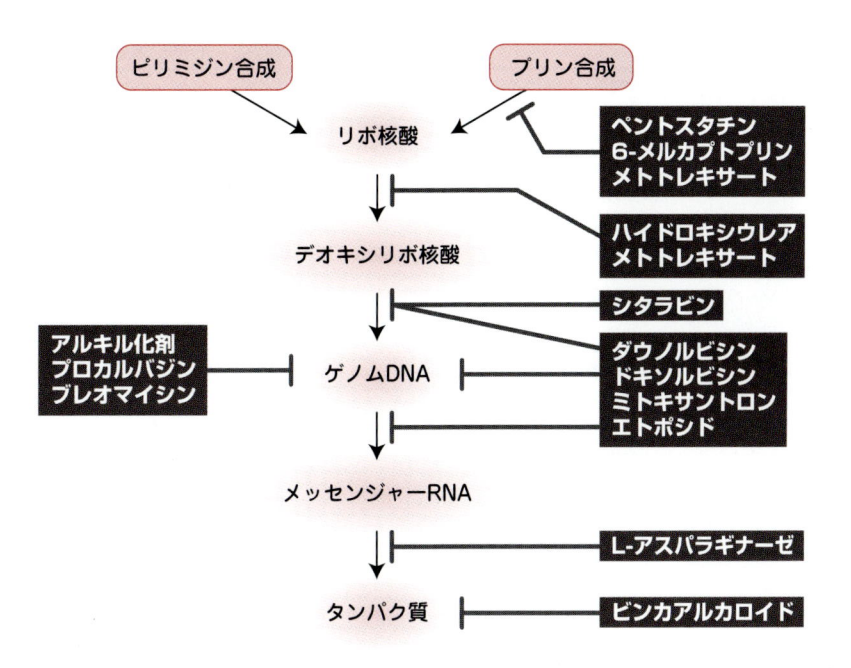

```
ピリミジン合成 ──┐         ┌── プリン合成
                 ↓         ↓
                リボ核酸 ←──┤ ペントスタチン
                 │          6-メルカプトプリン
                 ↓          メトトレキサート
              デオキシリボ核酸 ←── ハイドロキシウレア
                 │                メトトレキサート
                 ↓
                ゲノムDNA ←── シタラビン
                 ↑            ダウノルビシン
   アルキル化剤 ──┤            ドキソルビシン
   プロカルバジン               ミトキサントロン
   ブレオマイシン               エトポシド
                 ↓
              メッセンジャーRNA ←── L-アスパラギナーゼ
                 ↓
              タンパク質 ←── ビンカアルカロイド
```

作用機序

　細胞が増殖するということは，1つの細胞が1回の細胞周期（$G_{0/1}$期→S期→G_2期→M期→$G_{0/1}$期）を経て，2個の細胞に分裂することである．このプロセスが障害されると，細胞は異常の修復を試みるが，修復がうまくいかない場合にはアポトーシスが誘導され，その細胞は生体内から排除される．このことを利用して，腫瘍細胞にアポトーシスを誘導する薬剤が抗悪性腫瘍薬である．

　DNA合成を阻害するもの（ペントスタチン，6-メルカプトプリン，メトトレキサート，ハイドロキシウレア），ゲノムDNAを傷害するもの（エンドキサンなどのアルキル化剤，アドリアマイシンなどの抗癌抗生物質，エトポシド），RNAの転写を阻害するもの（抗癌抗生物質），タンパク合成を阻害するもの（L-アスパラギナーゼ），微小管などタンパク質の機能を阻害するもの（ビンクリスチンなどのビンカアルカロイド）がある．また，細胞周期特異的に働くもの（代謝拮抗薬，ビンカアルカロイド）と細胞周期に関係なく作用するもの（アルキル化剤，抗癌抗生物質）に分けられる．

薬の種類・適応・主な副作用

種類	一般名（商品名）	適応疾患	副作用・注意点
アルキル化剤	シクロホスファミド（エンドキサン®）	急性リンパ性白血病，慢性リンパ性白血病，悪性リンパ腫，多発性骨髄腫	骨髄抑制，嘔気・嘔吐，出血性膀胱炎，口内炎，肝障害，肺繊維症，心機能障害，脱毛，不妊
アルキル化剤	メルファラン（アルケラン®）	多発性骨髄腫	骨髄抑制，肝障害，肺繊維症，不妊，脱毛，食思不振
アルキル化剤	ダカルバジン（ダカルバジン）	ホジキンリンパ腫	骨髄抑制，嘔気・嘔吐，口内炎，肝障害，肺繊維症，心機能障害，脱毛，色素沈着
代謝拮抗薬	メトトレキサート（メソトレキセート®）	急性リンパ性白血病，慢性リンパ性白血病，悪性リンパ腫，多発性骨髄腫	骨髄抑制，嘔気・嘔吐，口内炎，肝障害，肺毒性，脱毛，色素沈着
代謝拮抗薬	シタラビン（キロサイド®）	急性白血病，悪性リンパ腫	骨髄抑制，嘔気・嘔吐，口内炎，肝障害，心血管毒性，皮疹，結膜炎，角膜炎，脱毛，色素沈着
代謝拮抗薬	メルカプトプリン（ロイケリン®）	急性白血病，慢性骨髄性白血病	骨髄抑制，嘔気・嘔吐，頭痛，口内炎，肝障害，肝繊維症
代謝拮抗薬	ヒドロキシカルバミド（ハイドレア®）	慢性骨髄性白血病	骨髄抑制，下痢，便秘，肺浮腫，高尿酸血症，タンパク尿，脱毛，色素沈着，肝障害，神経毒性
代謝拮抗薬	ペントスタチン（コホリン®）	ヘアリー細胞白血病	腎障害，骨髄抑制，肝障害，心筋障害
代謝拮抗薬	フルダラビン（フルダラ®）	慢性リンパ性白血病	骨髄抑制，嘔気・嘔吐，結膜炎，不整脈
代謝拮抗薬	クラドリビン（ロイスタチン®）	ヘアリー細胞白血病	骨髄抑制，日和見感染症，神経毒性，間質性肺炎，皮膚障害
抗癌抗生物質	ドキソルビシン（アドリアシン®）	急性リンパ性白血病，悪性リンパ腫，多発性骨髄腫	骨髄抑制，食思不振，嘔気・嘔吐，肝障害，心機能障害，脱毛，色素沈着
抗癌抗生物質	ダウノルビシン（ダウノマイシン®）	急性白血病	骨髄抑制，食思不振，嘔気・嘔吐，口内炎，肝障害，心機能障害，脱毛，色素沈着
抗癌抗生物質	イダルビシン（イダマイシン®）	急性骨髄性白血病	骨髄抑制，食思不振，嘔気・嘔吐，口内炎，肝障害，心機能障害，脱毛，色素沈着
抗癌抗生物質	ミトキサントロン（ノバントロン®）	急性白血病，悪性リンパ腫	骨髄抑制，食思不振，嘔気・嘔吐，口内炎，脱毛，心毒性
抗癌抗生物質	ピラルビシン（ピノルビン®）	急性白血病，悪性リンパ腫	骨髄抑制，心機能障害，ショック，間質性肺炎，発熱，肝障害，心機能障害，神経毒性，脱毛，色素沈着
抗癌抗生物質	ブレオマイシン（ブレオ®）	悪性リンパ腫	食思不振，嘔気・嘔吐，口内炎，色素沈着，アナフィラキシー，肺毒性，間質性肺炎，肺繊維症
植物アルカロイド	ビンクリスチン（オンコビン®）	急性リンパ性白血病，慢性骨髄性白血病急性転化，慢性リンパ性白血病，悪性リンパ腫，多発性骨髄腫	神経毒性，便秘，イレウス，肺毒性，肝毒性，ADH不適合分泌症候群

（次ページにつづく↗）

(↖前ページのつづき)

種類	一般名（商品名）	適応疾患	副作用・注意点
植物アルカロイド	ビンブラスチン（エクザール®）	悪性リンパ腫	神経毒性，便秘，イレウス，肺毒性，肝毒性，ADH不適合分泌症候群
植物アルカロイド	ビンデシン（フィルデシン®）	急性白血病，悪性リンパ腫	同上
植物アルカロイド	エトポシド（ベプシド®）	急性白血病，悪性リンパ腫	骨髄抑制，食思不振，嘔気・嘔吐，口内炎，肝障害，心機能障害，神経毒性，脱毛，色素沈着，肺毒性
生物反応修飾物質	インターフェロンアルファ（スミフェロン®）	慢性骨髄性白血病 ヘアリー細胞白血病，多発性骨髄腫	感冒様症状，全身倦怠感，骨髄抑制，食思不振，脱毛，色素沈着，肝毒性，神経毒性，心毒性
生物反応修飾物質	（イントロン®A）	慢性骨髄性白血病，多発性骨髄腫	同上
その他	L-アスパラギナーゼ（ロイナーゼ®）	急性白血病，悪性リンパ腫	アナフィラキシー，ショック，アレルギー，肝障害出血性膵炎，中枢神経障害，血液凝固障害

疾患別処方のしかた

血液悪性腫瘍においては種々の組合わせで**多剤併用療法**が行われることが多い．血液悪性腫瘍の代表的な治療法を以下に示す．

1) 急性骨髄性白血病

急性骨髄性白血病では悪性化した骨髄芽球が際限なく増殖し，その結果として正常造血を抑制する．この疾患の治療の標準的なプロトコールがイダルビシンとシタラビンの併用療法である．増殖の盛んな白血病細胞は抗悪性腫瘍薬に感受性が高く，急性骨髄性白血病は化学療法で治癒可能である．細胞周期に関係なく作用する抗癌性抗生物質であるイダルビシンを点滴静注し，細胞周期特異的に働くシタラビンを持続点滴することにより，効果的に腫瘍細胞を殺すことができる．治療に伴う合併症をうまく乗り切れるかどうかが治療の成否を決定する重要な要因である．

注意すべき副作用は強い骨髄抑制で，特に寛解導入療法時には骨髄抑制が強く発現する．適切な時期に赤血球，血小板を輸血すること，白血球減少時の感染症予防が必要である．発熱性好中球減少症に対しては原因菌の同定を進めるとともに，広い抗菌スペクトラムをもつ抗生物質を投与し，感染症をコントロールする．

> **処方例**
>
> 1) イダルビシン（イダマイシン®）
>   12mg/m²/日　点滴静注　第1〜3日
> 2) シタラビン（キロサイド®）
>   100mg/m²/日　持続点滴　第1〜7日

2) 急性リンパ性白血病

急性リンパ性白血病では悪性化したリンパ芽球が際限なく増殖し，その結果として正常造血を抑制する．この疾患も急性骨髄性白血病と同様に化学療法で治癒可能である．下記のプロトコールは細胞周期に関係なく作用するシクロホスファミド，ダウノルビシン，細胞周期特異的に働くビンクリスチン，白血病細胞が増殖するために必要なアスパラギン酸を分解するL-アスパラギナーゼ，リンパ球にアポトーシスを誘導するプレドニン®の併用療法である．

急性骨髄性白血病と同様に注意すべき副作用は強い骨髄抑制である．その他，薬剤特異的な合併症としてシクロホスファミドによる出血性膀胱炎，ビンクリスチンによる末梢神経障害，L-アスパラギナー

ゼによる肝障害，膵炎やショック，プレドニン®による免疫抑制があり，注意が必要である．

> **処方例**
> 1) シクロホスファミド（エンドキサン®）
>   1,200mg/m²/日　3時間点滴静注　第1日
> 2) ダウノルビシン（ダウノマイシン®）
>   45mg/m²/日　30分点滴静注　第1〜3日
> 3) ビンクリスチン（オンコビン®）
>   1.3mg/m²（最大2mg）/日　点滴静注
>   第1, 8, 15, 22日
> 4) L-アスパラギナーゼ（ロイナーゼ®）
>   3,000U/m²/日　2時間点滴静注
>   第9, 11, 13, 16, 18, 20日
> 5) プレドニゾロン（プレドニン®）
>   60mg/m²/日　経口　第1〜14日
>   以後1週間で漸減

3) 非ホジキンリンパ腫

非ホジキンリンパ腫の標準的治療法が下記のCHOP療法〔（C：cyclophosphamide（シクロホスファミド），H：doxorubicin hydrochloride（ドキソルビシン ハイドロクロライド：アドリアシン®），O：Oncovin（オンコビン），P：prednisolone（プレドニゾロン）〕である．

骨髄抑制は軽度で外来でも治療可能であるが，治療開始前に骨髄浸潤がある場合には高度の骨髄抑制をきたすことがあり，注意が必要である．シクロホスファミドによる出血性膀胱炎，ビンクリスチンによる末梢神経障害には注意する．また，リンパ系腫瘍の治療では経過とともに免疫抑制が問題になり，カリニ肺炎などの日和見感染の予防が必要である．

> **処方例**
> ● CHOP療法
> 1) シクロホスファミド（エンドキサン®）
>   750mg/m²/日　点滴静注　第1日
> 2) ドキソルビシン（アドリアシン®）
>   50mg/m²/日　点滴静注　第1日
> 3) ビンクリスチン（オンコビン®）
>   1.4mg/m²（最大2mg）/日　静注　第1日
> 4) プレドニゾロン（プレドニン®）
>   経口　100mg/body/日　第1〜5日
> 上記4剤すべてを3週間ごとに6〜8回くり返す

4) ホジキンリンパ腫

ホジキンリンパ腫の標準的な治療が下記のABVD療法〔A：Adriacin®（アドリアシン®），B：bleomycin（ブレオマイシン），V：vinblastine（ビンブラスチン），D：dacarbazine（ダカルバジン）〕である．

骨髄抑制は軽度で外来でも治療可能である．ビンブラスチンによる神経障害とともにブレオマイシンによる肺障害に注意が必要である．ブレオマイシンの肺毒性は時に致死的であり，用量依存性であるため，総投与量が450mgを超えた場合や呼吸器疾患を有する場合には特に注意が必要である．

> **処方例**
> ● ABVD療法
> 1) ドキソルビシン（アドリアシン®）
>   25mg/m²/日　点滴静注　第1, 15日
> 2) ブレオマイシン（ブレオ®）
>   9mg/m²（最大15mg）/日　静注
>   第1, 15日
> 3) ビンブラスチン（エクザール®）
>   6mg/m²（最大10mg）/日　静注
>   第1, 15日
> 4) ダカルバジン（ダカルバジン）
>   375mg/m²/日　点滴静注　第1, 15日
> 上記4剤すべてを28日ごとにくり返す

5) 多発性骨髄腫

下記はVAD療法〔V：vincristine（ビンクリスチン），A：Adriacin®（アドリアシン®），D：dexamethasone（デキサメタゾン）〕である．骨髄抑制は軽度である．比較的増殖速度の遅い骨髄腫細

胞に抗腫瘍薬を持続的に投与することにより，抗腫瘍効果を高めようと考えられた治療法である．

この治療法で注意が必要なのは大量のデキサメタゾン投与による免疫抑制である．リンパ腫の治療時と同様に日和見感染を含む感染症の予防が必須である．帯状疱疹を発症することがあり，皮膚病変や神経痛などの症状に注意し，治療が遅れないようにする．

> **処方例**
>
> ● VAD療法
> 1) ビンクリスチン（オンコビン®）
>   0.4 mg/日　持続点滴静注　第1～4日
> 2) ドキソルビシン（アドリアシン®）
>   10 mg/m²/日　持続点滴静注　第1～4日
> 3) デキサメタゾン　　　　40 mg/日　経口
>   第1～4, 9～12, 17～20日

⚠ 投薬時の注意点

抗悪性腫瘍薬はその作用機序から予想されるように，正常細胞にも傷害を与え，嘔気，嘔吐，脱毛，骨髄抑制などが起こる．加えて，薬剤固有の副作用も多岐にわたる（シクロホスファミドの出血性膀胱炎，ビンクリスチンの神経毒性，L-アスパラギナーゼの肝障害，抗癌抗生物質の心筋毒性，ブレオマイシンの肺毒性など）．このため，副作用に対して十分な注意をもって経過を観察し，副作用発現時にはすみやかに対応することが重要である．血液腫瘍の治療の際には，疾患ごとに治療プロトコールが決まっていることが多く，プロトコールに沿った治療を行う．

👍 患者さんに説明するときのコツ

抗悪性腫瘍薬は多くの副作用を引き起こす．医療知識の普及に伴い，患者さんも抗悪性腫瘍薬の副作用について種々の程度の知識があり，そのために不安を抱くことが多い．急性白血病などの場合，治療前はほとんど自覚症状がないことがあるが，治療後には強い嘔気や骨髄抑制時の感染症による発熱など多くの副作用に遭遇し，治療されているはずが逆に状態は悪くなっていると感じられる状態になることもある．治療を円滑に進めるためには抗悪性腫瘍薬を使う治療の必要性，予想される副作用，副作用に対する医療サイドからの対処法，患者さんサイドの対処法，治療の見通しなどを事前に十分に患者さんと家族に説明しておく必要がある．

＜佐藤　謙＞

第2章 各科別 薬の作用機序と処方例

4. 血液系・悪性腫瘍

5. 分子標的薬

概略図 ● 分子標的薬の作用機序

概略図1 ● 慢性骨髄性白血病（CML）発症とメシル酸イマチニブの作用機序

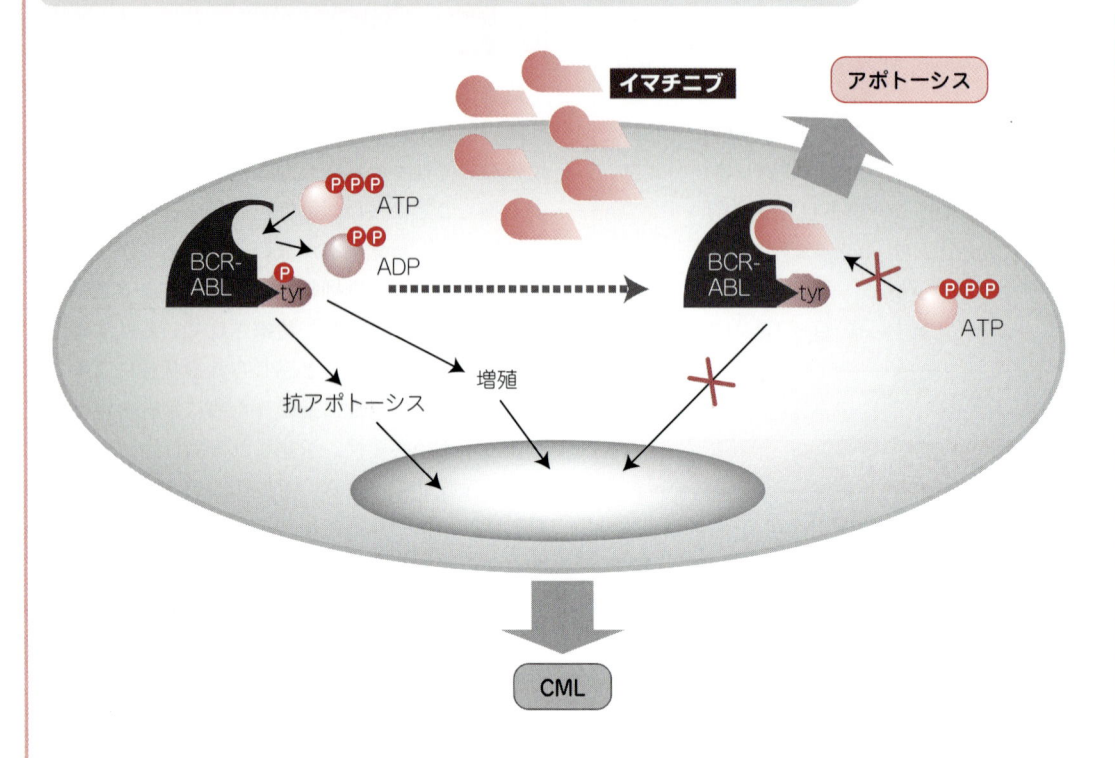

作用機序

　分子標的治療とは，腫瘍細胞に存在する標的分子を探索し，それに特異的に作用する薬剤を用いることで腫瘍細胞を狙い撃ちする治療法である．その標的となるのは，シグナル伝達因子や転写因子および細胞表面抗原などさまざまである．従来の抗癌剤による治療とは異なり，分子標的薬は腫瘍分子のみを標的にしているため正常な細胞へのダメージが少なく，副作用を軽減すると考えられる．

1）メシル酸イマチニブ

　慢性骨髄性白血病（CML：chronic myelocytic leukemia）とフィラデルフィア染色体陽性急性リンパ性白血病（Ph陽性ALL：Ph-positive acute lympho-blastic leukemia）で使用されるメシル酸イマチニブ（グリベック®）は，染色体転座により生じたBCR-ABLキメラタンパクのATP結合部位に結合し，チロシンキナーゼ活性を抑制することで，細胞増殖および生存のシグナル伝達を阻害する．その結果，腫瘍細胞は増殖を停止しアポトーシスを起こす（**概略図1**）．

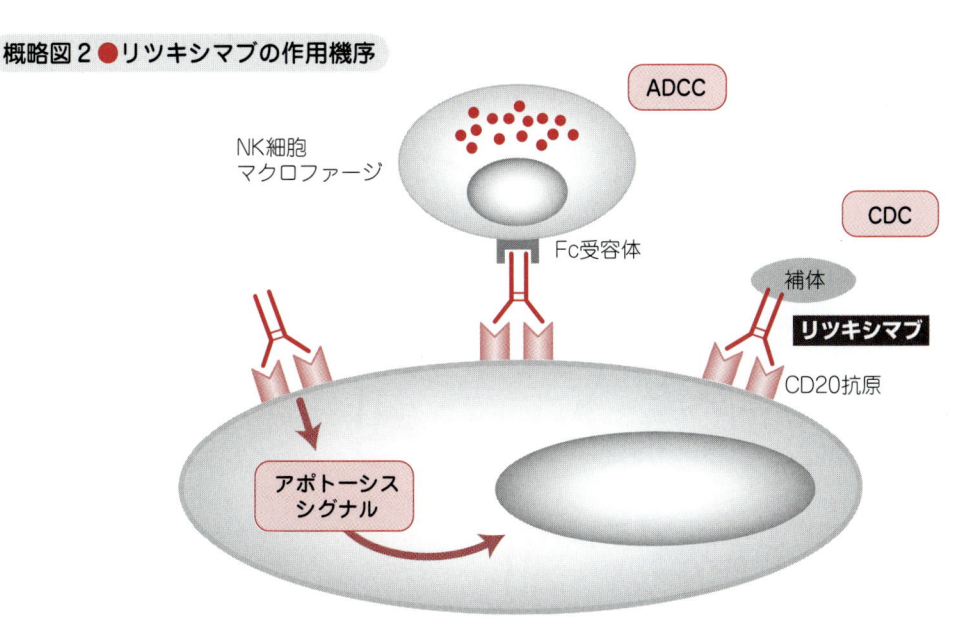

概略図2 ● リツキシマブの作用機序

ADCC：antibody-dependent cell-mediated cytotoxicity（抗体依存性細胞傷害）
CDC：complement-dependent cytotoxicity（補体依存性細胞傷害）
NK細胞：ナチュラルキラー細胞

2）リツキシマブ

リツキシマブ（リツキサン®）は正常B細胞および，大半のBリンパ腫細胞に発現しているCD20抗原を標的とするヒト・マウスキメラ抗体である．リツキシマブがCD20に結合すると，antibody-dependent cell-mediated cytotoxicity（ADCC）やcomplement-dependent cytotoxicity（CDC）および直接アポトーシスのシグナルを活性化することにより抗腫瘍効果を及ぼすと考えられている（概略図2）．

3）ゲムツズマブオゾガマイシン

これと同様に急性骨髄性白血病（AML：acute myelogenous leukemia）細胞に高発現している表面抗原CD33を標的として開発されたモノクローナル抗体が，ゲムツズマブオゾガマイシン（GO）（マイロターグ®）である．GOはヒト化抗CD33抗体に抗腫瘍性抗生物質であるカリケアマイシン誘導体を結合させている点でリツキシマブと異なっており，その作用機序として，CD33に結合した後，インターナリゼーションにより細胞内に取り込まれ，その後遊離したカリケアマイシンが核内2本鎖DNAを切断し，抗腫瘍効果を発揮するものである（概略図3）．

4）ATRA

ATRA（all-trans retinoic acid）（ベサノイド®）による急性前骨髄球性白血病（APL：acute promyelocytic leukemia）の分化誘導療法も分子標的治療である．レチノイン酸受容体であるRARαの活性化は骨髄系細胞の分化に重要であるが，染色体相互転座によって生じたPML/RARαによるRARαの機能阻害によりAPLは発症する．PML/RARαはヒストンの脱アセチル化により転写を抑制しているが，ATRAはRARαに結合することで，ヒストンのアセチル化能を回復させ，転写を活性化し，細胞に分化誘導をもたらすとされる（概略図4）．

概略図3● 急性骨髄性白血病（AML）細胞におけるゲムツズマブオゾガマイシンの作用機序

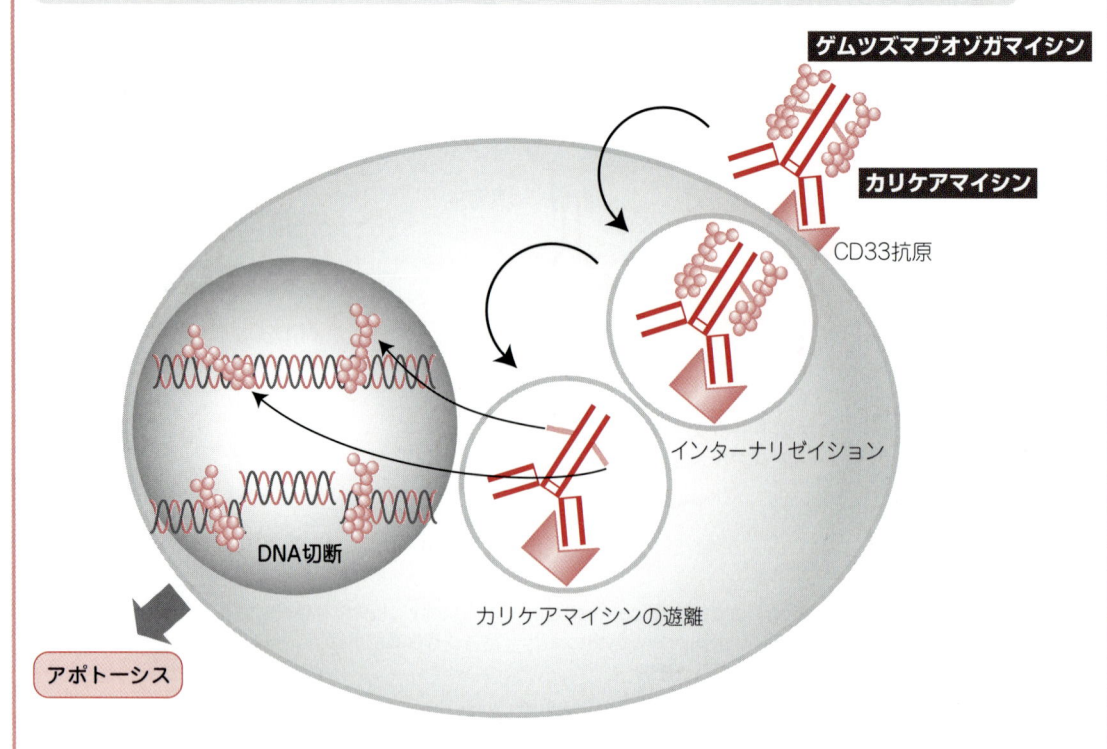

ゲムツズマブオゾガマイシン
カリケアマイシン
CD33抗原
インターナリゼイション
カリケアマイシンの遊離
DNA切断
アポトーシス

概略図4● 急性前骨髄球性白血病（APL）発症とATRAの作用機序

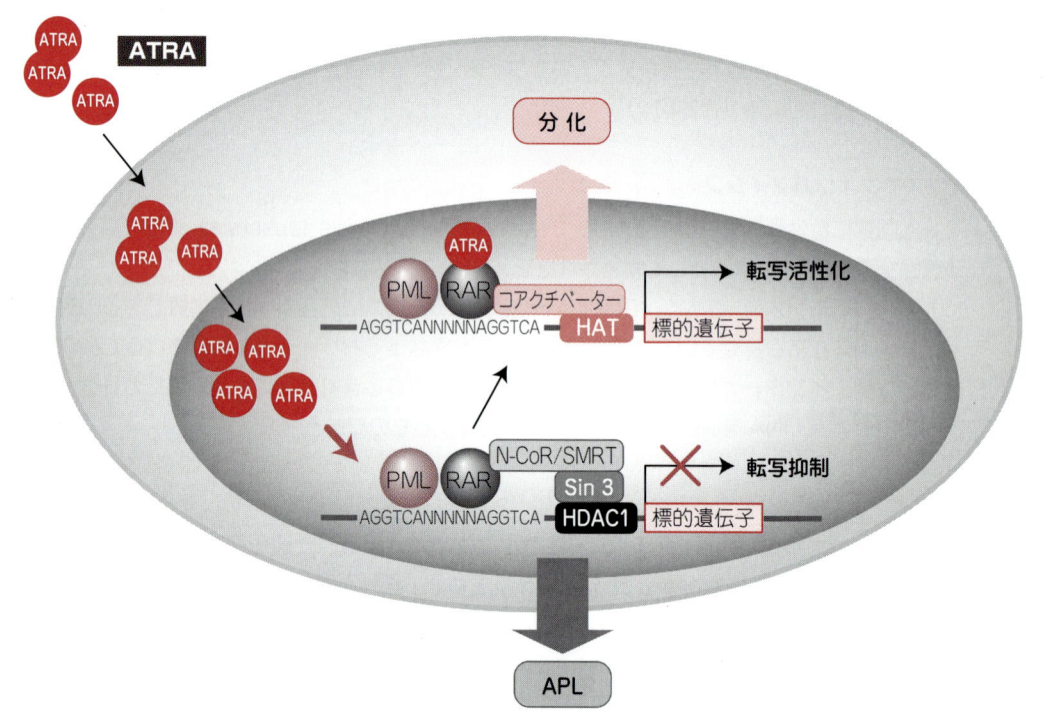

ATRA
分化
転写活性化
コアクチベーター
PML RAR HAT 標的遺伝子
AGGTCANNNNNAGGTCA
N-CoR/SMRT
Sin 3
PML RAR HDAC1 標的遺伝子 転写抑制
AGGTCANNNNNAGGTCA
APL

ATRA：all-trans retinoic acid（オールトランスレチノイン酸）　　HDAC：histone deacetylase（ヒストン脱アセチル化酵素）
RAR：retinoic acid receptor（レチノイン酸受容体）　　　　　　　HAT：histone acetyl transferase（ヒストンアセチル化酵素）

概略図5 ● プロテアソーム阻害薬（ボルテゾミブ）の作用機序

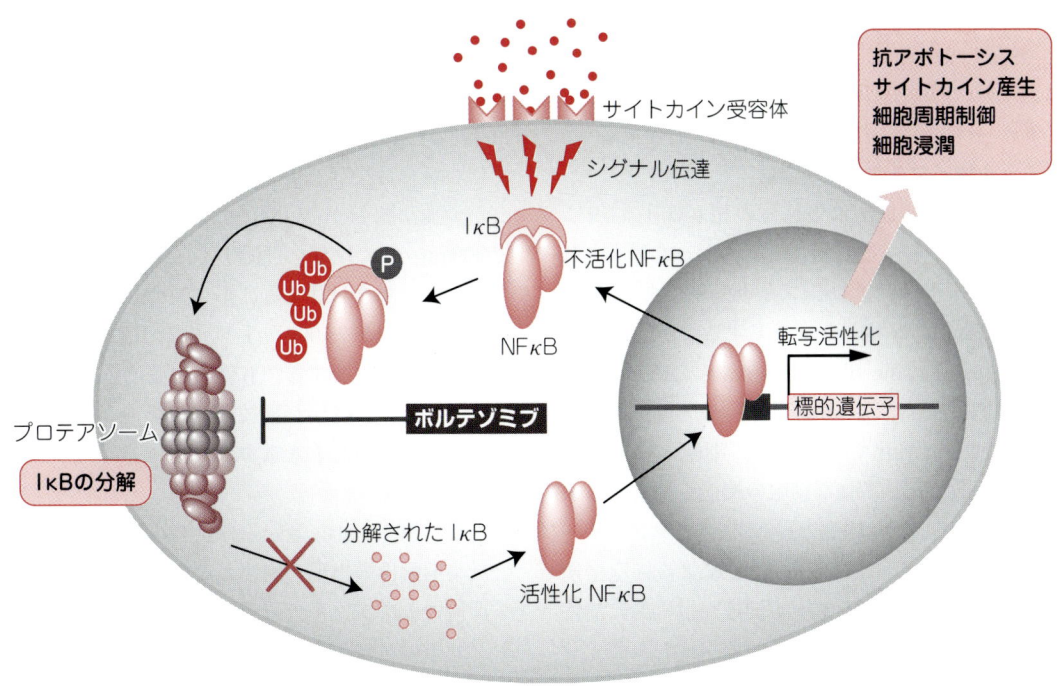

5) ボルテゾミブ

　また，再発難治例の多発性骨髄腫（MM：multiple myeloma）に対する有効性が認められた薬剤としてプロテアソーム阻害薬ボルテゾミブ（ベルケイド®）が登場した（欧米での単剤使用による奏功率が約35％）．プロテアソームは真核細胞の細胞質中に存在する円筒形構造をした酵素複合体である．タンパク質のポリユビキチン化をターゲットとして認識し，細胞内不要物質の分解のほか，細胞の増殖や寿命の調節物質を処理する役割を担っている．転写因子NFκBは骨髄腫細胞での細胞増殖や抗アポトーシス効果に重要であるが，ボルテゾミブは，NFκB阻害タンパク質であるIκBのプロテアソーム内での分解を阻害し，NFκBの不活化を維持することで抗腫瘍活性を発揮するとされている（**概略図5**）．

薬の種類・適応・主な副作用

薬の種類	適応	主な副作用
ABL選択的チロシンキナーゼ阻害薬	慢性骨髄性白血病，Ph陽性急性リンパ性白血病	汎血球減少，浮腫・体液貯留，発疹，筋痙攣，肝機能障害
抗CD20抗体	CD20陽性B細胞性リンパ腫	infusion reaction
抗腫瘍性抗生物質結合抗CD33抗体	再発または難治性のCD33陽性急性骨髄性白血病	infusion reaction，肝機能障害，血小板減少
PML/RARα特異的分化誘導薬	急性前骨髄球性白血病，再発または難治性の急性前骨髄球性白血病	レチノイン酸症候群
プロテアソーム阻害薬	再発または難治性多発性骨髄腫	間質性肺炎，末梢性ニューロパシー，血小板減少

疾患別処方のしかた

1) 慢性骨髄性白血病（CML），フィラデルフィア染色体陽性急性リンパ性白血病（Ph陽性ALL）

❶ メシル酸イマチニブの処方

CMLでは90％以上に染色体の相互転座 t（9；22）が認められる．この相互転座によって形成されるキメラ遺伝子は，チロシンキナーゼであるABLとBCRの融合タンパクをコードする．チロシンキナーゼは，adenosine 5'-triphosphate（ATP）結合部位にATPを結合し，タンパク質のチロシン残基を特異的にリン酸化する酵素で，細胞の増殖・分化・免疫反応など，多様な細胞の機能を制御するタンパク質である．正常細胞のc-ABLチロシンキナーゼと異なり，CMLではBCR-ABLによる細胞増殖とアポトーシス抑制のシグナル伝達が恒常的に活性化し，細胞は腫瘍性を獲得している．メシル酸イマチニブはBCR-ABLのATP結合部位に強い親和性で結合することにより，そのキナーゼ活性を阻害し，BCR-ABL陽性クローンを選択的に傷害する．また，CML同様，Ph陽性ALLにおいてもメシル酸イマチニブの有効性が認められ，2007年1月に保険適応疾患となった．しかしながら，単剤治療ではほとんどの症例で短期に再発をきたすことから，従来の強力化学療法との併用療法で使用され，治療成績の向上が報告されている．副作用として重度の骨髄抑制や体液貯留が出現することがあるので注意が必要である．また，その他多く認められる副作用としては，浮腫，発疹，筋痙攣や肝機能障害がある．

> **処方例**
>
> ● メシル酸イマチニブ（グリベック®）
> ・慢性期CML　　　400 mg/日　分1　食後
> 　　　　　所見により600 mg/日まで増量可能
> ・移行期または急性期CML
> 　　　　　　　　　600 mg/日　分1　食後
> 　　　所見により800 mg/日　分2まで増量可能
> ・Ph陽性ALL　　　600 mg/日　分1　食後
> 　　　血液所見，年齢・症状により適宜減量

❷ 副作用への注意と投与量の調整

投与開始時には種々の副作用が起こり得る．血球減少に対しては，投与開始後1カ月間は毎週，末梢血球数モニターを実施する必要がある．好中球数が1,000/μL未満または血小板が50,000/μL未満に減少した場合は投与を中止し，好中球が1,500/μL以上かつ血小板数が75,000/μL以上に回復した時点で400 mg/日で投与を再開する．再び同様な血球減少が生じた場合は休薬し，好中球が1,500/μL以上かつ血小板数が75,000/μL以上に回復後は300 mg/日に減量して再開する．有効血中濃度を維持するため，300 mg/日投与が継続不能の場合はG-CSFの併用や血小板輸血を考慮する．

❸ 薬剤耐性

また，BCR-ABL遺伝子の点突然変異をはじめとした薬剤耐性の出現が問題となる症例があるが，第2世代のチロシンキナーゼ阻害薬であるニロチニブやダサチニブはT315I変異以外の耐性例に有効であり，2009年に本邦でも承認された．ニロチニブはイマチニブ抵抗性のCML症例（慢性期・移行期）に，ダサチニブが急性転化を含んだイマチニブ抵抗性のCMLとPh陽性ALLに適応を有し，今後はそれぞれの薬剤の位置づけが重要になると思われる．近年，European Leukemia Net[1]はイマチニブによるCML治療の妥当性を検証し，治療マネイジメントのコンセンサスを提示した．このCML治療における新たな臨床指針は本邦での診療においても活用可能であり，現在，臨床応用が進んでいる．

2) B細胞性リンパ腫

❶ リツキシマブ

B細胞性リンパ腫はBリンパ球の腫瘍性増殖であり，リツキシマブの標的分子となるCD20抗原は，正常B細胞とBリンパ腫細胞のほとんどに発現している細胞膜貫通型タンパクである．造血幹細胞，形質細胞や他の血液細胞を含むB細胞以外のヒト細胞には発現していない．その機能として，B細胞の活性化・増殖・分化を調節する中心的役割を果たしていると推定されている．リツキシマブはヒト・マウスキメラ型抗CD20モノクローナル抗体であり，抗腫瘍効果の機序として，

① 標的細胞に結合した抗体のFc部分が，NK細胞やマクロファージのFc受容体に抗原非特異的に結合し，サイトカインやタンパク分解酵素を分泌して標的細胞を融解し，細胞傷害へと導くADCC
② 標的細胞に結合した抗体に補体が結合し活性化することで，細胞傷害を生じるCDC
③ 抗体単独の抗原刺激で，細胞内カルシウム濃度が上昇することによるアポトーシスの誘導

などが考えられている.

投与時の副作用としては，発熱，悪寒や呼吸困難などのinfusion reactionが初回投与時において高率に出現し，注意が必要である．その他，腫瘍量が多い場合，特に骨髄浸潤や巨大腫瘤などを認める場合は，腫瘍崩壊症候群が生じる可能性が高い．

❷ イットリウム（90Y）標識抗CD20抗体

一方2008年1月には，本邦で最初のRI標識モノクローナル抗体の悪性腫瘍治療薬としてイットリウム（90Y）標識抗CD20抗体（ゼヴァリン®イットリウム）が，再発または難治性の低悪性度B細胞性非ホジキンリンパ腫およびマントル細胞リンパ腫に対して保険適応となった．これはリツキシマブと異なり，標的抗原を発現していない隣接した腫瘍細胞や，血管形成の乏しい腫瘤性病変にも抗腫瘍効果を期待できるものであるが，本療法の実施に際しては施設の条件とともに血液内科医や放射線・核医学医の連携が重要であり，抗体の標識や放射線性核種の安全な取り扱いを熟知したスタッフが必要であるため，現時点では実際に治療を行える施設は限定されている．しかしながら，従来の化学療法やリツキシマブによる治療抵抗性リンパ腫の症例においても有効であることが示されており，今後が期待されている．

❸ 処方のしかたと注意

処方例

● リツキシマブ（リツキサン®注）
CD20陽性のB細胞性非ホジキンリンパ腫に対して375mg/m²を1週間間隔で点滴静注．最大投与回数は8回（生理食塩液または5％ブドウ糖注射液にて1mg/mLに調整）．

＊投与開始の30分前に解熱鎮痛薬と抗ヒスタミン薬を前投与する．
＊25mg（25mL）/時で輸注を開始し，1時間ごと100mg（100mL）/時，200mg（200mL）/時と輸注速度を上げる．

副作用発現時は速度を落としたり，輸注を一時中止して，副腎皮質ホルモン静注などの適切な処置を行う．初回投与時の副作用が軽度の場合は2回目以降の投与は100mg（100mL）/時で開始してもよい．現在R-CHOP療法としてCHOP療法（「4-4．抗悪性腫瘍薬」の稿 参照）開始前日に投与されることが多い．腫瘍崩壊症候群が懸念される場合は，CHOPによる腫瘍量の減少後に使用する．また，最近，HBウイルス（HBV）キャリアでの劇症肝炎発症による死亡例や，HBs抗原陰性かつHBc抗体またはHBs抗体陽性症例においても，リツキサン®投与後にHBVの再活性化によるB型肝炎の発症を認めており，投与前からのHBVマーカーモニタリングが重要と考えられている．

3）再発・治療抵抗性急性骨髄性白血病（AML）

CD33抗原は造血細胞に特異的に発現を認める細胞膜貫通型糖タンパク質であり，顆粒球系細胞のマーカーである．一方で，造血幹細胞や非血液細胞にはほとんど発現せず，AML細胞に高率に発現していることから，白血病細胞の標的分子として期待された．しかしながら，GOの国内における使用は再発・治療抵抗性AMLに対して単剤でのみ認可されており，有効率で約30％と効果に限界があることから，現在，日本成人白血病治療共同研究グループ（JALSG）において，再寛解導入療法でのGO併用化学療法の多施設共同研究が進行中である．

投与時の副作用としては，発熱，悪寒，倦怠感，頭痛や呼吸困難などのinfusion reactionが半数以上に認められる．その他，肝障害や遷延する血小板減少がある．

> **処方例**
>
> - **ゲムツズマブオゾガマイシン（マイロターグ®）**
>   **再発または難治性の CD33 陽性 AML に対して**
> $9\,mg/m^2$ を2時間かけて点滴静注．
>   - 投与回数は，少なくとも14日間の投与間隔をおいて，2回投与．
>   - 投与開始の60分前に解熱鎮痛薬と抗ヒスタミン薬を前投与し，その後も必要に応じ，解熱鎮痛薬などの追加投与を考慮する．
>   - また，副腎皮質ホルモンの前投与で infusion reaction が軽減するとの報告がある．

造血幹細胞移植前後4カ月以内に使用すると，肝 sinusoidal obstruction syndrome（SOS：静脈閉塞性肝疾患）のリスクが高まるため，移植前後での使用は原則禁忌である．血小板回復遅延や凝固線溶系異常による出血傾向にも注意が必要である．

4）急性前骨髄球性白血病（APL）

❶ APL の病態生理と ATRA

ATRA は当初，APL に対する分化誘導療法薬として報告された．その後，APL の発症機構として，特有の染色体転座 t（15；17）で生じる融合遺伝子 PML/RARα による骨髄系細胞の分化抑制が原因であることが判明し，ATRA による分化抑制解除機構が明らかになったことから，PML/RARα に対する分子標的治療であることが明らかとなった．その他 APL での染色体異常として，t（11；17）（q21；q23），t（5；17）（q35；q21），t（11；17）（q13；q21），t（17；17）（q21.1；21.2）などが知られており，それぞれ RARα に PLZF，NPM，NuMA，STAT5b 遺伝子が融合する．

核内ホルモン受容体であるレチノイン酸（RA）受容体は RAR と RXR がヘテロ二量体を形成し転写を制御しているが，リガンドが結合していない状態では，コリプレッサーである N-CoR/SMRT を介してヒストン脱アセチル化酵素（HDAC）との複合体を形成し転写を抑制している．そこに，RA が結合することによって，ヒストンアセチル化酵素（HAT）活性を有するコアクチベーターの SRC-1 をリクルートし，ヒストンをアセチル化することで

クロマチン構造が緩み，転写が活性化する．t（15；17）により形成される PML/RARα は，生理的濃度の ATRA（10^{-9} M）では N-CoR/SMRT や HDAC を遊離できないが，薬理学的濃度の ATRA（10^{-6} M）はコリプレッサーを遊離し，コアクチベーターをリクルートすることが可能であり，ヒストンをアセチル化し転写を活性化することが，分化誘導の作用機序であると考えられている．

これに対して，PLZF/RARα では結合領域の違いにより，ATRA 投与にても N-CoR/SMRT を遊離できず，転写は抑制されたままで細胞分化を誘導することができないため，ATRA 治療に対して抵抗性である．

❷ ATRA の副作用

副作用としては，投与後に分化増殖した成熟好中球の影響によるレチノイン酸症候群の発症に注意が必要である．ATRA によって分化，増殖した骨髄系細胞が，肺の毛細血管内皮細胞に付着し，サイトカインを分泌することで，capillary leak syndrome（毛細管漏出症候群）のような状態を引き起こし，発熱，呼吸困難，肺浸潤，肺うっ血などが発症する．その他，肝機能障害，高トリグリセリド血症なども認める．

❸ タミバロテン

また，ATRA 耐性の克服と高い抗腫瘍効果をめざした新規レチノイドであるタミバロテン（アムノレイク®）が再発または難治性の APL 治療に対して2005年6月に認可された．作用機序は ATRA と同様であるが，RAR の α と β サブタイプに結合し，RXR や γ サブタイプに結合しないことから，皮膚乾燥や皮膚炎などの副作用が少ないとされること，また，ATRA 耐性のメカニズムの1つとされている細胞内レチノイン酸結合タンパク質（CRABP：cellular retinoic acid-binding protein）に親和性が少ないなどの特徴がある．現在 APL 再発例に関しては，その治療効果の面より亜ヒ酸製剤（トリセノックス®）が今後キードラックになると考えられていることから，タミバロテンの位置づけを再検討するために，JALSG APL204 プロトコルによる維持療法において ATRA との比較試験が進行中である．

❹ 処方のしかたと注意

> **処方例**
>
> - トレチノイン（ベサノイド®）
>   APL寛解導入療法として
>   　　　　　　60〜80mg　45mg/m² 分3　食後
>
> - タミバロテン（アムノレイク®）
>   再発または難治性のAPLに対する寛解導入療法として　　　　6mg/m² 分2　食後
>   寛解が得られるまで継続するが，8週間を超えて投与しない．

　レチノイン酸症候群の発症予防のために，白血球数の多い症例では，治療当初から化学療法を併用する．また，治療途中で白血球数の急激な増加をきたした場合は，ATRAを一時休薬し化学療法を行う．JALSGでは治療前の末梢血白血球数とAPL細胞数による層別化治療を行っている．また，重篤なレチノイン酸症候群による急性呼吸不全の発症に対しては，mPSL（メチルプレドニゾロン）パルス療法などのステロイド投与にて対処する．タミバロテンは催奇形性があり，投与中および投与終了後，妊娠する可能性のある女性は少なくとも2年間，男性においても6カ月間の避妊が必要である．

5）多発性骨髄腫（MM）

　ユビキチンにより標識された基質タンパク質をプロテアソームで分解する機構はユビキチン-プロテアソーム系（UPP）と呼ばれ，細胞周期制御，免疫応答，シグナル伝達などのさまざまな細胞機能に関係している．一方，骨髄腫細胞は骨髄ストローマ細胞からのサイトカインや接着分子を介して増殖刺激や抗アポトーシスシグナルを受け取っており，これらのシグナル伝達に重要な役割を果たすのが転写因子NFκBである．NFκBは，通常その阻害物質であるIκBと結合して細胞質内に不活性型として存在しており，その活性はUPPにより調節されている．ボルテゾミブは，プロテアソームの活性中心に結合することでこれを阻害し，IκBのUPPでの分解を抑制する．その結果NFκBの不活化が維持されることで抗腫瘍効果を発揮するとされる．しかしながら，最近では，NFκB以外のUPP関連シグナルを制御することによる抗腫瘍効果が大きいことも明らかになってきている．

　主な副作用としては血球減少，末梢性ニューロパシー，発熱，下痢・嘔吐・便秘などの消化器症状が比較的多く認められる．また，本邦では重篤な間質性肺炎発症の報告がある．

> **処方例**
>
> - ボルテゾミブ（ベルケイド®）
>   再発または難治性の多発性骨髄腫
>   1.3mg/m²を週2回，2週間（1，4，8，11日目）静脈内投与，その後10日間休薬（12〜21日目）．この3週間を1サイクルとしてくり返す（1〜8サイクル）．
> - *8サイクルを超えて継続投与する場合は，同じ用法・用量でくり返すか，または維持療法として，週1回，4週間（1，8，15，22日目）静脈内投与したのち，13日休薬（23〜35日目）するという5週間のサイクルをくり返す．
> - *デキサメタゾン 20mg/body（ベルケイド®と同日に投与）の併用も多い．

　副作用として特に注意すべきは，急性肺障害・間質性肺炎の発症であるが，これは，本邦での認可前における個人輸入使用の段階で，欧米と比較して高頻度で認めたことから市販後の動向が懸念されたものの，中間解析結果では約3.6％と当初の予想に比べ低頻度であった．また，発症した場合は，早期のステロイドパルス療法などにより症状の改善を認めたという．これに対し，末梢性ニューロパシーや血小板減少により休薬を要する症例が多く，特に末梢性ニューロパシーに関しては，早期改善のために早期の減量，休薬などが必要であり，感覚異常や疼痛などの神経症状発現に注意が必要である．また，本邦では帯状疱疹の合併が多く報告されており，抗ウイルス薬の予防投与が考慮されている．

⚠ 投薬時の注意点

　分子標的薬は高い腫瘍細胞選択性より，従来の抗癌剤に比べ副作用などの有害反応が少なくなることが予想されるが，実際には上記のように疾患特有の重篤な有害反応の発現を認める場合がある．したがって，それらに対する予防と発症時の迅速な対応に注意が必要である．

👆 患者さんに説明するときのコツ

　分子標的薬は新規薬剤が多いということもあり，投与を受ける側の治療効果に対する期待も大きいが，実際に分子標的治療が広く行われるようになると，疾患それぞれにおける効果の限界点も明らかになってきた．したがって，一般の薬剤使用時にも通用することであるが，患者さんへの説明に際して，その効果の程度や主たる副作用を十分に把握し説明したうえで使用し，有害事象などの発生には常に精通し情報提供をしていくことを心がけなくてはならない．しかしながら，分子標的薬は，今後も新規治療戦略のブレイクスルーとなる可能性をおおいに秘めていることも付け加えておこう．

参考文献
1) European Leukemia Net：http://www.leukemia-net.org/content/home/
2) Druker, B. J., et al.：Effects of a selective inhibitor of the Abl tyrosine kinase on the growth of Bcr-Abl positive cells. Nat Med, 2：561-566, 1996
3) Heinzel, T., et al.：A complex containing N-CoR, mSln3 and histone deacetylase mediates transcriptional repression. Nature, 387：43-48, 1997
4) Nagy, L., et al.：Nuclear receptor repression mediated by a complex containing SMRT, mSin3A, and histone deacetylase. Cell, 89：378-380, 1997
5) 鏡味良豊 ほか：免疫学的機構と直接的抗腫瘍作用でB細胞腫瘍を治療 リタキサン．Mol Med, 38：196, 2001
6) 悪性リンパ腫の病態と治療，分子細胞治療6巻第6号，2007
7) 造血器腫瘍に対する最新治療，最新医学62巻第12号，2007
8) 「慢性骨髄性白血病治療の実践マニュアル」，(European LeukemiaNet コンセンサス日本語版策定委員会 編) エルゼビア・ジャパン，2008

<小林真一>

第2章 各科別 薬の作用機序と処方例

4. 血液系・悪性腫瘍

6. 経口鉄キレート薬

概略図 ● 経口鉄キレート薬の作用機序

概略図1 ● 生体における鉄動態（閉鎖系に近い）

食事鉄（1～2mg/日）
十二指腸
血清鉄 トランスフェリン（3mg）
筋肉（ミオグロビン）（300mg）
骨髄（300mg）
循環赤血球（ヘモグロビン）（1,800mg）
細網内皮系 マクロファージ（600mg）
肝臓（1,000mg）
貯蔵鉄
遊離
粘膜細胞・皮膚細胞の剥離 月経による失血（1～2mg/日）
鉄喪失

作用機序

1) 鉄の体内動態と過剰

　生体における鉄動態は閉鎖系に近い（概略図1）．腸管からの鉄吸収は1～2mg/日でわずかであり，鉄の排泄量も同程度である．大半の鉄は赤血球のヘモグロビン鉄の再利用による．輸血が行われると〔輸血1単位（日本では200mL）中には鉄が約100mg含まれる〕，鉄の排泄ルートがないために，体内に貯蔵鉄となって蓄積されていくことになる．血清中の鉄はトランスフェリンと結合するが，それが飽和すると細胞毒性のあるトランスフェリン非結合鉄（NTBI：non-transferrin-bound iron）が血中に出現する．NTBIのなかには，さらに毒性の強いLPI（labile plasma iron）と呼ばれる分画が存在する．

　過剰となった鉄は網内系に蓄積されていくが，その後，肝臓・心臓・内分泌器官などに沈着していくようになる（概略図2）．鉄過剰で血中NTBIレベルが高くなると細胞内の不安定鉄プール〔LIP：labile iron pool（free iron）〕が増加し，ハイドロキシラジカルなどによる組織傷害が発生する．その結果，肝線維化・肝硬変が進行し，うっ血性心不全や不整脈をきたす．内分泌系では，膵β細胞への鉄沈着により糖尿病が出現する（概略図3）．

概略図2 ● 輸血による鉄過剰

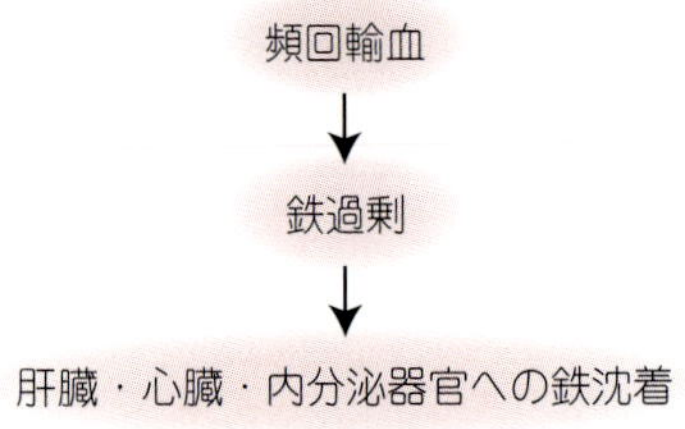

頻回輸血
↓
鉄過剰
↓
肝臓・心臓・内分泌器官への鉄沈着

概略図4 ● 経口鉄キレート薬

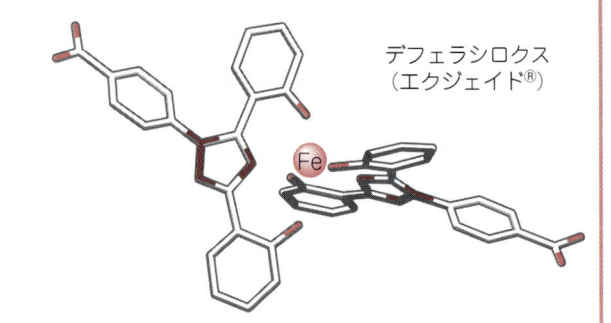

デフェラシロクス
（エクジェイド®）

概略図3 ● NTBIによる臓器障害

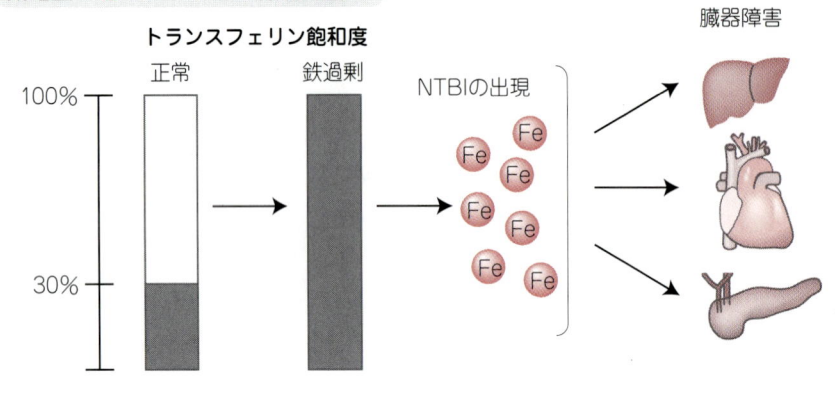

トランスフェリン飽和度　　　　　　　　　　臓器障害

正常　鉄過剰　　NTBIの出現

2）経口鉄キレート薬

　経口鉄キレート薬のデフェラシロクス（エクジェイド®）（概略図4）は，700種類以上の化合物から選ばれた3座キレート剤で，3価の鉄イオンに高い選択性を示す．鉄分子と2：1で結合し，過剰な鉄を主に胆汁を介して糞中に排泄する（尿中へは10％以下）．この製剤は血中半減期が8〜16時間と長く，1日1回朝食前の空腹時服用（推奨初回投与量は20mg/kg）で有効血中濃度を維持できる．なお，本剤は錠剤となっているが，水やジュースなどに懸濁して服用する．

薬の種類・適応・主な副作用

薬の種類	適応	主な副作用
デフェラシロクス（エクジェイド®）	輸血による慢性鉄過剰症 ＊注射用鉄キレート剤治療が不適当な場合．すなわち，血小板減少や白血球減少があり，注射による出血や感染のおそれがある患者，あるいは頻回の通院治療が困難な場合など，連日の鉄キレート剤注射を実施することが不適当と判断される患者に使用すること	・腎機能障害（血中クレアチニン増加） ・発疹 ・消化器症状（悪心・嘔吐・下痢・便秘・腹痛） ・血中トランスアミナーゼ上昇 ・聴力障害（難聴） ・水晶体混濁（早期白内障） ・アナフィラキシー反応

処方のしかた

再生不良性貧血や骨髄異形成症候群（MDS：myelodysplastic syndrome）などの骨髄不全症候群では，治療が奏効しない場合は，支持療法として長期間にわたって赤血球輸血をくり返さざるを得ない場合が多い．そのような症例では，**輸血後鉄過剰症による臓器障害（心不全，肝硬変，糖尿病など）**がやがて問題となってくる[1]．わが国では，デフェロキサミンメシル酸塩（デスフェラール®）という注射製剤が唯一の鉄キレート薬であったが，2008年に経口鉄キレート薬のデフェラシロクス（エクジェイド®）が認可され，輸血後鉄過剰症の対策は大きく変わってきている．厚生労働科学研究費補助金難治性疾患克服研究事業の特発性造血障害調査研究班で，輸血後鉄過剰症の診療ガイドを策定した（図1）[2]．その内容は下記の通りである．

1）対象疾患

鉄キレート療法の対象となる患者さんは，赤血球輸血依存（月2単位以上の赤血球輸血を6カ月以上継続と定義）の状態となり，体内に蓄積された鉄が過剰となり，その結果，臓器障害が惹起される可能性のあるものである．また，一定の余命（少なくとも1年以上）が期待できる患者さんが鉄キレート療法の対象となる．

鉄キレート療法の具体的な対象疾患としては，以下のものがあげられている．

① 骨髄不全症候群〔MDS，再生不良性貧血および類縁疾患（慢性赤芽球癆など），特発性骨髄線維症〕
② その他の二次性骨髄不全（がん化学療法に続発する骨髄不全，その他の疾患に合併する骨髄不全）

なお，輸血後鉄過剰症の診断は，以下の2項目の両方が当てはまる場合とした．

```
輸血後鉄過剰症※1 ┌ ・総赤血球輸血量 ≧ 20U
                 └ ・血清フェリチン値 ≧ 500ng/mL
                              ↓
         下記の2つの指標を総合的に判断
           ・総赤血球輸血量≧40U
           ・血清フェリチン値>1,000ng/mL（≧2カ月）
                              ↓
                    鉄キレート療法開始※2
         ┌────────────┼────────────┐
   血清フェリチン値増加  血清フェリチン値     血清フェリチン値
                     ≧ 500ng/mL          < 500ng/mL
   【鉄キレート薬の増量※3】 【鉄キレート薬の投与維持※3】 【鉄キレート薬の投与中断】
```

※1：赤血球輸血依存状態（≧2単位/月の赤血球輸血を6カ月以上継続）にあり，一定の余命が期待できる例
※2：鉄の体内蓄積量の指標として，少なくとも3カ月に1回血清フェリチン値を測定すること
※3：鉄キレート薬の使用中は，腎機能・肝機能・感覚器に有害事象が出現する可能性があるため，腎機能検査・肝機能検査を定期的に，視力検査・聴力検査を毎年実施すること

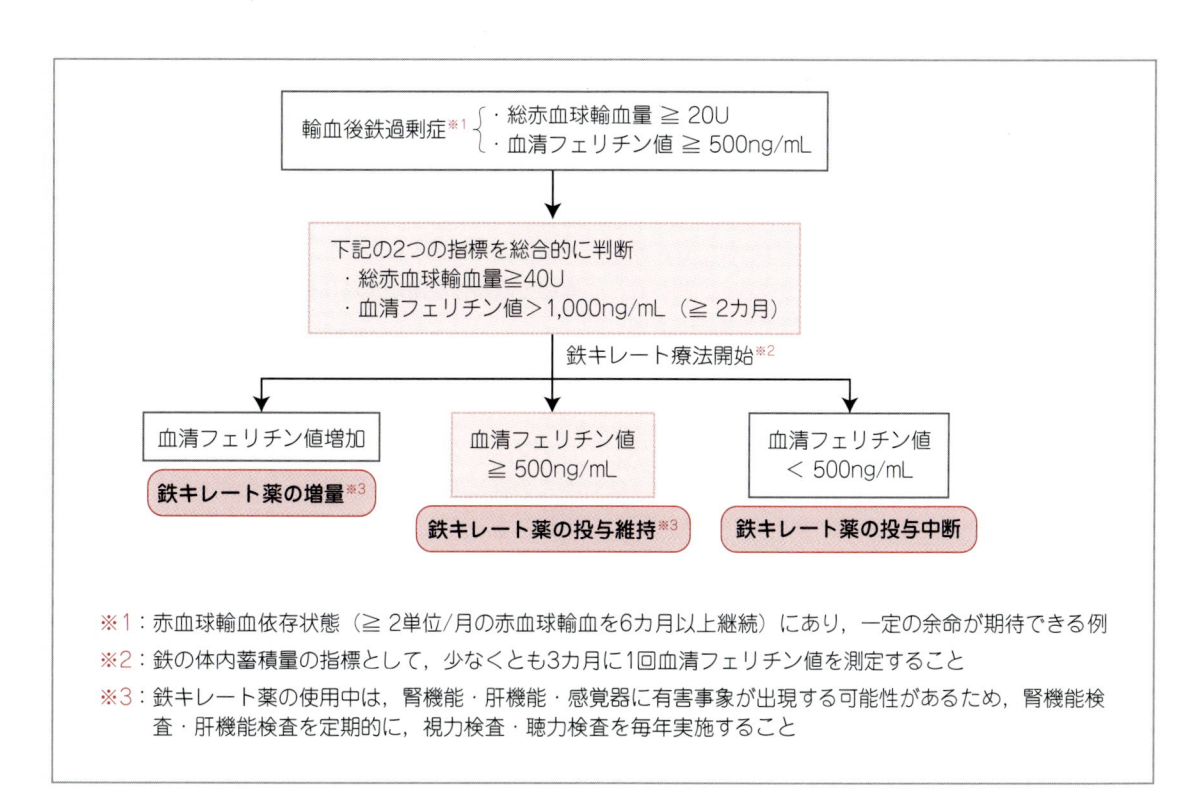

図1●輸血後鉄過剰症の診療ガイド（フローチャート） （文献2より作成）

① 総赤血球輸血量 20 単位（小児の場合，ヒト赤血球濃厚液 50 mL/体重 kg）以上
② 血清フェリチン値 500 ng/mL 以上

血清フェリチン値は，鉄過剰以外に，癌，慢性肝疾患，慢性炎症・感染症などでもやや高値を示すことがあるが，500 ng/mL 以上となるのは，鉄過剰以外では，癌や赤血球貪食症候群，成人 Still 病など，限られた場合である．

2）鉄キレート療法の開始基準

輸血後鉄過剰症において，下記の①と②を考慮して鉄キレート療法を開始する．

① 連続する 2 回の測定で（2 カ月間以上にわたって）血清フェリチン値が 1,000 ng/mL 以上
② 総赤血球輸血量 40 単位（小児の場合，ヒト赤血球濃厚液 100 mL/体重 kg）以上

このような曖昧な表現としてあるのは，血清フェリチン値と総輸血量のいずれもが，鉄過剰状態の指標としては絶対的なものではないためである．血清フェリチン値は前述のように，さまざまな病態で高値を示すことがある．一方，慢性的な出血や溶血などにより，総輸血量がかなり多くなっても鉄過剰をきたさないケースもある．

また，治療が奏効して輸血が不要となったケースでは，仮に明瞭な鉄過剰が認められたとしても，鉄キレート療法を必要としない場合が多いと思われる．要するに，鉄キレート療法を実際に開始する際には，総合的判断が重要である．

処方例

デフェラシロクス（エクジェイド®）
20 mg/kg を 1 日 1 回，水 100 mL 以上で用時懸濁し，空腹時に経口投与する．患者の状態により適宜増減するが，1 日量は 30 mg/kg を超えないこと

⚠ 投薬時の注意点

1）モニタリングについて

鉄の体内蓄積量の指標として，血清フェリチン値を定期的（少なくとも 3 カ月に 1 回）に測定する．

臓器障害については，心エコー検査，肝機能検査（GOT，GPT など），CT 検査または MRI 検査，耐糖能検査〔尿糖，血糖値，グリコアルブミン（輸血している場合は，ヘモグロビン A_{1c} の値は参考とならない）の測定〕などについて，定期的に実施する．

鉄キレート療法を開始後，3～6 カ月を経過しても血清フェリチン値の増加傾向が認められる場合は，デフェラシロクスの増量を考慮する．なお，鉄キレート療法は，血清フェリチン値を 500～1,000 ng/mL に維持するように行うこととする．500 ng/mL 以下となった場合は，デフェラシロクスを中断する．

2）副作用について

デフェラシロクスの使用中は，腎機能・肝機能・感覚器に有害事象が出現する可能性があるため，腎機能検査・肝機能検査・視力検査（水晶体混濁）・聴力検査（高音域難聴）を定期的に実施する．

消化器症状や皮疹は，ほとんどが軽度から中等度のもので，一過性のものである．軽度のクレアチニン上昇はしばしばみられるが，用量依存性であり，本剤の減量により軽快する．また，他の鉄キレート薬と同様，難聴や水晶体混濁がまれに観察されている．

👍 患者さんに説明するときのコツ

デフェラシロクスによる治療は高額医療で，患者さんの経済的負担が大きい．したがって，鉄キレート療法を行うことの意義をしっかり理解してもらうことが大切である．

輸血後鉄過剰症患者に鉄キレート療法を行うと，血清フェリチン値と肝鉄濃度の低下，肝機能障害の軽快や心機能の改善がみられる．さらに，少数例ではあるが，興味深いことに**造血状態が改善し，輸血必要量が減少あるいは不要になるケースもあること**が報告されている[3]．

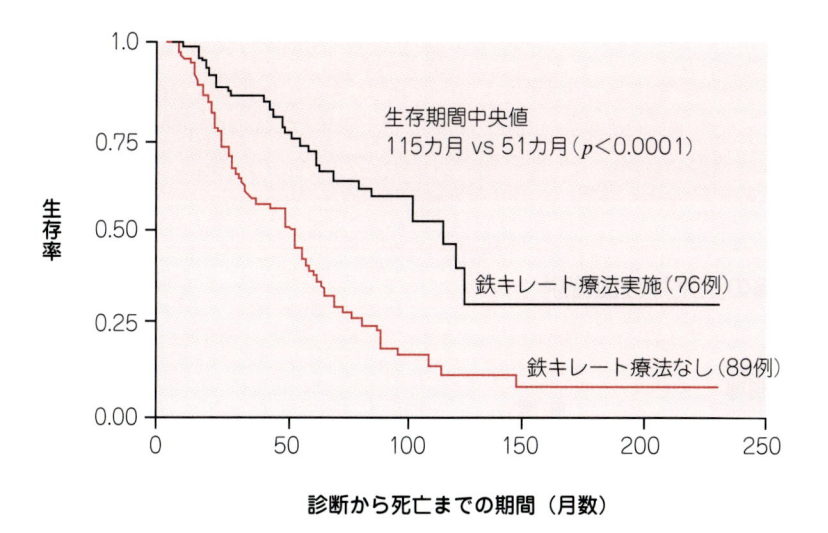

図2 ● MDS患者の生存期間：鉄キレート療法の有無による違い
文献4より作成

特に重要なことは，**鉄キレート療法を行った場合は生存期間も延長**することが，MDS患者（特に，国際予後スコアリングシステムIPSSでlowあるいはintermediate-1）で示されており（図2），鉄過剰による心不全や肝不全などが予後に大きな影響をもたらしているものと思われる．

このようなことをわかりやすく患者さんに説明して，原疾患の治療に加えて鉄キレート療法を行うことが大きな意味をもっていることを納得してもらう．

なお，デフェラシロクスは，その薬物動態が食事の影響を受けやすいため空腹時に服用し，服用後30分間は食事をしないように指導する．水に懸濁させて服用するのが一般的であるが，オレンジジュースやりんごジュースに懸濁させてもよい．

文 献

1) Gattermann, N. : Iron Overload in Myelodysplastic Syndromes. Hematol/Oncol Clin, 19 Suppl 1, 2005
2) Suzuki, T., Tomonaga, M., Miyazaki, Y., et al. : Japanese epidemiological survey with consensus statement on Japanese guidelines for treatment of iron overload in bone marrow failure syndromes. Int J Hematol, 88 : 30-35, 2008
3) Messa, E., Cilloni, D., Messa, F., et al. : Deferasirox treatment improved the hemoglobin level and decreased transfusion requirements in four patients with the myelodysplastic syndrome and primary myelofibrosis. Acta Haematol, 120 : 70-74, 2008
4) Rose, C., et al. : Positive impact of iron chelation therapy (CT) on survival in regularly transfused MDS patients. A prospective analysis by the GFM. ASH 49th Annual Meeting, 2007. Abstract 249

<小澤敬也>

5. 神経科系

1. 頭痛薬

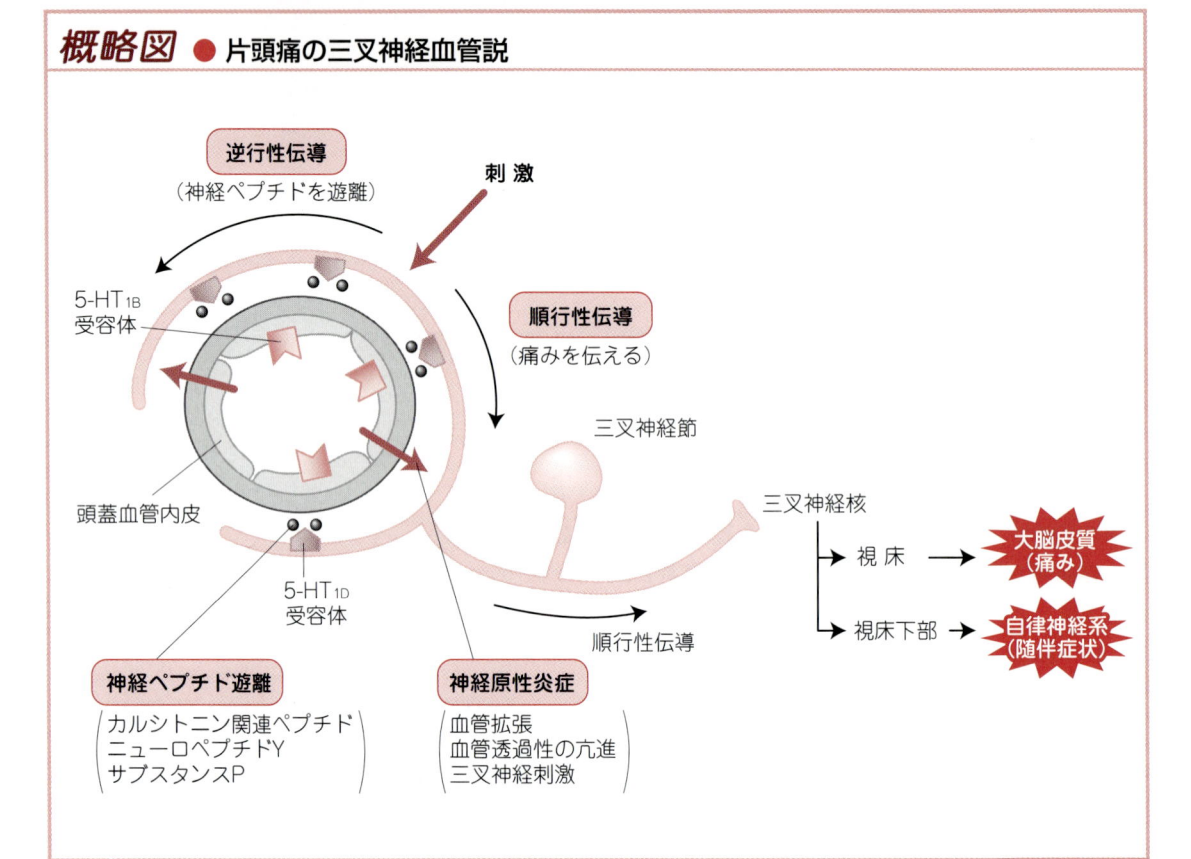

概略図 ● 片頭痛の三叉神経血管説

逆行性伝導
（神経ペプチドを遊離）

刺激

順行性伝導
（痛みを伝える）

5-HT$_{1B}$受容体

頭蓋血管内皮

5-HT$_{1D}$受容体

三叉神経節

三叉神経核

順行性伝導

視床 → 大脳皮質（痛み）

視床下部 → 自律神経系（随伴症状）

神経ペプチド遊離
カルシトニン関連ペプチド
ニューロペプチドY
サブスタンスP

神経原性炎症
血管拡張
血管透過性の亢進
三叉神経刺激

作用機序

　トリプタン系薬剤，エルゴタミン製剤はいずれもセロトニン作動薬である．

　トリプタン系薬剤はセロトニンと類似した構造を有しており，**5-HT$_{1B}$受容体の刺激により頭蓋内血管を収縮させる**．また脳幹の5-HT$_{1B/1D}$受容体を刺激して，三叉神経の興奮性を減弱させ，さらに**血管周囲に分布する三叉神経終末の5-HT$_{1D}$受容体に作用し，神経ペプチドの放出を抑制することにより神経原性炎症を抑制する**と考えられている．

　これに対してエルゴタミンは，各種セロトニン受容体（5-HT$_{1A,1B,1D,1E,1F,2A,2C}$）に作用するほか，ドパミン受容体（D$_{2,3,4}$），アドレナリン受容体（α，β）にも作用する．

　5-HTの受容体には多くのサブタイプがある．エルゴタミンは最近までの片頭痛治療薬の主流であったが，多くの5-HT受容体に非選択的に作用するので，脳血管以外に全身にも作用して副作用が出やすく，特に冠動脈収縮による狭心症や下肢血管収縮作用が問題になった．これに対してトリプタン系製剤は，脳動脈に多く存在する**5-HT$_{1B/1D}$受容体**に選択的に結合し，他の5-HTの受容体には影響しないので，副作用の発生を防ぐ利点がある．

塩酸ロメリジンはカルシウムチャネル拮抗薬の1種であり，血管収縮を抑制し，血管を安定化させて片頭痛の予防作用を発揮する．

群発頭痛の予防に用いられるリチウムは，セロトニンの神経伝達作用を安定させ，脳内神経終末からのノルアドレナリン，ドパミンの遊離を抑制する．

薬の種類・適応・主な副作用

種類	一般名（商品名）	適応	副作用と禁忌
トリプタン製剤	スマトリプタン（イミグラン®）	片頭痛発作 群発頭痛	・狭心症，冠動脈硬化症，高血圧，末梢血管障害，脳血管障害，くも膜下出血には禁忌 ・胸痛，胸部苦悶感，悪心，嘔吐，動悸，倦怠感，傾眠，眠気，めまい，異常感覚，口腔内乾燥，疲労，アナフィラキシーショック，不整脈，狭心症，心筋梗塞，てんかん様症状など ・エルゴタミン製剤，MAO阻害薬との併用禁忌
	ゾルミトリプタン（ゾーミック®）	片頭痛発作	
	エレトリプタン（レルパックス®）	片頭痛発作	
	リザトリプタン（マクサルト®）		
	ナラトリプタン（アマージ®）		
エルゴタミン製剤	ジヒドロエルゴタミンメシル酸塩（ジヒデルゴット®）	片頭痛発作 起立性低血圧	・胸痛，胸部苦悶感，悪心，嘔吐，動悸，倦怠感，アナフィラキシーショック，不整脈，狭心症，心筋梗塞など ・トリプタン製剤との併用禁忌
カルシウムチャネル拮抗薬	塩酸ロメリジン（ミグシス®）（テラナス®）	片頭痛予防	眠気，頭重，消化器症状
	ベラパミル（ワソラン®）	群発頭痛予防	血圧低下・徐脈，便秘や水分貯留による体重増加
炭酸リチウム	リチウム（リーマス®）	同上	振戦や眼振，痙攣，錐体外路症状，肺の線維化

疾患別処方のしかた

1）片頭痛

頭蓋内外血管に存在する5-HT$_{1B/1D}$受容体に作用するトリプタン系薬剤が片頭痛発作の治療に用いられる．片頭痛の治療は，頭痛発作を頓挫させるためのものと，予防のためのものに大別される．

❶ 片頭痛発作期の治療

軽症例ではNSAIDs，中等度以上の片頭痛発作ではトリプタン系薬剤が第一選択薬となる．トリプタン系薬剤には錠剤，口腔内崩壊錠，点鼻薬，注射薬がある．口腔内崩壊錠は水がない状況でもすみやかに服用可能であり，点鼻薬は悪心・嘔吐を伴う場合にも使用可能で，注射薬に近い速効性があるという利点がある．注射薬は速効性で効果も強いものの，来院しないと投与できないという欠点があったが，近年，スマトリプタンの在宅自己注射が可能になった．一方，エルゴタミン製剤（ジヒデルゴット®）は，トリプタンが無効な例など，投与される場合は限られるが，前兆期など片頭痛発作の初期に用いれば，有効な例もある．酒石酸エルゴタミン・無水カ

フェイン（カフェルゴット®）は2008年3月に販売中止になった．

> **処方例**
>
> - 軽症：NSAIDs
>   アスピリン（バファリン，ミニマックス®）
>   　　　　　　　　　1～2錠/回　頓用
> - 中等度以上：トリプタン系
>   （a）スマトリプタン（イミグラン®）
>   　　1回50mgを発作時に経口内服，またはイミグラン®点鼻液20mgを経鼻，またはイミグラン®注3mg，またはイミグラン®キット皮下注3mgを皮下注
>   　　＊注射薬は皮下注射に限る．静脈注射は血管収縮作用のため危険である．
>   （b）ゾルミトリプタン
>   　　（ゾーミック®またはゾーミック®RM錠）
>   　　　　　　　　1回2.5mgを発作時に経口
>   （c）エレトリプタン（レルパックス®）
>   　　　　　　　　1回10mgを発作時に経口
>   （d）リザトリプタン（マクサルト®またはマクサルトRPD®）
>   　　　　　　　　1回10mgを発作時に経口
>   （e）ナラトリプタン（アマージ®）
>   　　　　　　　　1回2.5mgを発作時に経口

❷ 片頭痛の予防

予防治療はカルシウムチャネル拮抗薬，β遮断薬，抗うつ薬がエビデンスを有するが，急性期のトリプタン系薬剤の使用と保険適応を考慮すると，塩酸ロメリジンが予防の第一選択となる．

> **処方例**
>
> 塩酸ロメリジン（テラナス®，ミグシス®）
> 　　　　　　　　　1回5mg　1日2回
> 　　　　朝食後および夕食後あるいは就寝前内服
> （または**インデラル®**　　30～90mg/日　分3,
> 　　　　**トリプタノール®**　30～75mg/日　分3）

2）群発頭痛

群発頭痛の発症機序には血管説，神経説，三叉神経血管説があり，これらが複合していると考えられる．解剖学的には，破裂孔あるいは海綿静脈洞部の内頸動脈周囲にある交感神経と，近接する副交感神経の大錐体神経が合流して翼突管神経となって翼口蓋神経節を形成し，涙腺，鼻粘膜，結膜の血管に分布している．これが群発頭痛に特徴的な自律神経症状を起こすと考えられている．

❶ 群発頭痛発作期の治療

第一選択としてはスマトリプタン皮下注射である．群発頭痛は就寝後に激烈な発作をきたすことが多いことから，速効性と利便性を兼ね備えたスマトリプタン在宅自己注射も良い適応である（この場合，スマトリプタン在宅自己注射ガイドラインに従い，適応の決定や説明・指導を行う）．保険適応外の治療として，純酸素の吸入，スマトリプタン点鼻，ゾルミトリプタン経口薬が有効とされている．エルゴタミン製剤経口薬では効果は期待できない．通常のNSAIDsも無効である．

> **処方例**
>
> - 1）が無効のとき2）3）をためす
>   1）スマトリプタン（イミグラン®）
>   　イミグラン®注3mg，またはイミグラン®キット皮下注3mgを皮下投与（1時間以上間隔をあけて1日2回まで投与可能）
>   2）純酸素の吸入
>   　100%酸素をフェイスマスク側管より7L/分で15分間吸入
>   3）2～4%のリドカイン（キシロカイン®）
>   　を0.5～1.0mL　頭痛と同側の鼻腔内に点鼻

❷ 群発頭痛の予防

反復発作型群発頭痛に対してはカルシウムチャネル拮抗薬を主に，ステロイド，エルゴタミンのいずれかを加えることで約80%予防できる．慢性型に対してはカルシウムチャネル拮抗薬とリチウムが主体となる．

> **処方例**
>
> ● 下記のいずれかを用いる
> 1) ベラパミル（ワソラン®）
>   1日120～240mg 分3 食後
> 2) プレドニゾロン
>   1日40～60mg 分1 食後
>   2週間連日投与し，その後2週間で漸減
> 3) リチウム（リーマス®）
>   1日600～900mg 分2～3 食後
>   血中濃度を0.4～0.8mEq/Lに保ち，2週間内服後漸減していく

薬物療法が無効の群発頭痛例には，神経ブロック療法として三叉神経ブロック，星状神経節ブロック，翼口蓋神経節ブロックなどが行われることがある．また，外科的治療として，三叉神経根切除と翼口蓋神経節切除が行われることがある．最近は，ガンマナイフによる治療も行われている．

3) 緊張型頭痛

うつむき姿勢の改善，腹筋や背筋の筋力トレーニング，枕を低くする，ストレスを避ける，入浴などの温熱療法などで，血行の改善を図ることが大切である．薬剤としては，筋弛緩作用を有するベンゾジアゼピン系薬剤，筋弛緩薬，慢性的なものにはSSRI（selective serotonin reuptake inhibitor：選択的セロトニン再取り込み阻害薬），SNRI（serotonin noradrenaline reuptake inhibitor：セロトニン・ノルアドレナリン再取り込み阻害薬）などを加える．急性期の強い頭痛に対して鎮痛薬を使用するのはやむを得ないこともある．しかし鎮痛薬の乱用は習慣性を招き，薬物乱用頭痛や多臓器障害を生じる危険性があるので，頓用として用いるに留める．

> **処方例**
>
> ● 下記のいずれか，もしくは併用して用いる
> 1) デパス®（0.5mg）   1日3錠 分3 食後
> 2) テルネリン®   1日3錠 分3 食後
> 3) パキシル®（10mg）   1日1錠 眠前
> 4) NSAIDs
>   アスピリン   1日1～2錠 分1 食後

投薬時の注意点

トリプタン系薬剤は概して安全な薬剤であるが，必ず，くも膜下出血などによる頭痛と，片麻痺性片頭痛，脳底動脈型片頭痛などの症候性片頭痛を除外したうえで使用する．本剤は脳動脈とわずかに冠動脈に収縮作用を及ぼす．このことを常に念頭において症例を選択する．特に心筋梗塞などの虚血性心疾患者には禁忌である．エルゴタミン製剤（ジヒデルゴット®を含む．スマトリプタンと同様に5-HT$_{1B/1D}$受容体にも作用する）および他のトリプタン系薬剤を服用後は24時間併用禁忌となる．したがって，トリプタン系薬剤を使用する可能性のある片頭痛患者にはエルゴタミン製剤を使用しない方がよい．

また現在，鎮痛薬，エルゴタミン製剤，トリプタン系薬剤の長期連用により，頭痛をきたすことが知られている．1カ月にアスピリンとして50mgあるいはそれ以上を連用すると，薬物乱用頭痛を生じる．片頭痛患者が鎮痛薬を連用すると，頭痛の程度は軽くなるものの毎日のように出現するようになる．またエルゴタミンの連用はかえって血管拡張を招き，ズキズキ感が絶え間なくなる．原因となる薬剤を中止後1カ月以内に，薬剤に起因する頭痛は改善するが，もともと慢性頭痛で薬剤を服用しているため，実際には頭痛が持続することが多く，治療困難な場合が多い．鎮痛薬やエルゴタミンあるいはトリプタン製剤を月10回以上服用する場合は，医師の監督下に治療すべきであり，予防的投与により過量に使用しないよう注意する必要がある．

患者さんに説明するときのコツ

トリプタンは頭痛が起こってから使用する．起こりそうなときに予防的に使用しても効果はない．頭痛が始まってからでも有効であることが特徴だが，発作の早期に使用する方が有効とされている．1回1錠から使用し，効果不十分の場合は追加する．イミグラン®，ゾーミック®とも1日4錠まで使用できる（レルパックス®は1日2錠まで）．また一定の割合でトリプタンが効かない場合があり，その際

にはエルゴタミンを試すことになる．以上について，患者さんに説明しておく．

参考文献

1) 「慢性頭痛の診療ガイドライン」（日本頭痛学会 編），医学書院，2006
2) 特集「頭痛・疼痛」．神経進歩，46（3），2002
3) 特集「頭痛診療の進歩」．神経治療学，20（1），2003
4) Mechanism and Management of Headache, 6th ed (Lance, J. W., et al., eds.), Butterworth-Heinemann, 1998
5) 「国際頭痛分類 第2版 新訂増補日本語版」（国際頭痛学会・頭痛分類委員会 著，日本頭痛学会・国際頭痛分類普及委員会 訳），医学書院，2007
6) スマトリプタン在宅自己注射ガイドライン（暫定版）．日本頭痛学会誌，35（1），2008

＜横関明子，下畑享良＞

第2章　各科別 薬の作用機序と処方例

5. 神経科系

2. 抗てんかん薬

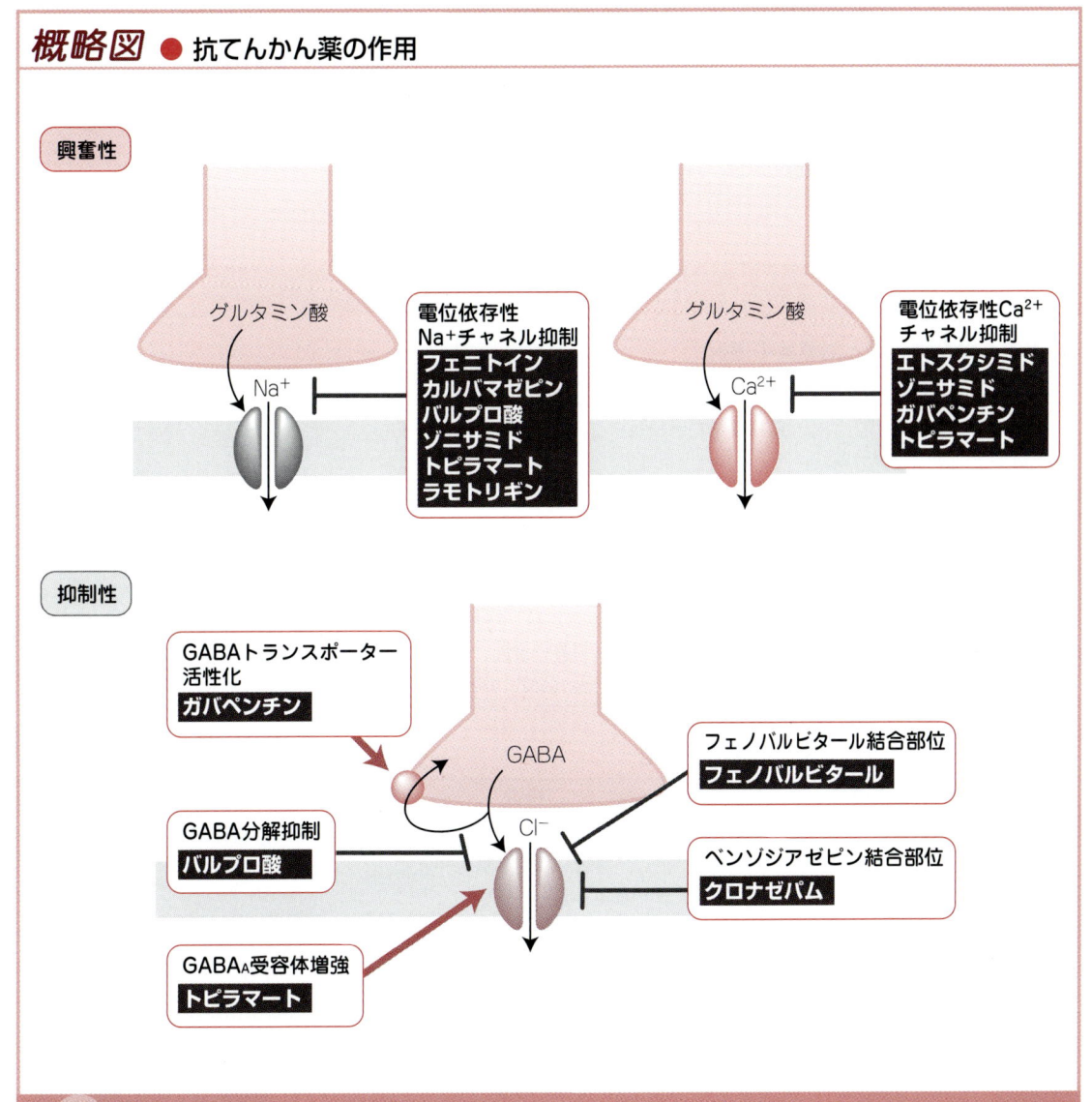

概略図 ● 抗てんかん薬の作用

興奮性

グルタミン酸 → Na^+

電位依存性Na^+チャネル抑制
- フェニトイン
- カルバマゼピン
- バルプロ酸
- ゾニサミド
- トピラマート
- ラモトリギン

グルタミン酸 → Ca^{2+}

電位依存性Ca^{2+}チャネル抑制
- エトスクシミド
- ゾニサミド
- ガバペンチン
- トピラマート

抑制性

GABA, Cl^-

GABAトランスポーター活性化
- ガバペンチン

GABA分解抑制
- バルプロ酸

GABA_A受容体増強
- トピラマート

フェノバルビタール結合部位
- フェノバルビタール

ベンゾジアゼピン結合部位
- クロナゼパム

作用機序

　てんかんは発作の焦点となる神経細胞の異常な発作性，同期性，律動性の放電に基づく症状である．抗てんかん薬の作用機序の詳細はいまだ不明であるが，発作焦点の異常放電を直接抑制するよりも，周辺の正常な神経細胞が焦点からの異常放電に巻き込まれないように，発作波の伝搬を阻止すると考えられている．**抗てんかん薬の作用機序は，①Na^+チャネルの抑制作用，②Ca^{2+}チャネルの抑制作用，③γ-アミノ酪酸（GABA）による抑制増強作用の3つに分けられる．**

抗てんかん薬　203

①に属するものとしてフェニトイン（PHT），カルバマゼピン（CBZ），バルプロ酸（VPA），ゾニサミド（ZNS），トピラマート（TPM），ラモトリギン（LTG）
②に属するものとしてエトスクシミド（ESM），ゾニサミド（ZNS），ガバペンチン（GBP），トピラマート（TPM）
③に属するものとしてフェノバルビタール（PB），クロナゼパム（CZP），バルプロ酸（VPA），ガバペンチン（GBP），トピラマート（TPM）
があげられる．

LTGは，①に加え，グルタミン酸やアスパラギン酸などの興奮性神経伝達物質の遊離を抑制することが知られている．PBはGABA受容体に結合してクロールイオンの流入を促進させ，ベンゾジアゼピン誘導体はGABAの受容体への結合を増大させる．

薬の種類・適応・主な副作用

表1● てんかん大分類と治療薬の選択

	特発性	症候性
局在関連性 （焦点性・局所性・部分性）	無投薬またはCBZ ↓ 効果不十分のときPHT, ZNS, LTG, TPM, GBP もしくはPB, CZP, VPA, スルチアム（ST）	CBZ ↓ PHT, ZNS, LTG, TPM, GBP
全般性	VPA その他として 　欠神発作：エトスクシミド（ESM） 　ミオクロニー発作：CZP, PB 　強直間代性発作：PB, CBZ, PHT, CZP, ZNS	VPA ↓ PHT, CBZ, エトスクシミド, CZP

表2● よく使用される抗てんかん薬の副作用

薬品名	用量依存性	慢性	特異体質でのみ出現
VPA	悪心・嘔吐	体重増加，毛髪変化（脱毛，縮れ毛，赤毛），夜尿（小児），振戦，固定姿勢保持困難，高アンモニア血症，血小板減少	肝機能障害，Reye症候群
PHT	眼振，複視，失調性歩行，不随意運動	発作頻度の増加，重積発作の出現，認知機能障害，骨粗鬆症，歯肉増殖，粗毛・多毛，IgA低下，高血糖，末梢神経障害	SLE様症状，骨髄抑制，偽性リンパ腫，肝炎，皮疹
CBZ	眼振，複視，吐気，眩暈・ふらつき	水中毒，低ナトリウム血症，全般性発作，ミオクロニー発作	Stevens-Johnson症候群，皮疹，発熱，Lyell症候群，骨髄抑制，急性薬剤性肝炎
PB	傾眠，心肺機能抑制，小脳性失調	不眠・不穏，多動・攻撃性，認知機能障害，離脱症状，性欲・勃起障害	皮疹，骨髄抑制
ZNS	食欲低下，体重減少	発汗減少，尿路結石，不随意運動，幻覚・妄想	皮疹，骨髄抑制
CZP	鎮静，傾眠	認知機能障害，行動障害，依存性，耐性，離脱症状	
ESM	胃腸障害，失調，傾眠	不眠，頭痛，抑うつ，幻覚妄想状態，不随意運動，パーキンソン症候群，大発作誘発	皮疹，骨髄抑制，SLE様症状

SLE：systemic lupus erythematosus（全身性エリテマトーデス）

てんかんの治療は，発作の抑制を目的とする．そのため，十分な観察と脳波所見より特発性か症候性か，および局所関連性か全般性かの2軸で判断し，てんかんの4つの大分類のいずれに属するかを診断し，それに最も適した薬剤を選択する（表1）．

最近，新規抗てんかん薬が発売され，2006年にはガバペンチン（GBP），2007年にはトピラマート（TPM），2008年にはラモトリギン（LTG）が局在関連性てんかん（特発性，症候性を含む）に対して使用可能となり，薬剤の選択肢が増えた．

疾患別処方のしかた

1）特発性局在関連てんかん

処方例

- CBZ（テグレトール®またはテレスミン®）
  300mg/日 分3から開始し，1,200mg/日まで漸増する

2）特発性全般てんかん

処方例

- VPA
  1）デパケン®またはバレリン®またはハイセレニン®
  300mg/日 分3から開始し，1,200mg/日まで漸増する
  2）コンプライアンスが悪い場合は同等量のデパケン®R 分2 または セレニカ®R 分1 を処方する

- VPAによる治療に失敗した場合
  1）欠神発作
  エトスクシミド（ESM：ザロンチン®）
  　　　　500mg〜1,000mg/日 分2〜3
  2）ミオクロニー発作
  CZP（ランドセン®またはリボトリール®）
  　　　　1〜3mg/日 分2〜3
  症例によっては6mg/日まで漸増する

3）強直間代発作
CBZ（テグレトール®またはテレスミン®）
　　　　600mg/日 分3
　　　　1,200mg/日まで漸増する
または
PB（フェノバール®またはフェノバルビタール）　　30〜200mg/日 分1〜4

3）症候性局在関連てんかん

処方例

- CBZ
  1）テグレトール®またはテレスミン®
  300mg/日 分3から開始し，1,200mg/日まで漸増する

- CBZによる治療に失敗した場合
  新規抗てんかん薬であるGBP，TPM，LTGも，他の抗てんかん薬で効果不十分な場合の併用療法としての使用が認められている（アメリカでは新規に診断されたてんかん患者の単剤治療として認められている）．
  下記のいずれかを使用
  1）PHT（ヒダントール®またはアレビアチン®）
  　　1日150mg 分2〜3から開始し，
  　　1日300mgまで漸増する
  2）ZNS（エクセグラン®）
  　　1日200mg 分2から開始し，1日600mgまで漸増する
  3）GBP（ガバペン®）
  　　初日600mg，2日目1,200mg，分3．
  　　3日目以降は，維持量として1,200〜1,800mg/日を分3
  4）TPM（トピナ®）
  　　1回量50mgを1日1〜2回で開始．
  　　以後，1週間以上の間隔をあけて漸増し，維持量として200〜400mg/日 分2
  5）LTG（ラミクタール®）
  　　1回量50mgを1日1〜2回で開始．
  　　以後，1週間以上の間隔をあけて漸増し，維持量として200〜400mg/日 分2

4）症候性全般てんかん

> **処方例**
>
> ● VPA
> 1) デパケン® またはバレリン® または
> ハイセレニン®
> 1日300mg 分3から開始し,
> 1日1,200mgまで漸増する
>
> ● VPAによる治療に失敗した場合
> 1) PHT（ヒダントール® またはアレビアチン®）
> 1日150mg 分2〜3から開始し,
> 1日300mgまで漸増する
> 2) CBZ（テグレトール® またはテレスミン®）
> 1日300mg 分3から開始し,
> 1日1,200mgまで漸増する

⚠ 投薬時の注意点

1）相互作用

- VPA：CZP, PB, PHTにより血中濃度が低下する
- PHT：VPA, ZNS, ESMにより血中濃度が上昇する
- CBZ：VPA, ZNSにより血中濃度が上昇する. PB, PHTにより血中濃度が低下する
- PB ：VPA, CBZ, PHT, ESMにより血中濃度が上昇する
- ZNS：VPAにより血中濃度が上昇する. CBZ, PB, PHTにより血中濃度が低下する
- CZP：CBZ, PB, PHTにより血中濃度が低下する
- ESM：VPAにより血中濃度が上昇する. CBZ, PHT, PBにより血中濃度が低下する
- GBP：ほとんど代謝されずチトクロームP450を誘導しないため他剤と併用しやすい
- TPM：CBZ, PB, PHT, プリミドン（PRM）により血中濃度が低下する
- LTG：VPAにより血中濃度が上昇する

2）治療血中濃度（μg/mL）

治療血中濃度はあくまで目安であり，副作用の出現濃度や治療有効濃度は個々の症例で異なる．単剤治療では比較的高用量でも副作用が出現しないが，他剤を併用するとより低い濃度で副作用が発現することがある．

よく使用される抗てんかん薬の副作用を表2に示した．なお新世代薬のGBP，TPM，LTGの有効血中濃度は確立していない．これらの新世代抗てんかん薬による副作用としては，傾眠や浮動性めまいが認められることがある．

> ● 有効血中濃度（μg/mL）
>
> VPA：40〜100　　PHT：10〜20
> 　　　　　　　　　　　（小児 5〜20）
> CBZ：3〜12　　　 PB ：10〜25
> ZNS：10〜30　　 CZP：0.02〜0.08
> ESM：40〜100

👍 患者さんに説明するときのコツ

なぜその薬を使用するのかと副作用に関してよく説明をし，長期にわたる服薬が必要であることを銘記させる．また，薬の効き方にかなり個人差があることもあらかじめ説明しておくとよい．発作が起こらなくなると自分で薬の量を減らしたり，中止してしまったりすることがしばしばあるため，そのようなことのないように注意する．

参考文献

1) てんかん治療ガイドライン2002．臨床神経，42：556-597，2002
2) 特集「てんかん—What's new ?」．Clinical Neuroscience, 26（1），2008
3) 特集「てんかんと類縁疾患—最近の進歩—」．神経内科，70（3），2009
4) 兼本浩祐：「てんかん学ハンドブック第2版」，医学書院，2006

<高堂裕平，下畑享良>

5. 神経科系

3. 抗脳循環障害薬，脳保護薬，抗アルツハイマー型認知症薬

概略図 ● 脳循環障害の機序

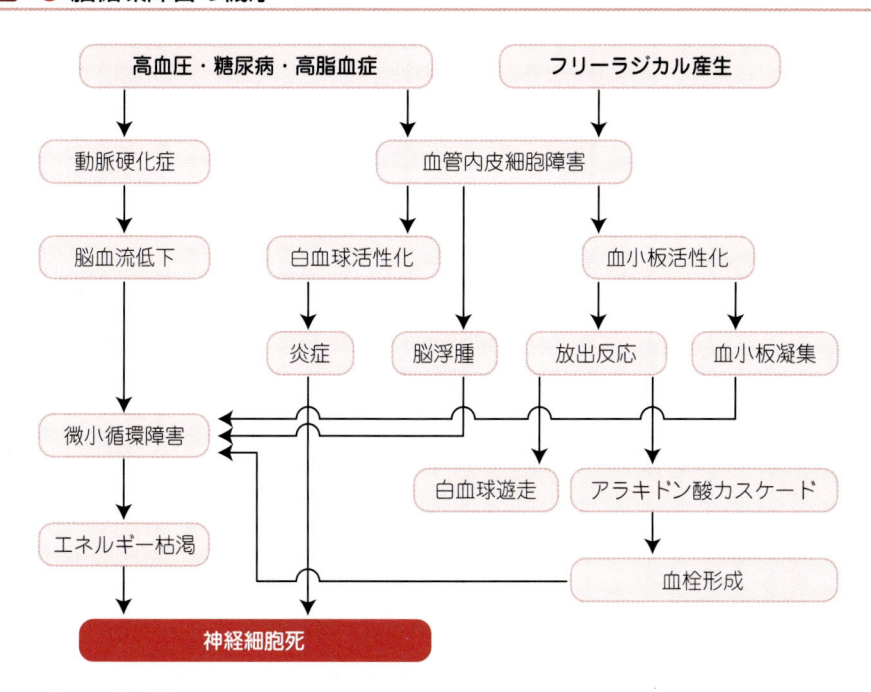

```
高血圧・糖尿病・高脂血症         フリーラジカル産生
        ↓                              ↓
   動脈硬化症  →  血管内皮細胞障害
        ↓              ↓         ↓
   脳血流低下    白血球活性化    血小板活性化
        ↓         ↓     ↓     ↓       ↓
   微小循環障害   炎症  脳浮腫 放出反応  血小板凝集
        ↓              白血球遊走  アラキドン酸カスケード
   エネルギー枯渇                     ↓
        ↓                          血栓形成
   神経細胞死
```

作用機序

　これまでわが国では脳梗塞後遺症に対して脳循環代謝改善薬が頻用されてきたが，1997年の旧厚生省による再評価により適応薬剤が少なくなり，適応症も一部変更された．

　抗脳循環障害薬には，交感神経受容体の遮断作用や血管平滑筋の弛緩作用により脳血流を増加させるものや，ドパミン放出を促進させ，代謝を賦活するものがある．脳血流増加作用や脳代謝改善作用を認めるが，作用機序の詳細が明らかでないものもある．

　急性期の場合，**オザグレルナトリウム**はトロンボキサンA_2の生合成に関与するトロンボキサン合成酵素を選択的に阻害することにより，血小板凝集のみでなく血管収縮を抑制し，脳血流の低下を抑制する．

　脳保護薬**エダラボン**は，組織傷害作用をもつフリーラジカル捕捉薬である．現在，Rhoキナーゼ阻害作用を有するファスジル塩酸塩や，アストロサイト活性化阻害薬であるアルンド酸などが，脳保護薬の候補として検討されている．

　抗認知症薬としては，アルツハイマー型認知症における認知症症状の進行抑制にドネペジル塩酸塩が有用である．アルツハイマー型認知症では，コリン作動性神経系の障害により脳内アセチルコリン濃度が減少するが，ドネペジル塩酸塩は，**アセチルコリンエステラーゼを可逆的に阻害する**ことで，アセチルコリンの分解を阻害し，効果を発揮すると推測されている．

薬の種類・適応・主な副作用

分類	一般名（商品名）	適応	副作用
脳代謝賦活薬	イブジラスト（ケタス®）	① 気管支喘息 ② 脳梗塞後遺症に伴う慢性脳循環障害によるめまいの改善	血小板減少， 消化器症状（食欲不振，嘔気）
脳代謝賦活薬	イフェンプロジル酒石酸塩（セロクラール®）（アポノール®）	脳梗塞後遺症・脳出血後遺症に伴うめまいの改善	消化器症状（口渇，悪心）， 頭痛，めまい
脳代謝賦活薬	ニセルゴリン（サアミオン®）	脳梗塞後遺症に伴う慢性脳循環障害による意欲低下の改善	消化器症状（食欲不振，下痢）
脳代謝賦活薬	アマンタジン塩酸塩（シンメトレル®）	① 脳梗塞後遺症に伴う意欲・自発性低下の改善 ② パーキンソン症候群 ③ A型インフルエンザウイルス感染症	悪性症候群， 皮膚粘膜眼症候群， 意識障害，精神症状， めまい，ふらつき，立ちくらみ
脳代謝賦活薬	チアプリド塩酸塩（グラマリール®）	① 脳梗塞後遺症に伴う攻撃的行為，精神興奮，徘徊，せん妄の改善 ② 特発性ジスキネジアおよびパーキンソニズムに伴うジスキネジア	悪性症候群，昏睡， 眠気，めまい，ふらつき， パーキンソン症候群
脳循環改善薬	ジヒドロエルゴトキシンメシル酸塩（エポス®）（ヒデルギン®）	舌下：① 頭部外傷後遺症，② 高血圧症 ③ 末梢循環障害 注射：① 脳梗塞および脳循環不全の急性期症状 ② 末梢循環障害	徐脈， 消化器症状
脳循環改善薬	イソクスプリン塩酸塩（ズファジラン®）	① 頭部外傷後遺症，② 末梢循環障害	悪心・嘔吐，血圧低下
脳生理活性物質	アデノシン三リン酸（アデホス®）	① 頭部外傷後遺症，② 心不全，③ 慢性胃炎	ショック，過敏症，頭痛
脳生理活性物質	γアミノ酪酸（ガンマロン®）	頭部外傷後遺症	血圧低下，消化器症状
トロンボキサンA₂合成酵素阻害薬	オザグレルナトリウム（カタクロット®）（キサンボン®）	① くも膜下出血後の脳血管攣縮およびこれに伴う脳虚血症状の改善 ② 脳血栓症（急性期）に伴う運動障害の改善	出血，ショック，血小板減少
脳保護薬	エダラボン（ラジカット®）	脳梗塞急性期の神経症候，機能障害	腎障害，肝障害，血小板減少，ショック，過敏症
抗認知症薬	ドネペジル塩酸塩（アリセプト®）（アリセプト®D）	アルツハイマー型認知症における認知症症状	悪心・嘔吐，食欲低下，頭痛，めまい，不整脈，消化性潰瘍，肝障害，過敏症，興奮，不穏

疾患別処方のしかた

1）脳梗塞後遺症

脳血管障害の後遺症には，運動麻痺，失語などの欠落症状のほかに，頭痛，めまい，しびれなどの自覚的な症状や，自発性低下，見当識障害などの精神症状がみられる．筋力低下，失語などに対してはリハビリテーションが行われるが，頭痛，めまいや精神症状に対しては，各種の脳循環代謝改善薬が使用されてきた．しかし，1982年と1997年にこれら脳循環代謝改善薬の二重盲検試験が行われ，プラセボ群でも頭痛やめまい，精神症状にかなり改善がみら

表1● 脳循環代謝改善薬の作用

一般名（商品名）	脳血流増加	脳代謝改善	抗血小板	赤血球変形能改善	ドパミン系賦活	適応
イブジラスト（ケタス®）	○	○	○			めまい
イフェンプロジル酒石酸塩（セロクラール®）（アポノール®）	○	○	○			めまい
ニセルゴリン（サアミオン®）	○	○	○	○		認知障害
アマンタジン塩酸塩（シンメトレル®）					○	意欲・自発性低下

れることが明らかになり，再評価が行われた．現在脳梗塞後遺症としての諸症状に対する有効性が認められている薬剤には，イブジラスト（ケタス®），イフェンプロジル酒石酸塩（セロクラール®，アポノール®），ニセルゴリン（サアミオン®），アマンタジン塩酸塩（シンメトレル®）がある（表1）．これらの薬は脳血管拡張作用により脳血流を改善させ，二次的に脳代謝も改善させるとされているが，おのおの適応が異なっており，特徴にあわせて選択する必要がある．

処方例

1) ケタス®　　　1日30mg　分3　食後
または
2) セロクラール® または アポノール®
　　　　　　　1日60mg　分3　食後

2）頭部外傷後遺症

「薬の種類・適応・主な副作用」の表に現在，頭部外傷後遺症に対する適応が認められている薬剤を掲げておく．

3）脳梗塞急性期の神経症候，機能障害

処方例

ラジカット®
　1回30mgを生理食塩液で希釈し，30分かけて
　1日朝夕2回点滴静注

脳血栓症および脳塞栓症のいずれに対しても使用できる．発症後24時間以内に投与を開始し，投与期間は14日以内とする．

4）アルツハイマー型認知症

処方例

アリセプト® またはアリセプト®D
　1日1回3mgから開始し，1〜2週間後に
　5mg/日に増量

高度のアルツハイマー型認知症には，5mg/日で4週間以上経過した後，10mg/日に増量することができる．

⚠ 投薬時の注意点

抗脳循環障害薬については，脳梗塞慢性期の患者には高齢者が多いため，代謝・排泄が変化しやすく，副作用が起きやすい．効果にも個人差があるため，漫然と投与するのではなく，投与12週で効果が認められないときには中止，あるいは他剤に変更するべきである．また，イブジラスト，イフェンプロジル酒石酸塩は，脳梗塞急性期には症状を悪化させる恐れがある．

脳保護薬のエダラボンは重篤な腎機能障害を認める症例に対しては禁忌である．また副作用として，急性腎不全や肝障害，血小板減少が生じることもあり注意を要する．

抗認知症薬ドネペジル塩酸塩は，比較的安全に使用できるが，心疾患や電解質異常のある患者では重篤な不整脈に移行しないように十分な経過観察が必要である．アリセプト®Dは寝たままの状態では水なしで服用させない方が安全である．アルツハイマー型認知症以外の認知症性疾患に対しては保険適応はないが，Lewy小体型認知症においても有効である．

患者さんに説明するときのコツ

　抗脳循環障害薬は，麻痺や構音障害などの脳梗塞の症状を治す薬ではないが，発症後にみられるめまいや自発性の低下などの症状を改善させる効果があること，また，飲み始めてすぐに効果が出る薬ではないので，数週間かけて経過をみることをよく説明する．

　ドネペジル塩酸塩は，あくまでも記憶障害，見当識障害に対する対症療法薬であり，根本的な治療薬ではないことを理解していただく必要がある．副作用は初期に多いが，下痢・嘔吐といった消化器症状は慣れとともに改善することが多いので，あらかじめ伝えておく必要がある．

参考文献
1）「脳卒中治療ガイドライン 2004」（脳卒中合同ガイドライン委員会 編），協和企画，2004
2）特集「虚血性脳卒中診療の最前線」，Clinical Neuroscience, 25（6），2007
3）「よくわかる脳卒中のすべて」（山口武典，岡田　靖 編），永井書店，2006
4）「認知症テキストブック」（日本認知症学会 編），中外医学社，2008

＜梅田 麻衣子，下畑享良＞

第2章 各科別 薬の作用機序と処方例
5．神経科系

4. パーキンソン病治療薬

概略図 ● パーキンソン病治療薬の作用部位

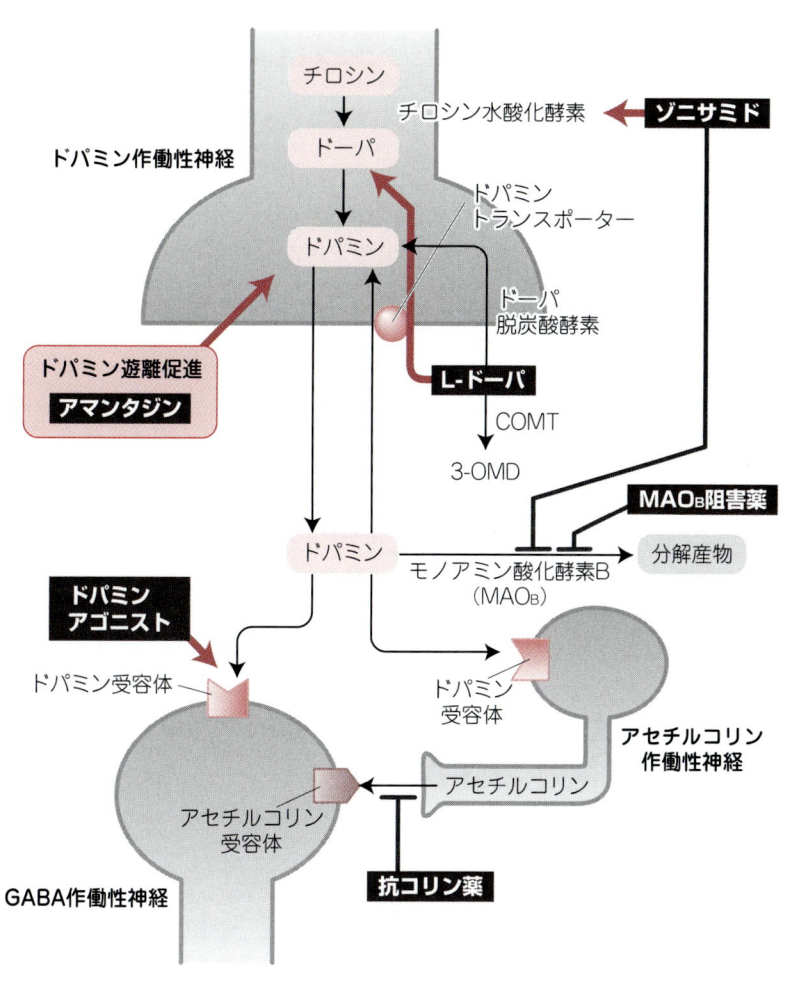

チロシン
↓ チロシン水酸化酵素 ← ゾニサミド
ドーパ
↓
ドパミン

ドパミン作働性神経
ドパミントランスポーター
ドーパ脱炭酸酵素

ドパミン遊離促進
アマンタジン

L-ドーパ
COMT
3-OMD

ドパミン
モノアミン酸化酵素B（MAO_B）→ 分解産物
MAO_B阻害薬

ドパミンアゴニスト
ドパミン受容体
ドパミン受容体
アセチルコリン作働性神経
アセチルコリン
アセチルコリン受容体
抗コリン薬
GABA作働性神経

COMT：カテコール-O-メチルトランスフェラーゼ
エンタカポンは末梢でCOMTを阻害する

作用機序

　黒質から線条体に投射するドパミンニューロンは，随意運動に際して，大脳基底核から視床外側核と黒質網様部にかかっている持続的な抑制を解除し，運動を促通するように作用する．したがって，黒質緻密層のドパミンニューロンが変性，脱落するパーキンソン病では，基底核 - 視床 - 大脳ループの運動抑制経路が結果的に亢進するために，寡動，無動などの神経症状が発現すると考えられている．

1) L-ドーパ

　　パーキンソン病では，ドパミンは血液脳関門を通過できないため，その前駆体であるL-ドーパによる補充療法が行われる．上部腸管で吸収されたL-ドーパは脳に入り，選択的なトランスポーターにより黒質ドパミンニューロンに取り込まれ，ドパミンに変換されて線条体に運ばれて作用する．脳内へ達する前にL-ドーパが代謝されてしまわないように，ドーパ脱炭酸酵素阻害薬が配合された合剤を用いることが多い．

2) ドパミンアゴニスト

　　また，**ドパミン受容体に直接作用するドパミンアゴニストも多数開発されていて，パーキンソン病の治療薬として頻用されている**．

3) MAO_B阻害薬

　　モノアミン酸化酵素Bの選択的阻害薬（MAO_B阻害薬）は，ドパミンを分解するMAO_Bを阻害し，ドパミン代謝を遅らせるため，L-ドーパを減量できる．また，症状の日内変動（wearing off）に対してL-ドーパと併用される．

4) COMT阻害薬

　　カテコール-O-メチルトランスフェラーゼ（COMT）はL-ドーパを3-O-methyl-dopa（3-OMD）に代謝・分解するが，COMT阻害薬は末梢でその代謝を阻害することでL-ドーパの血中濃度を維持する．さらに，3-OMDは競合的にL-ドーパの血液脳関門通過を阻害するが，本剤はその競合阻害を抑制することで，L-ドーパの脳内移行を増加させる．

5) アマンタジン塩酸塩

　　アマンタジンには線条体において，ドパミンニューロン終末よりドパミンの放出を促進する作用があり，歩行障害，無動に有効な場合がある．錐体外路症状の改善効果はL-ドーパより弱いが，アマンタジンではジスキネジアが出現しにくいため，L-ドーパでジスキネジアの出現した場合には，L-ドーパを減量してアマンタジンを併用する．

6) 抗コリン薬

　　抗コリン薬は，線条体でドパミンに対して相対的に過剰状態になっているアセチルコリン受容体をブロックし，ドパミンとアセチルコリンの不均衡を是正する．同様の作用を期待して抗ヒスタミン薬を用いることもある．

7) ゾニサミド

　　抗てんかん作用を有する薬剤であるが，近年，抗パーキンソン病作用を有することが明らかになった．その作用機序として，比較的MAO_Bに選択的なMAO活性阻害作用と，チロシン水酸化酵素活性亢進によるドパミン合成促進作用が報告されている．

8) その他

　　海外では，L-ドーパにドーパ脱炭酸酵素とCOMTの双方の阻害薬を加えた合剤やアポモルフィン，ロチゴチンも使用されているが，日本では未発売である．

薬の種類・適応・主な副作用

分類	薬の種類：一般名（商品名）	適応	副作用と禁忌
L-ドーパ	（ドパストン®） （ドパゾール®） （ドパール®）	パーキンソン病， パーキンソン症候群	投与開始期の消化器症状， 起立性低血圧， 精神症状（せん妄，幻覚）， 胃十二指腸潰瘍の増悪， 肝・腎障害，心障害， 長期連用によるwearing off，on off現象
L-ドーパ＋ ドーパ脱炭酸酵素阻害薬	L-ドーパ＋カルビドパ （ネオドパストン®） （メネシット®） L-ドーパ＋ベンセラジド （ECドパール®） （マドパー®） （ネオドパゾール®）	パーキンソン病， パーキンソン症候群	同上
ドパミン受容体刺激薬	メシル酸ブロモクリプチン （パーロデル®）	パーキンソン症候群， 末端肥大症， 下垂体性巨人症	胸腹膜・肺の線維化， 胃十二指腸潰瘍の増悪，心障害， 肝障害
	メシル酸ペルゴリド （ペルマックス®）	パーキンソン病	精神症状，間質性肺炎，胸膜炎， 肝障害
	カベルゴリン （カバサール®）	パーキンソン病	精神症状，間質性肺炎，胸水， 肺線維症，肝障害，狭心症
	塩酸タリペキソール （ドミン®）	パーキンソン病	精神症状
	塩酸プラミペキソール （ビ・シフロール®）	パーキンソン病	突発性睡眠，精神症状
	塩酸ロピニロール （レキップ®）	パーキンソン病	突発性睡眠，精神症状
MAO$_B$阻害薬	塩酸セレギリン （エフピー®）	パーキンソン病 （L-ドーパと併用する）	精神症状，狭心症
COMT阻害薬	エンタカポン （コムタン®）	パーキンソン病 （L-ドーパと併用する）	ジスキネジア，精神症状，着色尿
アマンタジン塩酸塩	（シンメトレル®）	脳梗塞に伴う意欲・自発性の低下， パーキンソン症候群， A型インフルエンザウイルス感染症	角膜炎，肝障害，腎障害， 精神症状
抗コリン薬	塩酸トリヘキシフェニジル （アーテン®） （セドリーナ®） （トレラミン®） （ピラミスチン®）	パーキンソン病， パーキンソン症候群	精神症状，抗コリン症状， 禁：緑内障，重症筋無力症， 　　前立腺肥大症
	プロフェナミン （パーキン®）	同上	同上

（次ページにつづく↗）

パーキンソン病治療薬

（↖前ページのつづき）

分類	薬の種類：一般名（商品名）	適応	副作用と禁忌
抗コリン薬	ビペリデン （アキネトン®） （タスモリン®） （ピカモール®）	パーキンソン病， パーキンソン症候群	精神症状，抗コリン症状， 禁：緑内障，重症筋無力症， 前立腺肥大症
	塩酸メチキセン （コリンホール®） （メチキサート®）	同上	同上
	塩酸マザチコール （ペントナ®）	同上	同上
ノルエピネフリン作動薬	ドロキシドパ （ドプス®）	パーキンソン病， すくみ足， 起立性低血圧の改善	血球減少 禁：閉塞隅角緑内障，妊婦， 重篤な末梢血管障害のある 透析患者
ゾニサミド	ゾニサミド （トレリーフ®）	パーキンソン病 （他剤で十分な効果が得ら れなかったとき）	眠気，食欲不振，悪心， 気力低下，幻覚

疾患別処方のしかた

● パーキンソン病，パーキンソン症候群

L-ドーパ，ドパミンアゴニストの開始は，患者の日常生活動作（ADL）に支障が出始め，患者も治療を望む時期とし，個人の症状，年齢，環境を考慮して判断する．高齢者や認知症でなければ，アゴニストで治療を開始し，十分量服用しても改善が不十分な場合にL-ドーパを追加する．アゴニストで治療を開始するのは，運動症状の日内変動（wearing off）やジスキネジアの発生を遅らせるためである．ただし高齢者でない場合でも，症状が強い場合，より抗パーキンソン作用の強いL-ドーパにて治療を開始した方がよい場合もある．認知症を合併している場合やジスキネジアが発生しにくい高齢者ではL-ドーパから治療を開始する．

L-ドーパを用いる場合には，MAO$_B$阻害剤を併用してもよく，wearing offの発生やL-ドーパの増量を抑えられる．アマンタジン塩酸塩は効果のある場合とない場合に分かれ，有効かどうかは使用してみないとわからない．抗コリン薬は認知機能障害を起こすため使用は控えられるが，若年者で振戦が強く，L-ドーパで改善されないときには有用である．

L-ドーパを長期使用していて，wearing off現象，on-off現象が出現する場合には，COMT阻害薬やMAO$_B$阻害剤を併用する．オン時にジスキネジアが出現する場合は，L-ドーパは少量の頻回投与とし，L-ドーパより作用時間の長いアゴニストの追加，または増量を行う．

日本でその有効性が明らかにされたゾニサミドは，治療抵抗性の振戦を呈する患者や進行期の患者（L-ドーパの効果が減弱してきた患者やwearing offを認める患者）に対して処方する．

処方例

● 軽症例に対しては以下のドパミンアゴニストのいずれかで治療導入する

1) ビ・シフロール®
0.25mg/日から開始，2週目に0.5mg/日とし，以後，1週間ごとに0.5mg/日ずつ増量し，維持量（1.5〜4.5mg/日）を決める．1日量が1.5mg/日未満では分2，1.5mg/日以上では分3

2) レキップ®
0.75mg/日，分3から開始，1週ごとに0.75mg/日ずつ増量し，4週目に3mg/日と

する．必要に応じ，1.5mg/日ずつ1週間以上の間隔で増量し，維持量（3〜9mg/日）を決める．分3
3) ペルマックス®　　　　　50μg/日から漸増
　　　　　　　維持量は750〜1,500mg/日　分3
4) カバサール®　　　　　0.25mg/日から漸増
　　　　　　　維持量は2〜4mg/日　分1〜2

● 上記に併用するとすれば，下記のいずれか
1) アーテン®　　　　　　2mg/日から漸増
　　　　　　　維持量は2〜6mg/日　分1〜3
2) シンメトレル®　　　　　50mg/日から漸増
　　　　　　　維持量は100〜200mg/日　分2〜3

処方例

● 中等症以上の例や，高齢者，認知症を合併する例に対しては，L-ドーパとドーパ脱炭酸酵素阻害薬の合剤を用いる〔(1)で治療を開始し，必要に応じて2)〜5)を併用する〕
1) メネシット®あるいはイーシー・ドパール®など
　　　合剤として100mg/日より漸増．
　　　維持量は300〜600mg/日　分3〜6
2) ドパミンアゴニスト
　　　上記1)〜4)のいずれかを併用する
3) エフピー®
　　　2.5mg/日から漸増．
　　　維持量は5〜10mg/日　分2　朝昼食後
4) コムタン®
　　　1回100mg．単独では使用せず，必ずL-ドーパ合剤と併用する．1回200mg投与可，ただし，1日8回を超えない．
5) トレリーフ®　　　　　　25mg/日　分1

処方例

● すくみ足に対して
　　　ドプス®　　　　　　100mg/日から漸増
　　　　　　　維持量は600〜900mg/日　分3

処方例

● L-ドーパを処方する際には胃の蠕動を促すためにナウゼリンを併用する
　　　ナウゼリン®　　　　　5〜30mg/日　分1〜6

⚠ 投薬時の注意点

　抗パーキンソン病薬の減量や中止は悪性症候群を誘発する可能性があるので，自己判断で薬をやめないように指導し，内服できない状態のときには医療機関に相談するようによく説明する．

　ドパミンアゴニストは麦角系（ブロモクリプチン，ペルゴリド，アベルゴリン）と非麦角系（タリペキソール，プラミペキソール，ロピニロール）に分けられる．麦角系は非麦角系に比較して，心臓弁膜症や肺線維症を副作用としてきたすことが明らかになったため，非麦角系では効果が不十分な患者において適応になる．しかし非麦角系では前兆のない突発性睡眠や傾眠といった眠気が問題になる．またドパミンアゴニストによる過剰なドパミン置換療法は，報酬系の機能不全をきたすことがあり，dopamine dysregulation syndrome（DDS）と呼ばれている．具体的には，病的賭博，性欲過剰，衝動的買い物，食欲異常，常同行動を呈しうる．その場合にはドパミンアゴニストの減量・中止を行う．

　またパーキンソン病にはうつ症状を合併することが多く，パーキンソン症状を悪化させるため，SSRIなどの抗うつ薬を併用する．進行期に幻覚や妄想が出現した場合には，抗コリン薬，シンメトレル，MAO_B阻害剤，ドパミンアゴニストの順に減量・中止し，最終的にはL-ドーパのみによる治療を行う．上記にても改善がみられない場合には非定型抗精神病薬クエチアピン（セロクエル®）を運動症状の悪化に気をつけながら使用する（ただし保険適応外）．

患者さんに説明するときのコツ

適切な治療を行えば，自立した生活が可能であり，一般人とほぼ同様に寿命を全うできることを説明する．症状をよく観察し，症状にあわせて決められた時間に規則正しく服用するように指導する．また，家族にも病気や症状について理解してもらい，生活リズムを確立することが重要である．

数カ月以上きちんと服薬している人では，一回飲み忘れても症状は変化しないため，その次に飲み忘れた分を飲まなくてもよいことを伝える．しかし，長期間，内服していたL-ドーパを急に中止してしまうと，悪性症候群をきたす可能性があることを十分に説明する．

ドパミンアゴニストでは，内服開始後に悪心，嘔吐を合併することがあるが，内服の継続により慣れが生じること，突発性睡眠をきたす危険性があり，自動車の運転や機械の操作，高所作業への従事は認められていないことを説明する．

参考文献

1) 「パーキンソン病治療ガイドライン：マスターエディション」（日本神経学会 監修），医学書院，2003
2) 特集「Parkinson病—What's new ?」，Clinical Neuroscience, 25（1），2007
3) 特集「Parkinson病—非運動性症候を中心に」，神経内科，66（1），2007
4) 特集「ここまでわかったパーキンソン病研究」，医学のあゆみ，225（5），2008

<北原 真紀子，下畑享良>

5. 筋弛緩薬

概略図 ● 筋弛緩薬の作用機序

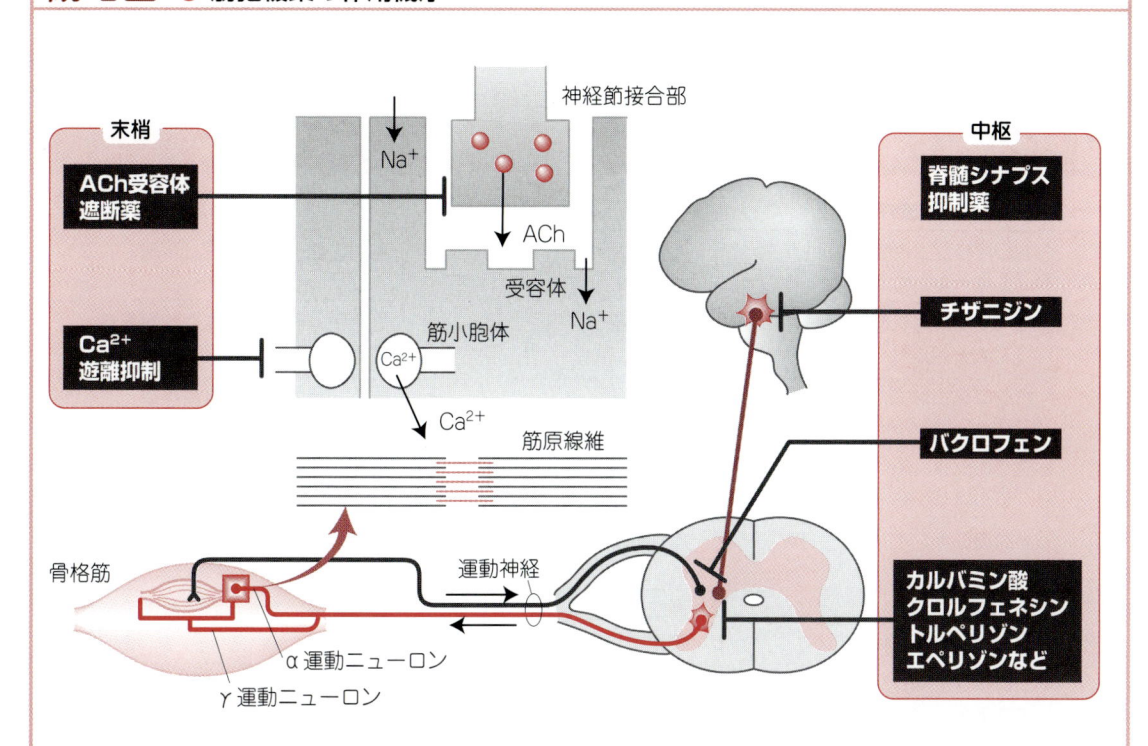

末梢
- ACh受容体遮断薬
- Ca²⁺遊離抑制

中枢
- 脊髄シナプス抑制薬
- チザニジン
- バクロフェン
- カルバミン酸クロルフェネシン, トルペリゾン, エペリゾンなど

神経筋接合部, Na⁺, ACh, 受容体, 筋小胞体, Ca²⁺, 筋原線維, 骨格筋, 運動神経, α運動ニューロン, γ運動ニューロン

作用機序

筋弛緩薬は，大きく末梢性筋弛緩薬と中枢性筋弛緩薬に分類される．末梢性には神経筋接合部でアセチルコリン（ACh）の受容体への結合を阻害するものと，筋小胞体からのカルシウムイオンの遊離を抑制して筋弛緩を起こすものがある．

1) 末梢性筋弛緩薬

　A：ACh受容体への結合を阻害する薬物

　　① **競合的遮断薬**：競合的遮断薬は，運動終板のACh受容体を運動神経終末より遊離されたAChと競合し，AChによる終板電位の発生を抑制して，骨格筋への興奮伝達を遮断する．

　　② **脱分極性遮断薬**：脱分極性遮断薬は，運動神経終末から遊離されたAChと同様にACh受容体と結合するが，AChに比しコリンエステラーゼ（ChE）による分解速度が遅いため，終板を持続的に脱分極する．

　B：**筋細胞内収縮機構に作用する薬物**

　　筋小胞体からのカルシウムイオンの遊離を抑制し，トロポニンに結合するカルシウムイオンを減少させて筋弛緩を起こす．

2) 中枢性筋弛緩薬

主に脊髄レベルの単シナプス・多シナプス反射を選択的に抑制し，さらに延髄，大脳皮質レベルでも抑制し，筋弛緩作用を示す．特徴的な作用機序を示すものに，チザニジンとバクロフェンがある．α2アゴニストであるチザニジンは，脳幹のノルアドレナリン系細胞に作用して，下行性ノルアドレナリン神経終末からのノルアドレナリン遊離を抑制して，脊髄反射を抑制する．一方，GABA受容体のアゴニストであるバクロフェンは，Ⅰa線維に存在するGABA受容体に作用して，脊髄の単シナプス・多シナプス反射を抑制する．

薬の種類・適応・主な副作用

	薬の種類	適応	副作用
中枢性筋弛緩薬	トルペリゾン塩酸塩（ムスカルム®）	痙性麻痺	胸内苦悶，食欲不振，下痢
	エペリゾン塩酸塩（ミオナール®）	痙性麻痺	肝障害，腎障害，赤血球数異常，尿閉，不眠
	バクロフェン（リオレサール®，ギャバロン®）	痙性麻痺	眠気，離脱症状，食欲不振
	チザニジン（テルネリン®）	痙性麻痺	発疹，血圧低下，口渇など
	アクロファン（アロフト®）	痙性麻痺	光線過敏症，悪心・嘔吐など
	ジアゼパム（セルシン®，ホリゾン®）	筋緊張状態の改善，頸肩腕症候群，腰痛症	薬物依存，禁断症状，呼吸抑制など
	クロルフェネシンカルバミン酸エステル（リンラキサー®）	有痛性痙縮	眠気，離脱症状，食欲不振
	プリジノールメシル酸塩（コンラックス®，ロキシーン®）	有痛性痙縮	発疹，眠気，倦怠感，胃腸障害
	メトカルバモール（ロバキシン®）	有痛性痙縮	発疹，眠気，めまい，頭痛，悪心
	フェンプロバメート（スパントール®）	有痛性痙縮	全身脱力感，下肢脱力感，胃腸障害，傾眠など
末梢性筋弛緩薬	パンクロニウム臭化物（ミオブロック®）	外科的手術	遷延性無呼吸，しゃっくり，頻脈，血圧上昇
	ベクロニウム臭化物（マスキュラックス®）	外科的手術	徐脈・頻脈，しゃっくり，発疹
	スキサメトニウム塩化物水和物（サクシン®，レラキシン®）	外科的手術	悪性高体温，心停止，徐脈，発疹
	ダントロレンナトリウム（ダントリウム®）	内服：痙性麻痺，全身こむら返り病 注射：悪性高熱症，悪性症候群	肝障害，頻尿，発疹など

※末梢性筋弛緩薬は，緑内障，尿閉，筋無力症，イレウス，先天性ChE欠損症には禁忌

疾患別処方のしかた

1）痙性麻痺

　不全麻痺で，腱反射が亢進しており，運動障害の原因が痙縮と推定される場合には，本剤が有効なことがある．完全麻痺でも痙縮が強く，膝や足関節が伸展して，介護に不都合が生じた場合や，つっぱり感などの自覚症状が強い場合にも本剤が助けになることがある．

　代表的な末梢性筋弛緩薬であるダントロレンナトリウムは，①閉塞性肺疾患あるいは心疾患による著しい心肺機能低下，②筋無力症，③肝疾患には使用禁忌となっており注意する．

　一方，代表的な中枢性筋弛緩薬であるバクロフェンは，薬物療法のなかで最も効果的であるとされてきたが，血液脳関門を通過しにくく効果が不十分であったり，眠気やだるさといった副作用が問題になっていた．この問題点を解決するために，効果を高め，かつ副作用の出現を最小限にする髄腔内バクロフェン療法（ITB：intrathecal baclofen therapy）が開発され，2005年に日本でも認可された．

> **処方例**
>
> ● 下記のいずれかを使用する
> 　1）エペリゾン（ミオナール®）
> 　　　　　　　　　　　　　　1日150mg　分3
> 　2）チザニジン（テルネリン®）
> 　　　　　　　1日3mgで漸増　1日6〜9mgに
> 　3）ダントロレンナトリウム（ダントリウム®）
> 　　　　1日1回25mgから始め漸増し維持量決定
> 　　　　　　　　　　　　（最高量1日150mg　分3）
> 　4）ITB療法（ギャバロン®髄注）
> 　　　　重度の痙縮を認め，内服治療で効果不十分であった患者のみ対象とする．バクロフェンは髄腔内に，ポンプシステムを用いて持続投与するが，その植え込み手術前に，まずスクリーニングを実施し，バクロフェンの有効性を確認し，至適用量を決定する．成人の場合，1日用量は50〜100μgである．

2）筋クランプ（こむら返り）

　下肢運動神経終末部での過興奮によるとされ，数秒から数分で消退する突発性，不随意性，単発性ないし反復性，有痛性の筋収縮をさし，消退後も筋痛，圧痛，腫脹を残す．安静時，睡眠時などに筋が弛緩しているときに軽く収縮させた場合に起こりやすく，伸長させることで軽減できる．激しい運動後や高齢者では夜間に頻発することがあり，電解質異常，内分泌・代謝異常，下位運動ニューロン障害，薬剤性，筋疾患などでも頻発することがある．多くは健常人にみられる一過性の現象であり，治療を要することは少ないが，基礎疾患がある場合や頻発する場合は以下を用いる．

> **処方例**
>
> ● 下記のいずれかを使用する
> 　1）チザニジン（テルネリン®）
> 　　　　　　　　　　　　　3〜6mg/日　分3
> 　2）エペリゾン（ミオナール®）
> 　　　　　　　　　　　　150〜300mg/日　分3
> 　3）アクロファン（アロフト®）
> 　　　　　　　　　　　　60〜120mg/日　分3
> 　4）バクロフェン（リオレサール®）
> 　　　　　　　　　　　　　15〜30mg/日　分3
> 　5）ダントロレンナトリウム（ダントリウム®）
> 　　　　1日1回25mgから始め漸増し維持量決定
> 　　　　　　　　　　　　（最高量1日150mg　分3）
> 　6）ジアゼパム（セルシン®）　6mg/日　分3

3）有痛性痙縮

　運動器疾患に伴う有痛性痙縮（腰背痛症，頸肩腕症候群，肩関節周囲炎，変形性脊椎症など）には以下を用いることがある．プリジノールメシル酸塩は，①緑内障，②前立腺肥大による排尿障害，③重篤な心疾患，④麻痺性イレウスなどには使用禁忌である．

> **処方例**
>
> ● 下記のいずれかを使用する
> 　1）クロルフェネシンカルバミン酸エステル
> 　　　（リンラキサー®）　　　　750mg/日　分3

2）フェンプロバメート（スパントール®）
600〜1,200 mg/日　分3
3）メトカルバモール（ロバキシン®）
1.5〜2.25 g/日　分3
4）プリジノールメシル酸塩（コンラックス®，ロキシーン®）
12 mg/日　分3

⚠ 投薬時の注意点

　薬物は1種類の単独使用を原則とする．やむを得ず2種類以上を併用するときは，減量するなどの配慮が必要である．筋弛緩による脱力やふらつき，眠気が出現する場合があり，高齢者や脳卒中後患者では転倒の原因にもなる．1度に大量に服用すると，意識障害や呼吸不全を起こすものもある．本剤は治療上不可欠ではない場合が多いので，投与により何らかの好ましくない結果が出た場合は直ちに中止する．

　チザニジン（テルネリン®）は，フルボキサミン（ルボックス®，デプロメール®），シプロフロキサシン（シプロキサン®）との併用は禁忌である（チザニジンの肝での代謝を阻害し，チザニジンの血中濃度を上昇させると考えられている）．クロルフェネシンカルバミン酸エステル（リンラキサー®）やダントロレンナトリウム（ダントリウム®）は肝疾患患者において禁忌である．またプリジノールメシル酸塩（コンラックス®，ロキシーン®）は重篤な心疾患患者において禁忌である．

👍 患者さんに説明するときのコツ

　眠気を催すものがあるため，服用後は車の運転は避けるようにする．1度に大量に服用すると，意識障害や呼吸不全を起こすものもあるため，服用量を守るように注意する．

参考文献

1) 運動の神経機構．「脳神経科学」，（伊藤正男 監修），pp.433-457，三輪書店，2003
2) Goodman and Gilman's the Pharmacological Basis of Therapeutics, 10th ed.（Hardman, J. G. & Limbird, L. E.），McGraw-Hill, 2001
3) 安藤優子 ほか：ITB（髄腔内バクロフェン）療法．日薬理誌，131（2）：109-114, 2008

＜梅田能生，下畑享良＞

第2章 各科別 薬の作用機序と処方例

5. 神経科系

6. 制吐薬

概略図 ● 制吐薬の作用機序

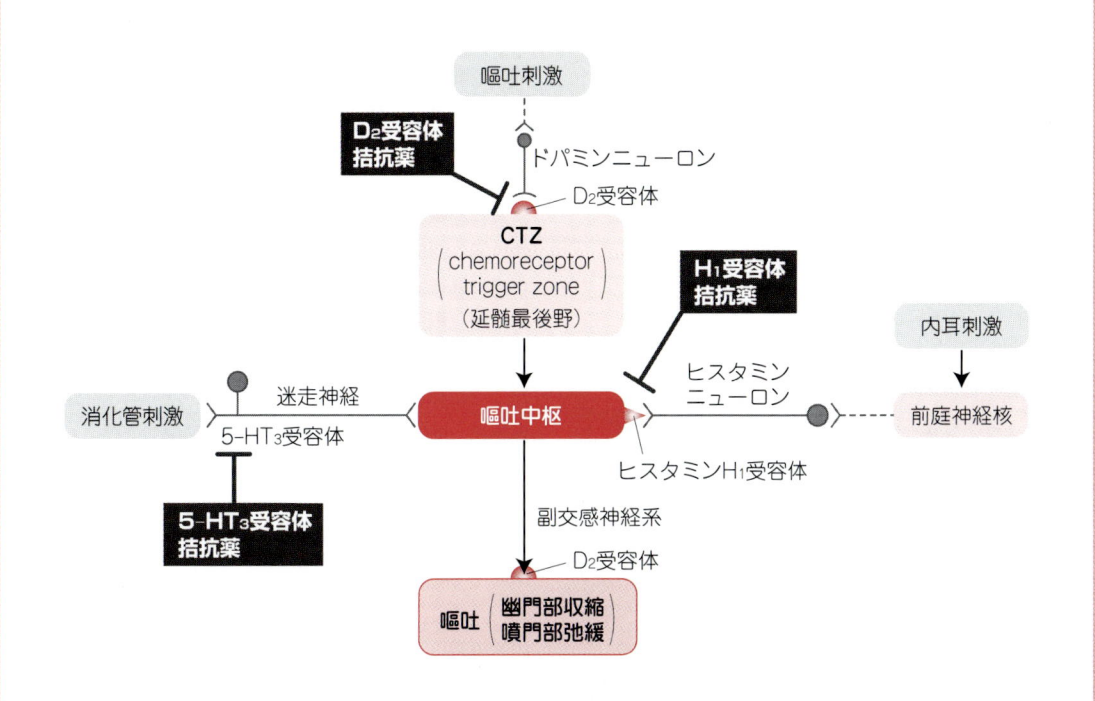

作用機序

1) 嘔吐

嘔吐は延髄の嘔吐中枢の刺激により生じる．CTZ (chemoreceptor trigger zone) は延髄第4脳室底の最後野の部位で，嘔吐中枢の近くに位置し，ドパミン D_2 受容体やセロトニン 5-HT_3 受容体が存在する．一方，嘔吐中枢から刺激を受ける胃の副交感神経節後線維には D_2 受容体が存在し，アセチルコリンの遊離を抑制し，胃運動を減弱させる．また胃腸管のセロトニン受容体は4種類のサブタイプに分類されて，このうちセロトニン 5-HT_3 受容体からの刺激は，迷走神経求心路を介し，低位脳幹（延髄弧束核，最後野，迷走神経背側核など）に達する．CTZ および胃の迷走神経求心路を介し，嘔吐中枢を刺激することで嘔吐が誘発される．制吐薬にはヒスタミン H_1 受容体拮抗薬，ドパミン D_2 受容体拮抗薬，セロトニン 5-HT_3 受容体拮抗薬などがある．

2) めまい

めまいは姿勢を制御する空間恒常性機構に不調和が生じたときに出現する異常感覚であり，末梢前庭系，小脳・脳幹などの中枢前庭系の障害，血行動態の変化などによって起こる．一般にめまいは，回転性と非回転性に分けられ，後者はさらに起立性低血圧，血管迷走神経反射や不整脈などに

よる失神性，頸部や体幹の不安定性による動揺性，神経症やうつ病などによる非特異的めまいに分けられる．

薬の種類・適応・主な副作用

種類	一般名	適応	主な副作用
ドパミンD_2受容体拮抗薬	ドンペリドン メトクロプラミド	消化機能異常に伴う嘔気・嘔吐	錐体外路症状，肝機能障害，女性化乳房
5-HT_3受容体拮抗薬	グラニセトロン オンダンセトロン アザセトロン	抗悪性腫瘍薬に伴う嘔気・嘔吐	ショック，アナフィラキシー，肝機能障害
	インジセトロン	抗悪性腫瘍薬投与に伴う消化器症状	体温上昇，頭痛，消化器症状
	ラモセトロン	抗悪性腫瘍薬投与に伴う消化器症状	肝機能障害，皮疹，頭痛
	トロピセトロン	抗悪性腫瘍薬投与に伴う消化器症状	肝機能障害，皮疹，頭痛
抗ヒスタミン薬	ジメンヒドリナート ジフェンヒドラミン	動揺病，Ménière病，内耳障害など	眠気，頭痛
	ヒドロキシジンパモ酸塩	不安・緊張・抑うつ	
フェノチアジン系	チエチルペラジン ペルフェナジン プロクロルペラジン	術前・術後の悪心・嘔吐，Ménière病	錐体外路症状，眠気
交感神経刺激薬	イソプレナリン塩酸塩	内耳障害によるめまい	動悸
抗めまい薬	ベタヒスチンメシル酸塩	めまい	悪心
	ジフェニドール塩酸塩	内耳障害によるめまい	悪心，動悸
その他	炭酸水素ナトリウム オキセサゼイン	めまい・嘔吐，消化器疾患に伴う悪心・嘔吐	代謝性アルカローシス，食欲不振，過敏症

疾患別処方のしかた

1）消化器疾患に伴う嘔気・嘔吐

ドンペリドンなどのドパミンD_2受容体遮断薬は，CTZのD_2受容体を遮断して制嘔作用を示し，胃の副交感神経線維のD_2受容体を遮断し，アセチルコリン遊離を促進して胃運動を促進する．メトクロプラミドはD_2受容体遮断作用に加え，セロトニン5-HT_3受容体遮断作用ももつ．

処方例

- 下記のいずれかを用いる
  1）ドンペリドン（ナウゼリン®）
  　　　10mg錠　1回10mg　1日3回
  2）メトクロプラミド（プリンペラン®）
  　　　5mg錠　1日10〜30mg
  　　　食前2〜3回分服

2）抗悪性腫瘍薬に伴う嘔気・嘔吐

5-HT₃受容体拮抗薬であるグラニセトロン，オンダンセトロン，アザセトロン，インジセトロン，ラモセトロン，トロピセトロンは，迷走神経求心路終末とCTZに作用して，嘔吐中枢を抑制する．化学療法の開始前に1日1回点滴静注する．

> **処方例**
>
> ● 下記のいずれかを用いる
> 1) グラニセトロン（カイトリル®またはグラニセトロン静注液）
>   40μg/kg/生理食塩水100mL
>   1日1回 30分かけて静注
> 2) オンダンセトロン（ゾフラン®）
>   4mg 1日1回 3～5分かけて静注
> 3) インジセトロン（シンセロン®）
>   8mg錠 1日1回内服
> 4) ラモセトロン（ナゼア®）
>   0.3mg 1日1回静注
>   （効果不十分のとき，同用量追加可）
> 5) トロピセトロン（ナボバン®）
>   5mg錠 1回5mg 1日1回
>   （抗悪性腫瘍薬投与の1～2時間前に内服）

3）急性めまい発作時（点滴治療薬）

急性期には自覚症状の抑制のため，7％炭酸水素ナトリウムの静注が従来から使われてきたが，十分なエビデンスは得られていない．急性期には前庭神経抑制薬と制吐薬の点滴が多くの場合効果的である．前庭神経抑制薬は前庭疾患に伴う種々の症状と，それに伴う嘔気・嘔吐をコントロールする目的で使用され，制吐薬も併用される．前庭抑制薬には抗コリン作用も同時にもつ抗ヒスタミン薬が使用される．抗ヒスタミン薬は鎮静催眠作用があり，むしろ好ましい．これに制吐薬のメトクロプラミドなどを併用する．

> **処方例**
>
> ● 1）と2），または2）と3）の併用
> 1) ヒドロキシジンパモ酸塩（アタラックス®-P）
>   25～50mg/生理食塩水100mL
>   30分以上かけて点滴静注
> 2) メトクロプラミド（プリンペラン®）
>   1回1mg 1日1～2回静注
> 3) 7％炭酸水素ナトリウム（メイロン®）
>   めまいに対する常用量は決まっていないが，50～100mL静注が行われる．炭酸水素ナトリウムの濃度が低下すると抗めまい作用は減弱すると言われており，他の輸液にメイロン®を混入して投与すると効果は減弱する．

4）その他のめまい治療薬

ジフェニドール塩酸塩は前庭神経核を遮断し，眼振を減弱させ，椎骨脳底動脈の血流改善作用があるので，内耳障害に使用する．ベタヒスチンメシル酸塩，イソプレナリン塩酸塩は内耳血流増加作用があり，Ménière病の予防に使用する．抗めまい薬のうち，二重盲検によるランダム化比較試験で有効性が報告されているのは，ベタヒスチンメシル酸塩，ジフェニドール塩酸塩（セファドール®），アデノシン3リン酸（ATP，アデホス®）である．しかし，これらの臨床試験は，症例数，対象症例の選択基準などに問題があり，注意を要する．また，脳循環改善薬のうち，旧厚生省の再評価により，イフェンプロジル（セロクラール®），とイブジラスト（ケタス®）が脳梗塞後遺症としてのめまいに適応となっている．

> **処方例**
>
> ● 下記のいずれかを用いる
> 1) ジフェニドール塩酸塩（セファドール®）
>   25mg錠 1回25～50mg 1日3回
> 2) ベタヒスチンメシル酸塩（メリスロン®）
>   6mg錠 1回6～12mg 1日3回
> 3) イフェンプロジル（セロクラール®）
>   20mg錠 1回20mg 1日3回

⚠️ 投薬時の注意点

　めまいの急性期には前庭抑制薬と制吐薬で十分であり，それ以降はめまいの原因により，それぞれの原疾患に対する特異的治療を行うことが重要である．抗めまい薬は2週間以内に効果が発現することが多い．抗めまい薬の併用が単剤投与より治療効果が優れているということはなく，単剤で投与し，効果がなければ多剤に切りかえる．抗めまい薬の漫然とした長期投与は避けるべきである．

👉 患者さんに説明するときのコツ

　めまい，嘔気には原疾患が存在し，制吐・抗めまい薬は対症療法に過ぎず，原疾患の治療をきちんと行う必要があることを説明する．症状が強く，進行性である場合には専門医に受診すべきである．

参考文献

1) 脳幹の神経機構．「脳神経科学」（伊藤正男 監修），pp. 561-625, 三輪書店，2003
2) Goodman and Gilman's the Pharmacological Basis of Therapeutics, 10th ed.（Hardman, J. G. & Limbird, L. E.），McGraw-Hill, 2001

＜柳川香織，下畑享良＞

5. 神経科系

7. 麻酔薬

概略図 ● 麻酔薬の作用機序

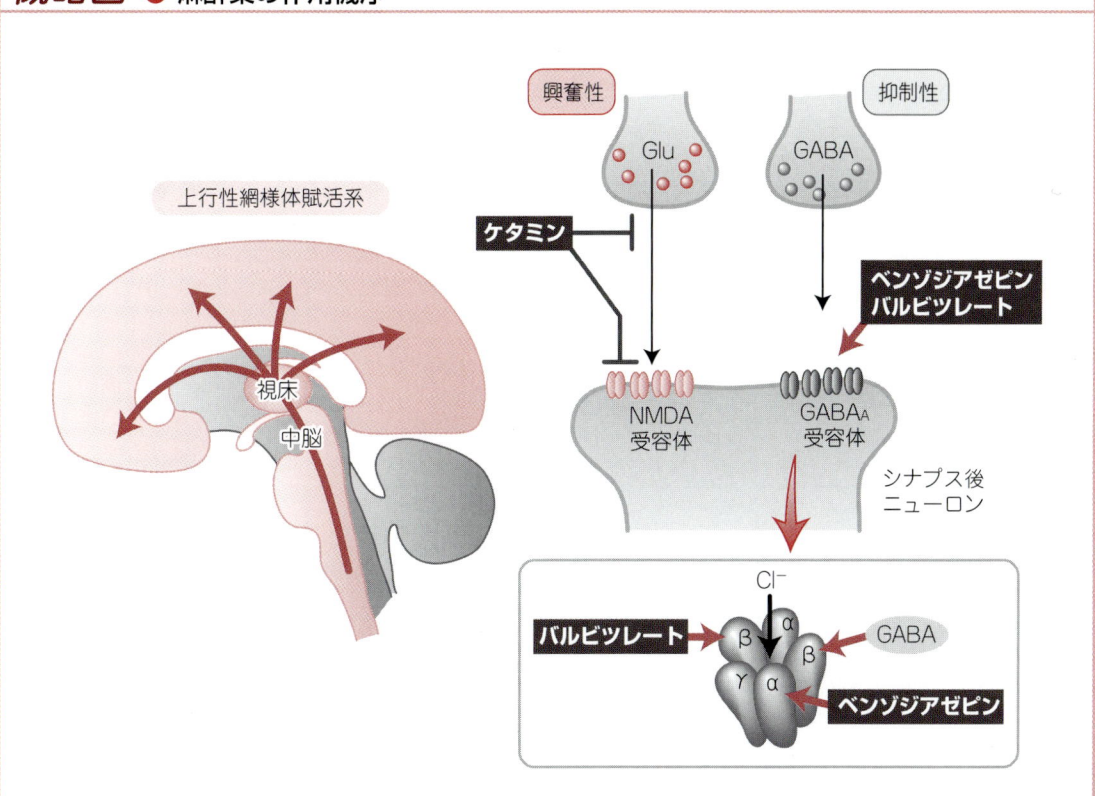

作用機序

　麻酔薬は全身麻酔薬と局所麻酔薬に分けられる．全身麻酔薬は吸入か静脈注射により投与されるが，吸入麻酔薬の作用機序にはいまだ不明な点が多い．バルビツレート系麻酔薬やベンゾジアゼピン誘導体は脳幹網様体に作用して，覚醒に必要な刺激閾値を上昇させ，催眠，麻酔状態をもたらすとされる．神経伝達物質としては，大脳皮質，視床非特殊核，中脳網様体上行賦活系に分布するGABA作動性抑制ニューロンの作用を増強する．

　GABA$_A$受容体は五量体からなり，α，β，γサブユニットからなるイオンチャネルである．GABAはβサブユニットに結合して，クロールイオンの細胞内流入を増加させ，過分極を引き起こす．ベンゾジアゼピン誘導体はαサブユニットに，またバルビツレートはβサブユニットにそれぞれ結合すると，受容体のGABAへの親和性が増し，その作用が増強する．ケタミンは興奮性伝達物質グルタミン酸の受容体サブタイプであるNMDA受容体に対する非競合的アンタゴニストである．

局所麻酔薬にはエステル型（プロカイン，テトラカイン）とアミド型（リドカイン，メピバカイン，ブピバカイン，ロピバカイン）があり，Na⁺チャネルに作用して痛覚伝導を遮断する．

薬の種類・適応・主な副作用

表1● 全身麻酔薬（静脈麻酔薬）

種類	一般名（商品名）	適応	主な副作用
バルビツレート 超短時間	チアミラール（イソゾール®） チオペンタール（ラボナール®）	全身麻酔，麻酔前投薬， 全身麻酔の導入， 局所麻酔薬・吸入麻酔薬との併用， 痙攣状態の抑制	呼吸抑制，循環抑制， 血圧低下，しゃっくり， 喉頭痙攣，気管支痙攣
短時間	アモバルビタール（イソミタール®） セコバルビタール （アイオナール・ナトリウム） ペントバルビタール（ラボナ®）		
中間時間	プロバルビタール アロバルビタール		
長時間	バルビタール（バルビタール） フェノバルビタール（フェノバール®）		
ケタミン	ケタミン（ケタラール®）	体表・四肢の手術， 熱傷の処置， 心カテーテル検査，心臓麻酔	悪夢，錯乱， 不随意運動，異常興奮， 血圧上昇
ベンゾジアゼピン誘導体		麻酔導入，麻酔補助， 脊椎麻酔や硬膜外麻酔時の鎮静， 局所麻酔薬中毒の痙攣	順行性健忘，逆行性健忘
短時間	ミダゾラム（ドルミカム®）		
中間型	フルニトラゼパム（ロヒプノール®）		
長時間	ジアゼパム（セルシン®，ホリゾン®）		
プロポフォール	プロポフォール（ディプリバン®）	全身麻酔の導入および維持， 集中治療における人工呼吸中の鎮静	呼吸抑制，舌根沈下， 血圧低下，覚醒遅延， 心室頻拍
フェノチアジン類	クロルプロマジン （コントミン®，ウインタミン®） プロメサジン（ピレチア®，ヒベルナ®） ペチジン（塩酸ペチジン，オピスタン®）	前投薬，術中・術後の高血圧， 体温低下に伴う末梢循環不全， 術後悪寒戦慄の防止	錯乱，不安，興奮，口渇， 倦怠感，浮腫，発熱， 頭痛，尿閉，頻尿， 起立性低血圧
ブチロフェノン誘導体	ドロペリドール（ドロレプタン®）	制吐作用，抗不整脈作用	錐体外路症状，血圧低下
中枢性α₂受容体作動薬	デクスメデトミジン塩酸塩 （プレセデックス®）	集中治療下で管理し，早期抜管が可能な患者での人工呼吸中および抜管後における鎮静（24時間を超えない）	血圧低下，血圧上昇， 徐脈，嘔気

表2● 全身麻酔薬（吸入麻酔薬）

種類	適応	主な副作用
笑気	50%で鎮痛作用，70%以上で鎮静作用	長期使用で造血機能障害
ハロセン（フローセン®）	全身麻酔，喘息に適する	血圧低下，不整脈，肝障害，脳圧亢進，悪性高熱症
イソフルレン（フォーレン®）	全身麻酔，脳外科麻酔に適する	血圧低下，頻脈
セボフルレン（セボフレン®）	全身麻酔	腎機能障害

表3● 局所麻酔薬

種類	適応	主な副作用
リドカイン（キシロカイン® 0.5%, 1%, 2%, 3%）	硬膜外麻酔，伝達麻酔，浸潤麻酔	ショック，血圧低下，呼吸抑制，脈拍異常，痙攣，不安，興奮，めまい，悪心，嘔吐など
メピバカイン（カルボカイン® 0.5%, 1%, 2%）	硬膜外麻酔，伝達麻酔，浸潤麻酔	
ブピバカイン（マーカイン® 0.125%, 0.25%, 0.5%）	硬膜外麻酔，伝達麻酔	
ロピバカイン（アナペイン® 0.2%, 0.75%, 1%）	硬膜外麻酔，伝達麻酔	
プロカイン（オムニカイン®，プロカイン 0.5%, 1%, 2%）	硬膜外麻酔，伝達麻酔，浸潤麻酔	
プロピトカン（シタネスト® 0.5%, 1%, 2%）	硬膜外麻酔，伝達麻酔，浸潤麻酔	
テトラカイン（テトカイン® 20 mg/A）	脊椎麻酔	
ジブカイン（ペルカミン®エス）	脊椎麻酔	
ブピバカイン（マーカイン® 0.5%, 高比重，等比重）	脊椎麻酔	

疾患別処方のしかた

1）高血圧・虚血性心疾患患者の麻酔

上記疾患を有する患者の場合，侵害刺激により高血圧や低血圧が起こりやすい．血圧の薬，抗狭心症薬は当日朝も内服してもらう．

2）慢性閉塞性肺疾患（COPD），喘息患者の麻酔

まず術前に，喘息の重症度とステロイド使用の既往を確認する．手術は可能であれば発作の落ち着いているときを選ぶようにする．

実際の麻酔に関して，まず前投薬は気管支拡張作用を有し，ヒスタミン遊離作用のないヒドロキシジンが好んで用いられる．麻酔方法の選択に関しては，できるだけ刺激を与えずに麻酔を行う方法と，積極的に気管挿管をして麻酔を行う方法の2種類があり，患者の状態や手術内容により適宜選択される．また，麻酔薬は気管支拡張作用を有する吸入麻酔薬が使われることが多い．

呼吸管理は，気道内圧を低く抑えながら適正な換気を行う．周術期の発作は最高気道内圧の上昇，呼気時の喘鳴を伴う換気困難として気づかれる．

術中術後の発作時の処置として，下記に示すものを行う．

> **処置例**
>
> 1) 手術操作の中断
> 2) 純酸素として，吸入麻酔薬の濃度を深くする
> 3) ヒドロコーチゾン　200〜1,000 mg　静注
> 4) β₂選択性の交感神経刺激薬の吸入
> 5) アミノフィリン
>   2〜5 mg/kg　静注　0.5 mg/kg/時　持続点滴

3) 糖尿病患者の麻酔

予定手術時においては，大手術を受ける IDDM (insulin-dependent diabetes mellitus：インスリン依存型糖尿病) 患者，および NIDDM (noninsulin-dependent diabetes mellitus：インスリン非依存型糖尿病) 患者でコントロール不良例はインスリンで治療する．よくコントロールされている NIDDM 患者では，術前術中にインスリン治療を施す必要がない場合もある．経口糖尿病薬を服用している患者では，手術当日は内服を中止する．大手術を受ける糖尿病患者に対するインスリンの投与方法の一例を以下に示す．

> **投与例**
>
> 手術当日の早朝，血糖，Na，K，Cl を測定．朝から5％ブドウ糖の点滴を開始 (50〜100 mL/時)．速効型インスリンを 0.5〜1 単位/時，または {測定した血糖値 (mg/dL) /150} 単位/時で持続静注し，120〜200 mg/dL に血糖値を保つように調節する．低血糖には 50％ブドウ糖輸液で対処する．

⚠ 投薬時の注意点

麻酔薬を使用する際には，行われる手術の内容を理解しておくのはもちろんのこと，患者さんの既往歴 (喘息の既往，アレルギー歴など) もよく把握し，安全な麻酔を心掛ける．

👍 患者さんに説明するときのコツ

手術に臨む患者さんに対し，麻酔方法の説明だけでなく，麻酔薬の副作用についても説明する．手術に対する不安感を増強させないように留意する．

参考文献

1) 安西 祐一郎ほか：注意と意識．「岩波講座認知科学9」，岩波書店，1994
2) Goodman and Gilman's the Pharmacological Basis of Therapeutics, 10th ed. (Hardman, J. G. & Limbird, L. E.), McGraw-Hill, 2001
3) Textbook of Neuroanaesthesia and Critical Care (Matta, B. F., et al.), Greenwich Medical Media, 2001
4) 「MGH 麻酔の手引 第5版」(Hurford, W. E.)，メディカル・サイエンス・インターナショナル，2004

＜佐藤達哉，下畑敬子＞

第2章 各科別 薬の作用機序と処方例

6. 精神科系

1. 抗精神病薬

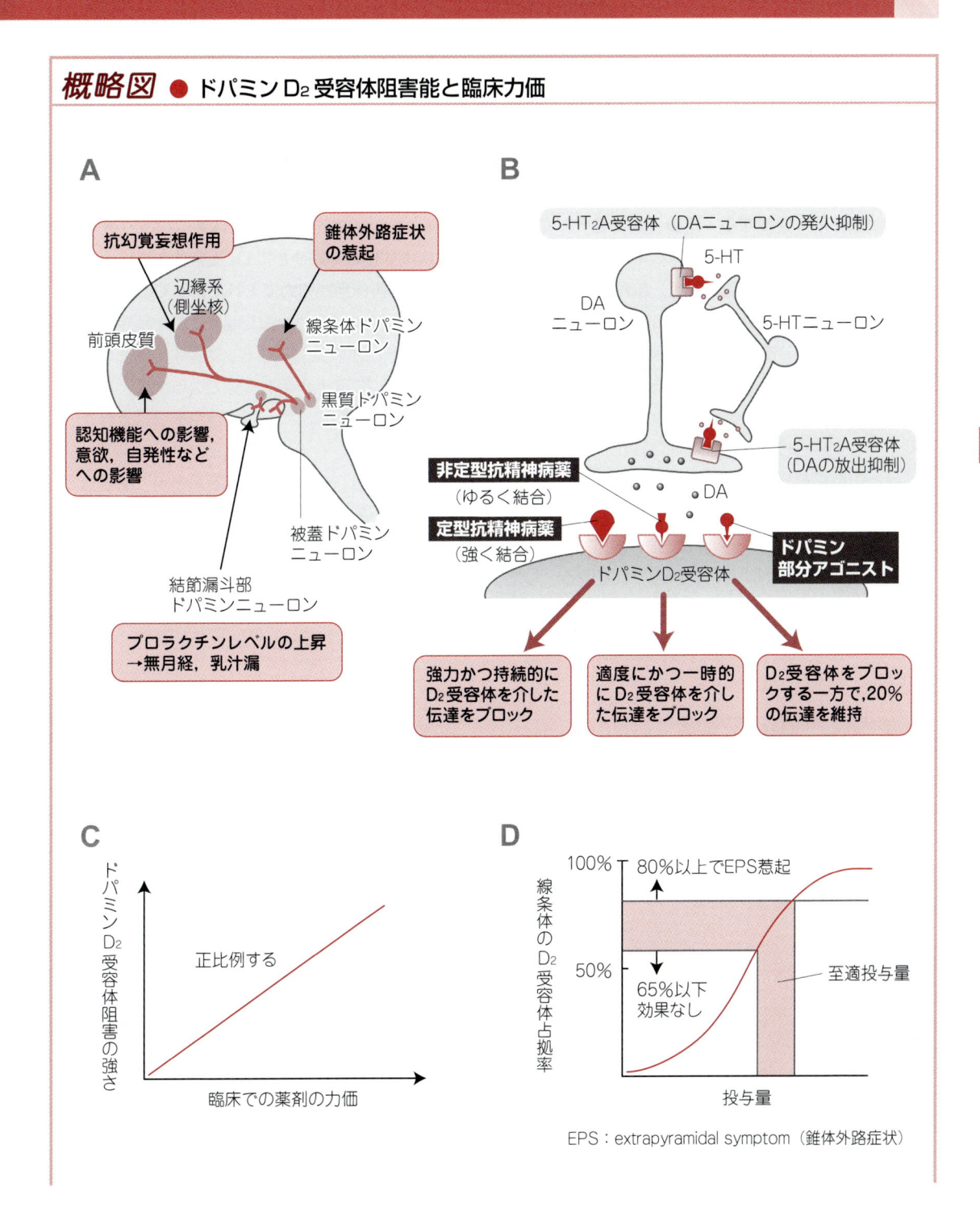

概略図 ● ドパミンD₂受容体阻害能と臨床力価

A

- 抗幻覚妄想作用
- 錐体外路症状の惹起
- 辺縁系（側坐核）
- 前頭皮質
- 線条体ドパミンニューロン
- 黒質ドパミンニューロン
- 認知機能への影響，意欲，自発性などへの影響
- 被蓋ドパミンニューロン
- 結節漏斗部ドパミンニューロン
- プロラクチンレベルの上昇→無月経，乳汁漏

B

- 5-HT₂A受容体（DAニューロンの発火抑制）
- 5-HT
- DAニューロン
- 5-HTニューロン
- 5-HT₂A受容体（DAの放出抑制）
- 非定型抗精神病薬（ゆるく結合）
- 定型抗精神病薬（強く結合）
- DA
- ドパミン部分アゴニスト
- ドパミンD₂受容体
- 強力かつ持続的にD₂受容体を介した伝達をブロック
- 適度にかつ一時的にD₂受容体を介した伝達をブロック
- D₂受容体をブロックする一方で、20%の伝達を維持

C

縦軸：ドパミンD₂受容体阻害の強さ
横軸：臨床での薬剤の力価
正比例する

D

縦軸：線条体のD₂受容体占拠率
横軸：投与量
- 100％
- 80％以上でEPS惹起
- 50％
- 65％以下効果なし
- 至適投与量

EPS：extrapyramidal symptom（錐体外路症状）

抗精神病薬 229

作用機序

　抗精神病薬は神経遮断薬ともいい，主に脳内のドパミン（DA）系に作用して精神病性の興奮や，幻覚や妄想を抑えるとともに，薬理作用を反映した副作用を生じる．主に辺縁系における過剰なDA神経伝達をブロックして抗幻覚妄想作用を発揮する（概略図A）．一方，線条体のDA系の伝達阻害により急性ジストニアやアカシジア，パーキンソン症候群などの錐体外路症状（EPS）を惹起する．下垂体のDA系の伝達阻害によりプロラクチンレベルを上昇させ無月経や乳汁漏を生じる．前頭皮質のDA系の伝達阻害により認知機能障害や意欲，自発性，気分反応性の低下などを生じる．

　抗精神病薬は大きくD_1からD_5まで5つあるDA受容体のうち，D_2受容体を阻害して抗幻覚妄想作用を発揮する．定型（第一世代）抗精神病薬は強力かつ持続的にD_2受容体をブロックする（概略図B）．これに対して非定型（第二世代）抗精神病薬は比較的緩やかにD_2受容体をブロックする．非定型（第二世代）抗精神病薬は5-HT_{2A}受容体阻害作用が強力でそれによってDAニューロンの発火やDAの放出を促進するため錐体外路症状が出にくい．わが国で開発された新規の抗精神病薬であるアリピプラゾールはドパミン部分アゴニストと呼ばれ，ドパミン受容体に結合して過剰な神経伝達を抑制する一方で，それ自体が約20％のアゴニスト作用を有しているため，正常なドパミン神経伝達が維持される．そのため錐体外路症状が出現しにくく，プロラクチンは上昇させず，むしろ下げる傾向にある．

　抗精神病薬の力価とD_2受容体阻害の強さは比例することから，これが抗幻覚妄想作用に関与していると考えられている（概略図C）．一方PETを用いた研究から抗幻覚妄想作用には線条体のD_2受容体が65％以上占拠（阻害）されることが必要であるが，80％以上占拠されると錐体外路症状が出現することが知られている．したがって線条体のD_2受容体を65～80％の間で阻害する用量が至適投与量である（概略図D）．

薬の種類・適応・主な副作用

表1● 主な抗精神病薬とその適応および副作用〔定型（第一世代）抗精神病薬〕

種類	一般名（商品名）	適応	主な副作用	禁忌その他
フェノチアジン誘導体	クロルプロマジン（コントミン®）（ウィンタミン®）	統合失調症，躁病，神経症における不安・緊張・抑うつ，悪心，嘔吐，吃逆など	急性のEPS（急性ジストニア，アカシジア，パーキンソン症状），遅発性のジスキネジア，プロラクチンレベルの上昇に伴う乳汁漏・無月経，体重増加，肥満，鎮静，起立性低血圧（すべての抗精神病薬に共通した副作用）（高用量低力価の薬剤は鎮静作用が，低用量高力価の薬剤はEPSが出やすい）	代表的な低力価定型抗精神病薬

（次ページにつづく↗）

(↙前ページのつづき)

種類	一般名(商品名)	適応	主な副作用	禁忌その他
フェノチアジン誘導体	レボメプロマジン（レボトミン®）（ヒルナミン®）	統合失調症，躁病，うつ病における不安・緊張	起立性低血圧，過鎮静	
	プロペリシアジン（ニューレプチル®）	統合失調症		
	ペルフェナジン（ピーゼットシー®）（トリオミン®）（トリラホン®）	統合失調症，術前・術後の悪心・嘔吐，Ménière症候群（眩暈，耳鳴）		
	フルフェナジン（フルメジン®）	統合失調症		デポ剤あり
チエピン誘導体	ゾテピン（ロドピン®）（ロジゾピロン®）	統合失調症		
ブチロフェノン誘導体	ハロペリドール（セレネース®）（ハロステン®）（リントン®）	統合失調症，躁病	EPSが出やすい	代表的な高力価定型抗精神病薬
	（ケセラン®）	統合失調症，躁病	EPSが出やすい	液剤デポ剤あり
	チミペロン（トロペロン®）	統合失調症，躁病（注射剤のみ）		
	ブロムペリドール（インプロメン®）	統合失調症		
ジフェニルブチルピペリジン誘導体	ピモジド（オーラップ®）	統合失調症，精神遅滞に伴う異常行動・病的症状・精神症状		血中濃度上昇によりQTc延長
イミノジベンジル誘導体	モサプラミン（クレミン®）	統合失調症		
インドール誘導体	オキシペルチン（ホーリット®）	統合失調症		
ベンザミド誘導体	スルピリド（ドグマチール®）（ミラドール®）（アビリット®）	統合失調症，うつ病・うつ状態，胃・十二指腸潰瘍	体重増加，肥満，乳汁漏，無月経	
	スルトプリド（バルネチール®）（バチール®）	躁病，統合失調症の興奮および幻覚妄想状態		
	ネモナプリド（エミレース®）	統合失調症		

表2● 主な抗精神病薬とその適応および副作用〔非定型（第二世代）抗精神病薬〕

種類	一般名（商品名）	適応	主な副作用	禁忌その他
ベンゾキサゾール系化合物	リスペリドン（リスパダール®）	統合失調症	アカシジア，眠気	デポ剤あり
その他	ペロスピロン（ルーラン®）	統合失調症	アカシジア	
	クエチアピン（セロクエル®）	統合失調症	起立性低血圧，鎮静，糖尿病の惹起と悪化，ケトアシドーシス，プロラクチン上昇なし（一過性上昇のみ），EPSを惹起しない（プラセボと同程度）	糖尿病は禁忌
	オランザピン（ジプレキサ®）	統合失調症	顕著な体重増加，肥満，糖尿病の惹起と悪化，ケトアシドーシス	糖尿病は禁忌
	アリピプラゾール（エビリファイ®）	統合失調症	アカシジア	
	ブロナンセリン（ロナセン®）	統合失調症	アカシジアその他のEPS	

疾患別処方のしかた

1）統合失調症

❶ 病態と治療

原因は不明であるが，脳内の主要な興奮性の神経伝達物質であるグルタミン酸系の機能異常，特にNMDA受容体の機能低下などが基盤にあって，思春期以降に心理社会的なストレスがきっかけとなってドパミン系の過活動が生じ，精神病症状が発現すると推定されている．統合失調症の8割以上は再発再燃をくり返して慢性化し，能力障害（生活能力の低下）を伴ってくる．治療の基本は早期発見による早期の治療的介入，抗精神病薬による長期の薬物療法，ストレス対処能力の低下に対する心理社会的サポート，リハビリテーションと生活支援などであるが，薬物療法が不可欠である．わが国では科学的根拠のない多剤大量投与が問題となっているが，欧米では錐体外路症状の出にくい非定型（第二世代）抗精神病薬による単剤治療が主流となっている．

統合失調症の症状には幻覚妄想，興奮などの陽性症状や，自閉，感情の平板化などの陰性症状のほか，気分の高揚や抑うつ，易怒，攻撃性などの感情面の症状，記憶や注意力，言語，実行機能などの認知面の症状がある．精神病症状の中核である幻覚妄想を抑えるには主に辺縁系のドパミンD_2受容体の阻害が有効である．ハロペリドールなどの定型（第一世代）抗精神病薬は強力かつ部位非特異的にD_2受容体を阻害するため，抗幻覚妄想作用も強力であるが，錐体外路症状やプロラクチンレベルの上昇，認知機能や感情の障害なども惹起しやすい．リスペリドンやペロスピロン，クエチアピン，オランザピン，わが国で開発され最近承認されたブロナンセリンなどの非定型（第二世代）抗精神病薬は主に辺縁系のD_2受容体を阻害し，錐体外路症状の惹起や認知感情面への影響が少ないのが利点である．薬物の効果が十分に発現するには8週間以上かかる．急性期治療で陽性症状が消退したならば，数ヵ月の維持投与後，最少有効投与量で長期の再発予防を行う．服薬遵守（コンプライアンス）やアドヒアランス（治療への積極的，主体的参加）が再発予防のポイントとなる．

❷ 副作用

線条体のD_2受容体阻害により急性の錐体外路症状（アカシジア，急性ジストニア，パーキンソン症

状)が生じる．1年以上の長期投与によるD₂受容体の過感受性発現により遅発性ジスキネジアが生じる．下垂体のD₂受容体阻害によりプロラクチンレベルの上昇，乳汁漏，無月経が生じる．前頭皮質，特に前頭前野のDA系の機能抑制により認知機能障害や薬剤性の欠損症候群（意欲・自発性や感情反応性の低下など）を生じる可能性がある．ヒスタミン受容体の阻害により眠気や体重増加が生じる．末梢のアセチルコリン受容体の阻害により口渇，便秘が生じ，$α_1$受容体の阻害により起立性低血圧が生じる．

わが国でも非定型（第二世代）抗精神病薬が治療の中心となっているが，クエチアピンとオランザピン，特にオランザピンは体重増加をきたしやすく，糖尿病の惹起や悪化，ケトアシドーシスによる死亡例があり，糖尿病は投与禁忌となっている．アリピプラゾールでは投与初期に不眠やアカシジアが出やすいため漸増する．

これらの薬剤でも発熱や筋強剛，意識障害などが出現する重篤な副作用である悪性症候群の報告が増えているので注意が必要である．

処方例

- **初発例（維持療法の場合）**
  1) リスペリドン（リスパダール®）
     - 1mg錠　　　1〜4錠/日　分1〜2　食後
     - 2mg錠　　　　　　　　　1〜2錠/日
     - 　　　　分1 夕食後または就寝前 〜 分2 食後
  2) 下記のいずれかを用いる
     - ・オランザピン（ジプレキサ®）
       - 10mg錠　1〜2錠/日　分1　食後
     - ・クエチアピン（セロクエル®）
       - 100mg錠　2〜4錠/日　分2〜3　食後
     - ・ペロスピロン（ルーラン®）
       - 8mg錠　2〜4錠/日　分2〜3　食後
     - ・アリピプラゾール（エビリファイ®）
       - （興奮が目立たない例）
       - 6mg錠　1〜4錠/日　分1〜2　食後

＊いずれも再発再燃例ではやや高い用量が必要である．

2）急性躁病

双極性障害（躁うつ病）は何らかの遺伝的な基礎により，情動に関与した脳部位の神経細胞の過剰な興奮や機能低下が生じて躁状態やうつ状態を反復すると推定されている．薬物療法は炭酸リチウムを中心に，バルプロ酸やカルバマゼピンなどの気分安定薬が中心となる．抗精神病薬は易怒攻撃性の強い中等症以上の躁状態に対して上記の気分安定薬と併用して用いる．抗精神病薬は躁病性の興奮や気分に対して気分安定薬よりも効果発現が早い．抗精神病薬が有効なことから躁状態においてはDA系の過活動が一部関与していることが推定される．従来はハロペリドールやレボメプロマジン，スルトプリド，ゾテピン（保険適応外）がよく用いられたが，欧米ではオランザピンやリスペリドンが繁用されている（わが国では両薬剤とも保険適応外）．躁状態の改善とともに過鎮静や錐体外路症状が出やすくなるので，適宜漸減終了し気分安定薬中心の薬物療法とする．

処方例

- **下記のいずれかを用いる**
  1) ハロペリドール（セレネース®）
     - 3mg錠　3〜6錠/日　分3　食後
  2) ゾテピン（ロドピン®）
     - 25mg錠　3〜6錠/日
     - 分3〜4　食後　就寝前（保険適応外）
  3) スルトプリド（バルネチール®）
     - 100mg錠　3〜12錠/日　分3　食後
  4) リスペリドン（リスパダール®）
     - 2mg錠　1〜3錠/日
     - 分1〜2　食後（保険適応外）
  5) オランザピン（ジプレキサ®）
     - 10mg錠　1〜2錠/日
     - 分1　夕食後（保険適応外）

3）せん妄，高齢者（認知症含む）の幻覚妄想状態（保険適応外）

せん妄は一過性の意識障害を基盤に幻覚妄想，不穏状態を呈するもので夜間に出やすい．脳機能

の低下した高齢者や認知症患者が身体疾患のため入院して，環境が変化した場合生じやすい．アルツハイマー型認知症や脳血管性認知症では記憶障害を基盤とした被害妄想や，認知機能障害に続発した幻覚妄想などがよくみられる．不穏や行動異常が目立つ場合にはごく少量の抗精神病薬が用いられるが，過鎮静やパーキンソン症状，起立性低血圧などが出やすいため副作用に注意してごく少量を短期に用いる．高齢の認知症患者の行動障害に非定型（第二世代）抗精神病薬を使用した場合，心不全や突然死，肺炎などによる死亡のリスクがプラセボの約1.6倍高くなることが明らかとなっており，できるだけ使用は避けるべきであろう．

> **処方例**
> ● せん妄想の場合：経口摂取が可能な場合
> 1) クエチアピン（セロクエル®）
>   25～100mg　1日1回（保険適応外）
> 2) リスペリドン（リスパダール®）
>   0.5～2mg　1日1回（保険適応外）

4) その他の症候性の幻覚妄想状態（保険適応外）

覚醒剤（アンフェタミン，メトアンフェタミン）やステロイドその他の中枢作用を有する薬剤，全身性エリテマトーデスなどの中枢神経系を侵す疾患では，メカニズムは不明であるが，おのおのDA系の過剰伝達，セロトニンの代謝異常，脳の器質的変化を基盤として幻覚妄想状態が出現しやすい．不穏興奮や幻覚妄想が顕著な場合には短期間抗精神病薬が用いられる．

> **処方例**
> ● 下記のいずれかを用いる
> 1) ハロペリドール（セレネース®）
>   0.75mg錠　3～6錠/日
>   分3　食後（保険適応外）
> 2) リスペリドン（リスパダール®）
>   1mg錠　2～4錠/日
>   分2　食後（保険適応外）

⚠ 投薬時の注意点

抗精神病薬は効果の出方や副作用発現に個人差が大きいので少量から用いる．副作用は1回の投与でも出現する．抗精神病薬のなかでも特に定型（第一世代）抗精神病薬は，その強力なD_2受容体阻害作用による鎮静や錐体外路症状を起こしやすく，不快気分が出やすい薬剤である．ハロペリドールの少量投与でも若い男性では急性ジストニアやアカシジアが，中高年以上の女性ではパーキンソン症状や遅発性ジスキネジアが出やすいので注意が必要である．そのためビペリデン（アキネトン®）やプロメサジン（ピレチア®）などの抗パーキンソン薬の併用を要する場合が多い．また下垂体のD_2受容体阻害によるプロラクチンの上昇とそれに伴う乳汁漏や無月経も多い．

非定型（第二世代）抗精神病薬は幻覚妄想に対する効果は定型（第一世代）抗精神病薬と変わらないが，認知機能や感情面に与える悪影響が少なく，かつ錐体外路症状やプロラクチンの上昇が少ないので第一選択の薬剤である．ただし若い男性の統合失調症の患者では清涼飲料水の多飲によるペットボトル症候群から糖尿病性のケトアシドーシスを起こすリスクが高いので注意が必要である．現在オランザピンとクエチアピンは糖尿病およびその既往のある患者に対しては投与禁忌となっている．特にオランザピンは急激な体重増加をきたしやすいので生活や食事の指導と血糖値のチェックが欠かせない．

👍 患者さんに説明するときのコツ

幻覚や妄想などの精神病の体験は患者本人にとっては現実の出来事であるので，薬物療法以前に患者の体験している不安や恐怖を共感的に理解し，信頼を得ることが不可欠である．せん妄など意識障害のある場合を除いては現実検討能力の損なわれた幻覚妄想状態の患者といえども投薬に対するインフォームドコンセントが必要である．その病気に対して薬が必要であるとか，これは幻覚妄想を抑える抗精神病薬であるといった説明は患者の反発や拒絶を招きやすい．幻覚妄想状態の場合には患者の不安や恐怖

に共感を示すとともに，患者がこれまで味わってきた苦労に対する労をねぎらい，患者がこれまでとってきた方法が功を奏しなかったことを確認し合う．

そのまま放置すると精神ばかりではなく脳神経の働きまで損なわれてしまうこと，薬物は過剰な外界からの刺激から脳を守るものであることを説明する．その場合に投与初期に起こりやすい副作用とその対処法についても説明する．

参考文献

1) 田島　治：統合失調症患者の抗精神病薬への反応の特徴．「新世紀の精神科治療1　統合失調症の診療学」（松下正明 編），pp.93-104, 中山書店，2002

<田島　治>

6. 精神科系

2. 抗不安薬

概略図 ● 抗不安薬の作用機序

概略図1 ● ベンゾジアゼピン系抗不安薬のGABA$_A$受容体への作用

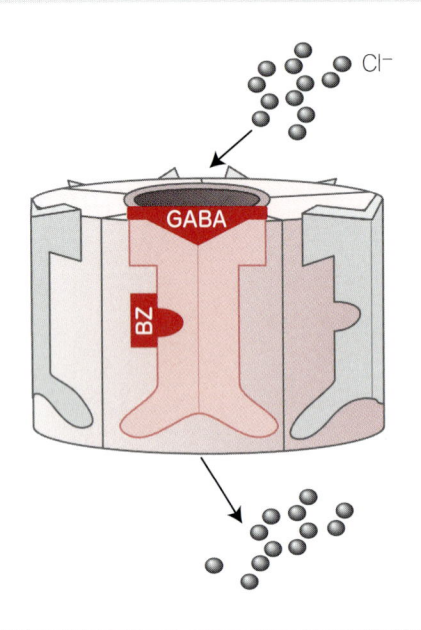

ベンゾジアゼピン系抗不安薬

GABA（γ-aminobutyric acid）$_A$受容体にベンゾジアゼピン系抗不安薬が作用することにより，GABA単独のときよりも，強く塩素イオンチャネルを開くことができる．これにより，神経細胞の興奮が抑えられ，抗不安作用が発揮される

概略図2 ● セロトニン部分作動性抗不安薬のセロトニン受容体への作用

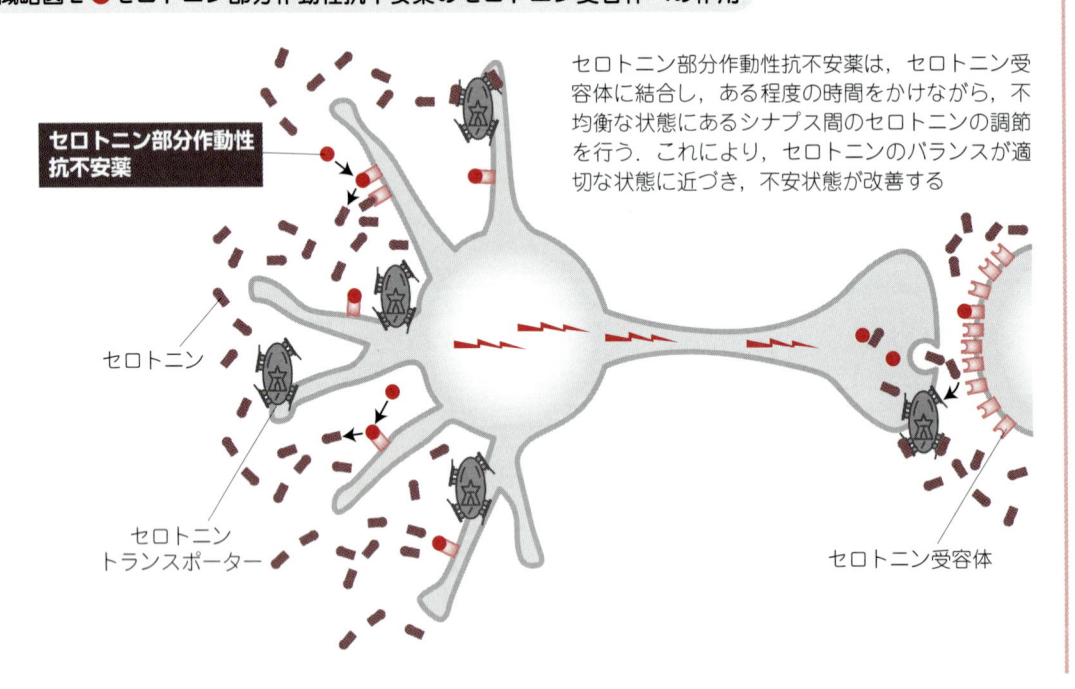

セロトニン部分作動性抗不安薬は，セロトニン受容体に結合し，ある程度の時間をかけながら，不均衡な状態にあるシナプス間のセロトニンの調節を行う．これにより，セロトニンのバランスが適切な状態に近づき，不安状態が改善する

セロトニン部分作動性抗不安薬

セロトニン

セロトニントランスポーター

セロトニン受容体

作用機序

1）ベンゾジアゼピン系抗不安薬

γ-アミノ酪酸（GABA：γ-aminobutyric acid）作動性神経は，不安との関連が深いことが知られている．グルタミン酸脱炭酸酵素によって，グルタミン酸から合成されるGABAによりGABA_A受容体が占拠されると，神経細胞の塩素イオンの透過性が急激に上昇し，神経細胞の興奮が抑制される．この作用により，不安が軽減されると考えられている．

ベンゾジアゼピン系抗不安薬は，GABAと同時に受容体に作用することによって，GABA単独以上に塩素イオンの透過性を増強する（概略図1）．

すなわち，ベンゾジアゼピンは，単独で作用するわけではなく，GABAの作用を増強することにより，抗不安作用を発揮する．

互いに類似した作用があることからも連想されるように，GABA_A受容体には，ベンゾジアゼピン系抗不安薬が結合する部位だけではなく，バルビツール酸やアルコールが結合する部位も存在する．

2）セロトニン部分作動性抗不安薬

不安にはセロトニンも関与しており，シナプス間のセロトニンのバランスが不均衡になることによっても，不安が引き起こされる．**セロトニン部分作動性抗不安薬は，セロトニン受容体に選択的に結合することによって，セロトニンのバランスの不均衡を是正し，不安を改善する**（概略図2）．セロトニンは抑うつにも関与しているため，セロトニン部分作動性抗不安薬は，抑うつに対する有効性も示唆されているが，現在では，主に全般性不安障害に対する薬剤として使用されている．セロトニン部分作動性抗不安薬は，抗うつ薬と同様に治療効果の発現までに一定の期間を要することから，この種の抗不安薬の効果は，受容体の占拠によるものではなく，神経細胞や受容体の順応によるものであると考えられている．

薬の種類・適応・主な副作用

種類	適応	主な副作用
ベンゾジアゼピン系	心身症，神経症	眠気，依存，耐性，ふらつき，呼吸抑制，せん妄，記銘力障害
セロトニン部分作動性（タンドスピロンクエン酸塩）	心身症，神経症	眠気，めまい
抗ヒスタミン系（ヒドロキシジン塩酸塩）	神経症	眠気，倦怠感，めまい

疾患別処方のしかた

いずれの精神疾患（統合失調症，うつ病，不安障害など）においても，病的な不安が生じるメカニズムに差異はなく，抗不安薬の使用によって軽快しうる．それゆえ，抗不安薬に関しては，疾患別の処方例ではなく，一般的な説明のみ記すこととする．

1）ベンゾジアゼピン系抗不安薬

不安・焦燥感の強さ，持続時間，出現頻度などに合わせて薬剤を選択する．1日あたりの服薬回数は，半減期によって異なる．短時間作用型のエチゾラム，アルプラゾラムなどでは，1日3回投与とする．パニック発作などの発作的な不安・焦燥感に対して

表1 ● ベンゾジアゼピン系抗不安薬の作用時間と作用強度

薬剤名	作用時間	作用強度
トフィソパム（グランダキシン）*1	短 ↑	弱
クロチアゼパム（リーゼ®）		弱
エチゾラム（デパス®）		中
アルプラゾラム（ソラナックス®，コンスタン®）		中
ロラゼパム（ワイパックス®）		強
ブロマゼパム（レキソタン®，セニラン®）		強
オキサゾラム（セレナール®）		弱
メダゼパム（レスミット®）		弱
クロルジアゼポキシド（バランス®，コントール®）		弱
フルジアゼパム（エリスパン®）		中
メキサゾラム（メレックス®）		中
クロキサゾラム（セパゾン®）		強
ジアゼパム（セルシン®，ホリゾン®）		中
クロナゼパム（リボトリール®，ランドセン®）*2	↓	強
ロフラゼプ酸エチル（メイラックス®）		中
フルトプラゼパム（レスタス®）	超長	強

＊1：自律神経調節薬　＊2：抗てんかん薬　　　　　　　　　文献3をもとに作成

は，頓服的に使用する．一方，ロフラゼプ酸エチルなどの長時間作用型の薬剤は，1日1回の投与で済むというメリットがあり，夕食後または就眠前に処方することで，催眠薬＋抗不安薬の作用を期待することができる．各薬剤の半減期と力価に関しては，表1を参照のこと．

ベンゾジアゼピン系抗不安薬を突然中止した場合に離脱症状がみられることがあるため注意する必要がある．具体的な離脱症状としては治療の標的症状である不眠や不安が反跳性に出現することが多く，まれにけいれん発作を起こすこともある．

> **処方例**
> ● 下記のいずれかを用いる
> 1）ロフラゼプ酸エチル（メイラックス®）
>   　1あるいは2mg錠　2mg/日　分1　夕食後
> 2）ロラゼパム（ワイパックス®）
>   　0.5あるいは1mg錠　0.5～1mg　頓服
>   　パニック発作（不安発作）時

> ● 高齢者の場合
> コントール® または セレナール®
>   　5あるいは10mg錠
>   　10～30mg/日　分2～3回食後

2）セロトニン部分作動性抗不安薬

ベンゾジアゼピン系抗不安薬とは異なる機序で抗不安作用を示すため，アルコール，ベンゾジアゼピン，鎮静・催眠薬と薬物相互作用を起こさず，依存や離脱症状も生じない．有害作用の面からも，抑うつを伴う高齢者に対しても処方しやすい薬剤である．

また，セロトニン部分作動性抗不安薬（タンドスピロンクエン酸塩）を処方する際には，効果の発現までに2～4週間を要する（即効性はない）旨を，あらかじめ説明しておく．

> **処方例**
> タンドスピロンクエン酸塩（セディール®）
>   　5あるいは10mg錠　30～60mg/日
>   　分3　毎食後

3）抗ヒスタミン系抗不安薬

　精神科以外の医師でも使い慣れていることや，ベンゾジアゼピン系抗不安薬と比較して依存性が低いことなどより，術後の不隠状態や不眠に対して，しばしば使用されることがある．

> **処方例**
>
> **ヒドロキシジン（アタラックス®）**
> 　10あるいは25mg錠　75～150mg/日
> 　　　　　　　　分3～4　毎食後または眠前

⚠ 投薬時の注意点

1）ベンゾジアゼピン系抗不安薬

　眠気や注意力，集中力，反射運動能力の低下などが起こることがあるため，服用中は，自動車の運転など，危険を伴う機械の操作に従事しないようにきちんと説明しておく必要がある．ちなみに，ベンゾジアゼピンの服用者では，非内服者と比較して，10数倍の交通事故のリスクがあるという報告もある．

　高齢者では，めまいやふらつきなどの有害作用が出現しやすく，転倒の原因にもなるため，注意が必要である．投与後1週間以内は，これらの有害作用が特に出現しやすいため，注意を促す必要がある．

　高齢者や肝障害例では代謝機能が低下しているため，半減期が長く，活性代謝産物をもつジアゼパムなどよりも，半減期が短く，グルクロン酸抱合により直接に代謝されるロラゼパムなどの方が，蓄積の心配も少なく使用しやすい．

　半減期が短く，高力価のベンゾジアゼピン系薬剤は，長期使用になるほど依存性が生じやすくなるため，原則として2～4週間以上は連続投与しない．薬物依存を起こしやすいと思われる性格傾向の患者への処方には，特に注意が必要である．また，患者の訴えが多彩な場合に，対症療法的に抗不安薬を処方するケースがしばしば認められるが，このような患者においては，一般の患者と比較しても依存や耐性の問題が生じやすいため，さらに注意が必要である．

　少量でも長期にわたって使用していた場合には，耐性が生じていなくとも，中止時に離脱症状が出現することにより薬剤の中止ができない常用量依存も，しばしば認められる．そのため，中止する際には，急速ではなく，徐々に減量していく必要がある．

　急性狭隅角緑内障，重症筋無力症の患者には禁忌となっている．

2）セロトニン部分作動性抗不安薬

　目立った副作用もなく，処方しやすい薬剤であるが，直接的な鎮静作用がないため，服薬感に乏しく，怠薬の原因にもなりかねない．そのため，効果の発現までに一定の期間が必要であることについては，前もって説明しておく必要がある．また，ベンゾジアゼピン系抗不安薬との交叉耐性をもたないため，ベンゾジアゼピン系抗不安薬からの薬剤の置き換えを行う場合には，前の薬剤を徐々に減量する必要がある．

👆 患者さんに説明するときのコツ

　ベンゾジアゼピン系抗不安薬の服用に関して，「やめられなくなるのではないか？」，「ぼけるのではないか？」と過度に心配されることがある．また，反対に，長期の服用に対しても疑問を抱かず，乱用傾向となる患者も存在する．前者に対しては，医師の指示通りに服用していれば，薬剤の中止は可能であることや，認知症を起こす心配は全くないことを，説明するとよいであろう．後者に対しては，常用量依存（前述）を含む依存症の危険性についてしっかりと説明を行い，場合によっては，処方量の調整なども行うべきである．

文献・参考文献

1）「カプラン精神科薬物ハンドブック　第3版」（神庭重信，山田和男，八木剛平 監訳），メディカル・サイエンス・インターナショナル，2003
2）「精神薬理学エセンシャルズ　第2版」（仙波純一 訳），メディカル・サイエンス・インターナショナル，2002
3）「今日の治療薬」（水島　裕 編），南江堂，2009

　　　　　　　　　　＜平田卓志，山田和男，神庭重信＞

第2章　各科別 薬の作用機序と処方例

6．精神科系

3．抗うつ薬

概略図 ● 抗うつ薬のモノアミン神経に対する薬理作用

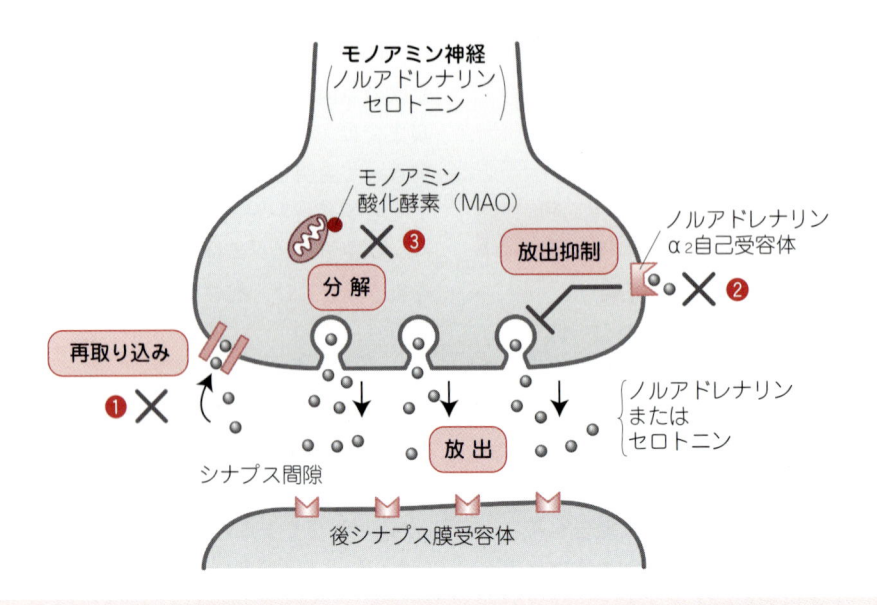

❶ ノルアドレナリン再取り込み阻害 …… 三環系抗うつ薬，四環系抗うつ薬（マプロチリン），SNRI
❶ セロトニン再取り込み阻害 ………… 三環系抗うつ薬，SSRI，SNRI
❷ ノルアドレナリンα₂自己受容体阻害 … 四環系抗うつ薬（ミアンセリン，セチプチリン）
❸ モノアミン酸化酵素（MAO）阻害 …… MAO阻害薬

MAO：monoamine oxidase（モノアミン酸化酵素）
SSRI：selective serotonin reuptake inhibitor（選択的セロトニン再取込み阻害薬）
SNRI：serotonin noradrenaline reuptake inhibitor（セロトニン・ノルアドレナリン再取込み阻害薬）

作用機序

　すべての抗うつ薬は図示した3種類の異なる薬理作用〔①ノルアドレナリンないしはセロトニン再取り込み阻害，②ノルアドレナリンα₂自己受容体阻害，③モノアミン酸化酵素（MAO）阻害〕によって，**シナプス間隙のノルアドレナリンもしくはセロトニン濃度を上昇させる**．しかし，注意しなければならないことは，この薬理作用は急性のもので，服薬直後から脳内にそのような変化が生じ，服薬を続ける限り持続する性格のものだということである．一方，抗うつ薬の臨床効果の発現には1～2週間を要し，この急性の薬理作用と臨床効果の間には時間的乖離が存在する．この事実を主な根拠として，ノルアドレナリンやセロトニンのシナプス間隙内濃度上昇を，直接的な抗うつ効果と結びつけて考えられてはいない．

実際，ノルアドレナリン，セロトニンへの作用の軽重によって，抗うつ薬の臨床効果に差はみられない．現実的な抗うつ薬の選択は，副作用と臨床作用強度のバランスで行われている．抗うつ薬の開発は副作用の軽減をめざして行われてきており，三環系抗うつ薬，四環系抗うつ薬，そしてSSRI（選択的セロトニン再取込み阻害薬）やSNRI（セロトニン・ノルアドレナリン再取込み阻害薬）と新しくなるに従い，副作用は軽減されている．しかし，抗うつ作用強度の増強や，抗うつ作用発現までの時間短縮は果たされていない．

薬の種類・適応・主な副作用

種類	一般名（商品名）	適応	副作用
三環系抗うつ薬	イミプラミン　　　（トフラニール®） クロミプラミン　　（アナフラニール®） アミトリプチリン　（トリプタノール®） ノルトリプチリン　（ノリトレン®） アモキサピン　　　（アモキサン®）	うつ病・うつ状態， （遺尿症）	口渇，便秘，排尿障害， 目のかすみ，起立性低血圧， 心臓の伝導障害，せん妄
四環系抗うつ薬	ミアンセリン　　　（テトラミド®） マプロチリン　　　（ルジオミール®） セチプチリン　　　（テシプール®）	うつ病・うつ状態	口渇，便秘，排尿障害， 目のかすみ，心臓の伝導障害， せん妄
SSRI	フルボキサミン （ルボックス®，デプロメール®）	うつ病・うつ状態， 強迫性障害， 社会不安障害	胃腸障害（嘔気，下痢）， セロトニン症候群 （意識障害，発熱，発汗，ミオクローヌス）
	パロキセチン（パキシル®）	うつ病・うつ状態， パニック障害， 強迫性障害	不眠，焦燥，嘔気，眠気， セロトニン症候群
	セルトラリン（ジェイゾロフト®）	うつ病，うつ状態， パニック障害	嘔気，眠気，セロトニン症候群
SNRI	ミルナシプラン（トレドミン®）	うつ病・うつ状態	排尿障害，嘔気

疾患別処方のしかた

1）内因性うつ病

　うつ病に対する抗うつ薬療法の原則は，単剤を十分量，十分期間投薬することである．十分量とは，
- 三環系抗うつ薬イミプラミン（トフラニール®）換算で200 mg/日以上

を意味し，例えば
- SSRIのパロキセチン（パキシル®）では30〜40 mg/日
- フルボキサミン（ルボックス®，デプロメール®）では100〜150 mg/日
- セルトラリン（ジェイゾロフト®）では75〜100 mg/日
- SNRIのミルナシプラン（トレドミン®）では75〜100 mg/日

は投与すべきである．4週間投与しても効果が得られない場合に，はじめて他剤への変更・併用を考えるべきである．

　抗うつ薬の選択は臨床作用強度と副作用のバランスから考慮すべきで，最近は新しく登場したSSRIやSNRIが副作用が軽いことを理由に第一選択薬となっている．しかし，重症の場合は副作用の面で難点があっても三環系抗うつ薬などのより強力な薬剤

表1●抗うつ作用強度と副作用に基づく抗うつ薬の分類

A群：副作用が軽く，抗うつ作用が中等度以上	
三環系二級アミン	ノルトリプチリン（ノリトレン®）
第二世代三環系	アモキサピン（アモキサン®）
四環系	マプロチリン（ルジオミール®）
SSRI	パロキセチン（パキシル®）
SNRI	ミルナシプラン（トレドミン®）
B群：副作用は軽微だが，抗うつ作用も弱い	
四環系	ミアンセリン（テトラミド®），セチプチリン（テシプール®）
トリアゾロピリジン系	トラゾドン（デジレル®，レスリン®）
SSRI	フルボキサミン（ルボックス®，デプロメール®），セルトラリン（ジェイゾロフト®）
C群：副作用が強いが，抗うつ作用も強い	
第一世代三環系	イミプラミン（トフラニール®），クロミプラミン（アナフラニール®），アミトリプチリン（トリプタノール®）など

を選択すべきである．副作用と臨床作用強度から抗うつ薬を大きく3群に分けてみたが（表1），重症度，年齢などを配慮しつつこの分類表を参考に薬剤選択を行われたい．

処方例

● 軽症うつ病もしくは高齢者の場合，下記のいずれかを用いる
  1）フルボキサミン（ルボックス®，デプロメール®）
     25あるいは50mg錠　100〜150mg/日
     　　　　　　　　　　　　　分3　食後
  2）セルトラリン（ジェイゾロフト®）
     25あるいは50mg錠　75〜100mg/日
     　　　　　　　　　　　　　分1　食後
  ＊副作用の吐気の対策としてテプレノン（セルベックス®）やモサプリドクエン酸塩（ガスモチン®）を併用する．
  3）ミルナシプラン（トレドミン®）
     15あるいは25mg錠　75〜100mg/日
     　　　　　　　　　　　　　分3　食後

● 中等症うつ病の場合，下記のいずれかを用いる
  1）パロキセチン（パキシル®）
     10あるいは20mg錠　20〜40mg/日
     　　　　　　　　　　　　　分1〜2　食後

  2）ノルトリプチリン（ノリトレン®）
     25mg錠　75〜125mg/日　分2　食後

2）神経症性うつ病（気分変調症，適応障害）

　日常の臨床場面で積極的に抑うつ気分を訴えてくる患者の多くは内因性うつ病ではなく，神経症性うつ病であり，本質的に内因性うつ病とは異なる．鑑別はそれほど容易ではないが，治療上重要である．なぜならば，本来神経症性うつ病に対する抗うつ薬の有効性はきわめて低く，治療の中心は精神療法であり，内因性うつ病の治療とはおおいに異なるからである．しかし，近年SSRIが登場し，神経症性うつ病の抑うつ気分に対し，さらにはクヨクヨ，ウジウジと落ち込みやすい性格傾向に対してまでもSSRIが有効であることが確認され，治療法が一変し，SSRIによる薬物療法の比重が高まってきている．
　内因性うつ病との主な鑑別ポイントは

① 神経質で物事にこだわりやすく，悩みを内にためこみやすいという神経症性性格
② 抑うつ症状が状況依存性に変動する
③ 思考抑制がみられない
④ 早朝覚醒・日内変動がみられない
⑤ 自責的ではなく他責的である

の5点である．

> **処方例**
>
> ● 下記のいずれかを用いる
>   1) フルボキサミン（ルボックス®，デプロメール®）
>   25あるいは50mg錠
>   50～100mg/日　分2～3　食後
>   2) セルトラリン（ジェイゾロフト®）
>   25あるいは50mg錠　25～75mg/日
>   　　　　　　　　　　分1　食後
>   3) パロキセチン（パキシル®）
>   10あるいは20mg錠　10～20mg/日
>   　　　　　　　　　　分1～2　食後

3）パニック障害

突然発作性に襲ってくる不安（恐怖）ならびに不安による身体症状（主には自律神経症状：動悸，呼吸促迫，窒息感，めまい感，発汗，しびれ）をパニック発作と呼ぶ．このパニック発作をくり返し，「いつ発作が襲ってくるかわからない」と常に予期不安を抱く状態が典型的なパニック障害である．多くの場合，発作が起こった場合に逃げることができないか，助けを呼べない場所に対する恐怖を抱き，具体的には1人での外出，混雑した場所，バス，列車などを恐れる（広場恐怖，乗り物恐怖）．

予期不安など全般的な不安に対しては抗不安薬が有効であるが，パニック発作・恐怖症に対してはSSRIをはじめとするセロトニン再取込み阻害作用の強い抗うつ薬が有効である．

> **処方例**
>
> ● 下記のいずれかを用いる
>   1) セルトラリン（ジェイゾロフト®）
>   25あるいは50mg錠　50～100mg/日
>   　　　　　　　　　　分1　食後
>   2) パロキセチン（パキシル®）
>   10あるいは20mg錠　20～40mg/日
>   　　　　　　　　　　分1～2　食後
> ＊ 抗不安薬の併用は必要によって行われる
>   ・アルプラゾラム（ソラナックス®，コンスタン®）
>   0.4mg錠　0.8～1.2mg/日　分2～3　食後
>   または
>   ・ロフラゼパム酸エチル（メイラックス®）
>   1あるいは2mg錠　2mg/日　分1～2　食後

4）強迫性障害

強迫観念と強迫行為がみられる．強迫観念とは自分の本来の意図に抗して浮かんでくる考えで，不安を伴う内容が多く，そう考えることが不合理であると自覚はしているが，抑えようとすれば不安が増大する．また，強迫観念に追い込まれ，その不安を打ち消そうとして反復する常同的行為が強迫行為である．強迫行為についても無意味・不合理であるとの自覚は有しているが，抗うことで不安が増大する．

SSRIをはじめとするセロトニン再取込み阻害作用の強い抗うつ薬が有効であることから，強迫性障害の生物学的要因としてセロトニン神経系の機能異常が想定されている．

> **処方例**
>
> ● 下記のいずれかを用いる
>   1) パロキセチン（パキシル®）
>   10あるいは20mg錠　20～40mg/日
>   　　　　　　　　　　分1～2　食後
>   2) クロミプラミン塩酸塩（アナフラニール®）
>   25mg錠　75～200mg/日　分3　食後

5）身体表現性障害（心因性疼痛）

身体的異常が存在しないか，存在してもその身体症状の程度を説明するほどの異常所見がみられず，心理的要因から引き起こされた身体的愁訴を身体的不定愁訴と呼ぶ．身体表現性障害はまさにこの身体的不定愁訴を発来させる神経症圏の疾患で，疼痛，しびれ，ふらつき，めまい感など訴えはきわめて多彩で執拗である．検査上異常がみられないことを説明しても納得せず，長年にわたって症状は持続する．

これまでは抗不安薬などの投与がなされてきたが効果はなく，「手を焼く患者」との印象が強かった．しかし，SSRIによって特異的に短期間のうちに身体的愁訴，さらには執拗なこだわりが消退することが確認され，その臨床効果が注目されている．

処方例

- 下記のいずれかを用いる
  1) フルボキサミン（ルボックス®, デプロメール®）　　　　　　　25あるいは50 mg錠
     50〜100 mg/日　分2〜3　食後
  2) セルトラリン（ジェイゾロフト®）
     25あるいは50 mg錠　25〜75 mg/日
     　　　　　　　　　　　分1　食後
  3) パロキセチン（パキシル®）
     10あるいは20 mg錠　10〜20 mg/日
     　　　　　　　　　　　分1〜2　食後

投薬時の注意点

① うつ病の治療上重要なことは、くり返しになるが十分量の抗うつ薬（イミプラミン換算200 mg/日以上）を十分期間（2カ月程度）服用しないと抗うつ効果が得られないことである。中途半端な服薬量ではうつ病の十分な改善が得られず、遷延化・難治化につながるので注意すべきである。

② 抗うつ効果発現までに約2週間を要することは抗うつ薬の特徴である。このことは事前に患者さんに説明しておくべきである。

③ 最近の抗うつ薬、SSRIやSNRIでは解消されているが、従来の抗うつ薬で問題になるのは抗コリン性の副作用（口渇、便秘、排尿障害、麻痺性イレウス）や心血管系への副作用である。特に副作用が発現しやすい高齢者では尿閉、麻痺性イレウスやせん妄がしばしばみられるので注意すべきである。

患者さんに説明するときのコツ

うつ病患者さんは自責感・自己卑小感が強く、往々にして「病気ではなく、ただ怠けているだけ」と考えて病識に欠けている。そのため、治療開始にあたっては病気や抗うつ薬療法についてのきめ細やかな説明が必要である。以下に具体的なポイントを示す。

① 身体の病気と同様の「脳の病気」であり、「怠け」ではないことを説明する
② 抗うつ薬の服用によって2〜3カ月程度で治癒すること、服薬して1〜2週間は効果が現れないことを説明する
③ 治療は医者に任せて、「悪あがき」はやめて、何もしないでゆっくり休むことを指示する
④ 元気になるまでは重大な決断をしないよう指示する
⑤ 自殺しないことを約束させる

参考文献

1) 渡辺義文：抑うつ神経症、身体化障害へのfluvoxamineの使用試験．「SSRI最新情報 Fluvoxamineの臨床効果を検証する」（村崎光邦, 上島国利, 樋口輝彦 編）, pp.79-83, 協和企画, 2000
2) 渡辺義文：抗うつ薬の使用法．Depression Frontier, 1：65-68, 2003
3) 渡辺義文：うつ病．日本医師会雑誌特別号「精神障害の臨床」, 131：s132-s135, 2004
4) 渡辺義文：身体愁訴とうつ近縁疾患．綜合臨床, 54：3092-3096, 2005

<渡辺義文>

4. 睡眠薬

概略図 ● 睡眠薬の作用機序

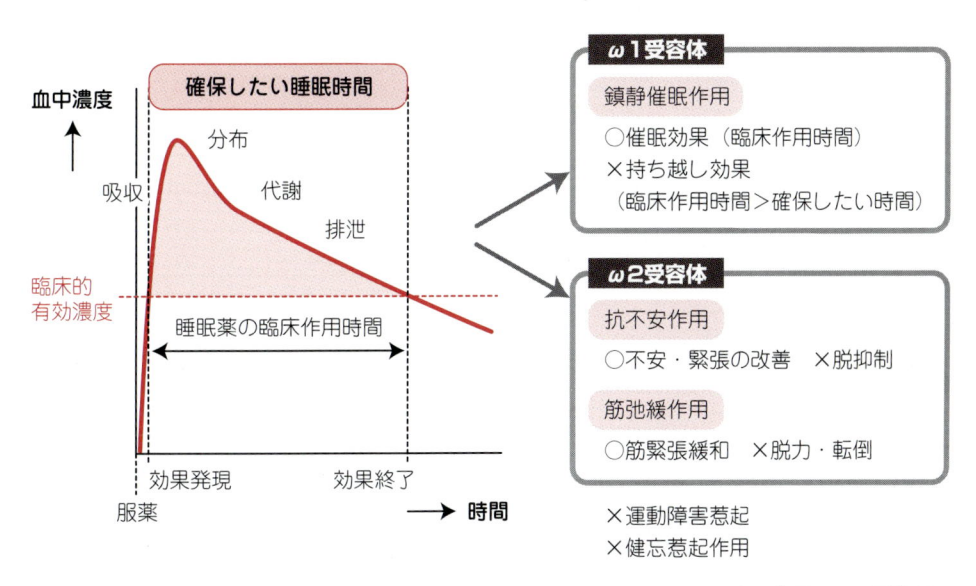

ω1受容体
鎮静催眠作用
○催眠効果（臨床作用時間）
×持ち越し効果
（臨床作用時間＞確保したい時間）

ω2受容体
抗不安作用
○不安・緊張の改善　×脱抑制
筋弛緩作用
○筋緊張緩和　×脱力・転倒

×運動障害惹起
×健忘惹起作用

○：作用，×：副作用

作用機序

　睡眠薬を投与する場合には，催眠作用が，確保したい，あるいは望まれる睡眠時間の間だけ作用し，起床後にはできうる限りこの作用がないことが要求される．睡眠薬を有効に使用するには，薬物の作用だけでなく薬物動態を考える必要がある．

　現在，睡眠薬として使われているのはベンゾジアゼピン受容体作動薬である．**ベンゾジアゼピン受容体作動薬は，$GABA_A$系の抑制性神経機構を増強することで催眠作用を示すと考えられている．**不眠には，入眠障害，中途覚醒，早朝覚醒がある．さらに，これらに熟眠障害を伴うことがある．睡眠薬を選択する際に考慮すべき点として，臨床的有効血中濃度に達して催眠作用が発現するまでの時間と臨床的有効血中濃度を上回る時間（作用持続時間）が重要である．前者には最高血中濃度に達する時間（t_{max}）が，後者には血中半減期（$t_{1/2}$）が参考になる．高力価の薬物や高用量投与時では，血中半減期を超えても臨床的有効濃度以上の血中濃度を示し催眠作用が残る場合があるため，注意が必要である．t_{max}には，吸収と分布が関係する．ベンゾジアゼピンの吸収は基本的に消化管の運動に依存するため，食物摂取時などは吸収が早まり，抗コリン作用により消化管運動を抑制する薬物の投与などで吸収が遅れる．さらに，脂肪組織の比率が高いと体重あたりの分布容量が高まり血中濃度上昇が遅延する．肝機能低下や代謝を阻害する薬物を服用している際に代謝が，腎機能低下で排泄がそれぞれ遅延する点にも注意する必要がある．

ベンゾジアゼピン受容体サブタイプのうち催眠作用はω1受容体が関連し，抗不安作用や筋弛緩作用はω2受容体が関連すると考えられている．現在利用しうる睡眠薬はほとんどが両受容体へ作用するが，催眠作用だけを期待する場合は，よりω1受容体選択性の高い薬剤を用いる．一方，不眠に伴うことの多い不安・緊張に対する抗不安作用や肩こりなどの筋緊張症状の緩和を期待する場合には，両受容体に作用する薬物が望ましい．

薬の種類・適応・主な副作用

	一般名	t_{max}（時間）	$t_{1/2}$（時間）	筋弛緩・抗不安作用 （ω2受容体への作用）
超短時間型	トリアゾラム	1.2	2.9	＋
	ゾピクロン	0.8	3.9	±
	ゾルピデム	0.7〜0.8	1.8〜2.3	±〜−
短時間型	エチゾラム	3.3	6.3	＋
	ブロチゾラム	1.5	7.0	＋
	ロルメタゼパム	1.0〜2.0	10.0	＋
	リルマザホン	3.0	10.5	＋
中間作用型	ニメタゼパム	2.0〜4.0	26.0	＋
	フルニトラゼパム	1.0〜2.0	7.0	＋
	エスタゾラム	5.0	24.0	＋
	ニトラゼパム	2.0	25.1	＋
長時間型	フルラゼパム	1.0〜8.0	10〜30	＋
	クアゼパム	3.4	36.6	±〜−
	ハロキサゾラム	1.0	24〜72	＋

疾患別処方のしかた

1）入眠障害

処方例

● 神経症的傾向がない場合，高齢などの理由で筋弛緩作用による脱力やふらつきなどの副作用が予想される場合，下記のいずれかを就寝前に用いる
　1）マイスリー®（5または10mg）
　　　　　　　　　　　　　1錠　就床30分前
　2）アモバン®（7.5または10mg）
　　　　　　　　　　　　　1錠　就床30分前

● 神経症的傾向がある場合，肩こりなど筋緊張を伴う場合，以下のいずれかを用いる
　1）レンドルミン®（0.25mg）
　　　　　　　　　　　　　1錠　就床30分前
　2）ハルシオン®（0.125mg）
　　　　　　　　　　　　　1錠　就床30分前
　3）デパス®（1mg）　1〜2錠　就床30分前

● 腎機能障害や肝機能障害など薬物代謝に問題のある場合
　ロラメット®またはエバミール®（1mg）
　　　　　　　　　　　　　1錠　就床30分前

2）中途覚醒

処方例

- 神経症的傾向が弱い場合，筋弛緩作用による脱力やふらつきなどの副作用が予想される場合
  ドラール®（15mg）　　　1錠　就床30分前

- 神経症的傾向がある場合，肩こりなど筋肉痛を伴う場合，以下のいずれかを用いる
  1）サイレース®またはロヒプノール®（1mg）
  　　　　　　　　　　　1錠　就床30分前
  2）ベンザリン®またはネルボン®（5mg）
  　　　　　　　　　　　1錠　就床30分前
  3）ユーロジン®（1mg）　1錠　就床30分前

- 腎機能障害や肝機能障害など薬物代謝に問題のある場合
  ワイパックス®（1mg）
  　　　　　　　　　　1～2錠　就床30分前

3）早朝覚醒

処方例

- 筋弛緩作用による脱力やふらつきなどの副作用が予想される場合
  ドラール®（15mg）　　　1錠　就床30分前

- 神経症的傾向がある場合，以下のいずれかを用いる
  1）サイレース®またはロヒプノール®（1mg）
  　　　　　　　　　　　1錠　就床30分前
  2）ベンザリン®またはネルボン®（5mg）
  　　　　　　　　　　　1錠　就床30分前
  3）ユーロジン®（1または2mg）
  　　　　　　　　　　　1錠　就床30分前

4）熟眠感欠如

処方例

- 熟眠感欠如のみで前述の不眠症状を伴わない場合（前述の不眠症状を伴う場合には，そちらの治療を優先），鎮静作用の強い抗うつ薬が有効なことがある．以下のいずれかを用いる
  1）ドラール®（15または20mg）
  　　　　　　　　　　　1錠　就床30分前
  2）デジレル®またはレスリン®（25mg）
  　　　　　　　　　　　1錠　就床30～60分前
  3）テトラミド®（10mg）
  　　　　　　　　　　　1錠　就床30～60分前

⚠ 投薬時の注意点

　睡眠薬は，入眠障害，中途覚醒，早朝覚醒といった症状を明らかにしたうえで，それぞれの症状に対し適切な作用時間の睡眠薬を処方する．不眠症患者は少しでも長く眠りたいと感じており，生理的睡眠時間以上に眠ろうと長い時間寝床の中で過ごす傾向がある．これにそのまま医師が応えようとすると睡眠薬投与量が増加する．このため，**確保したい睡眠時間，すなわち就床時刻から起床時刻までの時間を成人では7時間程度に，高齢者ではこれを超さないよう設定し，不眠の薬物治療を開始する**．ベンゾジアゼピン系を主とする睡眠薬は$\omega 1$受容体への作用による催眠作用と，$\omega 2$受容体に対する抗不安作用および筋弛緩作用をもつ．近年開発された$\omega 1$受容体選択性の高い薬剤は，転倒などの原因となる筋弛緩作用が少ないため使用しやすい．不安の強い患者には，従来の$\omega 1$および$\omega 2$の両受容体に対し作用する薬剤の方が効果的である．腎機能や肝機能の低下している患者には，活性代謝産物のない薬剤を用いる．いずれの薬剤を用いる場合にも，**アルコールとの併用の禁忌，服薬のタイミングについて具体的指示を与える**とともに，副作用について十分説明しておくことが重要である．

　中途覚醒や早朝覚醒などに，消失半減期の長い薬物を投与する場合には，薬物治療は投与開始したそ

の晩からぐっすり眠らせることではなく，生活習慣改善を行いながら，徐々に不眠症状を改善していくものであるということを説明し，投与開始数日は少量を毎日服用するよう指導する方がよい．高齢者で持ち越し効果（後述）や筋弛緩作用などの副作用が予想される場合，1錠にこだわらず半錠投与から開始することもよい．

1）副作用と対策
❶ 持ち越し効果
薬の効果が翌朝以後まで持続し，眠気，ふらつきがみられ，精神作業能力を低下させることもある．半減期が長いもの，用量が多い場合にみられ特に高齢者には転倒の原因となり得るため注意すべきである．持ち越し効果が問題となる場合には，睡眠薬を減量するか，より作用時間の短いものに変更する．

❷ 健忘
服薬後から寝つくまでの出来事，睡眠中に起こされた際の出来事，翌朝覚醒してからの出来事を思い出せないという症状が出現する．アルコールとの併用や1度入眠した後に覚醒して仕事などをした場合に多くみられる．睡眠薬のなかでは，力価が強く作用時間の短いものを多量に使用した場合に起こりやすい．睡眠薬の用量を必要最低限とし，服用後30分以内には就床するよう指導する．超短時間型を使用し，中途覚醒が起きたときに記憶の障害だけでなく，抑制を欠いた行動や見当識の障害を示しせん妄様の状態を呈することもあるため，注意が必要である．

❸ 反跳現象・退薬症候
連用後，突然中止すると反跳性不眠が出現する．不眠の程度は睡眠薬服用以前よりさらに重篤になる場合がある．作用時間の短い睡眠薬で出現しやすい症状である．大量連用していた場合や脳障害患者では，不安焦燥，振戦，発汗，まれにせん妄などが出現することがあるので注意を要する．作用時間の短い睡眠薬を離脱する場合には，漸減法を用いる．これがうまくいかないときは，より作用時間の長い睡眠薬に置き換えてから，減量する．

❹ 筋弛緩作用
薬服用後夜間覚醒して，歩行したときなどにふらつきがみられる．主に，ω2受容体を介した作用であり，ω1受容体選択性の高い薬剤では出現しにくい．筋弛緩作用が問題になるのは，脱力によるふらつきや転倒に結びつくからである．特に，高齢者では筋弛緩作用と関連した転倒が出現しやすいため注意が必要である．

2）薬物相互作用
ベンゾジアゼピン薬剤投与時は，他薬剤との相互作用に注意する．肝の代謝酵素を阻害してベンゾジアゼピン薬剤の血中濃度を高める作用をもつものとして，シメチジン，ジスルフィラム，フルボキサミン，グレープフルーツに含まれるフルノクマリンなどがあげられる．消化管運動を抑制する薬物は，ベンゾジアゼピン薬剤の吸収を遅延させる．

👉 患者さんに説明するときのコツ

睡眠薬を漫然と投与することを避けるためには，起こりうる副作用および対処法について十分に説明し，服薬に関する不安を取り除くことが重要である．1カ月以上不眠が続いていた場合には，最低でも治療に1カ月かかると説明しておくのがよい．

十分に症状が改善されないうちから患者が自己判断で断薬を試みることがしばしばみられる．断薬夜に不眠が悪化すると，かえって睡眠薬に対する精神的な依存や不安を助長することになる．毎晩，服薬をするべきか，すべきでないかという葛藤を抱えるようになると，こうしたストレスにより不眠症状がさらに悪化する．入院や手術後などはっきりしたきっかけがある短期間不眠の場合を除き，基本的に毎晩服用するよう指導する．同時に，症状改善をあまり焦らず，生活指導を行いながら，毎晩服用しても危険のない用量を投与することが重要である．

睡眠薬をいつまで服用すればよいかと患者に尋ねられた際には，本当の意味での自信がついたら，減量を行うことを告げておけばよい．服用し忘れても眠れたという体験が何回かあったら，減量を始める．減量にあたっては，超短時間あるいは短時間作用性の睡眠薬の場合には漸減法，中・長時間作用性の睡眠薬の場合には，隔日法を用いることはよく知られている．このとき，**睡眠制限療法のテクニックを応**

用し，床上時間を1時間程度短くすることで，睡眠時間を制限しながら行うと，減量をスムースに行うことができる．

説明のポイントを以下に記す．

① 就床時刻から起床時刻までの時間を長くとも7時間程度に設定して睡眠薬治療を行う．長く眠ろうとするほど睡眠薬投与量が増加する．
② 現在使用されているベンゾジアゼピン系および非ベンゾジアゼピン系（ゾルピデムおよびゾピクロン）睡眠薬は治療に用いる用量においては安全性が高く，副作用についてよく知っておけば，長期間服用しても比較的安全である．
③ アルコールと睡眠薬を併用すると，両者の有害作用が増強されるため，同時に使用することは絶対的禁忌である．併用時の記憶障害が最も特徴的副作用であるが，これ以外にも脱抑制による異常行動，翌日の持ち越し作用，ふらつき，めまいなどが起こりやすい．
④ 自分で勝手に量を減らしたり，中止したりせず医師に相談しながら調節する．
⑤ 薬は睡眠をとるために服用する．服薬後は仕事などせずに30分以内に就床すること．途中で起きなければならないときは服用しない．
⑥ 睡眠薬服薬中でも生活習慣や睡眠衛生に十分注意する．

参考文献
1）「睡眠障害の対応と治療ガイドライン」（内山　真，睡眠障害の診断治療ガイドライン研究会 編），じほう，2002
2）臨床睡眠学．「睡眠障害の基礎と臨床」，日本臨床，66，増刊：11-20，2008
3）内山　真：睡眠障害の診断の進め方．日本医師会雑誌，137：1412-1416，2008
4）内山　真：睡眠薬の使用法とそのはたらき．こころの科学，143：32-39，2008

〈内山　真〉

第2章　各科別 薬の作用機序と処方例

7. 代謝系〔糖尿病・脂質異常症（高脂血症）・痛風〕

1. 糖尿病薬
1）インスリン製剤

概略図 ● インスリンの構造とシグナル伝達

A

A鎖: Gly Ile Val Glu Gln Cys Cys Thr Ser Ile Cys Ser Leu Tyr Gln Leu Glu Asn Tyr Cys Asn
　　　1   2   3   4   5   6   7   8   9 10 11 12 13 14 15 16 17 18 19 20 21

B鎖: Phe Val Asn Gln His Leu Cys Gly Ser His Leu Val Glu Ala Leu Tyr Leu Val Cys Gly Glu Arg Gly Phe Phe Tyr Thr Pro Lys Thr
　　　1   2   3   4   5   6   7   8   9 10 11 12 13 14 15 16 17 18 19 20 21 22 23 24 25 26 27 28 29 30

B

インスリン → インスリン受容体 → Shc/Grb2/SOS → Ras → MAPキナーゼ → 細胞増殖

IRS / Grb2 / SOS / SHP2 / p85 / p110 PI3キナーゼ → aPKC Akt → グルコース輸送・グリコーゲン合成・タンパク合成・脂肪酸合成

GLUT4 トランスロケーション → グルコース

IRS：insulin receptor substrate（インスリン受容体基質），
GLUT：glucose transporter 4（糖輸送担体4）

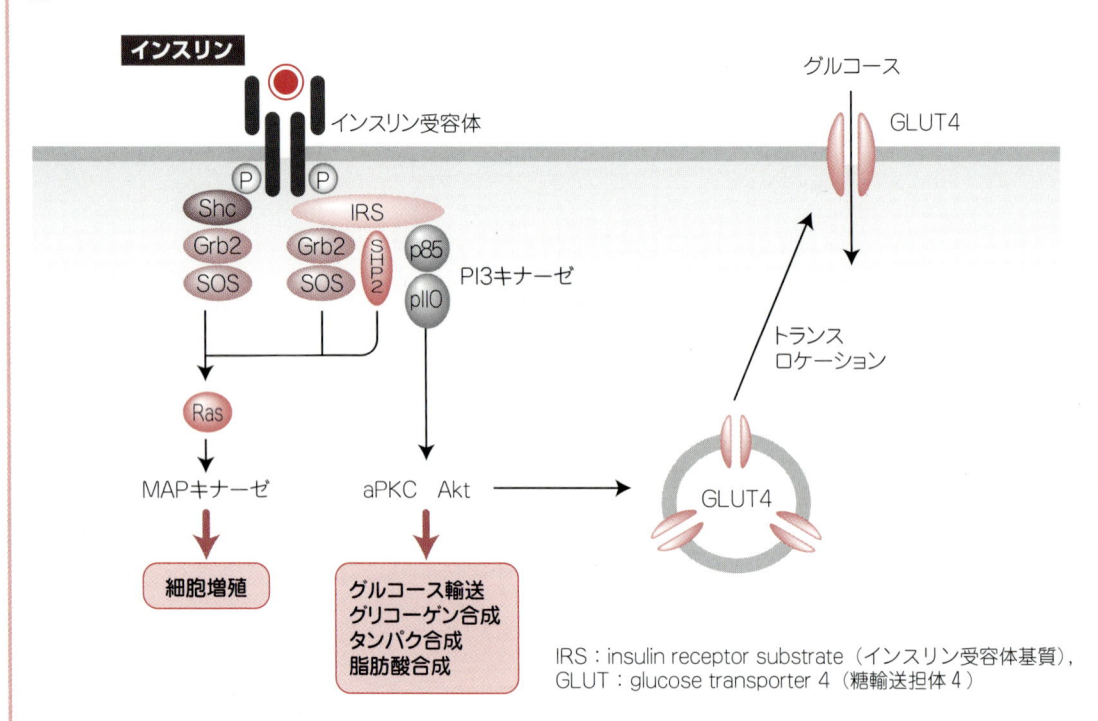

作用機序

インスリンは，膵β細胞において，1本のポリペプチド（プレプロインスリン）として合成され，プロセッシングを受けプロインスリンを経て生合成される．インスリン分子は，A鎖とB鎖の2本のポリペプチド鎖からなり，A鎖とB鎖がジスルフィド結合をしている（**概略図A**）．

インスリンは，細胞膜に存在するインスリン受容体に結合する（**概略図B**）．インスリンがインスリン受容体に結合することにより，受容体の自己リン酸化とインスリン受容体基質（IRS：insulin receptor substrate）などの細胞内シグナル伝達分子の活性化を引き起こし，血糖低下作用や細胞増殖作用を発揮する．

インスリンの主要な標的臓器は肝臓と骨格筋，脂肪組織である．**肝臓では，インスリンによりグリコーゲン合成亢進と糖新生の抑制が引き起こされ血糖が低下する．骨格筋と脂肪細胞では，インスリンにより糖輸送担体（GLUT：glucose transporter）4が細胞質から細胞膜へトランスロケーションし，血中のグルコースを取り込み，血糖を低下させる．**取り込まれたグルコースは，骨格筋ではグリコーゲンに，脂肪組織ではトリグリセリドに合成される．

薬の種類・適応・主な副作用

インスリン製剤は，その持続時間により，**超速効型**と**速効型**，**中間型（NPH製剤）**，**持効型**，そして速効型（もしくは超速効型）と中間型の**混合製剤（二相性インスリン製剤）**に分類される．各々のインスリン製剤の特徴を**表1**に，インスリン療法の適応を**表2**に示す．混合型製剤は，（超）速効型と中間型の混合比率に応じて，いくつかの製剤がある．

副作用は低血糖が主である．まれに，局所のアレルギーや肝機能障害を引き起こすことがある．また，同じ部位に連続して注射をすることにより，リポジストロフィーをきたし，インスリン作用が不安定となる．

表1 ● インスリン製剤

分類名	一般名（商品名）	形態	単位数/容量	作用発現時間	最大作用時間	持続時間
超速効型	インスリンリスプロ （ヒューマログ®注カート） （ヒューマログ®注ミリオペン） （ヒューマログ®注100単位/mL）	カートリッジ キット バイアル	300/3mL 300/3mL 1,000/10mL	15分以内	30分〜 1.5時間	3〜5時間
	インスリンアスパルト （ノボラピッド®注ペンフィル） （ノボラピッド®注フレックスペン） （ノボラピッド®注100単位/mL）	カートリッジ キット バイアル	300/3mL 300/3mL 1,000/10mL	10〜20分	1〜1.5時間	3〜5時間
	インスリングルリジン （アピドラ®注カート） （アピドラ®注ソロスター） （アピドラ®注100単位/mL）	カートリッジ キット バイアル	300/3mL 300/3mL 1,000/10mL	15分以内	30分〜 1.5時間	3〜5時間
速効型	レギュラーインスリン （ヒューマリン®R注カート） （ヒューマリン®R注キット） （ヒューマリン®R注100単位/mL）	カートリッジ キット バイアル	300/3mL 300/3mL 1,000/10mL	30分〜 1時間	1〜3時間	5〜7時間

（次ページにつづく）

(↖前ページのつづき)

分類名	一般名（商品名）	形態	単位数/容量	作用発現時間	最大作用時間	持続時間
速効型	（ペンフィル®R注）	カートリッジ	300/3mL	約30分	1〜3時間	約8時間
	（ノボリン®R注フレックスペン）	キット	300/3mL			
	（イノレット®R注）	キット	300/3mL			
	（ノボリン®R注100単位/mL）	バイアル	1,000/10mL			
混合製剤	ヒトインスリン			30分〜1時間	2〜12時間	18〜24時間
	（ヒューマリン®3/7注カート）	カートリッジ	300/3mL			
	（ヒューマリン®3/7注キット）	キット	300/3mL			
	（ヒューマリン®3/7注100単位/mL）	バイアル	1,000/10mL			
	（ペンフィル®30R注）	カートリッジ	300/3mL	約30分	2〜8時間	約24時間
	（ノボリン®30R注フレックスペン）	キット	300/3mL			
	（イノレット®30R注）	キット	300/3mL			
	（ノボリン®30R注100単位/mL）	バイアル	1,000/10mL			
	（ペンフィル®50R注）	カートリッジ	300/3mL			
	（ノボリン®50R注フレックスペン）	キット	300/3mL			
	（イノレット®50R注）	キット	300/3mL			
	インスリンリスプロ			15分以内	30分〜6時間	18〜24時間
	（ヒューマログ®ミックス25注カート）	カートリッジ	300/3mL			
	（ヒューマログ®ミックス25注ミリオペン）	キット	300/3mL			
	（ヒューマログ®ミックス50注カート）	カートリッジ	300/3mL	15分以内	30分〜4時間	18〜24時間
	（ヒューマログ®ミックス50注ミリオペン）	キット	300/3mL			
	インスリンアスパルト			10〜20分	1〜4時間	約24時間
	（ノボラピッド®30ミックス注ペンフィル）	カートリッジ	300/3mL			
	（ノボラピッド®30ミックス注フレックスペン）	キット	300/3mL			
中間型（NPH）	ヒトインスリン			1〜3時間	2〜12時間	18〜24時間
	（ヒューマリン®N注カート）	カートリッジ	300/3mL			
	（ヒューマリン®N注キット）	キット	300/3mL			
	（ヒューマリン®N注100単位/mL）	バイアル	1,000/10mL			
	（ペンフィル®N注）	カートリッジ	300/3mL	約1.5時間	4〜12時間	約24時間
	（ノボリン®N注フレックスペン）	キット	300/3mL			
	（イノレット®N注）	キット	300/3mL			
	（ノボリン®N注100単位/mL）	バイアル	1,000/10mL			
	インスリンリスプロ			30分〜1時間	2〜6時間	18〜24時間
	ヒューマログ®N注カート	カートリッジ	300/3mL			
	ヒューマログ®N注ミリオペン	キット	300/3mL			
持効型	インスリングラルギン			1.1時間	2〜24時間	約24時間
	（ランタス®注カート300）	カートリッジ	300/3mL			
	（ランタス®注オプチクリック300）	カートリッジ	300/3mL			
	（ランタス®注ソロスター）	キット	300/3mL			
	（ランタス®注バイアル）	バイアル	1,000/10mL			
	インスリンデテミル			約1.0時間	3〜14時間	約24時間
	（レベミル®注ペンフィル）	カートリッジ	300/3mL			
	（レベミル®注フレックスペン）	キット	300/3mL			

表2 ● インスリン療法の適応

絶対適応
1. インスリン依存状態
2. 高浸透圧高血糖症候群，糖尿病性ケトアシドーシス
3. 重症感染症，外傷，全身麻酔を必要とする外科手術
4. 重症の肝障害，腎障害の合併
5. 食事療法ではコントロールが不可能な糖尿病合併妊娠，妊娠糖尿病妊婦

相対適応
1. インスリン非依存状態でも著明な高血糖を認める場合やケトーシスを認める場合
2. 食事療法，運動療法，経口血糖降下薬で良好な血糖コントロールが得られない場合
3. インスリン拮抗ホルモン過剰（副腎皮質ステロイド内服など）による糖尿病

病態別処方のしかた

上記のインスリン製剤を図1のように組み合わせて使用する．

1）強化インスリン療法（basal-bolus療法）

1型糖尿病のようなインスリン分泌が枯渇した患者では，**basal-bolus療法**が適応となる（図1A）．この方法は，中間型もしくは持効型インスリンを注射してインスリンの基礎分泌を補償し，毎食前に超速効型（もしくは速効型）インスリンを注射し，インスリンの追加分泌を補償する方法で，生理的インスリン分泌に近い方法である．持効型インスリンは，中間型インスリンに比べて作用が安定しており，しかも，ピークがないため夜間低血糖をきたしにくい．このため，1型糖尿病やインスリン依存状態にある2型糖尿病患者では，中間型よりも持効型インスリンの方が安定した血糖コントロールが得られる．2型糖尿病では，持効型インスリンを朝に投与してもよい．持効型インスリンは1日1回注射でも良好な血糖コントロールが得られるが，朝と眠前（もしくは夕）に分割投与することで血糖が安定する場合がある．

最初のインスリン投与量は，インスリン依存状態の場合，測定体重1 kgあたり0.5〜0.6単位，インスリン非依存状態の場合0.2〜0.3単位/kgを1日量とし，4分割投与する．以後，血糖値に応じて増減する．食前のインスリン必要量は，朝＞夕＞昼となることが多い．また，持効型インスリンの投与量は，中間型を使用した場合よりも多くなる傾向にある．

処方例
- インスリン依存状態・体重60 kgの場合
  - ヒューマログ®　　　　毎食前8単位
  - ランタス®　　　　　　眠前8単位

- インスリン非依存状態・体重60 kgの場合
  - ノボラピッド®注　　　毎食前4単位
  - レベミル®　　　　　　眠前6単位

2）強化インスリン療法（超速効型もしくは速効型インスリンの毎食前注射）

インスリン分泌能が比較的保たれており，朝食前血糖値の上昇が比較的軽度な場合には，超速効型インスリンの毎食前注射（図1B）もしくは超速効型50％含有混合製剤が有効である．

処方例
- 体重60 kgの場合
  - ヒューマログ®ミックス50　毎食前4単位

3）混合型製剤の1日2回注射

2型糖尿病では，内因性インスリン分泌能が保た

A 超速効型もしくは速効型毎食前3回注射，
中間型もしくは持効型就寝時1回注射（basal-bolus療法）

朝食　昼食　夕食　就寝時

B 超速効型もしくは速効型毎食前3回注射

朝食　昼食　夕食　就寝時

C 混合型製剤の1日2回注射

朝食　昼食　夕食　就寝時

D 持効型と経口血糖降下薬の併用（basal supported oral treatment）

経口血糖降下薬

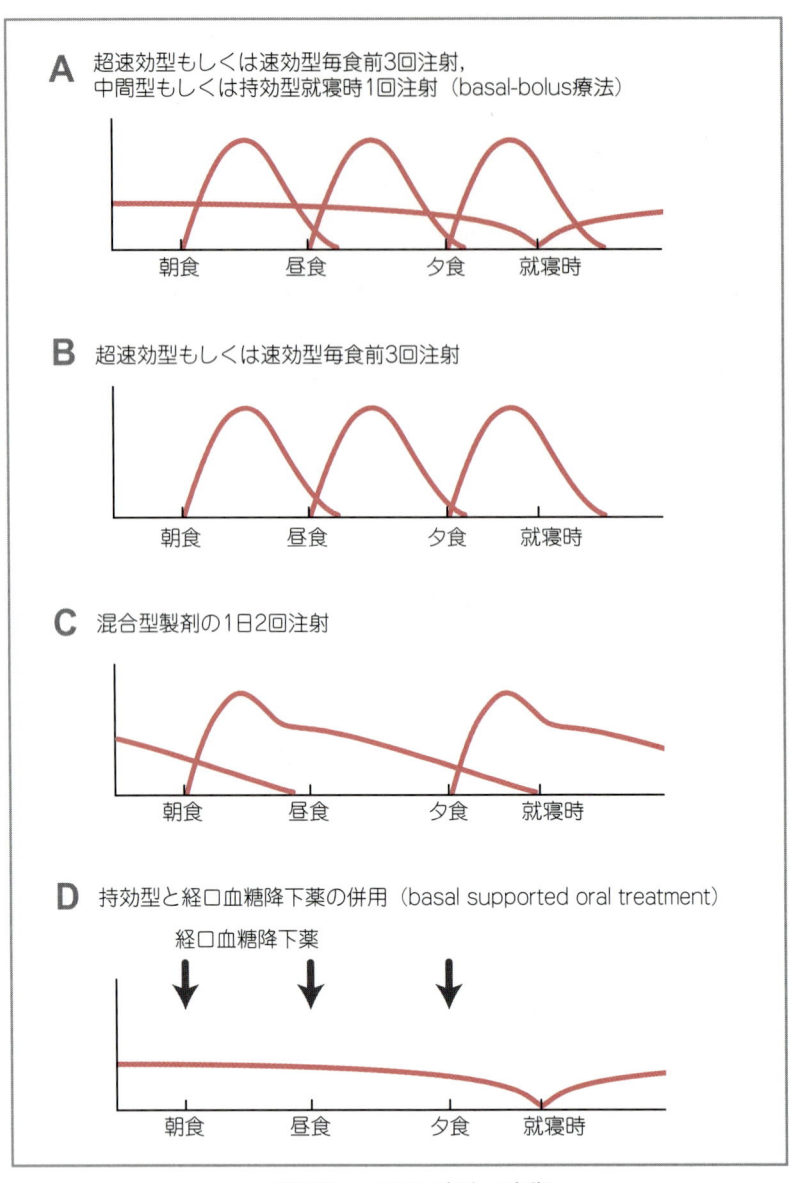

朝食　昼食　夕食　就寝時

図1●インスリン療法の実際

れており，中間型インスリンで基礎分泌をかさ上げすることにより血糖コントロールを行うことができる．インスリンは，朝と夕の2回注射が基本で，中間型で問題となる朝食後と夕食後の高血糖を是正する目的で，混合型製剤が使用されることが多い（図1C）．通常は，超速効型インスリンを25〜30％含有する製剤を使用するが，食後血糖の上昇の程度に応じて，（超）速効型50％含有混合製剤や中間型に変更する．食後高血糖の是正がインスリン単独では困難な場合には，αグルコシダーゼ阻害薬やグリニドを併用すると良好なコントロールが得られることがある．

> **処方例**
>
> ● 体重60kgの場合
> **ヒューマログ®ミックス25**
>
> 朝食前10単位　夕食前6単位

4）スルフォニル尿素薬からインスリンへの切り替え

スルフォニル尿素薬（SU薬）を使用している患者にインスリンを導入する場合には，インスリンへ切り替えても3～4日程度はSU薬の効果が持続しており，導入時は血糖が大きく低下し，同じ量のインスリンを注射していると，徐々に血糖コントロールが悪くなる．このため，少なめの量で導入し，インスリンを増量していく必要がある．

処方例

グリベンクラミド　　　　　　　7.5mg/日　内服
　および
体重60kgの場合
ノボラピッド®30ミックス
　　　　朝食前8単位　夕食前4単位で開始
　　　　導入後4～5日は，毎日2単位ずつ増量

5）経口血糖降下薬に持効型インスリンを併用（BOT：basal supported oral treatment）

経口血糖降下薬を使用中にもかかわらず血糖コントロールが不十分な場合，基礎インスリンとして持効型インスリンを眠前もしくは朝に投与することにより，血糖コントロールの改善を図ることが可能である（BOT：basal supported oral treatment，図1D）．夜間低血糖のリスクも低く，外来でも簡便にインスリンを導入できる．

処方例

1）グリメピリド　　　　　　　　3mg/日
　メトホルミン　　　　　　750mg/日　内服
体重60kgの場合
ランタス®　　　　　4単位眠前から開始し，
　　　　早朝空腹時血糖80～110mg/dLを目標に増量

⚠ 投薬時の注意点

1）超速効型インスリン

インスリン製剤は，通常六量体を形成している．皮下に注射されたインスリンは，組織間液により希釈され，二量体もしくは単量体となり血液中に吸収される．このため，インスリン製剤は，皮下に注射されてから作用が発現するまでに約30分程度かかる．したがって，ヒトインスリン製剤を使用する場合には，食事の30分前に注射をするのが基本である．一方，超速効型ヒトインスリンアナログは，インスリンが単量体になりやすいよう遺伝子組換えを用いてインスリンのアミノ酸構造を一部改変している．皮下に注入されるとすみやかに吸収され，作用も15分以内に発現する．このため，超速効型インスリンの注射は，食直前でよく，患者の生活の質（QOL）が改善する．そして，血糖降下作用の持続も速効型インスリンに比べて短く，より生理的な追加分泌パターンが得られる．しかし，超速効型では食後血糖が低下し，次の食前血糖が上昇してしまうことがある．この場合，併用している中間型を持効型に変更したり，超速効型を速効型に変更したりすることによりコントロールが安定する場合がある．

2）投与量の調整

インスリン投与量は，血糖を改善したい時間帯の責任インスリンを1回に2～4単位，多くても1日6単位増減し，変更したら2～3日程度は血糖の変動を観察するのが基本である．食事量や運動量により血糖コントロールは変動するし，中間型や混合製剤では撹拌しなければならず，インスリンの効果にばらつきが生じやすい．一回一回の血糖値に目を奪われると，むしろ血糖コントロールを悪化させることがあり，血糖の変化を数日単位の大きな流れで判断してインスリン量を決定する．ただし，著しい高血糖の場合には糖毒性のためにインスリンを急激に増加しなければならないことも多く，このような場合には糖毒性が解除されてインスリン必要量が急激に減少することもあるので注意が必要である．

患者さんに説明するときのコツ

インスリンの吸収は，腹部が最も速く，上腕，大腿，臀部の順に遅くなる．しかし，上腕や大腿，臀部は，運動によりインスリンの吸収が速くなるので注意が必要である．また，入浴など皮下の血流が増加する場合にも，インスリンの吸収が速くなる．また，患者さんには，注射しやすい場所や注射しても痛くない場所があり，そこにばかり注射をしがちであるので，1カ所に注射の部位が集中しないよう指導する．

中間型インスリンおよび混合製剤，持効型インスリンでは，使用前に十分混合し，すみやかに注射することが大切である．超速効型インスリン製剤では，食直前投与が基本であるが，シックデイ（発熱や下痢・嘔吐など）で食事量が不安定な場合には，食直後注射でもよい．速効型や中間型，混合製剤は食事30分前に注射するのが基本である．

低血糖の症状や対処法，シックデイについても十分説明する．

参考文献

1)「糖尿病治療ガイド2008-2009」（日本糖尿病学会 編），文光堂，2008

＜鈴木浩明＞

7. 代謝系〔糖尿病・脂質異常症（高脂血症）・痛風〕

1. 糖尿病薬
2）経口血糖降下薬

概略図 ● 膵β細胞におけるインスリン分泌機構および経口血糖降下薬の作用機序

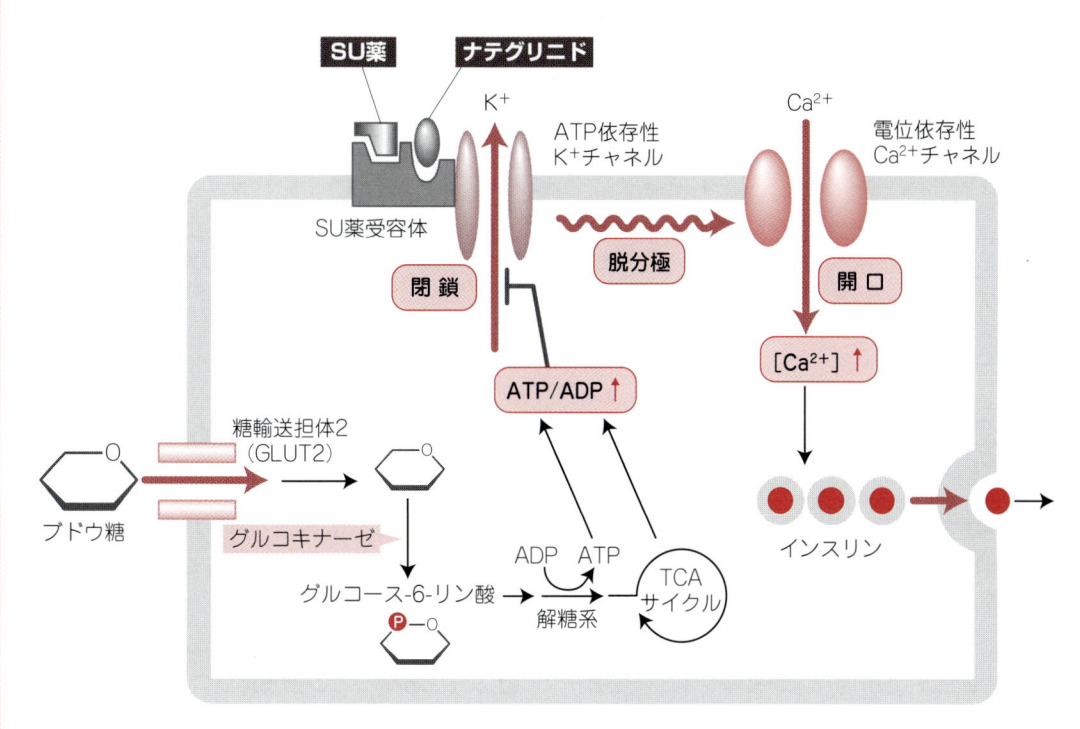

GLUT2 : glucose transporter 2（糖輸送担体2）

作用機序

　ブドウ糖（グルコース）によりインスリンの放出が刺激される際には，ブドウ糖が**膵β細胞**内に流入し，解糖系による代謝を通じて細胞内にATPが蓄積され，ATP依存性K$^+$チャネルが閉鎖され，その結果，電位依存性Ca^{2+}チャネルよりカルシウムイオンの流入が開始し，膵β細胞の脱分極が起こり，インスリン放出の引き金が引かれる．

　今日，臨床の場において使われている経口血糖降下薬には大きく分けて，**SU薬（スルホニル尿素薬）**および**フェニルアラニン誘導体**（薬剤名：ナテグリニド，ミチグリニド）の2種類があり，いずれも**膵β細胞の細胞膜に存在するSU薬受容体に作用することにより，ブドウ糖と同様にATP依存性K$^+$チャネルの閉鎖をきたし，膵β細胞の脱分極を惹起することによりインスリンの放出を刺激する**と考えられている．

薬の種類・適応・主な副作用

種類：一般名（商品名）	適応	主な副作用	禁忌
SU薬 　グリベンクラミド 　（オイグルコン®， 　　ダオニール®など） 　グリクラジド 　（グリミクロン®， 　　グルタミール®など） 　グリメピリド 　（アマリール®） 　トルブタミド 　（ヘキストラスチノン®， 　　ジアベン®など）	2型糖尿病	低血糖，溶血性貧血，無顆粒球症，白血球減少，再生不良性貧血，肝機能障害，胃腸障害	妊婦，1型糖尿病，糖尿病性昏睡および前昏睡，重症ケトーシス，重症感染症，手術前後，重篤な肝・腎機能障害のある患者
フェニルアラニン誘導体 　ナテグリニド 　（ファステイック®， 　　スターシス®） 　ミチグリニド 　（グルファスト®）	2型糖尿病	低血糖，心筋梗塞，突然死，肝機能障害，胃腸症状，乳酸・ピルビン酸・尿酸などの上昇	妊婦，1型糖尿病，糖尿病性昏睡および前昏睡，重症ケトーシス，重症感染症，手術前後

疾患別処方のしかた

● 2型糖尿病

❶病態

2型糖尿病では，相対的なインスリン不足により，高血糖となる．欧米型の食習慣や肥満などによって助長されるが，遺伝的素因の関与が大きいとされる．多くの症例において，インスリン抵抗性が存在しており，肥満，高血圧，脂質代謝異常の重複状態はメタボリックシンドロームと呼ばれ，動脈硬化性疾患を助長する病態として注目されている．治療の基本となるのは，食事療法および運動療法を中心とした生活習慣の改善であり，肥満，過食，運動不足などによる悪循環を断ち切ることが重要である．

❷治療薬

経口血糖降下薬として，SU薬（スルホニル尿素薬）および，フェニルアラニン誘導体（薬剤名：ナテグリニド，ミチグリニド）が使われており，いずれも，膵臓よりのインスリン分泌を促進することにより相対的なインスリン不足を改善するものであるが，この2つの併用は一般的ではなく，通常，経口血糖降下薬としては適当と思われるものいずれか1剤を選択して使用し，必要に応じて他の糖尿病薬を併用する．また，最近ではインスリン製剤の併用も多用されるようになってきている．

❸フェニルアラニン誘導体

フェニルアラニン誘導体（ナテグリニド，ミチグリニド）は速効短時間型のインスリン分泌促進効果をもつ薬剤で，毎食前投与が基本である．最高血中濃度は服用後30分以内，半減期60分程度であり，食直前から食前10分程度に服用することで食後高血糖を抑制することが期待される．一般的にSU薬より血糖降下作用は弱く，比較的軽症で，空腹時血糖がそれほど高くない（120mg/dL程度）糖尿病患者の治療に適している．

❹SU薬

SU薬は，より長時間にわたり効果が持続するが，作用時間は，

- トルブタミド（ヘキストラスチノン®，ジアベン®など）：6〜12時間
- グリクラジド（グリミクロン®，グルタミール®など）：6〜24時間

・グリメピリド（アマリール®）：6〜24時間
・グリベンクラミド（オイグルコン®，ダオニール®など）：12〜24時間

の順に長いとされる．一般にグリベンクラミドは朝1回の投与でよいが，グリメピリドやグリクラジドは分2，ないしは分3での投与も行われる．また，血糖降下作用は，グリメピリド，グリベンクラミドおよびグリクラジドが強いが，十分な食事療法および運動療法が行われているにもかかわらず，グリメピリド6 mg/日，グリクラジド120 mg/日，もしくはグリベンクラミド5 mg/日の投与で十分な血糖コントロールが得られない場合はSU薬の二次無効例として，インスリン療法への移行を積極的に検討するべきである．

また，グリメピリド（アマリール®）は，膵外作用としてインスリン抵抗性の改善作用をあわせもつ可能性が指摘されているが，一般的にはSU薬，フェニルアラニン誘導体のいずれも，インスリン抵抗性の改善などによる絶対的なインスリンの必要量を軽減する効果はあまり期待できず，食事療法および運動療法を中心とした生活習慣の改善をあわせて行うことがきわめて重要であり，ビグアナイド，αグルコシダーゼ阻害薬，ピオグリタゾンなどとの併用が有効である場合も多い．

❺ 副作用

副作用としては，SU薬，フェニルアラニン誘導体のいずれにおいても主に低血糖が問題となる．特に，SU薬では，効果が長時間にわたり持続するため，低血糖が遷延する場合があり，注意が必要である．フェニルアラニン誘導体は通常3時間程度で効果がなくなるため，低血糖が遷延しにくいが，血糖降下作用は一般にSU薬に比し，概して弱く，より軽症の症例に適応となることが多い．

❻ 処方

＊処方の対象は食事療法および運動療法によって十分な糖尿病のコントロールを達成できない2型糖尿病の症例である．

＊比較的軽症であり，食事療法および運動療法を十分に行っている状況でHbA1cが7％前半で，食後血糖が高値となる症例はフェニルアラニン誘導体のよい適応となる．

＊さらに悪化し，食事療法および運動療法を十分に行っている状況でHbA1cが7％後半〜8％台となる症例でSU薬の使用を開始する場合は，少量より開始し，必要に応じて増量，もしくは，より強いものへと変更する．

以下に一般的に考えられる順番の例を示す．実際には，より細かく，注意深く徐々に増量するべきである．

処方例

1) ナテグリニド（ファスティック®，スターシス®）
　　　　　　90 mg錠　3錠　分3　毎食前
2) グリクラジド
　（グリミクロン®，グルタミール®など）
　　　　　　20 mg錠　0.5錠　分1　朝食後
3) グリメピリド（アマリール®）
　　　　　　1 mg錠　0.5錠　分1　朝食後
4) グリメピリド（アマリール®）
　　　　　　1 mg錠　1錠　分1　朝食後
5) グリメピリド（アマリール®）
　　　　　　1 mg錠　2錠　分2　朝，夕食後

⚠ 投薬時の注意点

2型糖尿病の治療の基本は食事療法および運動療法であり，経口血糖降下薬はこれらにより十分なコントロールが得られない場合にはじめて適応を考慮するべきものである．例えば，毎年健康診断を受けていて，はじめて糖尿病を指摘されたといったようなこれまで無治療で初発に近いと考えられ，かつ，糖尿病による全身状態の悪化がみられない患者に初診時から処方することは禁忌に近い．

まず，食事療法および運動療法を中心とした生活指導を行い，数カ月のうちに十分な効果がみられない場合に，血糖降下作用の弱いものを少量から投与することを考慮する．

また，当初，これらの薬剤が必要と判断された症例でも，食事療法および運動療法が成功し，糖尿病のコントロールが改善されるに伴い，いわゆる糖毒性の解除などにより当初よりも薬の効果が強く出る

ようになり，投与量の減量，ないし，服薬の中止が必要となることがあるので注意が必要である．こうした症例においては，検査所見の改善により判断できる場合もあるが，逆に，検査所見の改善がみられないにもかかわらず，患者が食前あるいは運動後の強い空腹感，あるいは，食事制限を継続することが困難であるなどを訴えることにより，血糖降下薬が過剰となっていることを判断し得る場合があることに留意するべきである．

患者さんに説明するときのコツ

以下のような内容を説明する．

「糖尿病は血糖（血液中のブドウ糖の濃度）を下げるインスリンというホルモンの不足で血糖が高くなる病気です．この薬はインスリンの分泌を促して血糖を下げる薬です．食事療法や運動療法を十分に行っていても血糖を正常に近い状態にできない場合に使い始めます．しかしながら，食事療法や運動療法が十分にできていない状況でこの薬を使うと，体重が増えたりして，糖尿病の血糖コントロールにかえって悪い影響を与えることがあります．食事療法や運動療法は糖尿病の治療の基本なので，この薬によって多少食欲が増すようなことがあっても，食事療法と運動療法はきちんと続けることが大事です．

副作用として一番気をつけなければならないのは低血糖です．低血糖はこの薬が効きすぎて血糖が低くなると起こります．低血糖になったときの症状には，強い空腹感，力が抜けたような感じ，生あくび，冷や汗，頭痛，手足のふるえ，ふらつき，ぼんやりした感じ，などがありますが，どの症状が出るかは患者さんによっても，そのときの状況によっても違う場合があります．重症になると，痙攣が起きたり意識がなくなったりして危険ですので，先に述べたような症状がみられる場合には低血糖を疑って，砂糖やブドウ糖などをとってみてください．それで症状が改善するなら低血糖が起こっていた可能性が高く，薬の量の調節などの対策が必要な場合があるので注意が必要です．したがって，こうしたことが頻繁に起こるようならば，早めに相談にいらしてください．」

参考文献

1）「今日の治療指針2008」（山口　徹　編），医学書院，pp.534-537, 2008

<豊島秀男>

第2章 各科別 薬の作用機序と処方例

7. 代謝系〔糖尿病・脂質異常症（高脂血症）・痛風〕

1. 糖尿病薬
3）インスリン抵抗性改善薬

概略図 ● インスリン抵抗性改善薬の作業機序

概略図1 ● チアゾリジン誘導体（TZD）のインスリン抵抗性改善機序①

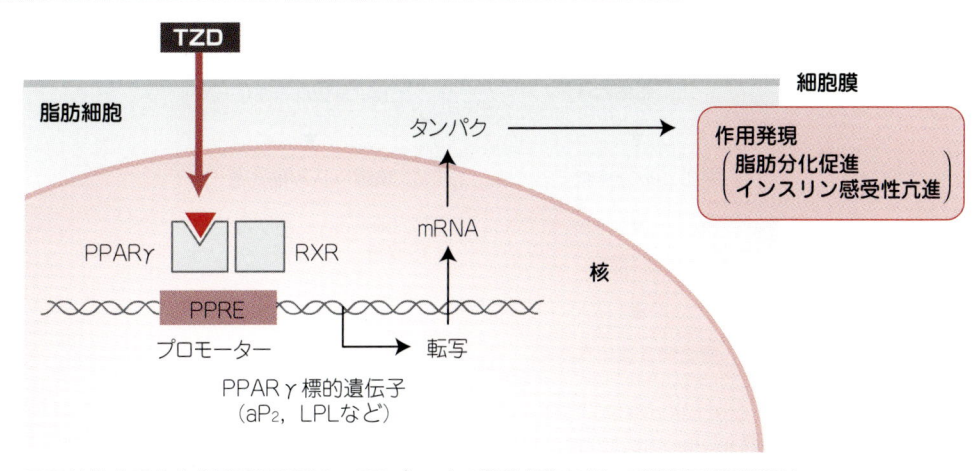

TZDは核内受容体転写因子PPARγのアゴニストで脂肪細胞において遺伝子転写発現を介して脂肪分化を促進する
LPL：lipoprotein lipase（リポプロテインリパーゼ）

概略図2 ● チアゾリジン誘導体（TZD）のインスリン抵抗性改善機序②

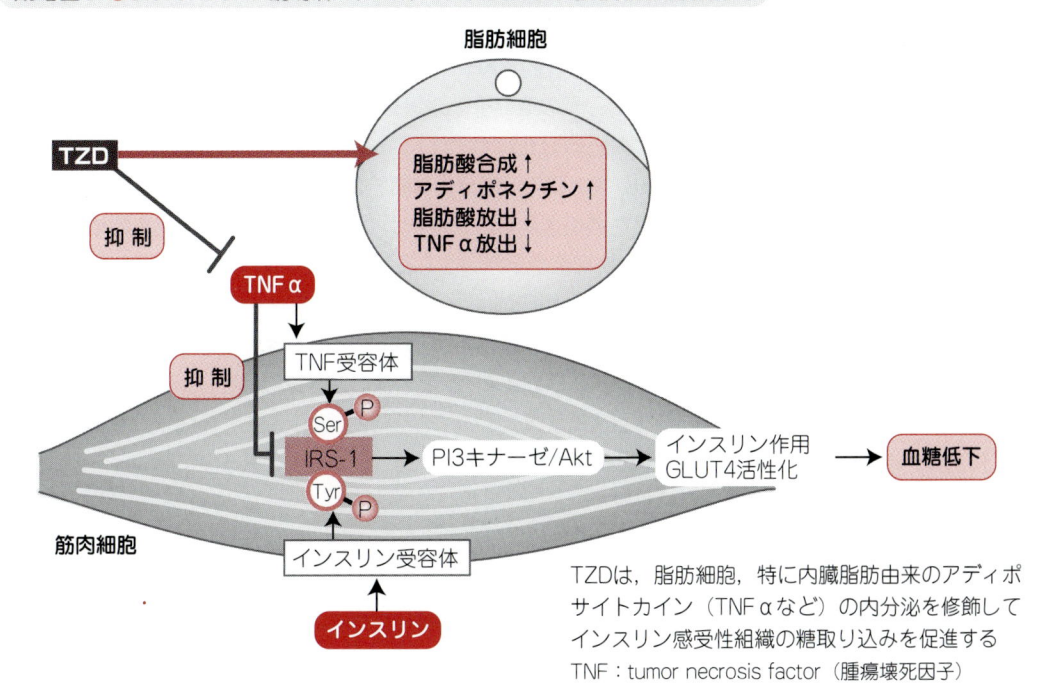

TZDは，脂肪細胞，特に内臓脂肪由来のアディポサイトカイン（TNFαなど）の内分泌を修飾してインスリン感受性組織の糖取り込みを促進する
TNF：tumor necrosis factor（腫瘍壊死因子）

概略図3● メトホルミンのインスリン抵抗性改善機序

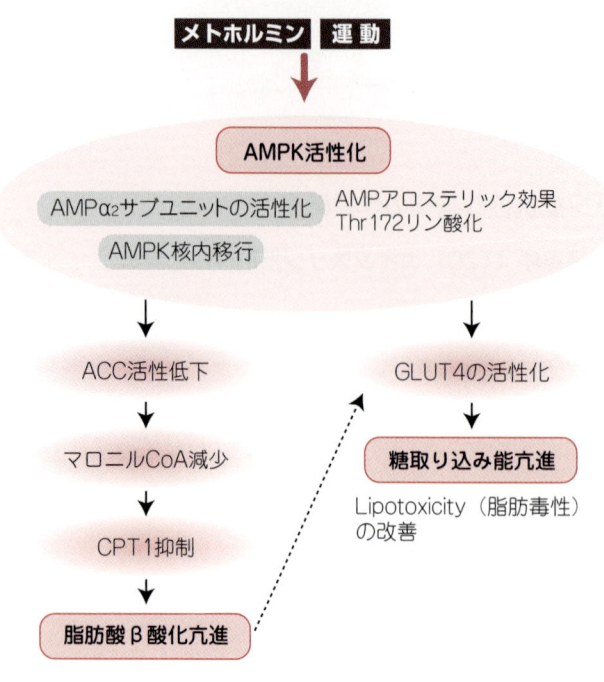

```
      メトホルミン  運動
            ↓
       ┌─────────────┐
       │  AMPK活性化  │
       │             │
  AMPα₂サブユニットの活性化   AMPアロステリック効果
                            Thr172リン酸化
       AMPK核内移行
       └─────────────┘
         ↓              ↓
    ACC活性低下      GLUT4の活性化
         ↓              ↓
    マロニルCoA減少   糖取り込み能亢進
         ↓          Lipotoxicity（脂肪毒性）
    CPT1抑制           の改善
         ↓
    脂肪酸β酸化亢進 ┄┄┄↑
```

ACC：acetyl-CoA carboxylase（アセチルCoAカルボキシラーゼ），
CPT1：carnitine O-palmitoyltransferase 1（カルニチン・パルミトイルトランスフェラーゼ1）

作用機序

1）チアゾリジン誘導体

　チアゾリジン誘導体は，脂肪細胞に多く発現している核内受容体転写因子**PPARγのアゴニスト**である．PPARγが活性化すると，PPARγ/RXRヘテロ二量体は，特定の標的遺伝子の上流プロモーターの結合部位PPREに結合し，その遺伝子の発現を活性化させる（概略図1）．活性化される脂肪組織の遺伝子としては，脂肪の分化にかかわる aP₂，LPL，脂肪酸結合タンパク，CD36 などが知られているが，その効果として，**未分化な脂肪細胞を分化した状態に促進させる**．

　脂肪の分化状態はインスリン感受性糖輸送体 GLUT4 を介した糖取り込みの促進を含めて，インスリン作用の改善に重要である．脂肪細胞から分泌されるサイトカインがインスリン抵抗性の病態に影響を与えている．例えば，TNFα，脂肪酸は，インスリン抵抗性を惹起する．一方アディポネクチンなどは改善すると考えられている．特にTNFαは，その受容体を介したシグナル伝達の結果，末梢インスリン感受性組織においてインスリン受容体のセリン残基をリン酸化し，インスリンシグナルを阻害するとされている（概略図2）．チアゾリジン誘導体によるPPARγの活性化により，炎症性サイトカインの分泌が抑制されインスリン抵抗性が改善される．

2）メトホルミン

　メトホルミンは**肝臓での糖放出の抑制**，骨格筋での糖利用の亢進，小腸からの糖吸収の抑制，脂肪組織での脂肪分解抑制などインスリン標的臓器を中心としたさまざまな作用が知られている．その結果，肥満を伴わずインスリンの血糖降下作用を増強する．

これらの作用の機序として **AMPK（AMP-activated protein kinase）の活性化** が推測されている[1]（概略図3）．

メトホルミンは，肝臓において，AMPK活性化する．メトホルミンによるAMPKの活性化機序はα2サブユニットのスレオニン172のリン酸化によると考えられている．AMPKは，アセチルCoAカルボキシラーゼ（ACC）をリン酸化し，その活性を低下させる．その結果，ACCの産物であるマロニルCoAが減少する．マロニルCoAは，ミトコンドリアでの脂肪酸β酸化の律速段階を担うカルニチン・パルミトイルトランスフェラーゼ（CPT1）における主要な抑制因子であるため，AMPK活性化によるマロニルCoAの減少は肝臓における脂肪酸酸化を亢進させる．筋肉においても同様に，メトホルミンによりAMPKが活性化されると脂肪酸酸化が亢進される．この結果，筋肉におけるインスリン抵抗性の一因と考えられている脂肪毒性が解除され，GLUT4の活性が増加し，糖取り込みが亢進し，インスリン感受性が増加する．

薬の種類・適応・主な副作用

種類	適応	注意点，副作用
チアゾリジン誘導体 メトホルミン	インスリン抵抗性を示す糖尿病，HOMA-Rが著明に高い症例，SU薬の二次無効例，インスリン使用量の多い症例	・メトホルミンは肥満をきたしにくいが，チアゾリジン系誘導体は肥満を増悪させやすい ・メトホルミンの乳酸アシドーシス，チアゾリジンの肝障害，浮腫，心不全に注意

疾患別処方のしかた

● インスリン抵抗性

欧米型の生活習慣や肥満は，インスリン抵抗性という病態を増加させている．

インスリン抵抗性は，2型糖尿病の発症要因としての糖代謝異常のみならず，脂質代謝異常，高血圧，肥満などの共通病態として，メタボリックシンドローム，マルチプルリスク症候群の主病因と考えられている．リスクの重積が動脈硬化の発症，進展をきたす．したがって，インスリン抵抗性は，血糖のみならず，動脈硬化症のリスクの視点から捉え，リスク全般の改善をめざして評価する必要がある．インスリン抵抗性の改善の基本は，肥満の改善に重複するが，本来，エネルギーの蓄積を解消する方向にいくべきであり，したがってエネルギーの流入を減少させる食事療法，燃焼を増加させる運動療法が基本である．運動療法は，脂肪酸酸化を亢進させるAMPKの活性化を筋肉で起こすことがわかり，メトホルミンの作用機序がAMPKであることと合わせ，この理念の整合性を物語っている．

インスリン抵抗性改善薬には，血糖の改善のみならず，脂質代謝改善などの動脈硬化症リスクの全般的な改善をもたらす利点がある．

インスリン抵抗性を改善することがその作用の中心として考えられる薬剤としては，ビグアナイド薬（メトホルミンなど）とチアゾリジン誘導体が代表であり，前者は肝臓に主に作用し，後者は脂肪組織に作用すると考えられているが，二次的に骨格筋などの血糖取り込みも促進させる．PPAR α は，脂肪酸酸化を活性化させ，また血中LPLを活性化させることにより，血中中性脂肪低下を中心とする効果を発現する抗高脂血症薬であるが，二次的にインスリン抵抗性改善作用が注目されており，特に今後登場するであろうPPAR α，γ デュアルアゴニスト薬剤は，両面の作用を有して，糖脂質全般の代謝改善が期待される．また新世代のSU薬は末梢インスリン抵抗性改善作用を有することが示唆されている．したがっ

て，それぞれの薬剤の適応症に応じた使用にあたって，その症例にインスリン抵抗性が加わっていると考えられる場合は，これらの薬剤の使用を考慮する．

> **処方例**
> - インスリン抵抗性患者に対し，下記のいずれかを用いる
>   1) メトホルミン（メルビン®，グリコラン®，メデット®，ネルボン®） 250mg錠
>   500〜750mg/日 分2〜3 食後
>   2) ピオグリタゾン（アクトス®）
>   15mgまたは30mg錠 1錠/日 朝食後

⚠ 投薬時の注意点

1) チアゾリジン系誘導体

❶ 肝障害
先行薬剤トログリタゾン（ノスカール®）は重篤な肝障害のため製造中止となった．ピオグリタゾンにおいても注意を要する．

❷ 肥満
インスリン抵抗性を改善し脂肪における糖の取り込みを増加させるために皮下脂肪を中心とした肥満はある意味で不可避である．したがって，十分な食事療法が前提となる．

❸ 浮腫，心不全
女性に特に多い．VEGF（vascular endothelial growth factor：血管内皮増殖因子）の誘導との関連が疑われている．うっ血性心不全リスクを上昇させることが知られており，疑われた場合は使用を中止する．海外で使用されているロジグリタゾンではメタ解析で，心筋虚血リスクを増加させる報告も出ている．心疾患合併例には使用を控える．

❹ レスポンダーとノンレスポンダー
効果のある症例とない症例がある．効果を認めない場合，何カ月もむやみに投薬しない．

2) メトホルミン

● 乳酸アシドーシス
以前よりビグアナイド系薬剤の重篤な副作用として知られており，この薬剤の使用が一時かなり控えられた．現在，インスリン抵抗性の概念の普及と作用機序にAMPKが発見されたことなどにより急速に見直され使用されるようになっている．しかし，乳酸アシドーシスは，致死率の高い副作用であり十分気をつけるべきである．したがって乳酸アシドーシスを誘発しやすい患者には使用を控える（重篤な基礎疾患特に心臓，腎疾患，肝臓疾患，高齢者など）．また時折，血中乳酸を測定しておくのが望ましい．メトホルミンの場合，チアゾリジン系薬剤と比べ，肥満を起こさないのが利点である．効果は脂肪酸の酸化の二次的効果も含まれるためか血糖などの改善に何カ月か時間がかかる場合もあり，効果の判定は他の糖尿病薬剤よりも少し気長に構える方がよい．インスリン必要量の多い患者のインスリン使用量を減少させる目的で使用する場合もある．また海外では，日本の極量である750mgよりはるかに多くの量を使用しており，日本での使用に関してやみくもに危険視する必要はないと考えられる．

👉 患者さんに説明するときのコツ

1) チアゾリジン系誘導体
「脂肪に働いてインスリンの働きをよくして，血糖を取り込ませる．血糖は下がるが，取り込まれた糖は脂肪に変わりかえって太る可能性がある．太ると結局糖尿病が悪くなってしまうので，薬の効果を十分発揮させるには食事，運動療法が大切」と説明する．

2) メトホルミン
「身体においてエネルギーをより燃やす方向に体質を改善し，インスリンを出させるのではなく，インスリンの効果を強くする薬剤」と説明する．

参考文献

1) Zhou, G., et al. : Role of AMP-activated protein kinase in mechanism of metformin action. J Clin Invest, 108 : 1167-1174, 2001

〈島野　仁〉

7. 代謝系〔糖尿病・脂質異常症（高脂血症）・痛風〕

1. 糖尿病薬
4）速効性インスリン分泌促進薬

概略図 ● 速効性インスリン分泌促進薬の薬理作用

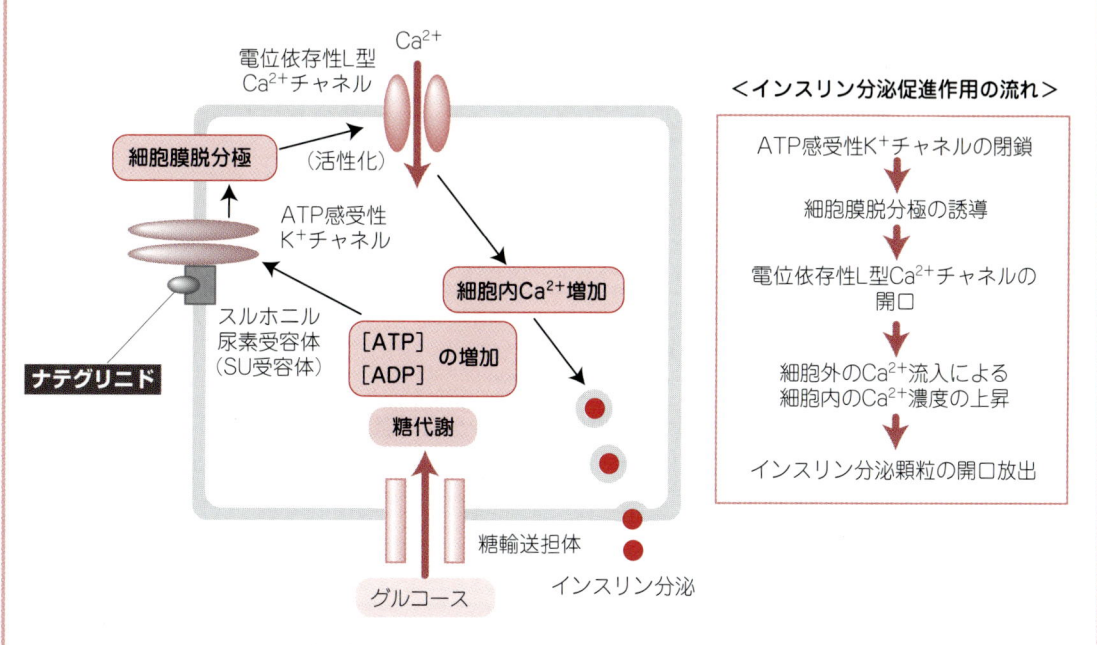

＜インスリン分泌促進作用の流れ＞

ATP感受性K⁺チャネルの閉鎖
↓
細胞膜脱分極の誘導
↓
電位依存性L型Ca²⁺チャネルの開口
↓
細胞外のCa²⁺流入による細胞内のCa²⁺濃度の上昇
↓
インスリン分泌顆粒の開口放出

＊膵β細胞のSU受容体への結合を介して，インスリン分泌を促進させる

作用機序

　食後高血糖は，心血管イベントや関連死亡の独立した危険因子であることが明らかにされ，病態的意義が注目されている[1〜5]．本薬はその食後高血糖を主な標的として，1999年に認可された比較的新しい系統の経口糖尿病薬で，日本では現在ナテグリニド（商品名ファスティック®，スターシス®）[6,7]とミチグリニド（商品名グルファスト®）が発売されている．同系薬としてはさらに強い血糖改善効果を有する，レパグリニド[8]が治験中である．速効性インスリン分泌促進薬（グリニド製剤）は，構造は**SU薬**とは全く異なるものの，**膵β細胞のSU受容体に結合してインスリン分泌を刺激する点は，SU薬と共通である**．しかしSU薬と比較して吸収が速く半減期が短いことより，作用の発現と消失が急速で，血中インスリン値は服用30分から1時間後に最高値に達し，その効果は3時間後にはほとんど消失する[9]．これは健常人の食後のインスリンの分泌パターンに近く，インスリンを最も必要とする食後に追加分泌分を補うという意味では，SU薬の持続的なインスリン分泌刺激パターンより生理的である（図1）．

　ただしインスリン分泌刺激作用の強さとしてはSU薬ほどではなく，血糖降下作用はSU薬より弱い．その分，膵β細胞の疲弊をきたしにくくSU薬でみられるいわゆる2次無効に相当する病態になりにくいのではないか，またはSU薬より肥満をきたしにくいのではないか，という期待も

もたれているが，いずれもまだ臨床的に証明されていない．現在，ナテグリニドによる食後高血糖抑制が心血管イベント減少につながるかどうかの大規模臨床研究（NAVIGATOR）が進行中であり，近日中に結果が発表される予定である．

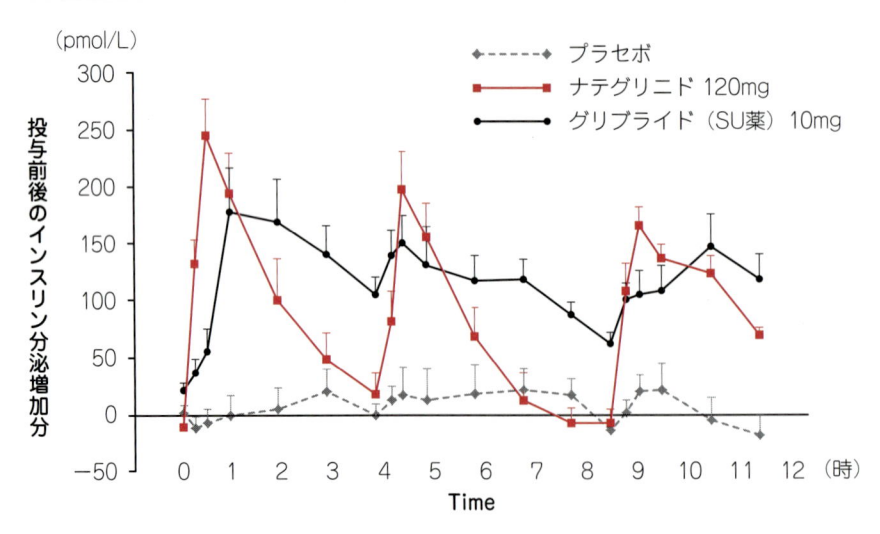

図1● ナテグリニドとSU薬の日中の血中インスリン分泌刺激パターンの相違
投与前と比較した投与7週後におけるインスリン分泌の増加分．日中12時間に3回にわたって標準食を摂取させた際のデータ（N＝各群50名，平均±標準誤差）（文献8より引用）

薬の種類・適応・主な副作用

種類	適応	主な副作用
ナテグリニド	2型糖尿病，特に空腹時血糖が正常で食後高血糖がみられるような比較的初期の症例	低血糖

疾患別処方のしかた

● 食後高血糖を伴う2型糖尿病

食事療法・運動療法を十分実施したにもかかわらず効果が不十分な，比較的初期または軽症の2型糖尿病例で，空腹時血糖があまり高くないにもかかわらず食後血糖が高値を示す例が最もよい適応である．αグルコシダーゼ阻害薬（αGI）も機序（糖質の吸収遅延・抑制）は全く異なるものの，同様に食後高血糖患者を適応としている．ナテグリニドは，インスリン分泌を直接刺激するため，αGIより食後血糖の抑制作用が強く，αGIで効果不十分な例に試みるとよい．αGIとの併用も可能で相加的に作用する．高用量SU薬で効果不十分な症例に対しては通常適応にならない．平均的には，HbA1cが7〜8％の患者において，開始後に1％前後の改善がみられるのが典型的である．

> **処方例**
>
> **ナテグリニド（ファスティック®，スターシス®）**
> 　　　　90mg錠　270mg/日　分3
> 　　　　　　　　　　食直前（5分以内）
>
> **ミチグリニド（グルファスト®）**
> 　　10mg錠　30mg/日　分3　食直前（5分以内）

⚠ 投薬時の注意点

効果発現がきわめてすみやかであるので，低血糖を予防するためにも食事直前に服用するようによく指導しておく必要がある．食事開始後に服用すると効果が大きく減弱する．低血糖が最も注意すべき副作用であるが，服用後すぐに食事を摂取しなかった場合や重篤な腎不全症例（低血糖をきたしやすい）に使用した場合を除き，頻度は高くない．SU薬と比較すると，血糖抑制効果は弱いが低血糖の頻度も少なく，今のところほかに目立った副作用も報告されていないことから，安全性は比較的高い薬物であると思われる．

受容体が競合するSU薬との併用は，現在健康保険で認められていない．ただし両薬の併用は，投与時間をずらせば将来的には試みられてもよいように思われる．インスリン分泌刺激作用はSU薬よりはかなり弱く，HbA1cが8.5％を越えるような高血糖の患者，空腹時血糖が200mg/dLを越えているような患者には，効果が不十分であることが多い．効果が不十分な場合には，αGIの追加や，SU薬への変更を検討する．

ナテグリニドは，剤型が30mg錠と90mg錠の2種類と変則的である．通常1日量270mg（1回90mg錠1錠，1日3回）または360mg（1回30mg錠と90mg錠1錠ずつ，1日3回）で用いることが多い．通常1日量270mgから開始し，効果が不十分であれば360mgに増量する．なお本剤に限らず，経口糖尿病薬は妊婦には投与できない．

👆 患者さんに説明するときのコツ

服用から作用発現までの時間が短いため，低血糖を防ぐために外食時には「注文したものがテーブルに届いてから」服用させた方が安全である．また，本薬を服用してから食事を開始するまでの間にかかってきた長電話のために低血糖をきたした例などもみられ，服用したらすぐに食事を開始するよう指導を徹底する．SU薬と比較して服用回数が多く，しかも服用法が独特なのでコンプライアンスが問題になる．αGIと同様，特に昼食前の服用を忘れる患者さんが非常に多いので，あらかじめよく指導する．逆に長期間使用中に，効果が低下してきたときには，服用のタイミングも含めてコンプライアンス低下も疑う必要がある．

文献・参考文献

1) Hanefeld, M., et al. : Risk factors for myocardial infarction and death in newly detected NIDDM: the Diabetes Intervention Study, 11-year follow-up. Diabetologia, 39 (12) : 1577-1583, 1996
2) The DECODE study group. European Diabetes Epidemiology Group : Glucose tolerance and mortality: comparison of WHO and American Diabetic Association diagnostic criteria. Lancet, 354 (9179) : 617-621, 1999
3) Tominaga, M., et al. : Impaired glucose tolerance is a risk factor for cardiovascular disease, but not impaired fasting glucose ; the Funagata Diabetes Study. Diabetes Care, 22 (6) : 920-924, 1999
4) Davidson, J. : Should Postprandial Glucose Be Measured and Treated to a Particular Target? Yes. Diabetes Care, 26 (6) : 1919-1921, 2003
5) Bonora, E. & Muggeo, M. : Postprandial blood glucose as a risk factor for cardiovascular disease in type 2 diabetes: the epidemiological evidence. Diabetologia, 44 (12) : 2107-2114, 2001
6) Ikenoue, T., et al. : Hypoglycaemic and insulinotropic effects of a novel oral antidiabetic agent (−)-N-(trans-4-isopropylcyclohexane-carbonyl)-D-phenylalanine (A-4166). Br J Pharmacol, 120 (1) : 137-145, 1997
7) Hu, S., et al. : The mechanisms underlying the unique phaumacodynamics of nateglinide.Diabetologia, 46 Suppl 1 : M37-43, 2003
8) Rosenstock, J., et al. : Repaglinide Versus Nateglinide Monotherapy. Diabetes Care, 27 (6) : 1265-1270, 2004
9) Hollander, P. A., et al. : Importance of early insulin secretion: comparison of nateglinide and glyburide in previously diet-treated patients with type 2 diabetes. Diabetes Care, 24 (6) : 983-988, 2001

<曽根博仁>

7. 代謝系〔糖尿病・脂質異常症（高脂血症）・痛風〕

1. 糖尿病薬
5）食後過血糖改善薬：α-グルコシダーゼ阻害薬

概略図 ● 腸管での糖質の分解，吸収過程とα-グルコシダーゼ阻害薬の作用部位

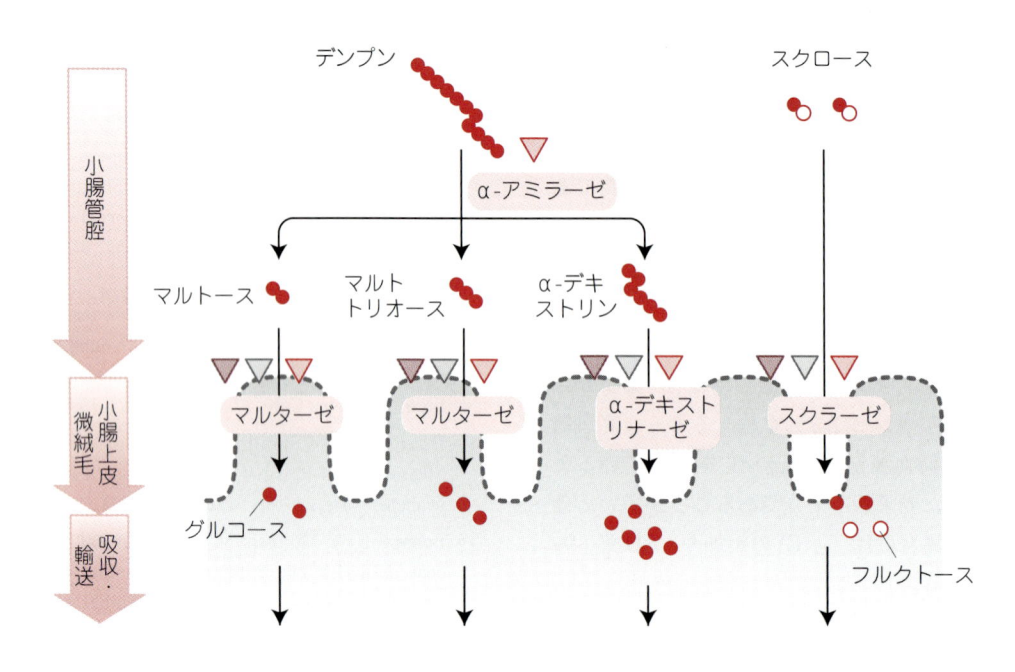

小腸管腔 → 小腸上皮微絨毛 → 吸収・輸送

デンプン → α-アミラーゼ → マルトース／マルトトリオース／α-デキストリン

スクロース

マルターゼ → グルコース
マルターゼ
α-デキストリナーゼ
スクラーゼ → フルクトース

▽ **アカルボース**（グルコバイ®）の作用部位
▽ **ボグリボース**（ベイスン®）の作用部位
▽ **ミグリトール**（セイブル®）の作用部位

作用機序

　食物中の約6割を占める糖質（炭水化物）のうち，約6割がデンプン，約3割が2糖類である．デンプンは唾液，膵液中のα-アミラーゼにより2糖類に分解される．小腸に到達した2糖類は，小腸上皮細胞の微絨毛に存在するマルターゼ，スクラーゼ，α-デキストリナーゼなどのα-グルコシダーゼ（2糖類水解酵素）により最終的に単糖類であるブドウ糖や果糖にまで分解された後，微絨毛から吸収されて血中に入り，食後血糖が上昇することになる．糖尿病患者ではこのα-グルコシダーゼ活性の亢進が知られている．α-グルコシダーゼ阻害薬はこれらの消化酵素と用量依存的に結合し，その作用を可逆的・競合的に阻害することにより，2糖類から単糖類への分解を抑制し，糖質の消化・吸収を遅延あるいは抑制する．現在使用可能なα-グルコシダーゼ阻害薬のうち，アカルボース（グルコバイ®）はα-アミラーゼおよびα-グルコシダーゼの両者を阻害し，ボグリボース（ベイスン®）およびミグリトール（セイブル®）は主にα-グルコシダーゼのみを阻害

する．食事の直前にα－グルコシダーゼ阻害薬を服用すると，摂取した糖質のブドウ糖への分解が抑制されることにより腸管からの吸収が遅延し，食後の過血糖が是正される．

薬の種類・適応・主な副作用

種類：一般名（商品名）	適応	主な副作用
アカルボース（グルコバイ®） ボグリボース（ベイスン®） ミグリトール（セイブル®）	糖尿病の食後過血糖の改善 （ただし，食事療法・運動療法によっても十分な血糖コントロールが得られない場合，または食事療法・運動療法に加えて経口血糖降下薬もしくはインスリン製剤を使用している患者で十分な血糖コントロールが得られない場合に限る）	消化器症状，肝機能障害，低血糖

疾患別処方のしかた

1）2型糖尿病での単独使用

① 食事療法と運動療法を行ってもHbA1cが6.5％以下まで低下しない2型糖尿病患者で，空腹時血糖が200mg/dL程度以下であり，食後2時間値が200mg/dL以上の場合，α－グルコシダーゼ阻害薬を第一選択薬として用いる．

② 2型糖尿病患者では，食後の血糖上昇に対応して瞬時にスパイク状に分泌されるべきインスリンの追加分泌反応が遅延・欠如した状態に，肝臓や骨格筋におけるインスリン抵抗性が加わって，食後高血糖が発現する．α－グルコシダーゼ阻害薬は食後の糖質の急峻な消化・吸収を遅延させ，ブドウ糖の体内への流入速度を，遅延したインスリン分泌のタイミングと合致させることにより，食後高血糖を是正する．

③ α－グルコシダーゼ阻害薬は食後高血糖による過剰なインスリン分泌を節約でき，膵β細胞の負担軽減にもつながる．

処方例

- 下記のいずれかを用いる
  1）アカルボース（グルコバイ®）
  　　50あるいは100mg錠
  　　150～300mg/日　分3　毎食直前

  2）ボグリボース（ベイスン®）
  　　0.2あるいは0.3mg錠
  　　0.6～0.9mg/日　分3　毎食直前

  3）ミグリトール（セイブル®）
  　　25，50あるいは75mg錠
  　　150～225mg/日　分3　毎食直前

2）体重減少を考慮したい患者

① 糖尿病患者の治療では，体重増加をきたさないような注意が必要だが，従来から用いられているスルホニル尿素薬（SU薬）では，膵β細胞を持続的に刺激してインスリン分泌を促進させるため肥満を助長することがある．α－グルコシダーゼ阻害薬は膵β細胞の刺激作用が全くないため，インスリン分泌をきたさず，SU薬との比較で体重増加がないことが確認されている．体重が減少したとの報告もある．

② また，近年体重増加時の脂肪の分布が注目されており，皮下脂肪に比べて，内臓脂肪の蓄積はインスリン抵抗性を増大させることが知られている．α－グルコシダーゼ阻害薬の投与により，食事療法単独やSU薬を併用した場合に比べて内臓脂肪/皮下脂肪の比の減少が大きかったとの報告があり，本薬がインスリン抵抗性を軽減し得ることが示されている．

> **処方例**
> - 下記のいずれかを用いる
>   1) アカルボース（グルコバイ®）
>   50あるいは100mg錠
>   150〜300mg/日　分3　毎食直前
>   2) ボグリボース（ベイスン®）
>   0.2あるいは0.3mg錠
>   0.6〜0.9mg/日　分3　毎食直前
>   3) ミグリトール（セイブル®）
>   25，50あるいは75mg錠
>   150〜225mg/日　分3　毎食直前

> **処方例**
> - 使用中の薬剤（SU薬，インスリン製剤）に下記のいずれかを併用する．場合によっては，使用薬剤を減量してから併用する
>   1) アカルボース（グルコバイ®）
>   50あるいは100mg錠
>   150〜300mg/日　分3　毎食直前
>   2) ボグリボース（ベイスン®）
>   0.2あるいは0.3mg錠
>   0.6〜0.9mg/日　分3　毎食直前
>   3) ミグリトール（セイブル®）
>   25，50あるいは75mg錠
>   150〜225mg/日　分3　毎食直前

3）2型糖尿病における併用療法

① 内因性のインスリン分泌能が低下しSU薬を使用中の患者においても，食後の血糖上昇に対応するインスリンの追加分泌反応の正常化は期待できず，食後高血糖が持続している場合が多い．SU薬を使用してもHbA_{1c}が6.5％以上の2型糖尿病患者に，安易にSU薬を増量すると食後高血糖が改善されないばかりか，遅延して過剰に分泌されたインスリンによる低血糖や肥満を起こす可能性があるため，α-グルコシダーゼ阻害薬の併用が考慮される．

② また，SU薬を使用しHbA_{1c}が6.5％以下にコントロールされている2型糖尿病患者においても，α-グルコシダーゼ阻害薬を併用することによりSU薬を減量・中止できる可能性がある．動物実験において，α-グルコシダーゼ阻害薬は，高血糖の是正とともに，膵島のβ細胞数減少と線維化を抑制し，グルコース刺激に対するインスリン分泌反応を改善することが確認されており，膵β細胞の疲弊をくい止め得る可能性もあり意義深い．

③ 速効型，中間型，混合型の各インスリン製剤を使用中の患者においても，その食後の作用発現が血糖上昇よりも遅れるため，α-グルコシダーゼ阻害薬の併用が有効である．

⚠ 投薬時の注意点

1）食事についての注意点

α-グルコシダーゼ阻害薬の効果は，糖質摂取量との間に高い相関があり，糖質を総カロリーの55％以上摂取している症例で高い効果が得られることが明らかになっている．したがって，食品交換表に基づく食事療法の遵守はその効果を最大限に引き出すこととなる．

服用は食事と同時に行うようにするが，もし服薬を忘れたことに気づいた場合には，食事開始15分後くらいまでは食後高血糖の抑制効果があると考えられるが，それ以後に気づいた場合は効果が期待できにくいので服用しない．

2）副作用についての注意点

① 投与開始時には，腹部膨満感，下痢，軟便，放屁増加などの消化器症状を自覚することがある．小腸遠位部のα-グルコシダーゼの活性は低いので，α-グルコシダーゼ阻害薬の投与によって未吸収の糖質が大腸に多く到達してガスが発生するためである．やがて，小腸遠位部にまでα-グルコシダーゼが誘導されてくるので，これらの症状の大半は2〜4週で改善，消失する．投与開始当初は，1日3回からではなく，1日

1～2回（夕食直前のみ，または朝・夕食直前）からとし，消化器症状の有無や程度をみながら徐々に回数や用量を増加させるのも一法である．

なお，まれに，腸内ガスの増加により，腸閉塞様の症状があらわれることがあるので，患者に放屁の無理な我慢を続けないように指導する．また，開腹手術の既往や腸閉塞の既往のある患者では腸閉塞様の症状が発現しやすいので慎重に投与する．

② きわめてまれではあるが，劇症肝炎などの重篤な肝機能障害があらわれることがある．これらは投与開始後概ね6カ月以内に認められる場合が多いので，アカルボース（グルコバイ®）の添付文書では「投与開始後6カ月までは月1回，その後も定期的に肝機能検査を行うこと」とされている．ボグリボース（ベイスン®）でも同様な報告があるので，観察を十分に行い，異常が認められた場合は投与を中止して適切な処置を行う．

③ α-グルコシダーゼ阻害薬はインスリンの分泌を促さないため，単独ではほとんど低血糖を起こさないが，他の糖尿病治療薬との併用時に起こりうる低血糖症状にはショ糖ではなくブドウ糖を投与する必要があるので，ブドウ糖を患者に携帯させておく．

患者さんに説明するときのコツ

① α-グルコシダーゼ阻害薬は食物（糖質）の先回りをして，その吸収を遅らせることにより血糖を下げることから，服用するタイミングが重要であることを十分に説明する．「いただきます」と言った後，あるいは「お箸を持ったら」など具体的な事例をあげて説明すると患者の納得を得られやすい．

② 低血糖症状発現時に，携帯しているブドウ糖を溶かす余裕がない場合やブドウ糖自体を携帯していない場合は，市販の清涼飲料水にブドウ糖を含むものがあることを患者や家族に伝えておくと安心感を得られることがある．

参考文献

1) Breuer, H. W. : Review of acarbose therapeutic strategies in the long-term treatment and in the prevention of type 2 diabetes. Int J Clin Pharmacol Ther, 41 (10) : 421-440, 2003
2) Hanefeld, M., et al. : Acarbose reduces the risk for myocardial infarction in type 2 diabetic patients: meta-analysis of seven long-term studies. Eur Heart J, 25 (1) : 10-16, 2004
3) Chiasson, J. L., et al. : Acarbose Treatment and the Risk of Cardiovascular Disease and Hypertension in Patients With Impaired Glucose Tolerance The STOP-NIDDM Trial. JAMA, 290 (4) : 486-494, 2003
4) Scheen, A. J. : Is There a Role for α-Glucosidase Inhibitors in the Prevention of Type 2 Diabetes Mellitus? Drugs, 63 (10) : 933-951, 2003

＜山田信博＞

7. 代謝系〔糖尿病・脂質異常症（高脂血症）・痛風〕

1. 糖尿病薬
6）DPP Ⅳ阻害薬

概略図 ● DPP Ⅳ阻害薬の作用機序

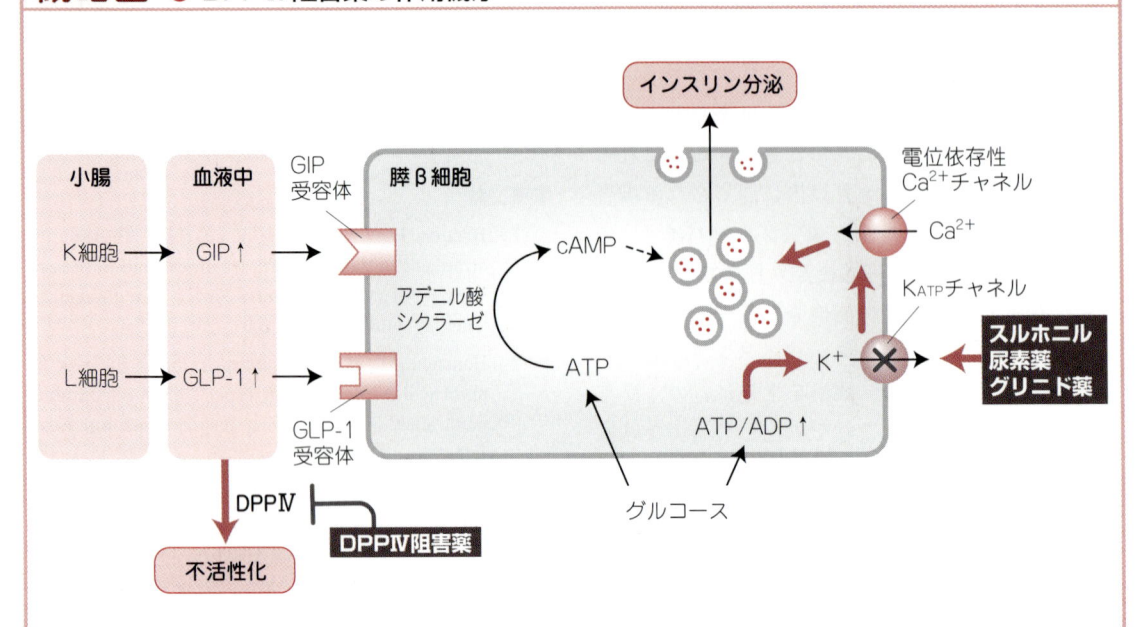

作用機序

　糖質を経口摂取したとき，消化管から分泌され膵β細胞に作用し，そのインスリン分泌を促進する因子（ホルモン）を**インクレチン**と呼ぶ．GLP-1（glucagon-like peptide 1）とGIP（gastric inhibitory polypeptide または glucose-dependent insulinotropic polypeptide）はその代表であり，前者は下部小腸のL細胞から，後者は上部小腸のK細胞から分泌される．

　GLP-1とGIPは血中ではdipeptidyl peptidase Ⅳ（DPP Ⅳ：CD26とも呼ばれ，タンパク/ペプチドのN末端の2アミノ酸を分解する酵素）によってすみやかに分解・不活化（半減期は数分）される．DPP Ⅳ阻害薬により，GLP-1とGIPの血中濃度が高く維持され，膵β細胞からのインスリン分泌を促進する．

　GLP-1とGIPによるインスリン分泌のメカニズムは，スルホニル尿素薬によるインスリン分泌メカニズムとは異なっており，**高グルコース状態ではインスリン分泌を促進するが，グルコース濃度が高くない状態では促進しないことが最大の特徴**である．これにより，インスリン分泌促進作用をもちながら，スルホニル尿素薬などとは異なり，過度のインスリン分泌による低血糖を起こしにくい．

薬の種類・適応・主な副作用

2009年8月現在，本邦で承認されているDPP IV阻害薬はない．以下では代表的な3剤についてあげる．

あくまでも海外での使用データに基づくものであるが，重篤な副作用が少なく妊孕性が高いとされている．副作用として，鼻汁・鼻閉・そう痒感などがあげられている．

薬の種類（製薬会社）			海外での承認状況
シタグリプチン	Sitagliptin	(Merck)	○
ビルダグリプチン	Vildagliptin	(Novartis)	○
アログリプチン	Alogliptin	（武田薬品）	×

疾患別処方のしかた

前述のように本邦で未承認のため，海外でのデータ・報告に基づいた情報であることをあらかじめ断っておきたい．

DPP IV阻害薬は1日1〜2回の経口投与である．2型糖尿病患者に投与された場合，HbA_{1c}で1％弱の低下が期待できる．海外での臨床試験で，シタグリプチンはメトホルミンまたはピオグリタゾン（インスリン抵抗性改善薬）との併用による血糖コントロールのさらなる改善効果が報告された．

投薬時の注意点

新しい治療ストラテジーに基づいた抗糖尿病薬であり，長期的な効果や副作用については今後の慎重な検討が必要と考えられる．

インスリン分泌の促進作用以外に，GLP-1とGIPによる膵β細胞量の増加や，GLP-1のβ細胞以外への効果（膵α細胞からのグルカゴン分泌抑制，食欲抑制，胃排泄遅延など）が報告されており，これらが臨床において実証されることが期待される．

しかしながら，DPP IVの基質はGLP-1とGIPのみではなく，生体内のさまざまな生理活性物質が基質となるため，DPP IV阻害によりこれらの血中濃度の上昇が引き起こす副作用へ懸念が残っている．

参考文献
1) 特集「インクレチンをめぐる新知見」．糖尿病，52 (6)：413-435, 2009

＜矢藤　繁＞

7. 代謝系〔糖尿病・脂質異常症（高脂血症）・痛風〕

2. 脂質異常症（高脂血症）治療薬

概略図 ● 脂質異常症（高脂血症）治療薬の作用機序

概略図1 ● HMGCoA還元酵素阻害薬，胆汁酸吸着薬

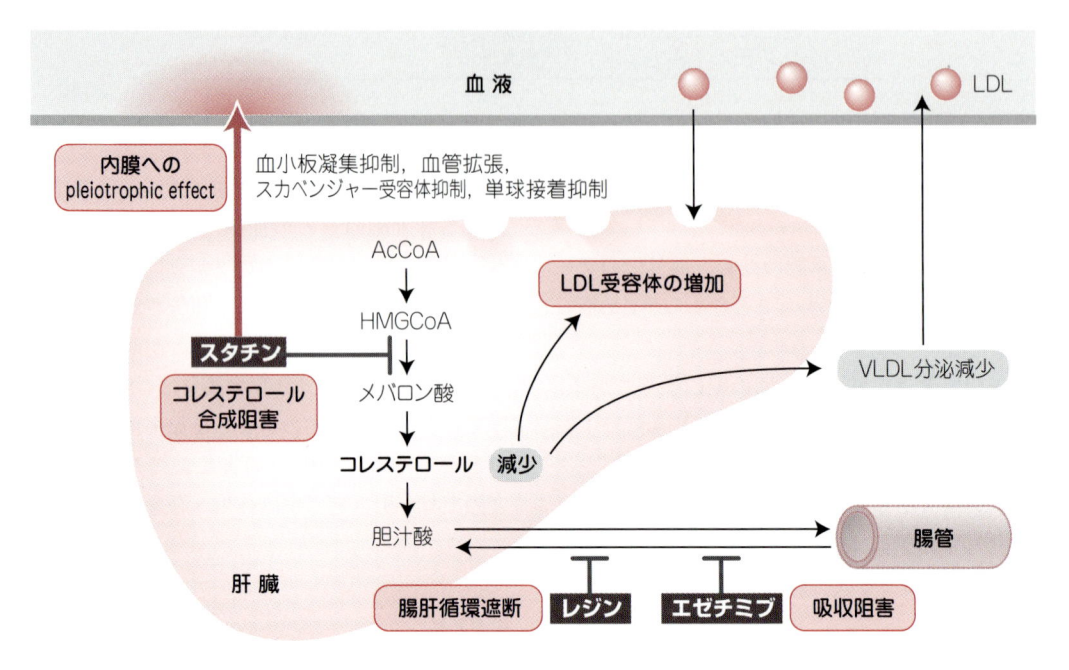

LDL：low density lipoprotein（低密度リポタンパク）
VLDL：very-low-density lipoprotein（超低密度リポタンパク）

作用機序

1）HMGCoA還元酵素阻害薬

HMGCoA還元酵素阻害薬（スタチン）は肝臓においてHMGCoA還元酵素を特異的に拮抗阻害し，**コレステロール合成を抑制**する．肝細胞では①低密度リポタンパク（LDL）受容体タンパクを増やし，②HMGCoA還元酵素タンパクを増やし，③エステル化酵素であるACATタンパクを減少させて，遊離コレステロール濃度を維持しようとする反応が起きる．**肝臓のLDL受容体が増加**することにより，血液中から肝臓へのLDLの取り込みが促進し，高コレステロール血症が改善する．血管内膜に直接作用し，血小板凝集抑制，スカベンジャー受容体抑制など動脈硬化を抑制する作用（pleiotrophic effect）があることも知られている．

概略図2 ● フィブラート系薬剤

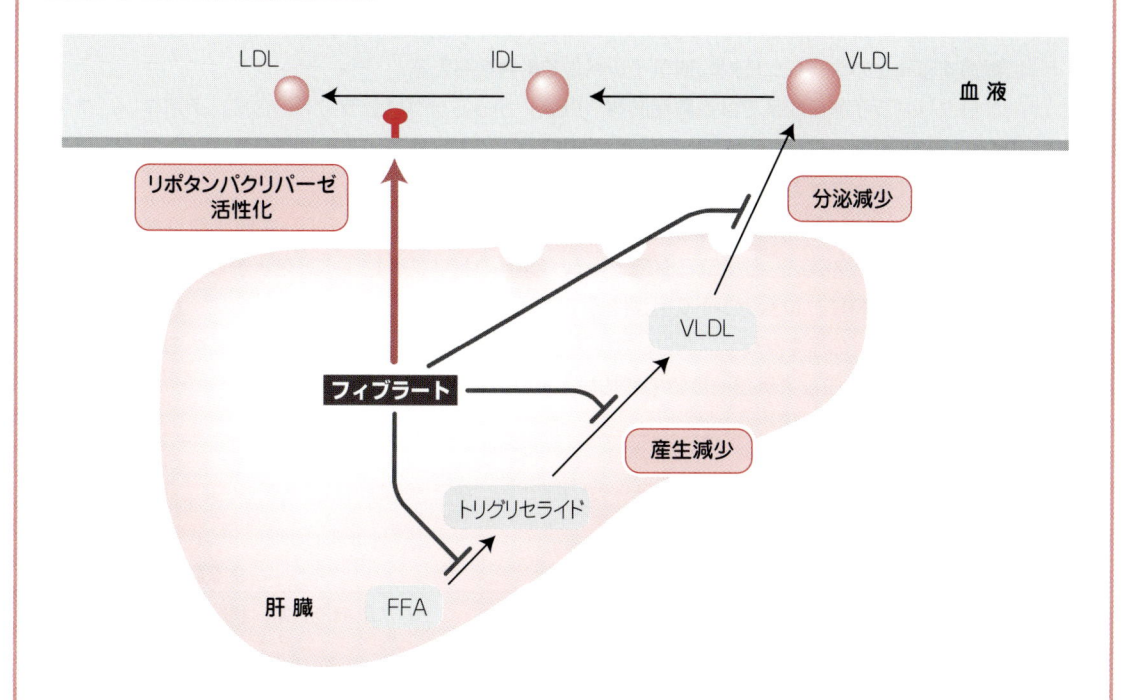

LDL　　IDL　　VLDL　　血液

リポタンパクリパーゼ活性化
分泌減少
VLDL
フィブラート
産生減少
トリグリセライド
肝臓　FFA

IDL：Intermediate density lipoprotein（中間密度リポタンパク），FFA：free fatty acid（遊離脂肪酸）

2）胆汁酸吸着薬（陰イオン交換樹脂レジン）

コレステロールは肝臓において7α-ヒドロキシゲナーゼ（7α-hydroxygenase）などの作用を受けて胆汁酸となり胆汁成分として腸管中に排泄される．この90％は腸管で吸収され肝に戻る腸肝循環をしている．胆汁酸吸着薬は陰イオン交換樹脂に属する高分子ポリマーであり，腸管中で胆汁酸を吸着し，**胆汁酸の腸肝循環をブロック**する．肝では喪失した胆汁酸を補うためにコレステロールから胆汁酸への合成が高まり，その結果としてコレステロールプールが減少することにより，LDL受容体数が増加し，高コレステロール血症が改善する．

3）コレステロール吸収阻害薬

エゼチミブは小腸コレステロールトランスポーター（NPC1-L1）に結合し，小腸壁におけるコレステロール吸収を選択的に阻害する．食事由来の他に胆汁，腸管壁由来のコレステロールの吸収も抑制し，また糖尿病，虚血性心疾患，スタチン服用下ではコレステロール吸収が促進状態にあるので効果的である．

4）併用の効果

スタチンとレジン：レジンにより肝臓のコレステロールプールが減少すると，肝臓でのコレステロール合成が促進されるが，スタチンの併用は合成を阻害する．また，スタチンにより増加した肝臓内へのコレステロール流入は，レジンにより排泄が促進される．

スタチンとエゼチミブ：スタチンによりコレステロールが減少すると，コレステロール吸収が促進するが，エゼチミブは吸収を阻害し，スタチンの効果を増強する．

5) フィブラート系製剤

フィブラート系薬剤は遺伝子転写因子 PPAR α に対する配位子（リガンド）であり，脂質代謝に関連する種々のタンパクに対し遺伝子レベルで影響を与える．

トリグリセライド合成系では遊離脂肪酸（FFA）からトリグリセライドの合成，アポタンパクBの合成，超低密度リポタンパク（VLDL）への統合，VLDLの分泌をそれぞれ抑制し，血清トリグリセライドを低下させる．

異化系においては**リポタンパクリパーゼ（LPL）を活性化**し，VLDL，中間密度リポタンパク（IDL），カイロミクロン，カイロミクロンレムナントのトリグリセライドを水解し組織に遊離脂肪酸を供給する．特に，レムナントの代謝を促進する．高密度リポタンパク（HDL：high-density lipoprotein）の産生を促し，HDLコレステロールを上昇させる．一方，LDLへの転換が促進されるので，LDLコレステロール値の増加がみられることがある．

薬の種類・適応・主な副作用

薬の種類	適応	主な副作用
HMGCoA還元酵素阻害薬 スタチン	高コレステロール血症（Ⅱa，Ⅱb，Ⅲ型高脂血症）	肝機能異常，横紋筋融解症
胆汁酸吸着薬 レジン	高コレステロール血症（Ⅱa型）	便秘，肝機能異常
コレステロール吸収阻害薬 エゼチミブ	高コレステロール血症（Ⅱa型）	消化器症状
プロブコール	高コレステロール血症（Ⅱa型）	低HDLコレステロール血症，QT延長
ニコチン酸製剤	高トリグリセライド血症，高コレステロール血症	顔面紅潮，消化器症状，横紋筋融解症
フィブラート系薬	高トリグリセライド血症，高コレステロール血症	肝障害，腎障害，横紋筋融解症

疾患別処方のしかた

1）LDL受容体異常症・欠損症（ⅡaまたはⅡb型高脂血症）

LDL受容体の遺伝子上の異常，欠損でも，甲状腺機能低下によるLDL受容体タンパクの合成低下でも，コレステロール過剰摂取によるLDL受容体の抑制でも，表現型としては肝細胞上のLDL受容体の数が減少し，血液中からのLDLの取り込みが低下し，高コレステロール血症を呈する．

処方例

1) プラバスタチン
　　10mg錠　1〜2錠/日　分1　夕食後
または
2) アトルバスタチン
　　10mg錠　1錠/日　分1　夕食後
または
3) コレスチミド
　　ミニ錠　2包/日　分2　朝夕食前
または
4) ゼチーア
　　10mg錠　1錠/日　分1　朝食後

＊効果が十分でない場合，（1または2）と（3または4）を併用する．

● 薬理作用

　スタチン系薬剤は肝でのコレステロール合成阻害，エゼチミブは小腸でのコレステロール吸収抑制により，また，レジンは肝でのコレステロールから胆汁酸への転換促進により，コレステロールを減らし，肝のLDL受容体を増加させる．LDL受容体の完全欠損の場合は効果がないが，一般の高コレステロール血症には有効である．併用はさらに効果が増強される．

　スタチンは皮膚，消化器症状，肝障害，腎障害などのほか，まれに，筋炎症状，横紋筋融解症を発症することがある．筋痛などの症状に注意しCPKを測定する．腎機能低下例は発症が多いので投与しない．

　レジンは吸収されないので，副作用は少ないが，便秘などの消化器症状が出ることがある．挙児希望者などにも比較的安全に処方できる．まれに肝障害がある．

2）高トリグリセライド血症を中心とした脂質異常症

　摂取エネルギーの過剰により高トリグリセライド血症が発症する．糖質もグリセロールないしAcCoAを経て遊離脂肪酸となり，肝臓でトリグリセライドとなる．肥満では，脂肪組織中のトリグリセライドがインスリン抵抗性の状態では遊離脂肪酸となって動員され，肝でトリグリセライド合成に利用される．合成過剰のトリグリセライド血症があると，水解不全のために，LDLはトリグリセライドに富むsmall dense LDLとなり，動脈硬化惹起性が強い．

> **処方例**
>
> 1）ベザフィブレート
> 　　　　200mg錠　2錠/日　分2　朝夕食後
> 　または
> 2）ニセリトロール
> 　　　　250mg錠　6錠/日　分3　食後
>
> ● コレステロールの改善が乏しい場合
> 　1）プロブコール
> 　　　　250mg錠　2錠/日　分2　朝夕食後
> 　＋ベザフィブレート
> 　　　　200mg錠　2錠/日　分2　朝夕食後
>
> 　または
> 2）コレスチミド
> 　　　　83％ミニ錠　2包/日　分2　朝夕食前
> 　＋ベザフィブレート
> 　　　　200mg錠　2錠/日　分2　朝夕食後

● 薬理作用

　ベザフィブレートなどのフィブラート系薬剤はトリグリセライド合成系，VLDL分泌を抑制し，内因性（体内で再合成された）トリグリセライドによる高脂血症をよく低下させる．ニセリトロールなどのニコチン酸製剤は，cAMPを開環させるホスホジエステラーゼを活性化することにより，cAMP依存性の経路による脂肪組織のホルモン感受性リパーゼの活性化を抑制し，脂肪組織からの肝への脂肪酸の動員を抑制することにより，肝でのトリグリセライドを低下させる．

　フィブラート系薬剤の副作用としては，過敏反応，腎機能障害，肝機能障害などのほか，横紋筋融解症が報告されている．腎機能異常がある症例には禁忌である．また，スタチンとの併用も原則禁忌である．ニコチン酸製剤では，消化器症状，顔面紅潮，肝機能異常，耐糖能異常などがある．まれに横紋筋融解症もある．

　高トリグリセライド血症と高コレステロール血症があって，単剤で十分にコントロールできない場合は，併用療法を行う．必要がある場合はフィブラートとスタチンの併用も行うが原則として避ける．フィブラートまたはニコチン酸製剤とプロブコールまたはレジンを組合わせる．プロブコールはHDLコレステロール低下作用があること，レジンはトリグリセライドの上昇がみられることがそれぞれ難点である．

3）家族性Ⅲ型高脂血症

　リポタンパク上に存在し，粒子の統合や異化の調節にかかわるアポタンパクのうち，アポタンパクEの特異な多型（E2/E2）に，甲状腺機能低下や耐糖能異常などの後天的な脂質負荷が加わって発症する比較的まれな疾患で，レムナント系リポタンパクの肝臓での処理が遅延し，動脈硬化惹起性が強いβ-VLDLが血中に出現する．

> **処方例**
>
> **フェノフィブラート**
> 　　　　200mg錠　2錠/日　分2　朝夕食後

● **薬理作用**

　Ⅲ型高脂血症は動脈硬化性疾患を発症しやすい脂質異常症であるが，フィブラート系薬剤はリポタンパクリパーゼを活性化して，カイロミクロン，VLDLのトリグリセライドの水解を促進すると同時に，肝性トリグリセライドリパーゼを活性化して，レムナントの代謝を促進し，Ⅲ型高脂血症に対する第一選択となる．横紋筋融解症の発症に注意する．Ⅲ型高脂血症は食事療法にもよく反応するので，摂取エネルギー制限，コレステロール摂取制限を行う．

⚠ 投薬時の注意点

　まず，二次性脂質異常症を除外し，性急に薬剤を用いないことである．二次性脂質異常症は原疾患の治療が第一である．甲状腺機能低下症，Cushing症候群などの内分泌疾患や，糖尿病，ネフローゼ症候群などの鑑別を十分に行い，見逃さないようにする．

　次に，食事性，生活習慣病としての脂質異常症も広い意味で二次性の脂質異常症である．肥満，エネルギー過剰摂取，コレステロール過剰摂取，アルコール多飲がある場合は，まず，それらの改善を試みる．改善にても，脂質異常症がコントロールされない場合，または，生活改善を行えない場合に，薬剤の投与を考慮する．

　急いで低下させる必要はないので，少量からはじめ，検査値をみながら用量の増減，切りかえ，併用などを行っていく．血清脂質のモニターだけではなく，副作用チェックの検査，また，ときどき，動脈硬化の検査（心電図，超音波など）も行うようにする．

　頻用されている薬剤群であるだけに有害事象の報告も少なからずある．あくまでリスク低減のための治療であり，患者さんの愁訴や症状を軽減する薬剤ではないので，副作用には十分注意する．

👉 患者さんに説明するときのコツ

　「症状がない」脂質異常症を治療することの意味，脂質異常症の動脈硬化性疾患発症リスクとしての意味を説明し，食生活の改善や服薬を含めた治療はリスクの低減のために行うこと，また，動脈硬化性疾患の予防のためには長期にわたる治療の継続が必要であることを説明する．

　副作用のなかでも横紋筋融解症は重篤な疾患であるので，早期発見のために自覚症状を説明し受診するように伝えるが，頻度がきわめてまれであることを説明し，むやみに不安に陥って服薬コンプライアンスが低下することがないようにする．

参考文献

1) 薬物療法「動脈硬化性疾患予防のための脂質異常症治療ガイド2008年版」（日本動脈硬化学会 編），pp.39-46, 2008

　　　　　　　　　　　　　　　　　　　＜松島照彦＞

7. 代謝系〔糖尿病・脂質異常症（高脂血症）・痛風〕

3. 尿酸降下薬

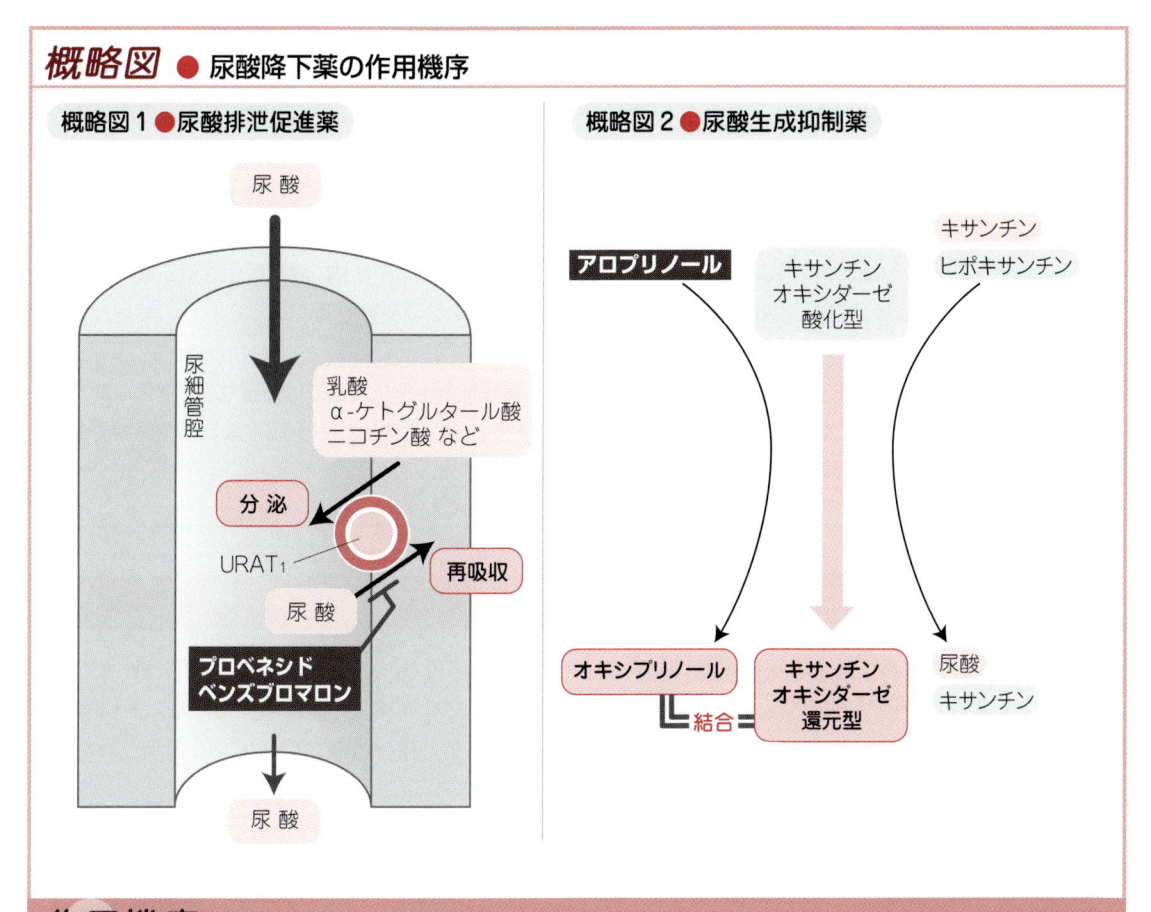

概略図 ● 尿酸降下薬の作用機序

概略図1 ●尿酸排泄促進薬

概略図2 ●尿酸生成抑制薬

作用機序

1）尿酸排泄促進薬

　腎臓の近位尿細管細胞の尿細管腔側に，陰イオン（乳酸，α-ケトグルタール酸，ニコチン酸など）を分泌し，その交換として尿酸（urate）を再吸収するトランスポーターがある．このトランスポーターは **URAT₁**（urate transporter1）といわれ，2002年に日本の榎本らにより発見されている．尿酸排泄促進薬である**プロベネシド**，**ベンズブロマロン**はこのトランスポーターと親和性があり，尿酸と競合して再吸収されるため，その結果として尿酸の再吸収が抑制される（**概略図1**）．ブコロームに関してはURAT₁との関連について十分調べられていないが，その作用から同様の機序と考えられる．

　最近，降圧薬であるARB（angiotensin Ⅱ receptor blocker：アンジオテンシンⅡ受容体拮抗薬）の**ロサルタン**，あるいは脂質異常症（高脂血症）治療薬である**フェノフィブラート**にもこのURAT₁抑制作用があることが判明し，高血圧や脂質異常症と高尿酸血症の合併している症例に対して有用であると注目されている．

2）尿酸生成抑制薬

　尿酸生成抑制薬である**アロプリノール**はヒポキサンチンからキサンチンへ，そしてキサンチンから尿酸への代謝経路を触媒する酵素である**キサンチンオキシダーゼ**の作用を競合的に阻害することにより，尿酸生成抑制作用を示す．一方，アロプリノール自身もこの反応でキサンチンオキシダーゼにより酸化され，オキシプリノールとなる．このオキシプリノールもキサンチンオキシダーゼと結合することによりアロプリノールよりも弱いがキサンチンオキシダーゼ活性を抑制する（概略図2）．アロプリノールはキサンチンオキシダーゼの作用によりすみやかにオキシプリノールに代謝されるため，血中半減期は1〜1.5時間と短い．一方，オキシプリノールはほとんど未変化体で腎より排泄され，血中半減期は約28時間と長い．アロプリノールの使用初期の血清尿酸の低下に対してはアロプリノール自身が，その後の低下した血清尿酸の維持に対してはオキシプリノールが有効に作用していると考えられている．

　また本剤はその作用機序より考えて，同じくキサンチンオキシダーゼにより代謝される薬剤である6MP，アザチオプリンなどの代謝を阻害し，血中半減期を延長させるため，これらの薬剤との併用は注意を要する．

　またアロプリノールは腎排泄性の薬剤であるため，腎機能低下例に対しては減量せざるをえなかったが，最近日本で複数の肝排泄性尿酸生成抑制薬（キサンチンオキシダーゼ阻害薬）が開発中であり，腎障害合併高尿酸血症に対して有用と期待されている．

薬の種類・適応・主な副作用

　尿酸降下薬は尿酸排泄促進薬と尿酸生成抑制薬に大別される．現在わが国で臨床応用されている尿酸排泄促進薬としてはプロベネシド，ベンズブロマロン，ブコロームの3種類がある．また尿酸生成抑制薬として臨床応用されている薬剤はアロプリノールのみである．適応は痛風，高尿酸血症である．表に薬の種類，投与量と投与方法，副作用などをまとめた．

	種類：一般名（商品名）	1日投与量と投与方法	適応	主な副作用
尿酸排泄促進薬	プロベネシド （ベネシッド®）	500〜2,000mg 2〜4回分服	尿酸排泄低下型，副作用でアロプリノールが使用不可	胃腸障害，ネフローゼ症候群，再生不良性貧血，皮疹，尿路結石
	ブコローム （パラミヂン®）	300〜900mg 1〜3回分服	同上	消化性潰瘍，皮疹，白血球減少症，尿路結石
	ベンズブロマロン （ユリノーム®） （ナーカリシン®） （ベンズマロン®）ほか	25〜100mg 1〜2回分服	同上	劇症肝炎，胃腸障害，尿路結石
尿酸生成抑制薬	アロプリノール （ザイロック®） （アロシトール®） （サロベール®）ほか	100〜300mg 1〜3回分服	尿酸産生過剰型，尿路結石既往ないし保有，中等度以上の腎機能障害，副作用で尿酸排泄促進薬が使用不可	中毒症候群（過敏性血管炎），Stevens-Johnson症候群，剥脱性皮膚炎，皮疹，再生不良性貧血，肝機能障害

文献1より引用

疾患（病型）別処方のしかた

前述のごとく尿酸降下薬は，尿酸排泄促進薬と尿酸生成抑制薬に大別されるが，この2種類の使い分けは，尿酸排泄低下型痛風，高尿酸血症に対しては尿酸排泄促進薬を，尿酸産生過剰型に対しては尿酸生成抑制薬を使用することが原則である．しかし腎障害などの合併症が加わったり，副作用などの点を考慮したときに原則通りにならないことがある．尿酸排泄促進薬は腎機能が低下してくると効果が減弱する．また，尿酸排泄促進薬は尿中尿酸排泄量を増加させるため，尿酸産生過剰型痛風，高尿酸血症に安易に使用すると，腎障害や尿路結石を悪化させる危険もある．したがって尿酸産生過剰型や腎障害や尿路結石を合併する痛風，高尿酸血症に対しては，尿酸生成抑制薬であるアロプリノールが使用されることが多い．

このような観点より高尿酸血症・痛風の治療ガイドラインでは尿酸降下薬の選択を前ページ表のように推奨している．一方腎不全例にアロプリノールを使用したときに副作用の頻度が高く，骨髄抑制やStevens-Johnson症候群のような重篤な副作用例もあると報告されている．この理由の1つとしてアロプリノールの活性代謝産物であるオキシプリノールは半減期が長く腎排泄性の物質であり，腎機能低下例にアロプリノールを使用するとオキシプリノールが蓄積する傾向があるためではないかと推測されている．したがって筆者らはオキシプリノールの血中濃度よりみて，腎機能低下例に対しては表1のようなアロプリノールの使用量の減量が必要と考えている．しかし，このアロプリノールの使用量では，血清尿酸を治療目標値まで低下させ得ないこともしばしばである．そこで腎機能低下例でもある程度の効果が認められる尿酸排泄促進薬であるベンズブロマロンとアロプリノールの少量併用療法が試みられている．本併用療法ではアロプリノールで尿酸生成を抑制しながらベンズブロマロンが尿酸の排泄を促進するため，尿中尿酸排泄量の著しい増大をもたらさず，腎障害や尿路結石に対する悪影響も少なく，かつ十分な血清尿酸低下作用が認められている．

処方例

- 下記のいずれかを用いる
  1) プロベネシド　　　　　1,000mg/日　分2
  2) ブコローム　　　　　　600mg/日　分2
  3) ベンズブロマロン　　　50mg/日　分1
  4) アロプリノール　　　　100mg/日　分1
  5) アロプリノール　　　　50mg/日　分1
     ベンズブロマロン　　　20mg/日　分1

投薬時の注意点

1）尿酸降下薬の使いかた

血清尿酸が急激に変動したときに痛風関節炎が誘発されやすい．これは血清尿酸が上昇したときのみならず，血清尿酸が急激に低下したときにも認められる．高尿酸血症がある程度の期間持続していると，軟部組織などにすでに尿酸塩が沈着しており，痛風結節のような状態となっている．このことは痛風関節炎を発症していない高尿酸血症患者の関節鏡でも確認されている事実である．このような状態のときに血清尿酸を急激に変動させると，血清と組織内の尿酸濃度に不均衡を生じ，尿酸塩結晶が関節腔内に剥がれ落ちて，痛風関節炎を誘発すると考えられている．したがって，痛風関節炎を誘発させないためには血清尿酸を緩徐に低下させることが大切である．また，体内尿酸プールが増大している症例に尿

表1●腎機能に応じたアロプリノールの使用量

腎機能	使用量
Ccr＞50mL/分	100mg〜300mg/日
30mL/分＜Ccr≦50mL/分	100mg/日
Ccr≦30mL/分	50mg/日

酸排泄促進薬を最初から高用量使用すると，尿中尿酸排泄量の著しい増加をもたらし，腎障害や尿路結石を発症，増悪させる危険もある．

以上のような理由により，尿酸排泄促進薬，尿酸生成抑制薬のいずれも最小用量から開始し，血清尿酸，尿中尿酸を測定しながら服用量を増量し，3〜6カ月かけて血清尿酸を目標値まで低下させることがよいと考えられる．血清尿酸の目標値は合併症の有無などを勘案すると症例により異なると考えられるが，統計的に血清尿酸を4.6〜6.6 mg/dLの間にコントロールすると痛風関節炎の頻度が最も低下するとの報告があり，高尿酸血症・痛風の治療ガイドラインでは血清尿酸の治療目標値は6.0 mg/dL以下となっている．

2）尿アルカリ化薬

尿酸はもともと難溶性物質であるが，溶媒が酸性になればなるほど，溶解度が低下するという性質を有している．

ところが，痛風患者の尿は酸性を呈することが多く，このことが痛風患者の腎障害や尿路結石の合併頻度を高くしていると考えられている．したがって，酸性尿の是正は痛風の腎障害，尿路結石に対し，有効な予防，治療手段であることが確認されており，食事療法や**尿アルカリ化薬**により酸性尿の是正が行われている．特に尿酸排泄促進薬を使用し，尿中尿酸排泄量が増加している症例では，この酸性尿の是正は重要である．

治療上よく用いられている尿アルカリ化薬としては，重曹（炭酸水素ナトリウム）とクエン酸製剤がある．重曹は確実な尿アルカリ化を達成するためには頻回の服用が必要で，結果として服用量が多くなり，ナトリウム負荷につながる．高血圧，心疾患，腎障害合併例などでは使用しにくいなどの問題点が指摘されていた．

これらの欠点を改善して，クエン酸カリウム，クエン酸ナトリウム，クエン酸を2：2：1のモル比で含む乾燥した顆粒状の合剤 Uralyt-U® が西独で開発され，日本でも臨床応用されている．Uralyt-U® はナトリウム含有量が重量比で10％と重曹の27％に比較して低値であり，高血圧，心疾患合併例に対しても使用しやすくなっている．またクエン酸は肝で代謝され炭酸水素ナトリウムになるため，尿アルカリ化効果の持続性があると考えられている．しかし，Uralyt-U® はカリウムを含むため，腎機能低下例への使用は慎重を要すると思われる．

患者さんに説明するときのコツ

痛風関節炎は激烈な疼痛を伴い，患者のQOLを著しく阻害する．この疼痛に対してはNSAIDsなどが用いられ治療されるが，この関節炎に対する治療はあくまで対症療法であり，原因療法は基礎にある高尿酸血症を是正することである．高尿酸血症は体質的要因に生活習慣が加わって発症する生活習慣病と考えられており，脂質異常症，肥満，高血圧，耐糖能異常などの他の生活習慣病を高率に合併することも知られている．したがって

> ① あらゆる薬物療法の前提として非薬物療法である生活習慣の是正が必要である
> ② 体質的，遺伝的要因によるところがあるため，尿酸降下薬は長期にわたり（ほとんど生涯にわたり）服用しなくてはならない
> ③ 基礎にある高尿酸血症に対する治療であるため，痛風関節炎などの症状が全くない無症状のときにも，尿酸降下薬は服用しなくてはならない

などの諸注意を患者さんに行う必要がある．

文献・参考文献

1) 高尿酸血症・痛風の治療ガイドライン作成委員会：「高尿酸血症・痛風の治療ガイドライン」，日本痛風・核酸代謝学会，2002
2) Enomoto, A., et al. : Molecular identification of a renal urate anion exchanger that regulates blood urate levels. Nature, 417 : 447-452, 2002

<細谷龍男>

8. 内分泌系（骨・Ca，ホルモン製剤）

1. 骨，カルシウム代謝薬

概略図 ● 骨のリモデリングと薬剤の作用点

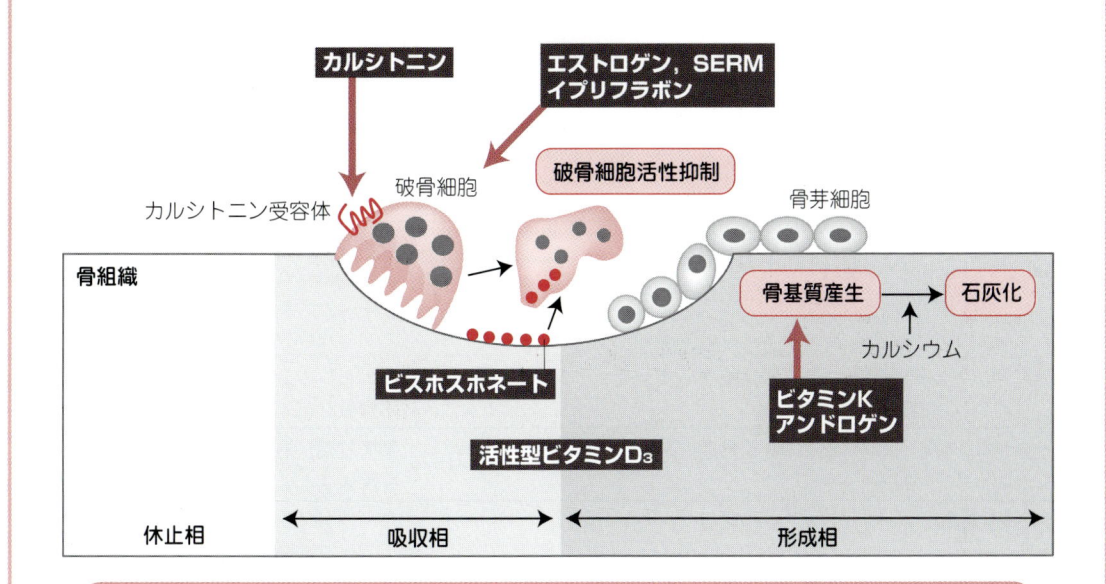

（図：骨のリモデリングと薬剤の作用点）

- カルシトニン → カルシトニン受容体（破骨細胞）
- エストロゲン，SERM，イプリフラボン → 破骨細胞活性抑制
- ビスホスホネート
- 活性型ビタミンD₃
- ビタミンK，アンドロゲン → 骨基質産生 → 石灰化（カルシウム）
- 骨組織：休止相／吸収相／形成相
- 破骨細胞，骨芽細胞

骨形成促進に作用……………ビタミンK，アンドロゲン
骨吸収抑制に作用……………カルシトニン，エストロゲン，SERM，イプリフラボン，ビスホスホネート
骨形成，骨吸収両者に作用……活性型ビタミンD₃

SERM：selective estrogen receptor modulator（選択的エストロゲン受容体モジュレーター）

作用機序

全身の骨組織はそれぞれ
① 骨芽細胞による骨基質産生，骨形成が行われる（形成相）
② 破骨細胞による骨吸収が行われる（吸収相）
③ 細胞の活動が休止している（休止相）

のいずれかの状態にある．このような骨の活動を骨改変（リモデリング）とよび，成人の骨においてもリモデリングは常に行われている．骨粗鬆症をはじめとする骨，カルシウム代謝疾患においてはリモデリングの乱れが根本にある．したがって，**各種の骨，カルシウム代謝薬の作用機序の違いはこの骨形成と骨吸収のバランスの乱れをどの代謝過程で改善するかによって，骨形成促進薬と骨吸収抑制薬の2種類に大別される**．

カルシトニンは甲状腺より分泌されるペプチドホルモンであるが，強力な破骨細胞抑制効果をもち，骨吸収を抑制する．ビスホスホネートはほとんどすべてが骨に吸着され，破骨細胞に選択的に取り込まれ，破骨細胞の活性を低下させる．

閉経後に骨密度が急速に減少することはよく知られているが，この時期には骨代謝が亢進する．この骨代謝の亢進は各種サイトカインの分泌亢進によるものであると考えられ，骨形成を司る骨芽細胞の分化の遅延により，骨形成，石灰化が遅延する．一方，骨吸収を司る破骨細胞活性が高まり骨吸収優位の代謝となる．エストロゲン，SERMはこの過程を正常化することにより骨の減少を阻止する．

薬の種類・適応・主な副作用

薬の種類（商品名）	適応	主な副作用
活性型ビタミンD₃製剤 （ワンアルファ®） （ロカルトロール®）	骨粗鬆症，慢性腎不全，骨軟化症，クル病	尿路結石，高カルシウム血症，関節周囲の石灰化
ビスホスホネート製剤 　経口　（ボナロン®35） 　　　　（ベネット®17.5） 　　　　（ダイドロネル®）	骨粗鬆症	胃腸障害，腹部不快感，下痢，嘔吐，食欲不振など
注　（アレディア®） 　　　（ゾメタ®）	悪性腫瘍による高カルシウム血症	低カルシウム血症，急性腎不全，不整脈など
カルシトニン製剤 （エルシトニン®注）	骨粗鬆症，高カルシウム血症	顔面紅潮，悪心，嘔吐，ふらつき，肝障害など
ビタミンK製剤 （グラケー®）	骨粗鬆症	ワーファリンと拮抗作用
イプリフラボン （オステン®）	骨粗鬆症	胃腸障害
エストロゲン，SERM （プレマリン®） （エビスタ®）	骨粗鬆症	性器出血，乳房痛
男性ホルモン剤 （マクロビン®） （デュラミンデポー®）	骨粗鬆症	肝機能障害，消化器症状（悪心，嘔吐），精神症状（不眠など），皮膚症状（脱毛，痤瘡など）

疾患別処方のしかた

1）骨粗鬆症

　骨粗鬆症の定義は2000年の骨粗鬆症に関するコンセンサス会議にて，「骨強度の低下によって，骨折のリスクが高くなる骨の障害であり，骨強度は骨密度と骨質の両方を反映する」と定義された．その発生機序は多岐にわたるが，骨粗鬆症患者の大部分を占める原発性骨粗鬆症においては，骨組織に存在する骨芽細胞による骨形成と破骨細胞による骨吸収のバランス（骨改変，リモデリング）の乱れが根本にある．リモデリングの乱れを改善することにより，患者の骨密度の減少が予防できるだけでなく，最近では骨密度を増加することのできる薬剤も次々に開発されてきている．一般的には骨密度の減少が持続すると骨折の危険が高まり，逆に骨密度を増加させると骨折の予防につながると考えられている．骨粗鬆症治療の最終目標は骨折の予防にある．2006年に日本骨代謝学会から骨粗鬆症の予防と治療ガイドラインが発表され，エビデンスに基づいて薬剤の推奨グレードが示された（表1）．

表1● 主な薬剤の推奨グレード

	総合評価	骨密度低下	椎体骨折	非椎体骨折
アレンドロネート	A	A	A	A
リセドロネート	A	A	A	A
ラロキシフェン	A	A	A	B
活性型ビタミンD製剤	B	B	B	B
ビタミンK	B	B	B	B
エチドロネート	B	A	B	B
カルシトニン	B	B	B	C

文献5より引用

❶ 活性型ビタミンD_3製剤

ビタミンDの活性型は$1\alpha,25(OH)_2$ビタミンD_3である．骨粗鬆症治療薬としては，この活性型のもの（ロカルトロール®）および肝における25水酸化酵素の作用により活性化される1α OHビタミンD_3（ワンアルファ®）が使用されている．活性型ビタミンD_3製剤は強力な腸よりのカルシウム吸収促進作用を有し，体内のカルシウムの負のバランスの改善，二次性副甲状腺機能亢進症の改善，骨形成促進効果，骨吸収抑制効果も併せもつと考えられている．骨密度に対しては多くの報告が維持もしくは1～2％程度の増加効果，骨折予防効果も報告されている．

> **処方例**
> ● 下記のいずれかを用いる
> 1）ワンアルファ®　0.5μg錠または1μg錠
> 　　　　　　　　1錠/日　分1　朝食後
> 2）ロカルトロール®
> 　　　　　　0.25μg錠　2錠/日　分2　朝夕食後

❷ ビスホスホネート製剤

新しい骨粗鬆症治療薬がビスホスホネート製剤である．体内に吸収されたビスホスホネート製剤はほとんどが骨に吸着され，破骨細胞の活性を低下させ，骨吸収の低下が観察される．ビスホスホネート製剤による骨密度増加効果は年率3～5％程度と大きい．ビスホスホネート製剤は食物中のカルシウムと結合し，食後の服用は本剤の腸からの吸収をきわめて悪化させるため，通常早朝起床時に服用して，服用後30分以上してから朝食をとる．

> **処方例**
> ● 下記のいずれかを用いる
> 1）ボナロン®35
> 　　　35mg錠　1錠　分1　朝食前30分
> 　　　　　　　　　　　　　　週1回投与
> 2）ダイドロネル®
> 　　　200mg錠　1錠　分1　朝食1時間前
> 　　　　　　　　2週間服用10～12週休薬

❸ カルシトニン製剤

カルシトニン製剤使用の目的には2つあって，第一には鎮痛であり，第二には骨密度の維持もしくは増加効果である．本剤を週1回筋注で用いた場合，一般的には鎮痛効果が得られるまでには約1カ月を要す．

> **処方例**
> エルシトニン®　　　　　20単位　週1回　筋注

❹ ビタミンK_2製剤

骨基質中にはビタミンKに依存性にγ-カルボキシル化されるタンパクであるオステオカルシンが大量に含まれており，骨のハイドロキシアパタイトに強く結合することから，「結晶構造の安定化に重要な役割を果たしていることが推測される」のではないかと考えられている．本剤の腸よりの吸収には胆汁酸が必須であるため，食後服用を励行すべきである．

> **処方例**
>
> グラケー®　　15mg錠　3錠/日　分3　毎食後

❺ イプリフラボン

女性ホルモン作用を有するとされているが，本剤は臨床的な評価報告は少なく，わが国においては臨床第3相試験において，末梢皮質骨骨密度を維持したとの報告がみられる．

❻ エストロゲン，SERM

SERM（選択的エストロゲン受容体モデュレーター）はエストロンゲン受容体に結合し，組織特異的にエストロゲンのアゴニストやアンタゴニスト作用を発揮する化合物の総称である．ラロキシフェンは骨，脂質代謝にはアゴニストとして，子宮内膜，乳腺にはアンタゴニストとして作用し，骨粗鬆症治療薬として開発された．2002年にNIHから大規模臨床試験（Women's Health Initiative）の中間報告としてエストロゲンとプロゲステロン併用群において乳癌と冠動脈性心疾患が増加し，リスクがベネフィットを上回るため，試験中止が発表され，エストロゲンの骨粗鬆症に対する使用に関してはより慎重な姿勢が求められるようになった．

❼ 男性ホルモン

男性ホルモンのタンパク同化作用を強めた薬剤に保険適用があるが，副作用も多いため実際の適応はきわめて限定される．

2）慢性腎不全

クレアチニンクリアランスが30mL/分以下になると腎の近位尿細管の1α-水酸化酵素活性が低下する．その場合，透析療法の有無にかかわらず1αOH ビタミンD_3（ワンアルファ®）$0.25 \sim 0.5\ \mu g$/日より投与開始，2～4週間隔で漸増し，最小有効量（$0.25 \sim 1\ \mu g$/日）を長期投与する．慢性腎不全に伴う高リン血症には，低リン食に加え吸収抑制のため沈降炭酸カルシウム3～6g/日を経口投与するが，なお高リン血症の患者に活性型ビタミンD_3を投与すると腎機能を悪化させることがあるので，血清リン値を5mg/dL以下に下げてから投与することが望ましい．治療中はCa×P（mg/dL）が60～70以下になるようにする．

前述したようにビタミンD_3製剤には2種類あり，1つは活性型ビタミンD_3であるロカルトロール®で，もう1つはプロビタミンであるワンアルファ®である．これら2つのうちでも現在の主流は後者である．前者はすでに活性型になっているため経口投与では腸の受容体に結合し，腸よりのカルシウム吸収の促進効果は強く出るものの，骨に対する効果が出にくく，また血中濃度の維持が難しいとされる．それに対し後者はいったん肝臓に取り込まれてから徐々に放出されるため血中濃度の維持がしやすく，また骨作用もより強いとされる．肝機能障害のある症例では肝臓による代謝を必要としないロカルトロール®の投与がよいと考えられる．

3）悪性腫瘍に伴う高カルシウム血症

これまで，①生理食塩水の大量点滴静注，ループ利尿薬，②ステロイドパルス療法，③カルシトニン製剤投与，などが行われてきたが，現在は，ビスホスホネート点滴静注が第一選択である．カルシウムが11～12mg/dLぐらいなら，生理食塩水の点滴で脱水を補正する程度で十分なこともあるが，カルシウムが14～15mg/dL以上では緊急処置が必要で，アレディア®などのビスホスホネート注剤の単回投与にて2～4日後にほぼ全例で2mg/dL以上の血清カルシウムの低下効果が得られ，その効果は2週間以上持続する．その他，補助的方法として腸管吸収促進に対しカルシウム制限食とし，十分な飲水を指導する．

> **処方例**
>
> ● 下記のいずれかを用いる
> 1) アレディア®
>   30mg　総量500mL以上の生理食塩水などに溶解し4時間以上かけて点滴静注
> 2) ゾメタ®
>   4mg　100mLに希釈し，15分以上かけて点滴静注

⚠ 投薬時の注意点

　非活性型のビタミン D_3 は種々のサプリメント，ビタミン薬に含まれているが，活性化されてはじめてビタミン D_3 としての作用をもつ．これらと活性型ビタミン薬は別のものであることを認識し，活性型ビタミン薬を投与する場合，過量投与にならないよう気をつける．血中，尿中のカルシウムの検査が必要と考えられる．ビスホスホネート製剤のうち，薬剤の構造にニトロ基を含む第2世代以降のものであるボナロン®，ベネット®は粘膜刺激性があり，食道粘膜に付着した場合，食道潰瘍を起こすとの報告がある．内服後30分間は臥位をとらないよう指導すること，寝たきりの症例には使用しないなどの注意が必要である．

👍 患者さんに説明するときのコツ

　骨粗鬆症治療薬の効果判定はDXA法による骨密度測定に依存するのが最も妥当であるが，測定可能な施設が限定されている．その場合CXD法などによる骨密度測定で代用し，骨代謝マーカー（尿中NTxまたはデオキシピリジノリン）の変化をみるのも一方法である．骨吸収抑制薬であるビスホスホネート製剤投与後はこれらの値は30～50％程度低下する．骨代謝マーカーの低下は薬剤の有効性を示しており，内服継続の必要性の説明に用いることができる．

文献・参考文献

1) 「骨粗鬆症学―基礎・臨床研究の新しいパラダイム―」（折茂　肇編），日本臨床，62　増刊号2，2004
2) 「ビスフォスフォネートと骨疾患―基礎から臨床へ―」（Fleisch, H. 著／森井浩世 監訳），医薬ジャーナル社，2001
3) 「World of Bisphosphonate ; illustrated mechanism of action and clinical use」（尾形悦郎 監修），メディカルレビュー社，2001
4) 「実践骨代謝マーカー―骨疾患の診療に役立つ骨代謝マーカーの使用法―」（福永仁夫 編），メディカルレビュー社，2003
5) 「骨粗鬆症の予防と治療ガイドライン2006年版」（骨粗鬆症の予防と治療ガイドライン作成委員会 編），ライフサイエンス出版，2006

　　　　　　　　　　　　　＜小松弥郷，中尾一和＞

8. 内分泌系（骨・Ca, ホルモン製剤）

2. 甲状腺機能異常症治療薬

概略図 ● 甲状腺機能異常症治療薬の作用機序

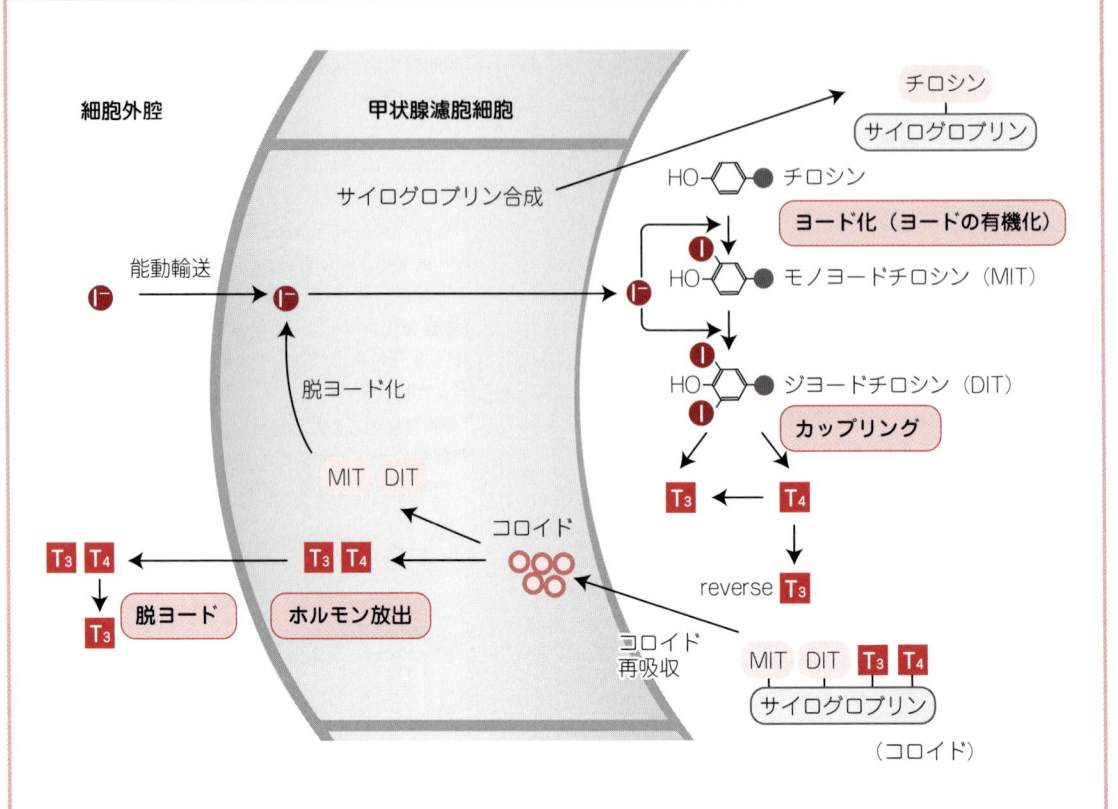

作用機序

1) 甲状腺ホルモン

甲状腺ホルモンにはチラーヂン®（乾燥甲状腺末），レボチロキシン（T_4）（チラーヂン®S），リオチロニンナトリウム（T_3）（サイロニン®，チロナミン®）がある．甲状腺ホルモンの活性としては T_3 が最強であり，T_4 は細胞内に入ると脱ヨード化され T_3 になって作用すると考えられている．reverse T_3 にホルモン作用はない．T_3（チロナミン®）の半減期は1日であり，投与後1～3日で効果が出現するが中止後はすみやかに効果が消失するため，通常は T_4（チラーヂン®S）投与が原則である．T_4（チラーヂン®S）の半減期は7日であり効果発現には3～5日を要するが，1日1回投与でよい．

2) 抗甲状腺薬

一方，抗甲状腺薬としてはメチマゾール（methimazole, MMI：methyl-2-mercaptoimidazole，メルカゾール®）とプロピルチオウラシル（PTU：6-n-propylthiouracil，プロパジール®，チウラジール®）の2種が使用されている．**いずれも甲状腺ホルモンの合成を抑制する薬剤でバセドウ病による甲状腺機能亢進症の治療に使用される．**抗甲状腺薬による甲状腺ホルモンの低下作用は甲状腺濾胞細胞における甲状腺ホルモンの合成の抑制により，その主体はヨードの有機化阻害とヨード化チロシンのカップリングの阻害である．またPTU（チウラジール®）は，大量では末梢でのT₄からT₃への脱ヨード化の阻害作用もある．無機ヨード（ヨウ化カリウムなど）は細胞からの甲状腺ホルモン放出を抑制する．

薬の種類・適応・主な副作用

	薬の種類	適応	主な副作用
甲状腺ホルモン	乾燥甲状腺末 チラーヂン®S チロナミン®	橋本病 甲状腺機能低下症	投与過剰により頻脈，動悸
抗甲状腺薬	メルカゾール® チウラジール®	バセドウ病	顆粒球減少症，肝機能障害，胃腸障害，SLE様症状
	ヨウ化カリウム	バセドウ病	ヨウ素中毒

SLE：systemic lupus erythematosus（全身性エリテマトーデス）

疾患別処方のしかた

1) 橋本病（慢性甲状腺炎），その他の甲状腺機能低下症

低下した甲状腺ホルモンを補充するわけであるが，いずれも少量から開始して次第に増量し，維持量にもっていく．維持量はTSH（thyroid stimulating hormone：甲状腺刺激ホルモン）の正常化にて判断し，目安は成人でチラーヂン®S 100〜150 μg/日，チロナミン® 25〜75 μg/日，乾燥甲状腺末50〜100 mg/日である．甲状腺機能低下症患者では感受性が増加しているので急速な投与により心悸亢進，狭心症，不整脈などをきたしやすく，特に高齢者や，冠動脈疾患，不整脈を有する症例では少量から開始し，約2週間間隔でゆっくり増量する．また，副腎皮質や下垂体機能低下症を伴う場合は，まず副腎皮質ホルモンの補充を行った後に甲状腺ホルモン薬を開始する．

処方例

● 下記のいずれか，または適宜組合わせて用いる

1) チラーヂン®S
   25〜50 μg/日　分1　朝食後から開始し，約2週間おきに25 μg/日ずつ増量し，維持量にもっていく

2) 乾燥甲状腺末
   10〜20 mg/日　分1　朝食後から開始し，約2週間おきに10 mg/日ずつ増量し，維持量にもっていく

3) チロナミン®
   5〜10 μg/日　分2　朝夕食後から開始し，約2週間おきに10 μg/日ずつ増量し，維持量にもっていく

2）バセドウ病

❶ MMI と PTU

MMI（メルカゾール®）の1錠（5 mg）とPTU（チウラジール®）の1錠（50mg）は同じ力価のように考えられているが，実際にはMMIの方がPTUより甲状腺ホルモンは早く正常化する．またMMIは1日に1回の投与で甲状腺ホルモンの合成を抑制できることからMMIを第一選択薬剤とするのが基本である．MMIは15〜30mg/日から投与を開始し，free T_4，free T_3とTSHを指標に4〜8週目より減量を開始する．その後4〜6週ごとに減量する．通常は治療後2〜3カ月でfree T_4，free T_3は正常範囲に入るので，以後5〜10mg/日としてTSHとfree T_4，free T_3の両者が正常範囲に入る量を維持量とする．

MMIの投与量については日本甲状腺学会の「バセドウ病薬物治療のガイドライン2006」において，治療前のfree T_4が5ng/dL以下の軽度，あるいは5〜7ng/dLの中等度であればMMI 15mg/日にて治療開始し，治療前のfree T_4が7ng/dL以上のような重症例では，MMI 30mg/日にて治療開始することが推奨された．

PTUの場合も同様である．ただし，甲状腺ホルモンの増加による下垂体の抑制がとれ，TSHの分泌調節機構が正常に復帰するまでに数週間かかる．したがって，治療当初はfree T_4，free T_3濃度が低値になってもTSHが増加してこないという時期があるので，そのことを考慮して抗甲状腺薬の減量を行っていかないと，減量のタイミングを逃してしまい，患者が逆に甲状腺機能低下症に陥ることがある．

抗甲状腺薬開始後も甲状腺機能はきめ細かにフォローアップして，抗甲状腺薬の量を調節する必要がある．MMIの血中半減期は4〜7時間であるが，MMIは甲状腺内に取り込まれ，血中のMMI濃度が低下しても24〜36時間は維持されるので患者のコンプライアンスがよければ1日1回の投与でよい．一方，PTUは分服が必要である．また甲状腺組織中のMMIの濃度と血中のMMI濃度やMMIの投与量の関係は個人差が大きいので，画一的に何錠投与ということではなく，TSHとfree T_4，free T_3を測定して正常範囲に維持できるようにMMIの投与量を調節する必要がある．したがって，ときにはMMIが60〜120mg/日が必要なこともある．ただし増量するにあたっては服薬がきちんと行われているか確認することが必要である．

代表的な投与方法と経過

1) free T_4，free T_3高値，TSH低値
   メルカゾール®　　　　　　30mg/日　分2
2) free T_4正常，free T_3高値，TSH低値
   メルカゾール®
   20mg/日 分2　または　15mg/日 分1で開始し，10mg/日 分1まで減量
3) free T_4，free T_3，TSH正常
   メルカゾール®
   5〜10mg/日　分1で維持量継続

---

❷ β遮断薬の併用

抗甲状腺薬を開始しても，甲状腺ホルモン濃度はすぐには低下しないので，動悸，手指振戦などの症状はすぐには改善しない．したがって，これらの自覚症状を抑えたいときはβ遮断薬を併用する．甲状腺機能亢進症のときは一般に代謝が亢進しているので，β遮断薬も常用量より増量しないと自覚症状はとれないことがある．

❸ 無機ヨード

甲状腺クリーゼ状態，あるいは術前などで甲状腺ホルモンを急速に低下させたいときは甲状腺ホルモンの分泌を抑制する無機ヨードを併用する．ルゴールは病院により処方がさまざまでヨードの含有量が一定でないので，できれば飽和ヨードカリ60 mg（1滴）を1日3回投与する．なお無機ヨードを投与するときは，まず甲状腺ホルモンの合成を抑制してから投与しないとホルモンを過剰産生している甲状腺に材料を補うことになってしまうので，PTUあるいはMMIの投与を先行させ，少なくとも1時間以上経過してから無機ヨードを投与する．通常，ヨードを投与して24時間以内に臨床症状の改善がないときはバセドウ病クリーゼの診断を疑うべきである．無機ヨードの効果は通常は数週でなくなるので症状が安定したら中止する（エスケープ現象）．

処方例

- 下記のいずれかを用いる，または適宜組合わせて用いる
  1) メルカゾール®
     5mg錠　15～30mg/日　分1～3　食後
     から開始し，free T$_4$，free T$_3$とTSHを指標に4～8週目より減量を開始し，その後4～6週ごとに減量し，5～10mg/日を維持量とする
  2) チウラジール®
     50mg錠　150～300mg/日　分3　食後
     から開始し，free T$_4$，free T$_3$とTSHを指標に4～8週目より減量を開始し，その後4～6週ごとに減量し，50～100mg/日を維持量とする

- 動悸，手指振戦などの自覚症状を抑えたいときはβ遮断薬を併用する
  1) インデラル®
     10mg錠　30～60mg/日　分3　食後
  2) メインテート®
     5mg錠　5mg/日　分1　朝食後

- 甲状腺ホルモンを急速に低下させたいとき
  1) 飽和ヨードカリ　60mg（1滴）/回　1日3回

3）亜急性甲状腺炎

甲状腺濾胞細胞の破壊により甲状腺ホルモンが血中に流出するため，甲状腺中毒症になる．亜急性甲状腺炎の治療は急性炎症に対する対症療法として炎症が強い場合にはプレドニン®投与，炎症所見が軽い場合にはNSAIDs投与を行う．炎症症状は通常1～3日で収まる．

処方例

- 下記のいずれかを用いる
  1) プレドニン®
     5mg錠　15～30mg/日　分3　食後から開始し，炎症所見が収まったらプレドニン®を5～10mg/日ずつ1～2週間で減量していく
  2) ロキソニン®
     60mg錠　180mg/日　分3　食後

- 動悸，手指振戦などの自覚症状を抑えたいときはβ遮断薬を併用する
  1) インデラル®
     10mg錠　30～60mg/日　分3　食後

4）無痛性甲状腺炎

炎症によって破壊された組織から甲状腺ホルモンが漏出する結果，一過性に甲状腺中毒症状を呈する．検査データ上はfree T$_4$，free T$_3$高値，TSH低値を示し，バセドウ病による甲状腺機能亢進症との鑑別が重要である．無痛性甲状腺炎において抗甲状腺薬は無効であるのみでなく，甲状腺中毒症に続いて起こる甲状腺機能低下症を助長するので使用してはならない．無痛性甲状腺炎は原則的に治療を必要とせず，自然経過にて甲状腺ホルモン高値は1～2カ月，長くても4カ月で終わり，その後，甲状腺機能低下の時期が1～4カ月持続する．動悸，手指振戦などの自覚症状を抑えたいときはβ遮断薬を併用する．甲状腺機能低下症の症状が強い場合は橋本病の治療に準じ，甲状腺ホルモンの補充を行う．

処方例

- 病初期の動悸の強いとき
  1) インデラル®
     10mg錠　30～60mg/日　分3　食後

- 病後期の甲状腺機能低下症の症状が強い場合
  1) チラーヂン®S
     50～100μg/日　分1　朝食後

⚠ 投薬時の注意点

抗甲状腺薬の重要な副作用として無顆粒球症，肝機能障害がある．無顆粒球症は重大な副作用であり，抗甲状腺薬開始後2～12週に集中して発症するが，発症頻度は約500例に1例である．肝機能障害は比

較的頻度の高い副作用で投与開始後1〜2カ月で発症する．いずれも抗甲状腺薬を直ちに中止し，対症療法を行う．メルカゾール®にて肝機能障害をきたしてもチウラジール®は安全に使用できる場合もある．

👍 患者さんに説明するときのコツ

バセドウ病の治療にあたってはメルカゾール®の初回投与量が多いため，はじめに多量を用いて，甲状腺機能が正常化すれば，漸減していく薬であることを説明するとよい．甲状腺機能亢進症のため，痩せを生じていたが症状の改善に伴い体重増加をきたすことに戸惑う若い女性もいる．適切な食餌療法を行えば，肥満を防止できること，服薬継続の必要性を説明するようにしている．

参考文献

1)「甲状腺疾患診療実践マニュアル 第2版」(伊藤國彦 監修)，文光堂，1999
2) 青木矩彦：「内分泌代謝学入門 第4版」，金芳堂，2002
3) 網野信行：甲状腺疾患の診断・治療と増悪因子．日本内科学会雑誌，90：470-475, 2001
4)「甲状腺疾患研究の最前線─基礎研究から治療への応用─」(森 昌朋 編)，最新医学，58 (7), 2003
5)「バセドウ病薬物治療のガイドライン2006」(日本甲状腺学会 編)，南江堂，2006

<小松弥郷，中尾一和>

第2章 各科別 薬の作用機序と処方例

8. 内分泌系（骨・Ca，ホルモン製剤）

3. 女性ホルモン剤

概略図 ● 卵巣における2種類の細胞と2種類のゴナドトロピン（LH，FSH）によるエストロゲン（E1およびE2）合成機構

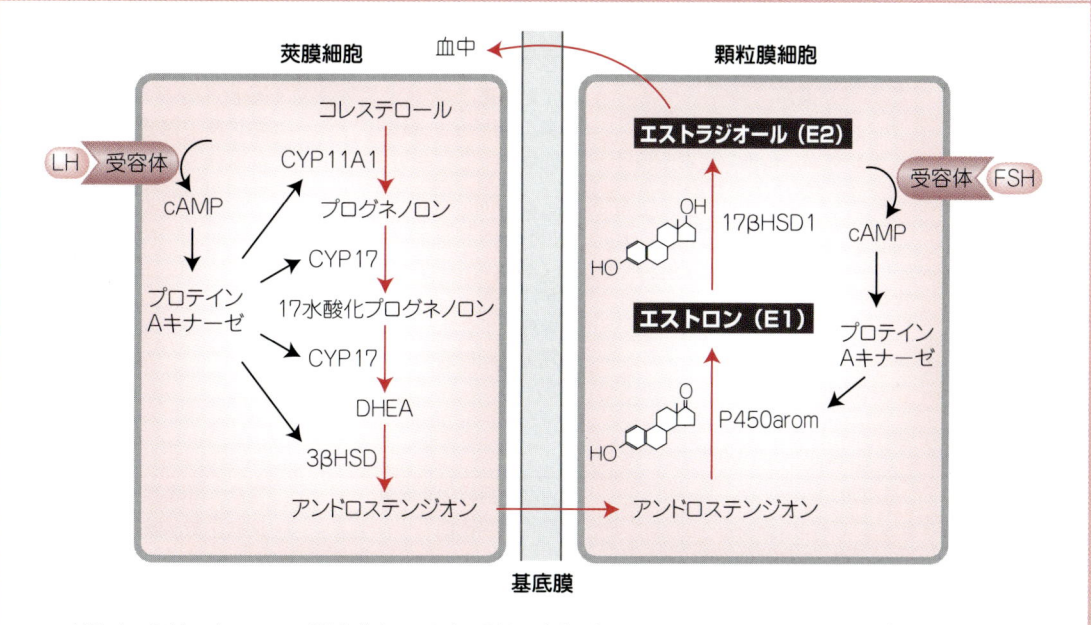

[図：莢膜細胞と顆粒膜細胞におけるエストロゲン合成機構]

莢膜細胞：LH→受容体→cAMP→プロテインAキナーゼ→コレステロール→CYP11A1→プログネノロン→CYP17→17水酸化プログネノロン→CYP17→DHEA→3βHSD→アンドロステンジオン

顆粒膜細胞：FSH→受容体→cAMP→プロテインAキナーゼ；アンドロステンジオン→P450arom→エストロン（E1）→17βHSD1→エストラジオール（E2）→血中

基底膜

LH：luteinizing hormone（黄体化ホルモン），FSH：follicular stimulating hormone（卵胞刺激ホルモン）

作用機序

　下垂体前葉から分泌される黄体化ホルモン（LH：luteinizing hormone）は卵巣において莢膜細胞に存在するLH受容体に作用し，細胞内cAMP上昇，プロテインAキナーゼの活性化を引き起こす．その結果，細胞内へのコレステロール動員が刺激され，コレステロール代謝の律速段階であるチトクロームP450側鎖切断酵素（CYP11A1）により，プログネノロンに変換される．卵巣における主なステロイド産生細胞は顆粒膜細胞，莢膜細胞，黄体である．このうち黄体では主にプログネノロンからプロゲステロンが生成される．CYP17は莢膜細胞には存在するが，顆粒膜細胞には存在しない．このCYP17，3βHSDにより生成されたアンドロステンジオンが顆粒膜細胞へ移動する．顆粒膜細胞においては卵胞刺激ホルモン（FSH：follicular stimulating hormone）がFSH受容体を介して，P450アロマターゼ，17βHSD1を誘導し，これらの酵素の作用によりアンドロステンジオンからエストロン（E1），エストラジオール（E2）が合成される．エストロゲンレセプター（ER）の作用機序は他の核内受容体を介する機構と同様であるので，「8-4．男性ホルモン剤」の稿を参照願いたい．**ステロイドホルモンであるエストロゲンは，脂溶性であるので，細胞膜・核膜を通過し，核内のERと結合する．エストロゲンと結合したERは二量体を形成し，DNA結合能を獲得して，DNAのERE（estrogen response element）に結合**

する．これら ERE に結合した受容体は，エンハンサーとして働き，標的遺伝子の転写促進が起こり，細胞内で種々の代謝活性を制御する．

薬の種類・適応・主な副作用

薬の種類	剤形（商品名）	適応	主な副作用
エストロゲン	E1 結合型　経口薬 （プレマリン®）	更年期障害， 卵巣機能不全症，膣炎， 機能性子宮出血	発癌性，血栓症，胃腸障害， 頭痛，浮腫，耐糖能低下， 肝障害，子宮出血，乳房痛
	E2　注射薬 （オバホルモン®水懸注） （オバホルモンデポー®） 貼付薬 （エストラダームTTS®） （エストラダーム®M）	更年期障害， 卵巣機能不全，膣炎， 不妊症	同上 貼付薬では接触性皮膚炎， かぶれ
	E3　経口薬 （ホーリン®） （エストリール） 注射薬 （ホーリンデポー®） （エストリールデポー®）	更年期障害， 卵巣機能不全症，膣炎， 閉経後骨粗鬆症	同上
プロゲステロン	経口薬 （プロベラ®） （ヒスロン®）	無月経，月経周期異常， 機能性子宮出血	発疹，肝障害，浮腫， 食欲不振，頭痛，乳房痛

疾患別処方のしかた

　女性の一生は，生殖機能を中心として，少女期，性成熟期，更年期，老年期に分けられ，それぞれの時期に特有の疾患が存在する．その病態を理解するためには，女性ホルモンを中心とした病態の背景を理解することが必要である．また，同じ疾患であっても，時期により最適の治療法が異なることもあり，治療目標はその時期に応じて設定されることも理解しなければならない．

　月経周期が確立した性成熟女性においては，排卵現象を中心として卵巣由来の女性ホルモンが周期的に変動している．この性成熟期における女性ホルモンの周期的変動が，"女性をより女性的な状態に維持している本質"であると考えられる．この典型的なホルモン動態では，月経周期前半に卵胞ホルモンであるエストロゲンが分泌され，後半にはエストロゲンと黄体ホルモンであるプロゲステロンの両方が分泌されている．思春期や性成熟期の女性における種々の疾患〔卵巣機能不全症（無月経，機能性出血，月経不順，月経困難症），膣炎，不妊症，子宮発育不全症など〕を治療する場合は，治療目標の設定が複雑で多岐に渡るため，産婦人科専門医の領域であるので本項では詳細は述べない．ここでは更年期から老年期における女性ホルモンの補充療法（HRT：hormone replacement therapy）を中心に概説する．

　ヒトにおいてエストロゲンの主要なものは，水酸基の数からエストロン（E1），エストラジオール（E2），エストリオール（E3）の3種類がある．子宮内膜に対する作用は，E2が最も強いが，子宮頸部に対する作用は，E3の方が強い．また，一方，プロゲステロンは，基本的にはエストロゲンと協調的に作用してゴナドトロピン分泌を抑制し，卵の着床，子宮筋や乳腺の発育を促進するが，抗エストロゲン作用もありエストロゲンによる頸管粘液の分泌

や，腟上皮の角化，子宮筋収縮に対しては拮抗する．また，性成熟期に無排卵を長期に放置して，プロゲステロンを伴わないエストロゲン作用のみが持続すると，子宮内膜癌（子宮体癌）の危険が増大する．このため，子宮摘出術後の症例のみを例外として，HRTではプロゲステロンの併用が望ましい．E2を補充することが，HRT本来の意味においては正しいが，注射製剤は，長期に使用するには相応しくないため，貼付薬を使用するか，結合型のE1製剤（プレマリン®）に属する経口薬を使用する．

1）更年期障害

❶ 更年期障害とは

わが国の女性は，平均寿命が82歳，平均初潮が11歳，閉経が51歳であり，性成熟期と同じ程度の期間（30年以上）を女性ホルモンの欠乏状態で過ごすことになる．したがって，中高年世代の女性のQOLの改善に対する意識の高まりとともに，女性ホルモン欠乏状態におけるQOLの向上，つまり現代的なライフスタイルでいかに快適に更年期以後を過ごすかが課題となってきている．

性成熟期には，女性ホルモンが豊富に分泌されて生理的な女性らしさが保たれているが，更年期には，排卵が不規則になり，卵巣におけるホルモン産生が減少する．

閉経前後5～10年間を一般に更年期とよぶがこの時期に特徴的な疾患が，いわゆる更年期障害である．更年期障害の症状としては

> ① 血管運動神経失調症状として，のぼせ，ほてり，発汗，心悸亢進（hot flush）
> ② 精神神経失調症状として，頭痛，めまい，不眠，いらいら，抑うつ感
> ③ 運動知覚神経失調症状として，肩こり，腰痛，関節痛，手足のしびれ

などがあげられる．これらの更年期障害のすべての症状が，必ずしも女性ホルモン欠落によるものではなく，慎重に症状をみていくことは大切である．特に，高血圧症，貧血，甲状腺機能異常症，脳動脈硬化症，頚椎症，心身症，うつ病などとの鑑別診断が重要である．更年期の中間に閉経が起こるが，閉経とは卵が枯渇し卵巣機能の永久的・非可逆的な停止による無月経のことである．更年期には月経が不規則になるので，閉経であると判断するには6カ月の経過観察が必要である．

❷ HRTとその注意

閉経から老年期には女性ホルモンの欠乏状態に起因する，女性に特有な疾患として，骨粗鬆症，高脂血症，萎縮性腟炎があげられる．これらの疾患を予防するために，更年期から積極的に女性ホルモン，エストロゲンを補充すること，HRTが必要となってくる．更年期以降のHRTに関して，比較的禁忌として考えられているものに，子宮筋腫，子宮内膜症，高血圧，痙攣性疾患，脳血管障害，家族性高脂血症，片頭痛，血栓性静脈炎，胆嚢疾患，糖尿病があげられる．しかし，病状がHRTの適応であれば，HRTの必要性を本人と相談したうえで，原疾患の管理と並行してHRTを施行することは可能である．HRTが絶対禁忌とされているものは乳癌，子宮内膜癌であり，投与開始前に乳癌，子宮内膜癌検査などを行い，異常のないことを確認してから投与を開始する．

経皮型のE2製剤は，経口型と異なり，初回循環で肝臓を通過しないため，肝機能への負担が少なく，凝固系への影響も少ない．そのため肝機能障害，血栓症，高血圧症への配慮を要する場合は，経皮型のE2製剤をまず選択する．経皮型の貼付薬は，長期のHRTに好都合であるが，経皮吸収促進のためエタノールが添加されているため，皮膚のかぶれが出現することがある．

> **処方例**
>
> ● 下記のいずれかを用いる
>   1) エストラダームTTS®（E2，2mg）
>   2日ごとに貼り替えを3週間行い，1週間の休薬
>   プロペラ®（2.5mg錠）
>   2錠（5mg）/日 分1 夕食後でエストラダームTTS®貼付と併用．後半12日間は連日内服する．エストラダームTTS®1週間の休薬中は同様に休薬する．4週間を1クールとして施行する

女性ホルモン剤

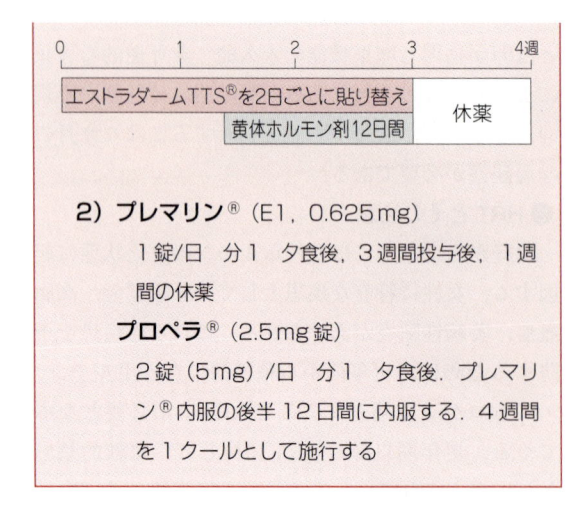

```
0      1      2      3      4週
```
エストラダームTTS®を2日ごとに貼り替え　｜休薬｜
　　黄体ホルモン剤12日間

2) **プレマリン®**（E1, 0.625 mg）

　1錠/日　分1　夕食後．3週間投与後，1週間の休薬

プロベラ®（2.5 mg錠）

　2錠（5 mg）/日　分1　夕食後．プレマリン®内服の後半12日間に内服する．4週間を1クールとして施行する

2) 閉経後骨粗鬆症

　更年期障害の諸症状の改善を目的にHRTを施行する場合，2〜5年くらいの短期投与で終わることが多いが，閉経後骨粗鬆症治療を目的とする場合，5〜10年ぐらいの長期投与になる．骨量増加に対する効果は約2〜3年でプラトーに達するが，中止すると再び減少へ転ずることが報告されている．実際に閉経後何歳までHRTを継続するかはコンセンサスが得られていない．65〜70歳で，作用の穏やかなE3製剤に切り替えて希望する限り継続するという考えもある．

処方例

● 下記のいずれかを用いる

1) **エストラダーム®M**（E2, 0.72 mg）

　2日ごとに貼り替え4週間連続

プロベラ®（2.5 mg錠）

　2錠（5 mg）/日　分1　夕食後．エストラダーム®M貼付の前半12日間に連日内服する．4週間を1クールとして施行する

```
0      1      2      3      4週
```
エストラダーム®Mを2日ごとに貼り替え
黄体ホルモン剤12日間

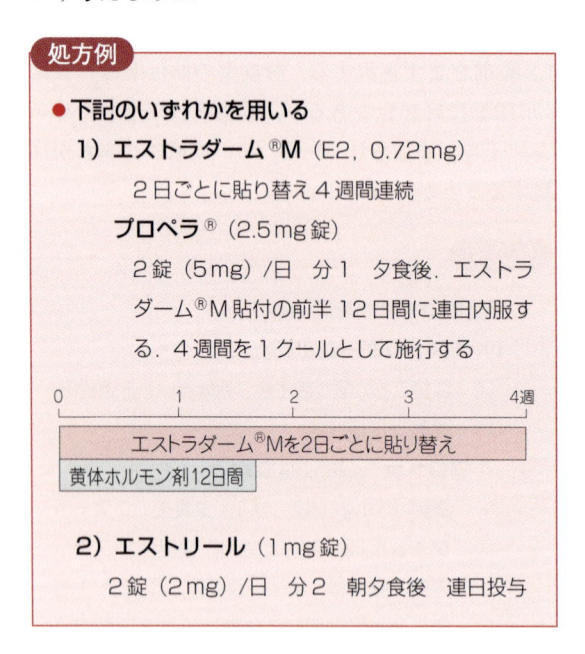

2) **エストリール**（1 mg錠）

　2錠（2 mg）/日　分2　朝夕食後　連日投与

⚠ 投薬時の注意点

　結合型エストロゲン製剤は一般に黄体ホルモン製剤との併用療法が行われる．このことにより，破綻性出血の発生頻度は一時的には増加するが，子宮内膜癌の発生はほとんど抑制される．しかし黄体ホルモンの併用は第一に煩雑（サイクル療法）であり，第二に乳癌の発生に対しその危険率を増加させるとの報告もみられる．煩雑さに対しては，最近，少量の黄体ホルモンを連続的に使用する方法も行われている．さらに結合型エストロゲンの投与量についても，0.625〜1.25 mg/日の投与量よりも少なくてよいのではないかと考えられるようになってきている．どのような投与方法にせよ，本剤投与中の患者では定期的な子宮癌検診と乳癌検診が欠かせない．婦人科以外の診療科において破綻性出血に対する対応が十分に行えないこと，および患者自身もこれを嫌うことから，E3製剤であるエストリオールも繁用される．

👍 患者さんに説明するときのコツ

　更年期以降のHRTでは，程度の差はあるが，必ず性器出血は伴う．性器出血は患者の抵抗感がある場合もあり，コンプライアンスの低下の原因となるが，月経が戻れば「若返ったのだ」と思い，不規則な出血であっても，「薬が体に馴染みつつある途中だ」と説明して，患者の理解を得ることの方が大切である．また，更年期障害の種々の症状に対してはHRT開始後数日（1週間）以内に改善することがほとんどで，数日間の施行にても症状が改善しないときは更年期障害によるものではなく，別の疾患を考えるべきである．

参考文献

1) 苛原　稔：HRTの適応と禁忌．「臨床医のための女性ホルモン補充療法マニュアル 第2版」（青野敏博 編），医学書院，1999
2) 太田博明：骨粗鬆症とHRT．性差医学，8：18-27，2002

〈小松弥郷，中尾一和〉

8. 内分泌系（骨・Ca，ホルモン製剤）

4. 男性ホルモン剤

概略図 ● 男性ホルモンの生成と生理作用

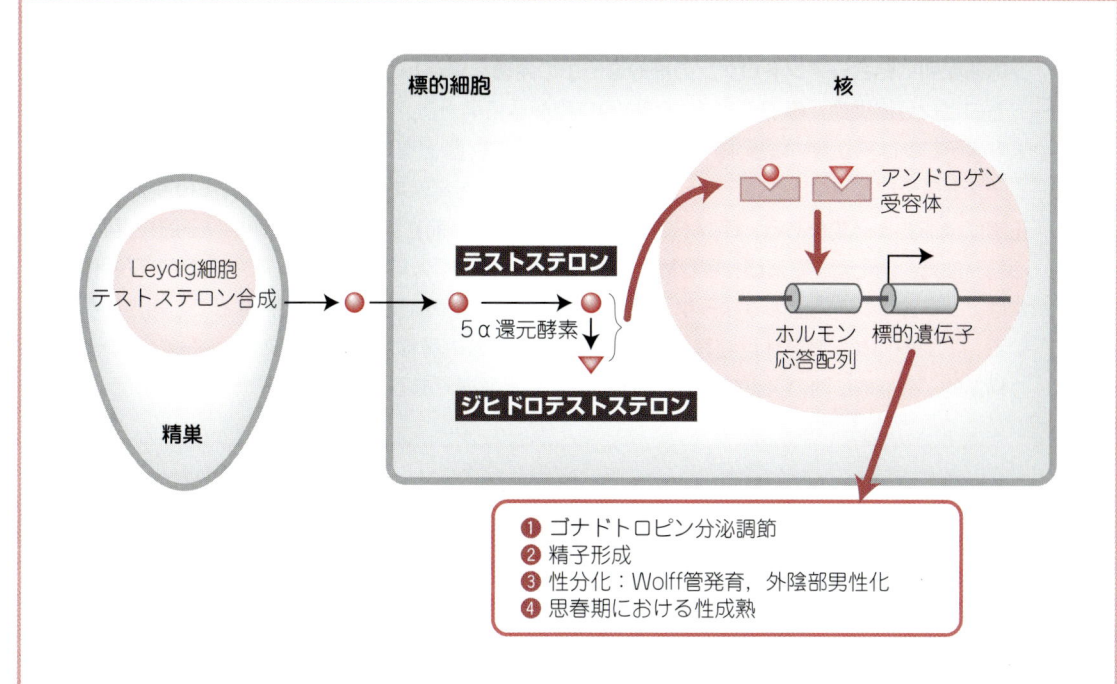

標的細胞／核／アンドロゲン受容体／Leydig細胞 テストステロン合成／精巣／テストステロン／5α還元酵素／ジヒドロテストステロン／ホルモン応答配列／標的遺伝子

1. ゴナドトロピン分泌調節
2. 精子形成
3. 性分化：Wolff管発育，外陰部男性化
4. 思春期における性成熟

作用機序

1）アンドロゲンの生理作用

男性ホルモン（アンドロゲン）は，副精巣，精子輸送にあずかる精管，精嚢腺，前立腺などの副性器や外性器の形態学的な構造の発育ならびに機能の維持に働く．また，二次性徴発現などの男性性器への作用として男性では，思春期を迎えてアンドロゲンの分泌が盛んになるころ精巣，陰茎の発育，ひげ，陰毛，腋毛の発育，甲状軟骨の突出，声変り，筋骨が発達し皮下脂肪の減少した男性型の体型となる．アンドロゲンの性器外臓器に対する作用として，タンパク同化作用，ゴナドトロピン分泌抑制があげられる．アンドロゲンは皮膚，骨，筋肉に働いてタンパク同化作用を示す．アンドロゲン投与により窒素，リンの排泄が抑えられ，筋肥大作用，貧血の改善がみられる．基礎代謝率は程度は少ないが有意に増加する．それゆえ男性ホルモン作用が弱く，タンパク同化作用の強いステロイド薬（19-nortestosterone など）が全身消耗性疾患や術後回復促進のために用いられる．思春期にアンドロゲンの分泌過剰が起こると軟骨組織の増殖，骨基質の新生から一過性に著明な身長の発育がみられるが，最終的には骨端線の閉鎖から早期成長停止をきたす．

精巣から分泌されるテストステロンは視床下部からのゴナドトロピン放出ホルモンの抑制を介してゴナドトロピン〔黄体化ホルモン（LH：luteinizing hormone），卵胞刺激ホルモン（FSH：

follicular stimulating hormone)〕の分泌を調節している．
　　LH の調節下に Leydig 細胞から分泌されたテストステロンは FSH と協働して精子形成に対して促進的に働く．

2）テストステロンの働くメカニズム

　　Leydig 細胞から分泌されたテストステロンは上記の標的細胞内で，テストステロンとして，または 5α還元酵素により活性の強いジヒドロテストステロンに変換された後にアンドロゲン受容体と結合する．活性化されたアンドロゲン受容体は二量体を形成し，核内に移行し DNA 上のホルモン応答配列に結合しアンドロゲンの標的遺伝子の発現を調節している．テストステロンは ❶ ゴナドトロピン分泌調節，❷ 精子形成や ❸ Wolff 管から精巣上体，精管，精囊の形成に，ジヒドロテストステロンは前立腺や陰囊，陰茎などの外性器の形成や ❹ 思春期での二次性徴の発現に作用する．
　　テストステロンやジヒドロテストステロンが生理作用を発現するためにはアンドロゲン受容体が正常に機能する必要がある．アンドロゲン受容体は精巣，前立腺，外陰部，卵巣，汗腺，毛乳頭，心筋，血管，消化管，平滑筋，甲状腺，副腎皮質などに広く分布しており，アンドロゲン受容体異常はアンドロゲン不応症のみならず，前立腺癌，乳癌，精子形成障害，多毛症などでも報告されている．アンドロゲン受容体は転写活性調節因子である核内受容体スーパーファミリーの 1 つであり構造的，機能的に他のステロイドホルモン受容体と共通である．

薬の種類・適応・主な副作用

薬の種類（商品名）	適応	主な副作用
経口薬 （エナルモン®） （ハロテスチン®）	男子性腺機能不全症， 男子不妊症	肝機能障害， 消化器症状（悪心，嘔吐）， 精神症状（不眠など）， 皮膚症状（脱毛，痤瘡など）
注射薬（短時間作用型） （エナルモン®） （テスチノン®）	男子性腺機能不全症， 男子不妊症	同上
注射薬（長時間作用型） （エナルモンデポー®） （テスチノンデポー） （テストロンデポー）	男子性腺機能不全症， 男子不妊症， 再生不良性貧血，骨髄線維症， 腎性貧血	同上

疾患別処方のしかた

1）アンドロゲン欠乏症

　類宦官症，Klinefelter 症候群，無精巣症，男子不妊症，思春期後の下垂体機能不全症，男性更年期障害などで精巣の Leydig 細胞からのテストステロン分泌が障害された病態において適応となる．特に精巣自身に由来する原発性のアンドロゲン欠乏症で著効がある．続発性の低ゴナドトロピン性性腺機能低下症では性腺刺激ホルモンの投与が望ましいが，実際にはアンドロゲン投与を行わなければならないことが多い．低ゴナドトロピン性男子性腺機能不全症において精子形成はテストステロンと FSH が協働して精子形成に対して促進的に働くため，効果は限定的なことが多い．

2）婦人科領域

機能的子宮出血，子宮内膜増殖症，月経困難症，更年期障害，月経前緊張症，乳房痛などに対して症状を改善するのに有効である．

3）その他

乳癌，骨粗鬆症，貧血などにも用いられる．アンドロゲン製剤の投与法としては筋肉内注射，皮下注射および埋没法，経口投与，舌下または口腔内投与法，経皮的投与法などがある．

投与方法

● 下記のいずれかを適宜用いる

1）筋肉内注射

遊離型のテストステロンは肝臓で大部分が代謝され，短時間で効果を失うので17α位の水酸基をプロピオン酸，エナント酸，シピオン酸などとエステル化して注射局所からの吸収を遅くして作用が持続するようにしている．テストステロンプロピオン酸エステルは50mg週3回筋注する必要があるが，テストステロンエナント酸エステルは100～250mgを2～4週間に1回筋注すればよい．

2）皮下埋没法

結晶テストステロンを小錠剤ペレットにしたものが大腿皮下などに埋没される．ペレットは80～100日で吸収される．

3）経口投与

内服されたテストステロンは肝臓ですみやかに代謝されてしまう．テストステロンの17α位にメチル基を導入したメチルテストステロンや11位に水酸基，9位にフッ素を導入したフルオキシメチルテストステロンは経口的に投与しても肝臓において代謝されにくい．メチルテストステロンは25～50mg/日，フルオキシメチルテストステロンは2～5mg/日が連日経口的に投与される．現在ではメチルテストステロンは吸収の不確実性と肝障害の問題があり，ほとんど用いられない．

4）舌下または口腔内投与法

メチルテストステロンは25～50mgの錠剤を舌下または口腔内に含ませると徐々に口腔粘膜から吸収され肝臓を経ることなく全身に到る．

5）経皮的投与法

テストステロン含有テープ薬を皮膚に貼付することにより，非生理的濃度のテストステロン高値をきたすことなくテストステロンの正常値を維持することができる簡便で良好なテストステロンの投与法と考えられる．

処方例

● 下記のいずれかを用いる
1）テストロンデポー注
　　250mg/日　2週から4週間に1回　筋注
2）ハロテスチン®錠（2mg）
　　1～2錠/日　分1～2　朝夕食後

投薬時の注意点

骨端閉鎖前の思春期に用いると早期骨端閉鎖による最終身長の低下が起こる．前立腺癌などのアンドロゲン依存性腫瘍，妊婦，幼児には禁忌である．肝機能障害は一般に細胆管性肝炎に類似の病像を呈し，通常GPTの上昇が認められれば中止する．

患者さんに説明するときのコツ

アンドロゲン欠乏症患者に男性ホルモン薬を投与するとすみやかに筋力低下の回復や性欲の亢進などのアンドロゲンの作用が出現するが，同時に精神症状（不眠など），皮膚症状（脱毛，痤瘡など）の副作用も出ることが多い．男性ホルモン薬の投与継続が必要と考えられる場合はこれら副作用についての説明を行い，場合により対症的に対応する．

また，中高年男性の男性更年期という概念が原発性アンドロゲン欠乏症の1つとして提唱され，男性ホルモン薬投与により改善されることが報告されている．中高年男性に男性ホルモン薬を投与する場合は，事前に前立腺癌がないことを確認する．

参考文献

1) 名和田 新：21世紀の内分泌代謝学の展望，予防から先端医療まで．日本内科学会雑誌，92：1609-1622，2003

<小松弥郷，中尾一和>

8. 内分泌系（骨・Ca，ホルモン製剤）

5. その他のホルモン剤
1）成長ホルモン

概略図 ● 成長ホルモン（GH）の種々の部位における作用

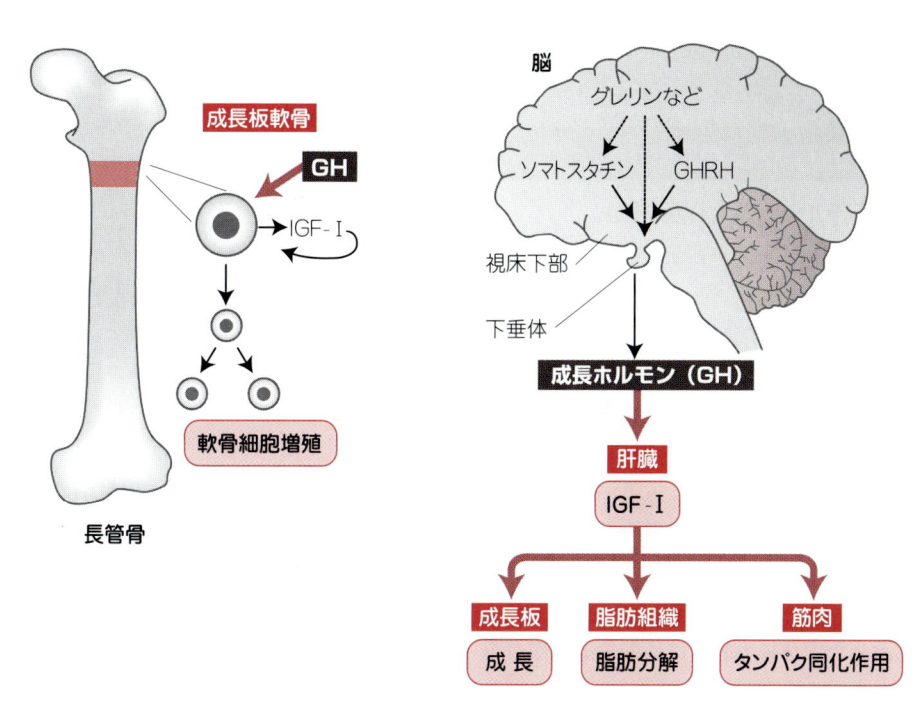

IGF：insulin-like growth factor（インスリン様成長促進因子），GH：growth hormone（成長ホルモン），GHRH：growth hormone releasing hormone（成長ホルモン放出ホルモン）

作用機序

　成長ホルモン（GH）は191個のアミノ酸からなるホルモンであり，肝臓あるいは局所でのIGF-Ⅰ産生を介して長管骨の成長板に作用し，骨の長軸方向への成長を促す．この作用はIGF-Ⅰを介する作用のみと考えられてきたが，最近の研究からGH自体が軟骨前駆細胞の分化を刺激し，分化した細胞あるいは近隣の細胞がIGF-Ⅰを産生して増殖を促進する，というモデルが提唱されている．
　GH受容体はチロシンキナーゼ型受容体スーパーファミリーに属する．GHは2カ所のGH受容体結合部位を有し，同時に2つのGH受容体と結合することができる．GHと結合したGH受容体は細胞内シグナルを活性化し，種々の標的細胞で異なる作用を発揮する．また，血液中にはGH結合タンパクが存在し，GH受容体の細胞外ドメインと共通のアミノ酸配列を有している．血中GHの25～45％はGH結合タンパクと結合して存在し，GHの血中濃度の維持に関与していると考えられている．

薬の種類・適応・主な副作用

薬の種類	適応	主な副作用
ジェノトロピン® ヒューマトロープ®	低身長をきたす以下の疾患 ・GH分泌不全症 ・ターナー症候群 ・軟骨異栄養症 ・小児慢性腎不全 成人成長ホルモン分泌不全症	口渇，嘔気，動悸， 肝機能障害など

疾患別処方のしかた

1）低身長をきたす以下の疾患：
GH分泌不全症，ターナー症候群，軟骨異栄養症，小児慢性腎不全

GH治療の目的は，GH分泌不全による低身長患者の最終身長をできるだけ正常範囲内に到達させることである．低身長の診断ならびに治療効果の判定に用いられる正常日本人の成長曲線の用紙は，GHを販売している製薬会社より手に入る．低身長や成長速度の低下を主訴に来院する患者の初診時の年齢分布はさまざまで，本人，家族が気にしたとき，あるいは，健診で指摘されたときが受診の時期となる．幼児期に受診した低身長患者では，器質的原因（脳腫瘍など）を有する場合や，低血糖や小陰茎など汎下垂体機能低下症を示唆する症状・所見を伴う場合以外は，5～6歳まで経過をみた後にGH分泌能精査を施行し，治療の適応を判断する．現在，GH治療の適応症はGH分泌不全症，ターナー症候群，慢性腎不全，軟骨異栄養症による低身長である．診断基準は，GH分泌不全症，GH分泌不全を伴うターナー症候群における低身長は厚生労働省特定疾患間脳下垂体機能障害に関する調査研究班，「GH分泌不全性低身長症診断の手引き」による．慢性腎不全における低身長については，クレアチニンクリアランスなどを検査し診断確定する．GH分泌不全症は汎下垂体機能低下症の一症状であることがあり，経過中に，甲状腺機能低下症，副腎機能低下症，性腺機能低下，尿崩症の治療も併せて必要になってくる場合がある．

処方例
ジェノトロピン®
0.175 mg/kg/週　6～7回　分割皮下注.
投与開始6カ月以降，増量基準に適合した場合，
0.35 mg/kg/週まで増量可能

2）成人成長ホルモン分泌不全症

● ADH不適合分泌症候群（SIADH：syndrome of inappropriate secretion of antidiuretic hormone）

治療の目的はGH分泌不全に起因すると考えられる易疲労感，スタミナ低下，集中力低下などの自覚症状を含めて生活の質（QOL）を改善し，体脂肪量の増加，除脂肪体重の減少などの体組成異常および脂質異常症などの代謝障害を是正することである．

処方例
ジェノトロピン®
3 μg/kg/日の少量から皮下注射開始し，臨床症状，血中IGF-I値をみながら4週間単位で増量し，血中IGF-I値が年齢，性別基準範囲内に保たれるように適宜増減する．GH投与上限量は1 mg/日である

⚠ 投薬時の注意点

本剤の乱用防止の目的で，使用開始時には主治医が申請用紙を成長科学協会へ提出し，適応判定を受ける必要がある．治療後も1年ごとに治療成績報告書を提出し，治療継続適応の判定を行う必要がある．成長科学協会による各疾患のGH治療開始時ならびに継続の適応基準，適応判定のフローチャート，判定依頼書はインターネットの成長科学協会のウェブサイトから入手できる（http://www.fgs.or.jp/public/index.html）．

👉 患者さんに説明するときのコツ

長期治療が必要なためペン型注射器で自己注射を行うように指導する．骨端線閉鎖が早期に起こっている低身長の症例では効果が期待できないので適応がない．

参考文献

1) 「専門医を目指すケース・メソッド・アプローチ内分泌疾患 第2版」（肥塚直美 編），日本医事新報社，1999
2) 「下垂体・視床下部研究の最前線」（千原和夫 編），最新医学，57（12），2002
3) 「内分泌疾患—診断と治療の進歩—」（橋本浩三 編），日本内科学会雑誌，92（4），2003

＜小松弥郷，中尾一和＞

第2章 各科別 薬の作用機序と処方例

8. 内分泌系（骨・Ca, ホルモン製剤）

5. その他のホルモン剤
2）下垂体後葉ホルモン

概略図 ● バゾプレッシンの腎集合尿細管における水再吸収作用

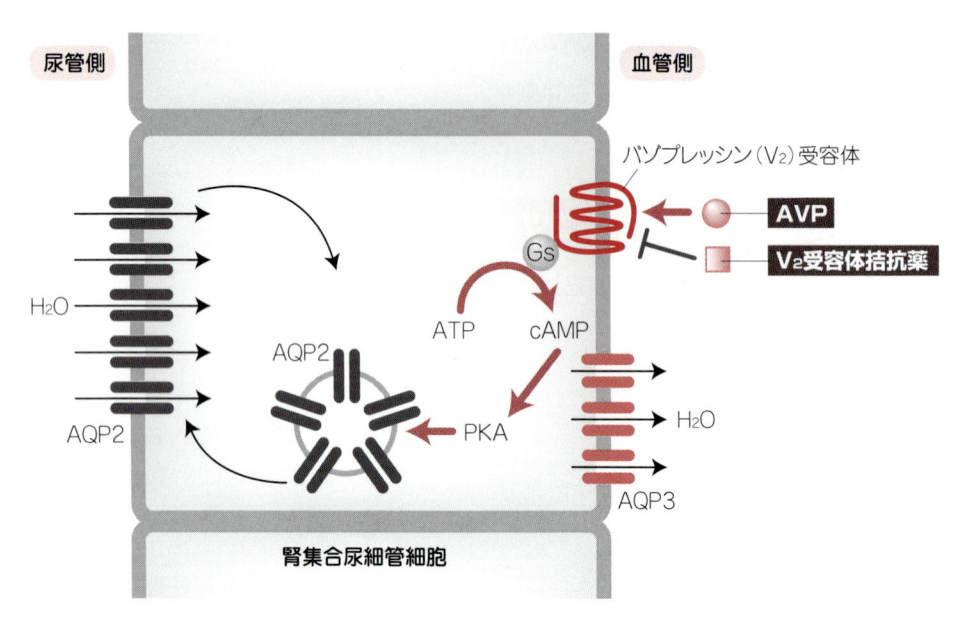

AVP：arginine vasopressin（バゾプレッシン），PKA：protein kinase A（プロテインキナーゼA），
AQP：aquaporin（水チャネル）

作用機序

　バゾプレッシン（AVP）は別名，抗利尿ホルモン（ADH：antidiuretic hormone）であり，腎集合尿細管細胞の血管側細胞膜に存在するバゾプレッシン受容体に結合し，AVPのシグナル伝達を賦活することで，水の再吸収を促進する．このホルモン分泌障害である中枢性尿崩症の治療薬としてデスモプレシン（DDAVP：1-deamino-8-D-arginine vasopressin）が用いられるが，デスモプレシンはバゾプレッシン受容体アゴニストで，尿崩症患者におけるAVPの欠乏を補う補充療法薬として用いられる．**デスモプレシンは，AVP同様に腎集合尿細管細胞の血管側細胞膜に存在するバゾプレッシン受容体に結合後，細胞内シグナル伝達を賦活する．バゾプレッシン受容体（V_2受容体）は7回膜貫通型のGタンパク共役型の受容体で細胞内cAMPの上昇，PKAを介し，細胞内ベジクルに存在する水チャネル（AQP2）を尿管側の細胞膜へ移動させる．その結果，細胞内への水の流入が起こる．**細胞内へ流入した水は血管側の細胞膜に存在する別の水チャネル（AQP3）を通って，血管内へと移動し，水の再吸収が起こる．このようにAVPによる腎集合尿細管における水の透過性の亢進は，急性作用としてAQP2の膜輸送とAQP2のリン酸化を介して，慢性作用としてAQP2の合成促進による増加を介して起こる．

> フィズリン®はバゾプレッシン受容体アンタゴニストで，異所性ADH産生腫瘍によるADH不適合分泌症候群（SIADH：syndrome of inappropriate secretion of ADH）の治療に用いられる．

薬の種類・適応・主な副作用

薬の種類	適応	主な副作用
デスモプレシン点鼻液 デスモプレシン・スプレー2.5協和	中枢性尿崩症	嘔気，頭痛，めまい，浮腫，鼻粘膜刺激など

疾患別処方のしかた

1）中枢性尿崩症（尿崩症）

本症の治療はデスモプレシンによる．デスモプレシンはAVPの1位のシステインを脱アミノ化し，8位のL-アルギニンをD-アルギニンとした構造アナログである．デスモプレシンの抗利尿作用はAVPの約3倍と強力で，作用時間はAVPの数分〜十数分に比べて数時間〜十数時間に及ぶ．最近，同薬のスプレー式の点鼻薬（デスモプレシン・スプレー2.5協和）が加わり使用方法に幅が出てきた．1日1回使用の場合，夜就寝前に用いることが多い．これは，夜間の排尿をなくして，十分な睡眠をとれるように配慮するからである．デスモプレシン療法は，ホルモンの補充療法なので原則的に一生用いることになるが，その間，腎の反応性は低下することなく，デスモプレシンの長期使用が可能である．投与量も一定で経過中に薬剤を増量する必要もほとんどない．続発性尿崩症の場合も尿崩症の治療は同様である．同時に原疾患の治療を行うことが鉄則である．また，下垂体前葉機能もチェックし，下垂体前葉機能障害を伴う場合，前葉ホルモンの補充療法を甲状腺ホルモン，副腎皮質ホルモンを用いて必ず加える必要がある．原疾患の治療がうまくいっても，尿崩症の治療は引き続き行うのが一般的である．

処方例

1）デスモプレシン点鼻液
250 μg/2.5 mL　1回0.05 mL　朝，眠前2回

2）デスモプレシン・スプレー2.5協和
1回5〜10 μg（2〜4噴霧）　眠前1回

2）ADH不適合分泌症候群（SIADH）

一般には水分制限（1日500〜1,000 mL）により，低ナトリウム血症の是正をはかるとともに，原因疾患の診断および治療を行う．異所性ADH産生腫瘍によるSIADHに対しては，水分制限を試みたうえで，必要と判断された場合には，十分な知識と経験を有する医師のもと，フィズリン®の投与を行う．

処方例

フィズリン® 30 mg錠　　1錠　分1　朝食後

投薬時の注意点

デスモプレシンの過量使用による低ナトリウム血症は，尿崩症の患者は多尿のため習慣的に多飲となっているため，しばしば出現し，注意が必要である．デスモプレシン使用後は飲水量を設定して，飲水過多とならないよう，よく指導する．低ナトリウム血症の臨床徴候は，低ナトリウム血症の程度とその進行速度に依存する．血清ナトリウム値が120 mEq/L以上であれば，悪心，食欲低下などの症状をみるのみであるが，110 mEq/Lを下まわると意識障害や痙攣などの重篤な水中毒症状を起こし，不可逆性の変化に陥る危険がある．しかし，低ナトリウム血症

が急激に進行した例では血清ナトリウム値が120 mEq/L程度でも意識障害や痙攣のような重篤な症状を招くことがある．

👍 患者さんに説明するときのコツ

患者はこれまで多尿のため多飲の習慣がついていることが多いが，デスモプレシン使用により尿量を健常者と同程度まで減らすことが可能なので，飲料水を1日1,000～1,500 mL程度に減らすようによく指導する．これはデスモプレシン使用後安易に多飲の習慣を続けると水中毒を招く危険があるためである．患者がデスモプレシン点鼻前に口渇感，尿量の増加傾向を自覚することが望ましい．この症状はデスモプレシンの効果が切れてきたことを示すもので，デスモプレシンの過剰投与を避けることができる．

デスモプレシンの吸収は鼻粘膜でなされるため，鼻炎などを起こすと鼻粘膜からの吸収効率が低下し，一時的に多尿に陥ることがあることをアレルギー性鼻炎をもつ患者には説明する．

参考文献

1) 「水・電解質異常―管理の実際」（杉野信博 編），日本内科学会雑誌，92 (5)，2003
2) 「バゾプレシン分泌過剰症（SIADH）の診断の手引き」厚生労働省 間脳下垂体機能障害に関する調査研究班：平成13年度総括・分担研究報告書，2002

＜小松弥郷，中尾一和＞

第2章 各科別 薬の作用機序と処方例
9．炎症・アレルギー・免疫系

1．副腎皮質ステロイド

概略図 ● 副腎皮質ステロイドの作用機序

概略図1 ● ステロイドホルモンの核内レセプターの模式図

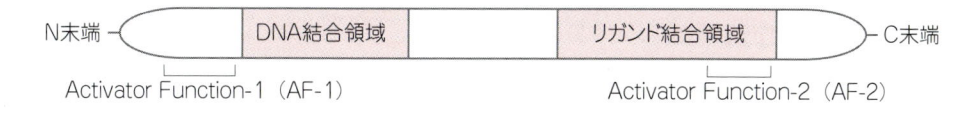

N末端 — DNA結合領域 — リガンド結合領域 — C末端
Activator Function-1（AF-1）　　Activator Function-2（AF-2）

Activator Function：転写調節に関与する領域
AF-1　リガンド非依存的
AF-2　リガンド依存的

（亀井康富，「ホルモンと臨床」Vol. 46増刊号，医学の世界社，1998，p29，図1をもとに作成）

概略図2 ● アラキドン酸代謝に関連する酵素と抗炎症薬の阻害部位

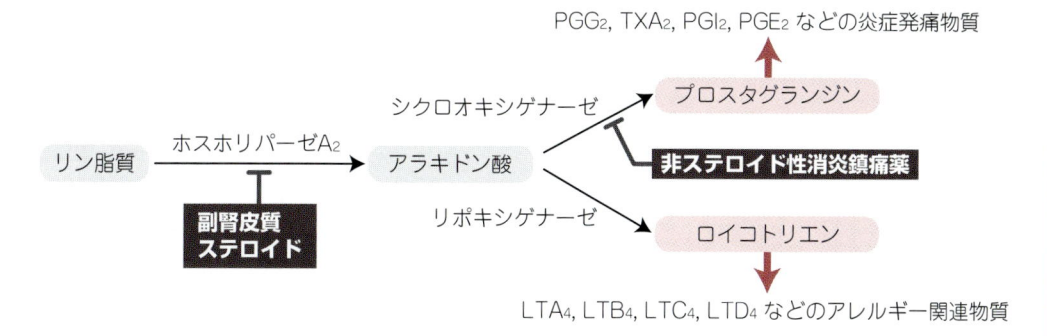

PGG_2, TXA_2, PGI_2, PGE_2 などの炎症発痛物質

リン脂質 →（ホスホリパーゼA_2）→ アラキドン酸 →（シクロオキシゲナーゼ）→ プロスタグランジン
　　　　　　　　　　　　　　　　　　　　　　　　　　　　　　　　　　　　非ステロイド性消炎鎮痛薬
副腎皮質ステロイド
　　　　　　　　　　　　　　　　　　　　　　　　→（リポキシゲナーゼ）→ ロイコトリエン

LTA_4, LTB_4, LTC_4, LTD_4 などのアレルギー関連物質

PGG_2：prostaglandin G2（プロスタグランジン G2），　TXA_2：thromboxane A2（トロボキサン A2），
PGE_2：prostaglandin A2（プロスタグランジン A2），　PGI_2：prostacyclin（プロスタサイクリン），
LTA_4：leukotriene A4（ロイコトリエン A4），　LTB_4：leukotriene B4（ロイコトリエン B4），
LTC_4：leukotriene C4（ロイコトリエン C4），　LTD_4：leukotriene D4（ロイコトリエン D4）

作用機序

　副腎皮質ステロイド（以下，ステロイド）は，副腎から分泌されるコーチゾルと同様の作用をもつ薬剤であり，少量から認められる抗炎症，抗アレルギー作用と大量投与で認められる免疫抑制作用を期待して多くの疾患で用いられている．副作用がなければきわめて理想的な薬剤であるが，そのホルモン作用のために大量に使用するほど強い副作用を現す問題がある．
　ステロイドは表面にステロイド受容体をもつ細胞に効果を現すが，この受容体はほぼ全身の組織にあるために強い効果と同時にさまざまな副作用を生じる．さらに最近の核内受容体〔GR：glu-

cocorticoid receptor（グルココルチコイド受容体），概略図1〕の研究によりその作用機序も明らかとなってきている．すなわち，細胞質内に取り込まれたステロイドがGRと結合することにより，この複合体が核内に移行して特定の遺伝子のプロモーター領域に結合することでタンパク合成を阻害する．この結果として多くの炎症に関与するタンパクの合成が阻害され，多様な作用を生じてくることが判明しつつある．

ステロイドの抗炎症作用はきわめて多岐に渡っており，従来いわれていたようなアラキドン酸代謝におけるホスホリパーゼA_2の抑制（概略図2）以外にも，多くのサイトカインの産生抑制，リンパ球の増殖抑制，血管新生の抑制，タンパク分解酵素の産生抑制など，炎症の多くのステップを抑制することが明かとなってきている．

このような作用は炎症関連タンパク質以外の多くの遺伝子にも生じていると考えられ，ホルモン過剰に伴うさまざまな副作用が生じてくるものと考えられる．

薬の種類・適応

一般名（商品名）	1錠 (mg)*	抗炎症作用	等価量 (mg)	血清中半減期(分)	生物活性半減期(時)	適応症
ハイドロコーチゾン (コートリル®)	10	1	20	90	8〜12	慢性副腎不全症
(ハイドロコートン®) (サクシゾン®) (ソル・コーテフ®)	水溶性剤					各種ショック, 喘息発作（ただしアスピリン喘息は禁忌）
プレドニゾロン (プレドニン®)	5	4	5	100	12〜36	全身性エリテマトーデス, ネフローゼ, 関節リウマチ, 気管支喘息など
メチルプレドニゾロン (メドロール®)	4	5	4	180		
(ソル・メドロール®)	水溶性剤					パルス療法
トリアムシノロン (ケナコルト®) (レダコート®)	4	5	4	250	24〜48	プレドニン®と同じ
パラメタゾン (パラメゾン®)	2	10	2	300	24〜48	プレドニン®と同じ
デキサメタゾン (デカドロン®) (コルソン®)	0.5 0.5	30	0.75	300	36〜54	プレドニン®と同じ
ベタメタゾン (リンデロン®)	0.5	30	0.60			

＊減量しやすいようにプレドニゾロン1mg錠やメドロール®2mg錠がある

疾患別処方のしかた

ステロイドには多くの薬剤が開発されており，薬剤によって特徴がいろいろあり上記の表にまとめたが，1錠の薬効はどれもほぼ同じになっている（ただし減量用に少用量剤もあるので注意すること）．この薬剤はきわめて多くの疾患が適応になるため，個々の疾患ではなく，自己免疫疾患とそれ以外の疾

患に分けて説明する．また，自己免疫疾患では同じ疾患であってもその病態によって投与量が異なるため投与量別に適応病態を述べていく．

1）自己免疫疾患

自己免疫疾患にステロイドを使用する場合は，原則としてプレドニン®を用いる．内服により高血圧や浮腫を生じた場合には塩分貯留作用の少ないメドロール®に切り替える．それ以外のステロイドを用いる必要性は普通ない．プレドニン®が抗炎症作用と副作用とのバランスがとれた薬剤だからである．

自己免疫疾患の原因は不明であり，根本的な治療法はまだない．現在のところ，何らかの遺伝的背景をもった人に内分泌的要因・感染症・日光・寒冷・喫煙などがトリガーとなって，自己反応性T細胞の出現があり，自己抗体の産生を生じると考えられている．この自己反応性T細胞や自己抗体が自己抗原と反応することで炎症が惹起され，疾病を発症する．

ステロイドは抗炎症作用と免疫抑制作用を兼ね備えた自己免疫疾患治療の中心的薬剤である．この薬剤の使用法の進歩により，これら疾患の予後は飛躍的に改善した．しかし，生命予後に危険のない疾患〔関節リウマチ（RA：rheumatoid arthritis），強皮症（SSc：systemic sclerosis），Sjögren症候群（SS）など〕では，大量のステロイド以外の治療法を選択しなくてはならない．免疫抑制薬は多発動脈炎やWegener肉芽腫症などでは，ステロイドとの併用により予後がきわめて改善しているので併用する．

ステロイドパルス療法は重症自己免疫疾患に最も有効かつ救命的な第一の方法である．

投与方法はコーチゾルの日内リズムにあわせて朝に多く夜に少なくした方が副作用が少ないとされている．しかし大量投与ではこの意味はないので内服しやすく3分割で投与する．処方例を以下に示す．

処方例

● ステロイド大量投与後の減量例を示す
1）プレドニン® 60mg/日　朝昼夕食後　各4錠
2）プレドニン®　　　　　　　　　　　50mg/日
　　　　朝昼夕食後　朝4錠　昼4錠　夕2錠
3）プレドニン®　　　　　　　　　　　40mg/日
　　　　朝昼夕食後　朝4錠　昼2錠　夕2錠
4）プレドニン®　　　　　　　　　　　30mg/日
　　　　朝昼食後　朝4錠　昼2錠
5）プレドニン®　　　　　　　　　　　25mg/日
　　　　朝昼食後　朝4錠　昼1錠
6）プレドニン®　　　　　　　　20mg/日　朝食後
これ以下の量では朝1回投与のみ

❶ 大量投与

大量投与（プレドニン®で60mg/日相当以上）は生命予後に危険が迫りうる疾患が適応になる．強い抗炎症作用によって早期に症状は消失するが，最低1カ月は初期投与量を続け，免疫抑制作用を期待する．自己免疫状態の活動性の低下をはかることが目的である．ネフローゼ症候群・血小板減少症・溶血性貧血・中枢神経症状などがある重症全身性エリテマトーデス（SLE：systemic lupus erythematosus），多発性筋炎/皮膚筋炎〔PM（polymyositis）/DM（dermatomyositis）〕，血管炎症候群，悪性関節リウマチ，成人発症Still病，劇症型抗リン脂質抗体症候群，自己免疫性血球貪食症候群，Behçet病の副症状などの疾患が適応となる．点滴で用いる場合には朝夕で2分割して投与する．

❷ 中等量投与

中等量投与（プレドニン®で30〜40mg/日程度）は強い炎症で強力に炎症をコントロールする必要があるときに用いられる．発熱や漿膜炎などを主体とした中等症SLE，SSやRAに伴う間質性肺炎，コルヒチンなどでコントロール困難なBehçet病の一部，SScの浮腫期などがその適応となる．

❸ 少量投与

少量投与（プレドニン®で5〜10mg/日程度）は，非ステロイド性消炎鎮痛薬のみで症状のコントロールが困難なときに適応となる．日常生活動作に問題があるRA，SSc，軽症SLE，SS，Behçet病の一部などがあげられる．朝1回投与を原則とするが，RAでは朝に症状が強いことが多く，この症状をやわらげるために朝夕2回に分けて処方することもある．ただし，この場合は同じ量で朝1回の場合よりも副作用を生じやすくなる．

❹ ステロイドパルス療法

ステロイドパルス療法（ソル・メドロール® 500～1,000 mg を点滴で2時間程度かけて，3日間）は，ステロイド大量投与では治療困難な疾患が適応である．中枢神経症状・急速進行性腎炎などを起こしている最重症SLE，劇症型抗リン脂質抗体症候群，間質性肺炎を合併しステロイド大量に反応しないPM/DM，血管炎症候群の一部，肺高血圧症の初期などがあげられる．パルス療法後はステロイド大量投与を行うが，効果が不十分であれば（1～）2週ごとにパルス療法を2～3回くり返し投与する．

2) 自己免疫疾患以外の疾患

❶ 気管支喘息

気管支喘息などのアレルギー性疾患では障害される器官へのステロイドの局所投与による抗炎症作用を期待することが原則である．ブデソニド（パルミコート®），フルチカゾン（フルタイド®）などの定期的な吸入で発作を予防することが第一の治療法である．発作の場合にはβ刺激薬などの気管支拡張薬の吸入，ネオフィリンの投与などに合わせて必要ならばステロイドの点滴静注を行う．ハイドロコーチゾン（サクシゾン®）100～300 mg を30分ほどで点滴する．ただしアスピリン喘息では，コハク酸エステル化合物で発作を生じるので，ベタメタゾン（リンデロン®）かデキサメタゾン（デカドロン®）4～8 mg を用いる．これでも無効で重積発作になる場合は，呼吸管理などが必要になりえる．

中等症以上の気管支喘息では経口ステロイドの継続が必要なこともある．その場合はプレドニン®を用いるが，吸入ステロイドの併用を行い可能な限り少量投与とする．

発作のためにプレドニン®の内服を一時的に行う場合はプレドニン® 30 mg/日程度からはじめ，1週間以内に減量を開始し，2週間以内に中止するようにする．これは重症な蕁麻疹などのアレルギー疾患で一時的にステロイド投与が必要な場合も同様である．

> **処方例**
> ● ステロイドの定期的吸入治療
> パルミコート®200 タービュヘイラー®
> 　1回　200～400 μg　1日2回吸入

❷ アナフィラキシーショック

アナフィラキシーショックはアレルギーを生じる原因物質により，多くの臓器が急激に侵されるもので，血圧低下をきたし放置すると死に至る．ショック体位を取らせ，気道確保を行い，直ちにエピネフィリン（ボスミン®）0.3～0.5 mg の皮下注または筋注を行い，必要に応じ酸素投与やリンゲル液の輸液を行う．ステロイドは速効性は期待できないが，遷延化を防ぐので，ハイドロコーチゾン（サクシゾン®）300～500 mg を点滴静注する．

ハイドロコーチゾン（ソル・コーテフ®）と同じ感覚でメチルプレドニゾロン（ソル・メドロール®）がよく使用され，保険適応もあるが，ショックの多くの場合にソル・メドロール® 大量（500～1,000 mg）を投与する必要は考えられず，ハイドロコーチゾンで十分である．ソル・メドロール® 大量投与は（保険は通ってはいないが）原則として自己免疫疾患のパルス療法に使用するとすべきである．

⚠ 投薬時の注意点

ステロイドには強い抗炎症作用があり即効性を示す．ステロイドを中等量以上用いたときには，免疫抑制作用がこの後に発現する．急性期の抗炎症作用よりもこの免疫抑制作用が，自己免疫疾患に対しては重要である．したがって，自己免疫疾患に対するステロイドの使用法としては，まず十分量を初期量として4～8週間用い，その後2週ごとに1割程度を目安として減量していく．ステロイドには重大な副作用があり，いつまでも大量を投与しつづけることはできないので，徐々に減量していき，疾患を抑制する最低量を維持量として投与する．ステロイドは根本的治療ではないので，中止により多くの例で将来再燃する可能性が高い．再燃した場合，再び大量のステロイドを投与せざるを得ないが，一生の間に何度も大量投与を行うことはその強い副作用から

考えて避けるべきことである．したがって，根拠がない限りステロイドは維持量を継続していく必要がある．減量に際して隔日で量を変える場合，日によって極端に量を異ならせるのではなく，17.5 mg/15 mg程度などのステップで減量する．15 mg以下では隔日投与より1 mgごとの減量が一般的である．

副作用は，容量依存性に増大する．きわめて重大なものが多く，その発現に十分な注意と予防が必要である．ステロイドの量が多い間は入院治療として，病勢の安定をはかると同時に感染予防を行う．

相互作用を生じる薬剤があり，抗結核薬のリファンピシン（リファジン®）が有名である．これは肝臓のステロイド代謝酵素を誘導することが知られており，併用する場合はステロイドの投与量を1.8～2倍程度増量する必要がある．

👍 患者さんに説明するときのコツ

長期に内服する必要のある自己免疫疾患の患者さんを対象とする．

1）長期投与の場合の中断は厳禁

まず，ステロイドは生命維持やストレスの対処などにきわめて重要なホルモンであることを説明し，大量に内服を続けた後では副腎からホルモンが分泌されていないこと，そのような状況で薬を突然止めると急性副腎不全という生命にかかわる事態を引き起こすこと，また手術などのストレスの際はストレスに対処するために一時的にステロイドの増量の必要があることを説明する．この薬だけは絶対に自己中断や減量を行わないように厳しく説明する．

2）日常生活の注意

感染予防（うがいや手洗い）に気をつけていただき，間食を避け，塩分を控え，禁煙を守るように説明する．毎食後の歯磨きをすすめる．また肥満は骨壊死の危険因子であり，これを避けていただく一方で，極端な摂食低下は骨粗鬆症を生じるため，適度のカロリーでバランスのよい食事と次の日にまで疲れを残さない程度の適度の運動をとってもらうように説明する．

3）ステロイドの副作用

ステロイドの副作用には，生命予後やその後のQOLに大きな影響を与える重篤な副作用と，どちらかというと表面的でその後の減量に伴って徐々に回復していく軽症の副作用がある．患者さんは表面的な副作用を気にする傾向があるが，重要なものは重篤な副作用の方である．減量により重篤な副作用の頻度は減少してくる．

重篤なものは，免疫不全に伴う易感染性，消化性潰瘍，高血糖・糖尿病，精神障害，骨粗鬆症・腰椎などの骨折，高血圧，高脂血症・動脈硬化，無菌性骨壊死，筋力低下，白内障，緑内障などがある．

軽症のものは，白血球増多，にきび様皮疹，食欲亢進，体重増加，中心性肥満（ムーンフェイスなど），無月経などの生理異常，浮腫，多毛症，皮下出血，多尿，多汗，不眠，低カリウム血症などがある．ある程度の量のステロイドを使用しているときに白血球増多や高コレステロール血症などが出現しなければ，患者さんがステロイドを内服していない可能性を考慮させるものである．

4）ステロイドの副作用への対処法

重篤な副作用に対しては患者さん自身が対処できることは少なく，主治医や医療スタッフが配慮していくべきものがほとんどである．必要に応じて入院したり，副作用を予防するための薬剤が使用され，安静や食事療法が必要になることを説明する．

副作用を恐れるあまり内服が不規則になったり，中止することが最もいけないことであり，十分な量で最初に病勢を抑制した後から徐々に減量して疾患の再燃を防ぐことが生命予後の改善やその後の後遺症を防ぐ第一のことであることを詳しく説明する．

参考文献

1）向井正也，小池隆夫：ステロイド内用剤の副作用とその対処法．「改訂版 正しいステロイド剤の使い方．1．内用剤編」（宮坂信之 編），医薬ジャーナル社，pp.22-30，2008

<向井正也>

9. 炎症・アレルギー・免疫系

2. 非ステロイド性抗炎症薬

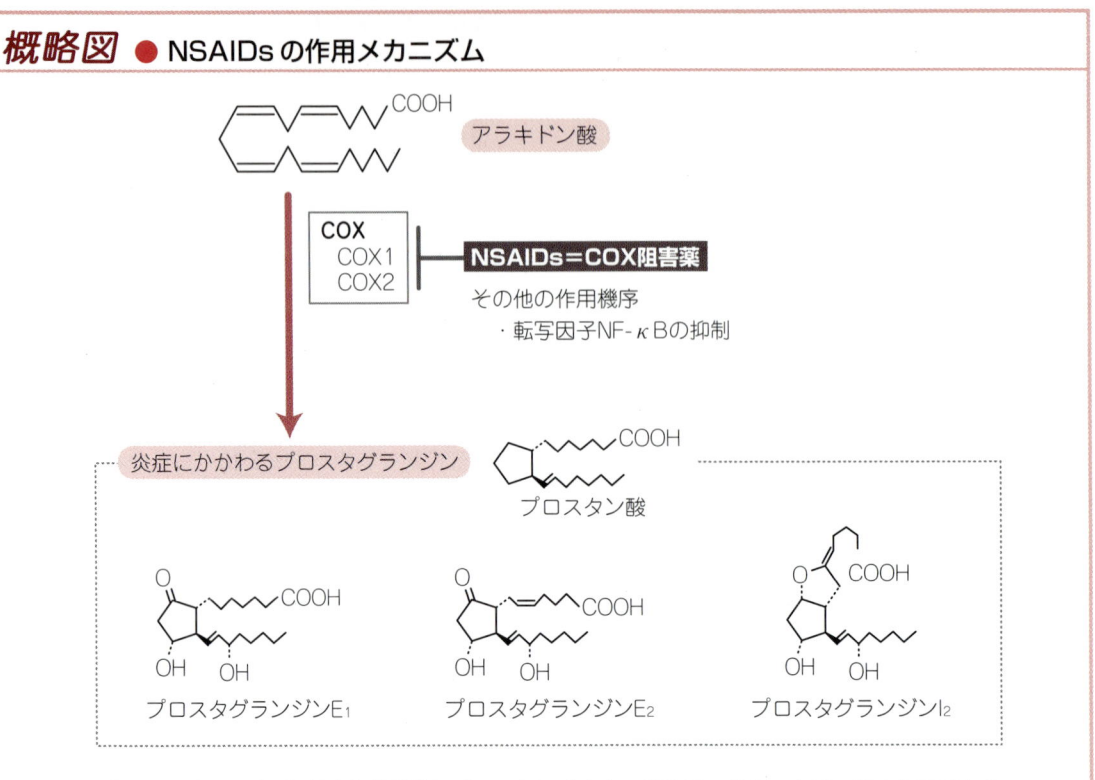

概略図 ● NSAIDsの作用メカニズム

アラキドン酸

COX
COX1
COX2

NSAIDs＝COX阻害薬

その他の作用機序
・転写因子NF-κBの抑制

炎症にかかわるプロスタグランジン

プロスタン酸

プロスタグランジンE_1　　プロスタグランジンE_2　　プロスタグランジンI_2

プロスタグランジンは基本化学構造にプロスタン酸をもつ脂肪酸の総称であり，炎症作用がある．COXは遊離アラキドン酸からプロスタグランジンG_2，H_2が合成される反応に関与する．その後，炎症のメディエーターであるプロスタグランジンE_2，I_2が合成される．NSAIDsはこれらの反応系を抑制する．またほかに炎症反応に重要であるNF-κB転写活性を抑制することで炎症性サイトカインを抑制することも判明している

作用機序

　非ステロイド性抗炎症薬（NSAIDs：nonsteroidal anti inflammatory drugs）は炎症に重要なアラキドン酸→プロスタグランジンへの合成反応（概略図）を抑制することで抗炎症効果を発現する．この反応にはシクロオキシゲナーゼ（COX：cyclooxygenase）酵素の働きが重要であり，NSAIDsはこのCOX酵素活性を阻害することで抗炎症効果を発現する．COX酵素には，COX1とCOX2の2種類が知られており，それぞれの働きが異なっていることが判明している．COX2は外的刺激に対する重要性がいわれており，炎症とCOX2は相関性があることが証明されている．これに対してCOX1はむしろ生体にとって生理的な働きを担っているとされ，COX1を抑制することはNSAIDs特有の副作用に関連していると考えられている．これより選択的なCOX2阻害薬は，副作用の少ない効率のよい抗炎症効果を発現すると考えられ，近年，新しいNSAIDsとして実用化された．

本邦では2007年に，セレコキシブ（セレコックス®）が関節リウマチ（RA：rheumatoid arthritis），変形性関節症（OA：osteoarthritis）に保険投与適応となっている．同薬は従来のNSAIDsと同等の臨床効果を備え，明らかに胃腸障害は低頻度であることが判明している．反面，海外では，COX2阻害薬であるロフェコキシブは心血管系イベントのリスク上昇が明らかとなったとして販売中止となった経緯がある．これはCOX1，COX2バランスを崩すことで血栓傾向が高まった結果と考えられている．セレコキシブについては，心血管系イベントのリスク上昇に対して，抗炎症効果のベネフィットが上回ると判断されている．

薬の種類・適応・主な副作用

表1 ● NSAIDsの種類

種類			薬剤	DDS	特徴
酸性	カルボン酸	サリチル酸	アスピリン	腸溶剤	古典的NSAIDs，抗血小板作用を併せもつ，中枢性鎮痛作用，胃腸障害
	アリール酢酸	インドール酢酸	インドメタシン アセメタシン	徐放剤 プロドラッグ	比較的強力な抗炎症作用，胃腸障害・腎障害
		フェニル酢酸	ジクロフェナクNa フェンブフェン		強い鎮痛・解熱・消炎効果をもつ．特に胃腸障害に注意が必要
		ナフタレン	ナブメトン	プロドラッグ	比較的弱い抗炎症効果，持続性，比較的少ない副作用
		ピラノ酢酸	エトドラク	COX2選択阻害	比較的強い抗炎症効果，比較的少ない副作用
	プロピオン酸		イブプロフェン ロキソプロフェン ナプロキセン	プロドラッグ	鎮痛・解熱・消炎効果を平均してもつ
	アントラニル酸		メフェナム トルフェナム		鎮痛作用に優れる
	エノール酸	オキシカム	メロキシカム アンピロキシカム	COX2選択阻害 プロドラッグ	持続性，胃腸障害が少ない
塩基性			エピリゾール チアラミド		効果は弱い，副作用は少ない
	コキシブ		セレコキシブ	COX2選択阻害	持続性，強い鎮痛・抗炎症効果，胃腸障害が少ない

　NSAIDsは人類が化学合成した薬剤のなかで最も古く，最初に実用化されたアセチルサリチル酸（アスピリン）は1899年発売後，100年にわたり現在も使用されている．その間，多種類の化学構造の異なるNSAIDsが合成された．これらの特徴や副作用は個々に異なる．化学構造によるNSAIDsの種類と特徴について示す（表1）．NSAIDsの使い分けはこれらの特徴を理解する必要がある．また効果継続時間の延長や副作用を軽減する目的にDDS（drug delivery system）を導入したNSAIDsを使い分ける必要性がある．これらの一般的な使い分けを示す（表2）．具体的な処方例については疾患別

表2 ● NSAIDsの選択

❶ 疾患に応じたNSAIDsが選択される．現在はアリール酢酸系，プロピオン酸系の薬剤が多種でありほとんどの疾患に対応可能である．また関節リウマチなど長期の薬剤内服が必要な場合，オキシカム系などのCOX2選択阻害NSAIDsが選択される

❷ 長期の作用時間を期待する場合
半減期の長い薬剤，またはプロドラッグ，徐放剤を選択する

❸ 副作用の軽減
胃腸障害に対してはCOX2選択阻害NSAIDs，プロドラッグ，腸溶剤を選択する．塩基性NSAIDs，外用剤，坐剤も副作用に応じて選択される

❹ 速効性を期待する場合
坐剤，注射液を選択する

処方の項で説明する．
以下にNSAIDs共通の副作用について示す．

1）消化管障害

NSAIDs胃潰瘍が有名であり，発症機序としてCOX1阻害による胃粘膜血流変化が主な原因と考えられている．予防措置としては，近年のエビデンスデータの蓄積から，プロトンポンプ阻害剤，またプロスタグランジン製剤の併用が推奨されている．現在，オメプラゾール（オメプラール®），ランソプラゾール（タケプロン®）の臨床検討が進行中である．常用量のH_2受容体拮抗薬は予防根拠がない．ヘリコバクターピロリ除菌の予防効果についても現在のところ一定の見解はないが，低容量アスピリン投与の際の胃潰瘍発生については，予防効果が認められた報告がある．関節リウマチなどの慢性炎症性疾患に対する長期のNSAIDs投与が必要な場合，潰瘍発生の予防目的にはプロトンポンプ阻害剤，プロスタグランジン製剤（サイトテック®）の併用，またCOX2阻害薬への変更が推奨される．潰瘍発生時では，NSAIDs投与中止のうえ，従来の潰瘍治療を行う．NSAIDs投与中止が困難であれば，予防目的と同様の薬剤を併用，COX2阻害剤への変更が推奨されている．治療目的のヘリコバクターピロリ除菌については一定の見解がない．

2）腎機能障害

NSAIDsによるプロスタグランジン産生抑制を介した腎血流量の変化，また感作リンパ球による間質性腎炎が主な原因である．特に前者では潜在的に腎血流障害が存在している高齢者や糖尿病，高血圧，動脈硬化を有する患者では注意が必要である．またCOX2選択阻害NSAIDsが従来と比較し腎障害の発生頻度が低いというエビデンスは現在のところ存在しないため，注意が必要である．腎障害が存在するNSAIDs投与患者には脱水に留意することや，腎臓組織のプロスタグランジン産生を抑制せず，腎障害の少ないスリンダク（クリノリル®）などが選択される．

3）抗血小板作用

血小板に存在するCOX1を阻害することにより血小板の働きを抑制し出血傾向を引き起こす．出血性胃潰瘍の発生は致死的となることもあり注意が必要である．またこの作用を薬理効果とし，治療薬として投与する場合もある．この阻害作用は不可逆的であり，約1週間持続するとされ，外科加療を受ける際には，あらかじめ中止することが必要である．

4）造血障害

骨髄抑制，血球減少が認められる．アスピリン，インドメタシンの再生不良性貧血，メフェナム酸（ポンタール®）の溶血性貧血が報告されている．

5）アスピリン喘息

致死的になる可能性があり，気管支喘息の既往やこれまでのNSAIDs投与歴に注意する必要がある．塩基性NSAIDsは同病態を引き起こさないとされ

ているが，少数例が報告されている．またアスピリン喘息の既往が明らかな場合，NSAIDs，ピリン系，非ピリン系の鎮痛解熱薬はすべて禁忌となる．

6）その他

NSAIDsの副作用はこれまで示した項目や下記に示す以外にも多彩に報告されている．個々の薬剤情報に十分な注意が必要である．

> 肝障害，血圧低下，浮腫，アナフィラキシー，皮疹，Stevenes-Johnson症候群，Lyell症候群など

疾患別処方のしかた

1）急性上気道炎

多くのNSAIDsは同疾患に対しての適応があるが，最新の薬剤には適応がないことが多い．鎮痛効果と解熱効果を併せもつNSAIDsが処方されるが，症状に合わせ薬剤は選択される．急性上気道炎へ投与されるNSAIDsは数日間の一過性症状に対する対症治療目的であり，また生体本来の急性免疫反応（発熱）を抑制することで治癒期間を延長する可能性もある．炎症による体力の消耗や，脱水を予防するなどの目的をはっきりした処方を考慮し，また漫然と長期処方はしないことが原則である．

> **処方例**
> ● 下記のいずれかを用いる
>   1）ロキソプロフェンナトリウム（ロキソニン®）
>   1回60mg　頓用　1日2回（最大3回）
>   2）イブプロフェン（ブルフェン®）
>   1回200mg　頓用　1日2回（最大3回）

＊症状にあわせ鎮咳薬，去痰薬，気道拡張薬などを併用する．わが国では抗生物質を併用処方することが多いが，明らかな細菌感染症例，小児，高齢者や基礎疾患を有する患者以外に対して細菌感染二次予防のエビデンスは存在せず，処方の適応を考慮する必要がある．

2）関節，筋肉をはじめとした骨格筋系炎症

鎮痛効果・抗炎症効果を併せもつ薬剤が選択されることが多い．関節リウマチをはじめとした骨格筋系の炎症に対して，NSAIDsは病状進行を抑制する目的に投与される訳ではなく，鎮痛・抗炎症効果により日常動作を改善させ，QOLを高める目的がある．そのため薬剤効果として即効性より持続性薬剤が選択され，また長期投与による副作用に注意する必要があり，近年ではDDSを考慮した薬剤（プロドラッグ，腸溶剤など）またはCOX2選択阻害NSAIDsが選択される傾向にある．

> **処方例**
> ● 下記のいずれかを用いる
>   1）セレコキシブ（セレコックス®）
>   200mg/日　分2　食後
>   （最大400mg/日　分2）
>   2）メロキシカム（モービック®）
>   10mg/日　分1　食後
>   3）エトドラク（ハイペン®）
>   400mg/日　分2　食後
>   4）アンピロキシカム（フルカム®）
>   27mg/日　分1　食後
>   5）ザルトプロフェン（ペオン®）
>   240mg/日　分3　食後
>   6）ロキソプロフェンナトリウム（ロキソニン®）
>   180mg/日　分3　食後

＊外皮用剤：局所への選択的な抗炎症効果があり全身的な副作用が少ないという利点がある反面，効果が弱い欠点もある．内服薬と組み合わせることで相乗効果が得られる場合がある．

＊関節リウマチの治療は抗リウマチ薬を投与し原病の寛解導入をめざすことが基本である．NSAIDsは根本治療ではなく対症的に投与される．

3）その他の疾患による疼痛・発熱

悪性腫瘍，外傷，手術後の疼痛などには必要に応じて鎮痛効果の強いNSAIDsが選択される．また腫瘍熱など発熱が症状の中心である場合では，解熱効果に優れるNSAIDsが選択される．どちらの場

合でも急速な鎮痛，消炎，解熱が必要な場合では坐剤，注射液が選択される．

> **処方例**
> - 疼痛に対して下記のいずれかを用いる
>   1) ジクロフェナクナトリウム（ボルタレン®）
>   75～100mg/日　分3　食後
>   2) メフェナム酸（ポンタール®）
>   1,000mg/日　分4
>   3) ロルノキシカム（ロルカム®）
>   1回8mg　頓用　1日3回
>   4) ロキソプロフェンナトリウム（ロキソニン®）
>   1回60mg　頓用　1日1～3回
>
> - 発熱に対して下記のいずれかを用いる
>   1) ジクロフェナクナトリウム（ボルタレン®）
>   75～100mg/日　分3　食後
>   2) ナプロキセン（ナイキサン®）
>   300～600mg/日　分2～3
>
> - 急速な鎮痛，消炎，解熱が必要な場合，下記のいずれかを用いる
>   ボルタレン®坐剤，インダシン®坐剤，
>   ロピオン®注射液（緩徐に静注，点滴），
>   メナミン®注射液（筋注）
>   ＊坐剤，注射液の効果は速効性であるため，血圧変動などに留意する必要がある．

4）血栓症（心筋梗塞，脳梗塞などをはじめとした動脈血栓症）

低容量のアスピリンが投与されることで，選択的に血小板細胞のCOX1を不可逆的に阻害し抗血小板作用を発現する．容量増加はむしろ逆効果でありアスピリンジレンマといわれる催血栓作用が起こる．またアスピリン抵抗性といわれる冠動脈疾患をもつ一群が報告されており，アスピリン以外の抗血小板治療が必要とされている．深部静脈血栓症などの静脈系血栓症では抗血小板薬よりワーファリンなどの抗凝固薬投与が原則である．

> **処方例**
> - 低容量アスピリン
>   バファリン81mg錠 または バイアスピリン®
>   1錠/日　分1

5）特殊な疾患

> **処方例**
> - 未熟児の動脈管開存症で保存療法が無効な場合
>   静注用インドメタシン　　詳細は添付文書参照

6）癌予防（わが国では保険適応なし）

米国では家族性大腸腺腫症の癌発生予防にCOX2選択阻害NSAIDs投与を認可している．そのほかにも癌予防効果や抗癌効果が報告されているが実際の有用性は現在のところ確立されていない．

⚠ 投薬時の注意点

① 糖尿病をはじめとした神経性疼痛に対してNSAIDsは無効であることが多い．

② 多くの炎症性疼痛に対してNSAIDsは有効であるが，急性腸炎など腸管運動に関連する疼痛に対しては抗コリン薬が有効である．

③ 小児の発熱（インフルエンザ，水痘）に対するNSAIDsの使用はインフルエンザ脳炎，Rye症候群発症との関連が報告されている．非ピリン系鎮痛解熱薬（アセトアミノフェン）の使用が推奨される．

④ 妊婦に対して安全性は未確立である．有益性が高いときのみ投与される．妊娠末期の投与では胎児動脈管の早期閉鎖が報告されている．またどの薬剤も乳汁移行するため，投与中では授乳を一時中止することが必要である．

⑤ わが国ではNSAIDsと抗生物質は併用される頻度が高い．ニューキノロン系抗生物質との併用では中枢性痙攣の発症が報告されている．フェニル酢酸系・プロピオン酸系のNSAIDsは併用

注意とされ，その他には併用上の制限はないとはされているが注意が必要である．
⑥ 解熱目的に特にジクロフェナクナトリウム（ボルタレン®）の坐剤が使用されることがある．この効果は速効性である反面，急激な発汗や血管拡張を起こし，いわゆる脱水による血圧低下をきたす．成人では発熱自体を急激に下降させなければならない病態は稀であり，可能であれば内服への変更や適応を考えたうえでの処方が必要である．

👍 患者さんに説明するときのコツ

炎症による諸症状（発熱，疼痛，発赤など）は患者にとって不快であり，来院される主な理由となる．したがって患者の希望は同症状のすみやかな改善であることが多い．そのため医療側もより強力なNSAIDsを選択する傾向にある．急速な症状改善を患者が希望する理由として社会的な理由であることが多く，やむを得ないケースも少なくないが，NSAIDs本来の目的は炎症に対する原因治療ではなく対症療法であることを医療側は患者に説明し，そのうえで適応を考慮し処方すべきであろうと考えられる．また処方にあたっては一般的な医療面接以外に気管支喘息既往や他科併用薬に関する医療面接が必要である．NSAIDsは使用する目的をはっきりさせ，その上で種類，投与期間を決定することで医療側も漫然とした診療が避けられると考えられる．

＜深江　淳，小池隆夫＞

9. 炎症・アレルギー・免疫系

3. 生物製剤

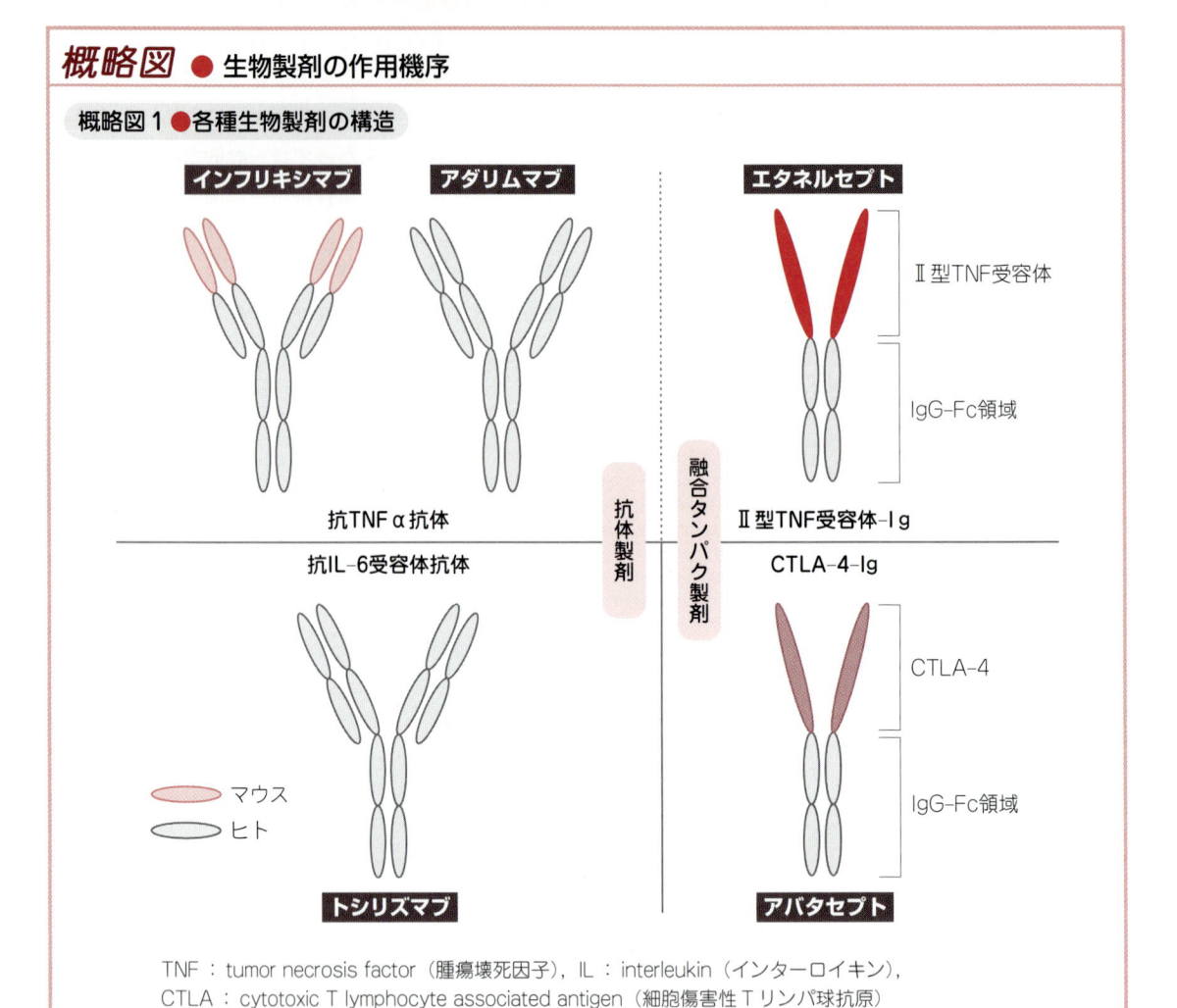

概略図 ● 生物製剤の作用機序

概略図1 ● 各種生物製剤の構造

インフリキシマブ／アダリムマブ：抗TNFα抗体
エタネルセプト：Ⅱ型TNF受容体-Ig（融合タンパク製剤）— Ⅱ型TNF受容体、IgG-Fc領域
トシリズマブ：抗IL-6受容体抗体（抗体製剤）
アバタセプト：CTLA-4-Ig（融合タンパク製剤）— CTLA-4、IgG-Fc領域

凡例：マウス／ヒト

TNF：tumor necrosis factor（腫瘍壊死因子），IL：interleukin（インターロイキン），
CTLA：cytotoxic T lymphocyte associated antigen（細胞傷害性Tリンパ球抗原）

作用機序

1）TNF阻害薬

インフリキシマブ，アダリムマブ，エタネルセプトはいずれも炎症性サイトカインのTNFαを標的としており，「TNF阻害薬」と呼ばれる．

インフリキシマブはキメラ型抗TNFαモノクローナル抗体製剤であり，アダリムマブは完全ヒト型TNFαモノクローナル抗体である（**概略図1**）．抗体としてTNFαに結合して活性を阻害し，かつ，膜結合型TNFαに結合してTNFαを産生する単球・マクロファージを傷害して産生を抑制することで強力な抗TNF作用を発揮する．

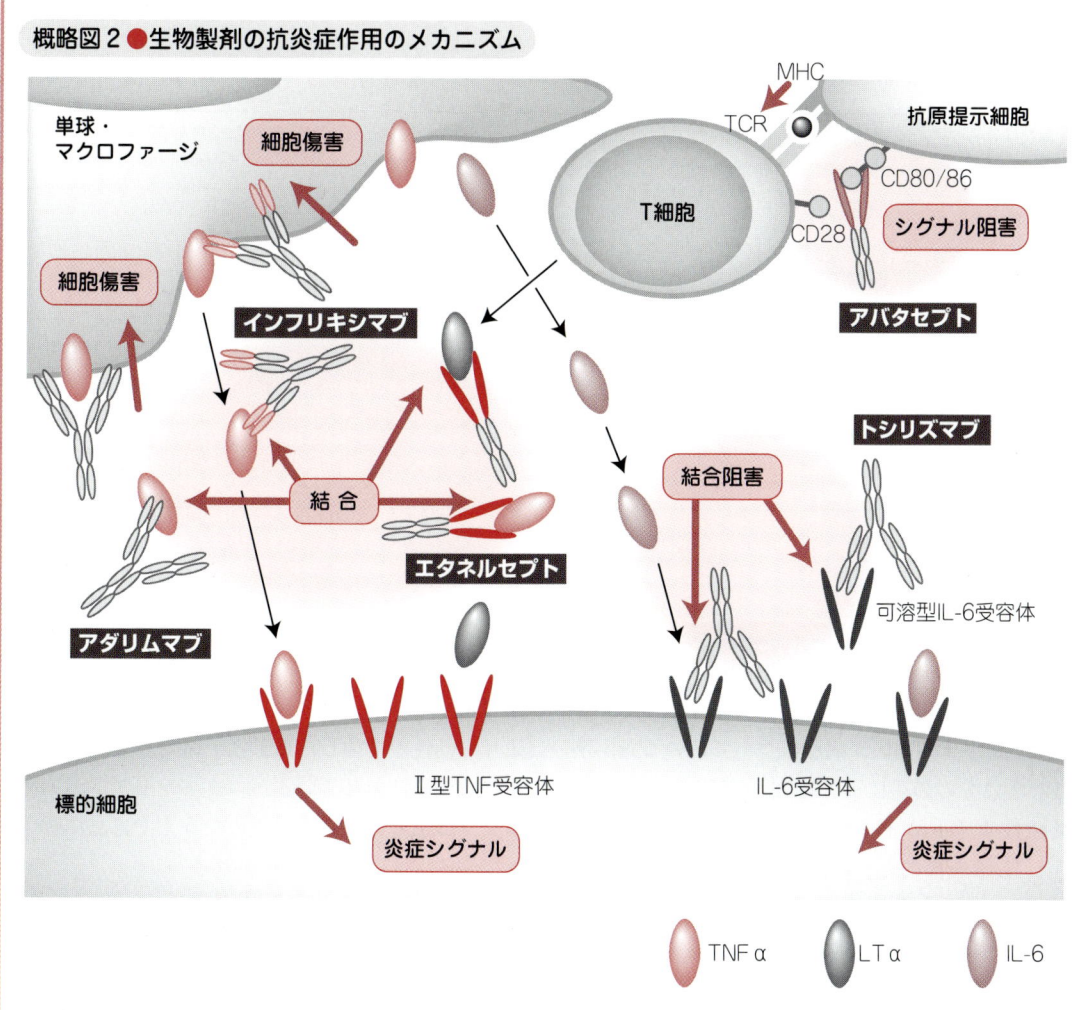

概略図2 ● 生物製剤の抗炎症作用のメカニズム

MHC：major histocompatibility complex（主要組織適合遺伝子複合体），TCR：T cell receptor（T細胞受容体）

エタネルセプトはⅡ型TNF受容体の細胞外領域とヒト免疫グロブリンのFc領域を融合させたホモ二量体である．TNF α と lymphotoxin α（LT α：別名TNF β）を捕獲することで受容体への結合を拮抗的に阻害する．

2）IL-6の阻害

トシリズマブは炎症性サイトカインの1つであるIL-6の受容体に対するヒト化モノクローナル抗体製剤である．細胞膜上および可溶型IL-6受容体と結合し，IL-6の作用を競合的に阻害する．

3）T細胞CD28へのシグナルの阻害

アバタセプトはヒトCTLA-4の細胞外領域とヒトIgG1のFc領域の融合タンパクである．T細胞上のCD28とCTLA-4はアミノ酸が類似しており，CTLA-4はCD80/86に高いアフィニティをもつ．アバタセプトはCD28とCD80/86のシグナル伝達を競合的に阻害することで，T細胞へ抑制性のシグナルを入れると考えられている．ただし，活性化されたメモリーT細胞がCD28依存性に活性化されているとは限らず，他のメカニズムが働いている可能性も示唆されている．

薬の種類・適応・主な副作用

薬の種類	適応	主な副作用
インフリキシマブ（レミケード®）	関節リウマチ，Crohn病，Behçet病の難治性網膜ぶどう膜炎	感染症（特に細菌性肺炎，ニューモシスチス肺炎，結核） / 投与時反応
アダリムマブ（ヒュミラ®）	関節リウマチ	注射部位反応
エタネルセプト（エンブレル®）	関節リウマチ	
トシリズマブ（アクテムラ®）	関節リウマチ，全身型若年性特発性関節炎，Castleman病	投与時反応，大腸憩室穿孔
アバタセプト（オレンシア®）	関節リウマチ（国内未承認）	投与時反応

疾患別処方のしかた

1）関節リウマチ

関節リウマチの病因，病態についてはいまだ不明な点が多いものの，IL-1，IL-6，TNFを代表とする炎症性サイトカインの関与が示唆されており，TNF，IL-6を標的とする治療が高い有効性をもつことがさまざまな臨床試験で示されている[1, 2]．アバタセプトは免疫細胞間シグナルを抑制する生物製剤であり，欧米ですでに関節リウマチに適応があり，数年以内に日本でも認可される可能性が高い．

日本リウマチ学会ガイドラインでは関節リウマチに対する生物製剤治療の対象を「既存の抗リウマチ薬を3カ月以上使用してもコントロール不良である患者」としている[3]．コントロール不良の目安として，

圧痛関節6関節以上

腫脹関節6関節以上

CRP 2.0 mg/dL あるいは ESR 28 mm/時以上

の3項目をあげている．また，画像検査で進行性の骨びらんを認める者やDAS28（Disease Activity Score 28）[※1]が3.2以上も使用を考慮する．

※1 DAS28（Disease Activity Score28）：ヨーロッパリウマチ学会によって定義された関節リウマチの評価基準であり，28関節の腫脹・圧痛，赤沈，患者による全般評価の4項目を用いて計算される．高値ほど疾患活動性が高い．

インフリキシマブはMTX（メトトレキサート）併用が必須である．他の薬剤は単独使用が可能だが，エタネルセプト，アダリムマブはMTXとの併用により有効性が増強し，単独投与時と安全性に差がないことが確認されている．エタネルセプト，アダリムマブは患者の適性を見極めたうえで自己注射へ移行できる．

❶ インフリキシマブ

処方例

インフリキシマブ（レミケード®）
　　　3 mg/kg ＋ 生理食塩水 250 mL
　　　点滴静注（2時間以上かけて）
　　　0週，2週，6週，以後8週ごと
MTX〔リウマトレックス®（2 mgカプセル）〕
　　　4カプセル/週

❷ アダリムマブ

処方例

アダリムマブ（ヒュミラ®）
　　　40〜80 mg 皮下注射　2週に1回
MTX〔リウマトレックス®（2 mgカプセル）〕
　　　4カプセル/週

＊アダリムマブ80 mg使用時，MTXの併用はできない．

❸ エタネルセプト

> 処方例
>
> エタネルセプト（エンブレル®）
> 　　　　　　25mg 皮下注射　週に2回
> MTX〔リウマトレックス®（2mgカプセル）〕
> 　　　　　　4カプセル/週

❹ トシリズマブ

※全身型若年性特発性関節炎にも保険適応がある．

> 処方例
>
> トシリズマブ（アクテムラ®）
> 　　　　　　8mg/kg + 生理食塩水 100mL
> 　　　　　　点滴静注（1時間）　4週ごと

❺ アバタセプト

日本で未承認（2009年8月現在）だが，米国では 10mg/kg の短時間静脈注射，0週，2週，4週，以後4週ごとで投与されている．

2) Behçet 病の難治性網膜ぶどう膜炎およびCrohn病

インフリキシマブは上記2疾患に適応があり，いずれも高い有効性が示され，病態に TNFα が関与していることが示唆される．5mg/kg を 0，2，6週，以後8週ごと投与する．MTX の併用は不要である．

> 処方例
>
> インフリキシマブ（レミケード®）
> 　　　　　　5mg/kg + 生理食塩水 250mL
> 　　　　　　点滴静注（2時間以上かけて）
> 　　　　　　0週，2週，6週，以後8週ごと

3) Castleman 病

Castleman 病は IL-6 を過剰産生するまれな疾患であり，この IL-6 によって発熱，リンパ節腫脹，肝脾腫などを引き起こすと考えられている．トシリズマブは本疾患の最も有効な治療薬である．投与を1週間隔まで短縮することができる．

> 処方例
>
> トシリズマブ（アクテムラ®）
> 　　　　　　8mg/kg + 生理食塩水 100mL
> 　　　　　　点滴静注（1時間）　4週ごと

⚠ 投薬時の注意点

1) 投与時反応

インフリキシマブはマウス由来のアミノ酸配列を異種抗原とするヒト抗キメラ抗体（HACA：human anti-chimeric antibody）の産生によって，効果減弱や投与時反応の誘発を引き起こすことが示唆されている．投与時反応は呼吸困難，血圧上昇または低下，低酸素血症，蕁麻疹，発熱などのアナフィラキシー様症状であり，発症時には投与を中止し，副腎皮質ステロイド薬，抗ヒスタミン薬などをすみやかに投与する．重篤な場合はエピネフリン投与などの対応が必要となる．投与時反応は全体の1～2%の頻度と報告されている．2年間以上の中断後の再投与時に重篤な投与時反応の報告があり，長期間の休薬後の再投与時は十分な準備を行ったうえで慎重に投与する．トシリズマブ，アバタセプトでも投与時反応の報告があり，注意が必要である．

2) 注射部位反応

エタネルセプト導入1カ月以内に注射部位に一致して瘙痒感，腫脹を伴う紅斑が出現し，ほとんどは抗ヒスタミン薬の塗布などにより数日で消退する．アダリムマブでも治験時に同様の反応が報告されている．

3) 感染症

インフリキシマブとエタネルセプトには日本で大規模な市販後調査が終了し，副作用，特に感染症について詳細に検討された．インフリキシマブの市販後調査における副作用発現率は 28.0% であり，そのうち重篤な副作用は 6.2% であった[4]．そのうち最も頻度が高いものは感染症（4.0%）であり，細菌性肺炎（2.2%），結核（0.3%），ニューモシスチ

ス肺炎（PCP：Pneumocystis pneumonia）（0.4％）であった．エタネルセプトの市販後調査での重篤な副作用は5.7％あり，約半数が感染症であった[5]．感染症の主な内訳は細菌性肺炎（1.4％），PCP（0.2％），結核（0.1％）であった．詳細はガイドラインを参照していただきたいが，男性，高齢，既存の肺疾患，関節リウマチのStage Ⅲ以上，ステロイド薬併用が高リスクであった．導入前に胸部X線，胸部CT，呼吸器科医の診察，ツベルクリン反応を行うことが望ましい．結核の既感染が疑わしい症例にはイソニアジド（INH）300 mg/日をTNF阻害薬投与の3週前から開始し，9カ月間継続する．ST合剤予防投与の指針は定められていないが，上記のリスクを勘案し，状況に応じて予防投与を行う．

アダリムマブは新規製剤のため日本人の臨床データが少ないが，インフリキシマブと同様の感染症の発症が予想されるため上述と同様の対策をとるべきである．

トシリズマブはIL-6阻害により発熱やCRP上昇を認めにくくするため，感染症が重篤になってから発見される可能性があり，疑わしい場合はX線やCTなどで確認する必要がある．また重篤な大腸憩室穿孔が報告されており注意を要する．慢性活動性EBV感染症患者への投与で死亡例が報告されており投与禁忌となっている．アダリムマブとトシリズマブは全例市販後調査が進行中である（2009年8月現在）．

アバタセプトは米国の治験で重篤な感染症がプラセボ群より増加しており他の生物製剤と同様，感染症に留意する必要がある．

4）その他

B型肝炎ウイルス（HBV）感染者，非結核性抗酸菌（MAC）感染者への生物製剤の投与は禁忌である．C型肝炎ウイルス（HCV）感染者は慎重投与とされている．

NYHA Ⅲ度以上のうっ血性心不全を有する患者へのTNF阻害薬投与は禁忌である．

悪性腫瘍を有する患者への生物製剤の投与は禁忌である．悪性腫瘍の発現頻度を上昇させる恐れについては現時点では十分なデータが示されていない．

いずれの生物製剤も胎盤，乳汁中へ移行するため妊婦に対しての使用は回避することが望ましい．ヒトへの明らかな催奇形性，毒性は示されていないことから，偶発的に胎児への曝露が確認された場合は直ちに投与を中止するべきである．

患者さんに説明するときのコツ

現在の関節リウマチ治療において最も高い有効性が示されている薬剤がTNF阻害薬を含む生物製剤であり，治療抵抗性の症例では積極的に導入するべきである．疼痛を除去し関節炎を抑えるだけでなく，骨破壊の進行抑制などの新しい効果も確認されている．一方で重篤な副作用も少なからず認めるため，上述の副作用について十分にインフォームドコンセントを行い，予防措置を講じることが重要である．

一度効果的だった生物製剤の効果が再びなくなること（二次無効）をしばしば経験するが，現時点で生物製剤は4剤が使用可能であり，薬剤変更で再び寛解にいたる症例を経験する．それぞれの薬剤の特徴を把握し，適切に薬剤を選択することが有用である．

参考文献

1) Maini, R., et al. : Infliximab (chimeric anti-tumour necrosis factor alpha monoclonal antibody) versus placebo in rheumatoid arthritis patients receiving concomitant methotrexate: a randomised phase Ⅲ trial. ATTRACT Study Group. Lancet, 354 (9194) : 1932-1939, 1999
2) Klareskog, L., et al. : Therapeutic effect of the combination of etanercept and methotrexate compared with each treatment alone in patients with rheumatoid arthritis: double-blind randomised controlled trial. Lancet, 363 (9410) : 675-681, 2004
3) Koike, R., et al. : Update on the Japanese guidelines for the use of infliximab and etanercept in rheumatoid arthritis. Mod Rheumatol, 17 (6) : 451-458, 2007
4) Takeuchi, T., et al. : Postmarketing surveillance of the safety profile of infliximab in 5000 Japanese patients with rheumatoid arthritis. Ann Rheum Dis, 67 (2) : 189-194, 2008
5) エンブレル市販後調査中間報告，2007：http://www.enbrel.jp/

＜大友 耕太郎＞

9. 炎症・アレルギー・免疫系

4. 抗リウマチ薬

概略図 ● 核酸代謝拮抗薬の作用機序

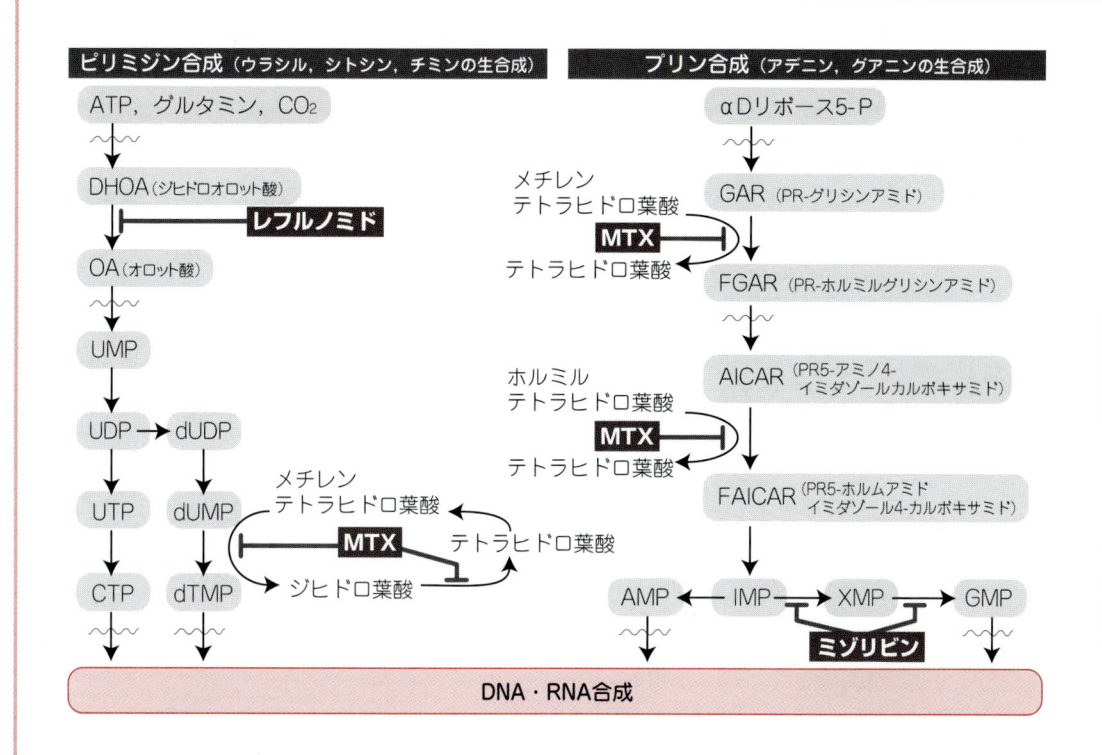

ピリミジン合成（ウラシル，シトシン，チミンの生合成）

ATP，グルタミン，CO_2
↓
DHOA（ジヒドロオロット酸） ← レフルノミド
↓
OA（オロット酸）
↓
UMP
↓
UDP → dUDP
↓   ↓
UTP   dUMP ← MTX（メチレンテトラヒドロ葉酸／テトラヒドロ葉酸／ジヒドロ葉酸）
↓   ↓
CTP   dTMP
↓   ↓
DNA・RNA合成

プリン合成（アデニン，グアニンの生合成）

αDリボース5-P
↓
GAR（PR-グリシンアミド） ← MTX（メチレンテトラヒドロ葉酸／テトラヒドロ葉酸）
↓
FGAR（PR-ホルミルグリシンアミド）
↓
AICAR（PR5-アミノ4-イミダゾールカルボキシアミド） ← MTX（ホルミルテトラヒドロ葉酸／テトラヒドロ葉酸）
↓
FAICAR（PR5-ホルムアミドイミダゾール4-カルボキシアミド）
↓
AMP ← IMP → XMP → GMP
         ↑ミゾリビン↑
↓
DNA・RNA合成

作用機序

　抗リウマチ薬（DMARDs：disease-modifying antirheumatic drugs）は，関節リウマチ（RA：rheumatoid arthritis）の根底にある免疫異常を是正することによって抗リウマチ作用を発揮する．RA治療の基本薬剤であり，現在日本で保険認可されている抗リウマチ薬は次ページ表にあげた11種類である．このうち作用点が明確にわかっているものは概略図に示す核酸代謝拮抗薬であるメトトレキサート（MTX），ミゾリビン，レフルノミド，およびカルシニューリン阻害薬のタクロリムスである．

　RAにおいて重要な役割を果たす活性化リンパ球では，核酸の構成成分であるプリンの需要は2倍程度，ピリミジンの需要は8～16倍程度に増大するといわれている．核酸代謝拮抗薬はこれらの合成系を抑制することでリンパ球のDNA合成を阻害して，細胞をG1からS期に入れないようにする作用をもつ．

　現在RA治療のアンカードラッグともいわれるMTXは葉酸代謝にかかわるジヒドロ葉酸還元酵素（DHFR）を抑制する．プリン合成とピリミジン合成を抑制するが，ピリミジン合成では葉酸が関与するdTMPのみを抑制する．一方，レフルノミドはジヒドロオロット酸脱水素酵素（DHO-

抗リウマチ薬　323

DH）を抑制し，すべてのピリミジンヌクレオチドの合成を抑制するため，MTX 無効例でも効果が期待できる場合がある．ミゾリビンはプリン代謝系の IMPDH（inosine monophosphate dehydrogenase）と GMPS（guanosine monophosphate synthetase）を抑制する作用があるが，抗リウマチ作用は比較的マイルドである．

　タクロリムスは細胞内で FK 結合タンパクと複合体を形成してカルシニューリンに結合し，その活性化を阻害することで種々のサイトカインの転写を制御する．他の抗リウマチ薬については，作用点が明らかでなく，過去に報告されている主な作用を表に示した．

薬の種類・作用・主な副作用

種類	一般名（商品名）	主たる作用	主たる副作用	厚生労働省ガイドライン推奨度
金製剤	金チオリンゴ酸ナトリウム（シオゾール®注）	マクロファージ・単球の機能抑制	皮疹，口内炎，腎障害	B
	オーラノフィン（リドーラ®）	マクロファージ・白血球の遊走能・酵素遊離を抑制	下痢，皮疹	B
SH 基剤	ペニシラミン（メタルカプターゼ®）	T 細胞の機能抑制	消化器症状，皮疹，腎障害，膠原病の誘発	B
	ブシラミン（リマチル®）	B 細胞の機能抑制	皮疹，消化器症状，タンパク尿（時にネフローゼ）	A
核酸代謝拮抗薬	メトトレキサート（リウマトレックス®，メトレート®など）	リンパ球の増殖抑制	口内炎，肝障害，血球減少，間質性肺炎（時に重篤）	A
	ミゾリビン（ブレディニン®）	リンパ球の増殖抑制	重篤なものは少ない	B
	レフルノミド（アラバ®）	リンパ球の増殖抑制	下痢，脱毛，肝障害，間質性肺炎（時に重篤）	A
カルシニューリン阻害薬	タクロリムス（プログラフ®）	T 細胞の機能抑制	腎障害，耐糖能障害，下痢	—
その他	サラゾスルファピリジン（アザルフィジン®EN）	マクロファージ・T 細胞の機能抑制	皮疹（時に重篤），肝障害，白血球減少	A
	アクタリット（オークル®，モーバー®）	T 細胞バランスの調整作用	重篤なものは少ない	B
	ロベンザリット（カルフェニール®）	種々の免疫調整作用	急性腎不全（時に重篤）	—

病態別処方のしかた

　抗リウマチ薬の処方に際しては，まず関節リウマチ（RA）の診断が確定されている必要がある．診断に際しては一般に 1987 年アメリカリウマチ協会（ACR）の RA 分類基準が用いられるが，RA では発症早期に関節破壊が進行すること，早期に治療を開始した方が寛解導入率が高いことが最近わかってきており，早期診断・早期治療が重要と考えられている．抗 CCP 抗体は感度・特異度とも高く，RA

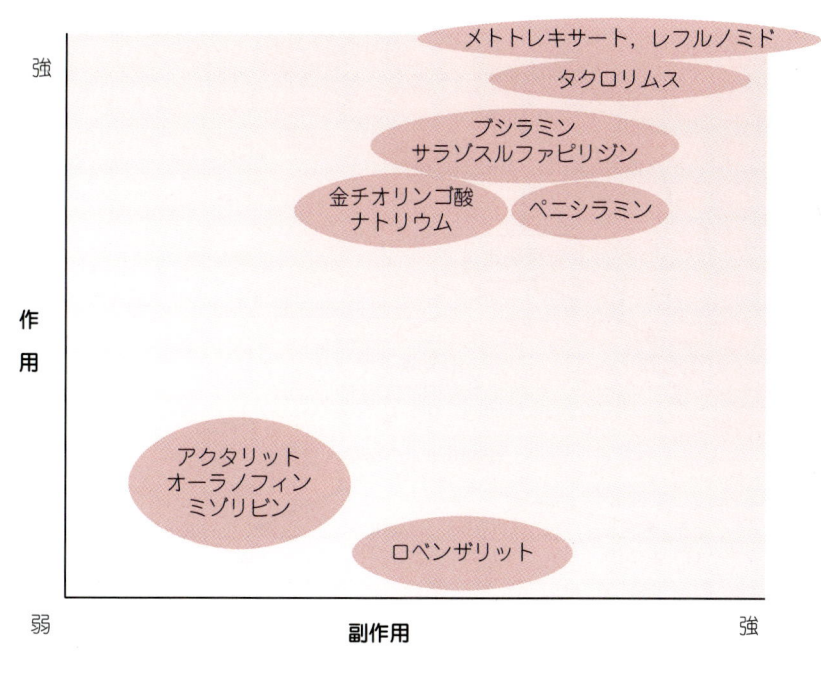

図1● 抗リウマチ薬の作用と副作用の関係

(縦軸：作用 弱～強／横軸：副作用 弱～強)

- メトトレキサート，レフルノミド
- タクロリムス
- ブシラミン，サラゾスルファピリジン
- 金チオリンゴ酸ナトリウム
- ペニシラミン
- アクタリット，オーラノフィン，ミゾリビン
- ロベンザリット

の診断に際しては有効と考えられるためRAを疑った場合には一度チェックしてみるとよい．診断の時点で迷う場合はまず専門医にコンサルトするのが望ましい．

　RAと診断された場合，抗リウマチ薬が用いられる．抗リウマチ薬を作用と副作用で分類すると図1のようになる．基本的に疾患活動性と年齢・罹病期間・合併症・推奨度などを参考に総合的に判断しながら抗リウマチ薬を選択することになる．

　実際の治療に際しては，現時点では2002年のACRの治療ガイドライン（図2）に従った方法が主流と考えられている．すなわち，診断から3カ月以内には治療を開始，開始後3カ月目に効果を判定し，効果不十分であればMTXを基本とした他の抗リウマチ薬へ変更するという方法である．効果判定に際しては，28関節（PIP・MCP・肘・肩・膝）の腫脹・疼痛関節数，血沈またはCRP，患者による全身評価を用いたDAS28（http://www.das-score.nl/ 参照）が汎用されている．一方2004年のわが国の厚生労働省研究班の治療ガイドラインではサラゾスルファピリジン，ブシラミン，MTX，レフルノミドの4剤が推奨度Aとされている．このうち，レフルノミドは死亡例を含む間質性肺炎の発症が報告されており，現在も全例調査が継続中で使用施設が限定されている．MTXはわが国では添付文書上"他の抗リウマチ薬の効果不十分例に限る"と規定されていることから，当施設では以下のように抗リウマチ薬を選択している．

1）抗リウマチ薬未使用例

　合併症のない初発RAで，抗リウマチ薬が未使用の場合はブシラミンまたはサラゾスルファピリジンを用いる．副作用としてブシラミンでは皮疹とタンパク尿の頻度が高く，特にタンパク尿は用量依存性に頻度が高くなるため，100 mg/日から開始し増量は200 mg/日までとする．サラゾスルファピリジンでは皮疹と白血球減少が特に頻度が高いので，500 mg/日より開始し1.0 g/日に増量する．最近では初回治療でMTXを用いるべきであるとする考え方もあるが，わが国では添付文書の問題から，一般診療医ではMTX以外の抗リウマチ薬で治療を開始するか，MTX開始にあたり専門医へコンサルトす

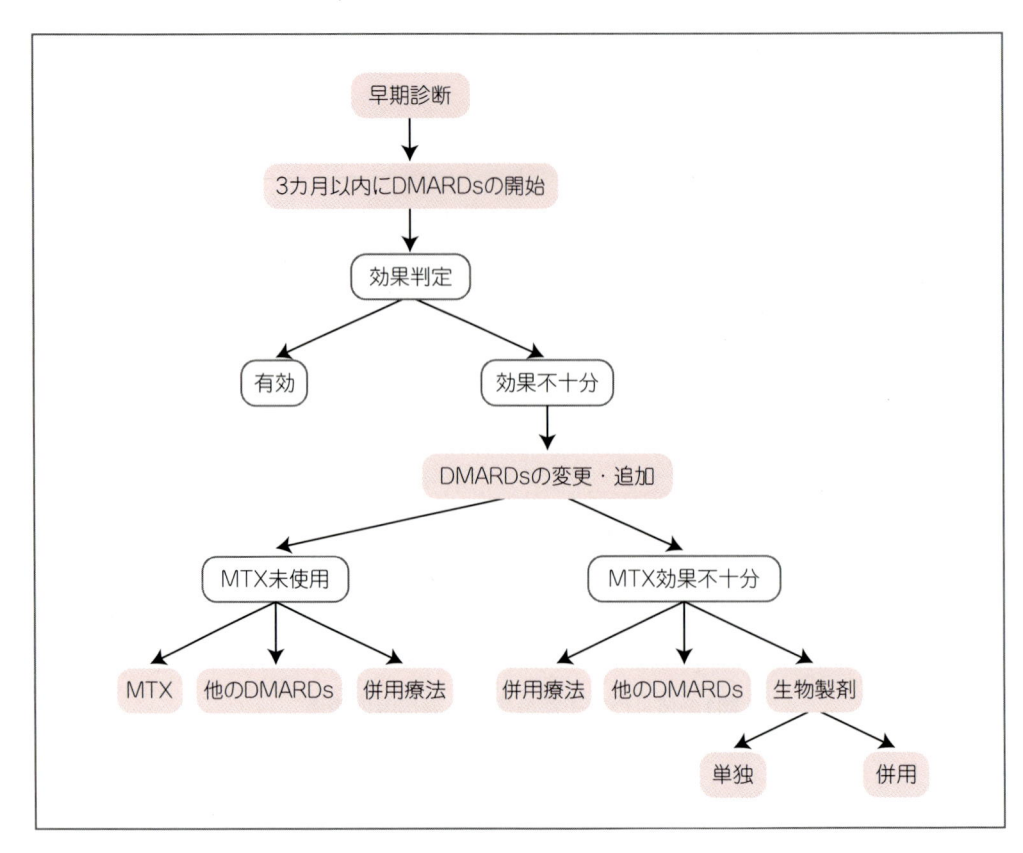

```
                    早期診断
                      ↓
              3カ月以内にDMARDsの開始
                      ↓
                    効果判定
                   ↙        ↘
                有効         効果不十分
                              ↓
                         DMARDsの変更・追加
                        ↙              ↘
                  MTX未使用           MTX効果不十分
                ↙   ↓   ↘           ↙    ↓    ↘
              MTX 他のDMARDs 併用療法  併用療法 他のDMARDs 生物製剤
                                                      ↙    ↘
                                                    単独    併用
```

図2●アメリカリウマチ協会(ACR)の関節リウマチ治療ガイドライン(2002年,抜粋)

るのが望ましい.

> **処方例**
>
> ● 下記のいずれかを用いる
> 1) ブシラミン(リマチル®)
>   50mg錠または100mg錠
>   100〜200mg/日 分1〜2 食後
> 2) サラゾスルファピリジン(アザルフィジン®
>   EN) 250mg錠または500mg錠
>   500〜1,000mg/日 分2 食後

2) 第一選択薬無効または効果不十分のRA

　第一選択薬を3カ月使用後,DAS28などを用いてRAの活動性を評価し,無効または効果不十分な場合,抗リウマチ薬の変更または追加が必要となる.この場合最も有効性が高いのはMTXであるが,他の抗リウマチ薬への変更や併用療法が行われる場合もある.

　MTXは週1回の間歇投与で用量依存性に効果を発揮する薬剤である.世界的には週15mg程度は常用量であるが,わが国では週8mgまでの投与しか認められていない.副作用には胃腸障害・口内炎・肝障害・間質性肺炎・血球減少などがある.肝障害など一部の副作用は葉酸をMTXの最終投与48時間後に投与すると軽減され,葉酸の使用は厚生労働省のガイドラインでは推奨度Aと位置づけられている.間質性肺炎は,頻度は少ないものの致死的な場合もあるため,乾性咳嗽の出現時には必ず来院するよう患者に指導する.MTXは,週1回の間歇投与を守ることが副作用予防のために大切であるため,飲み忘れた場合には飲んでから次の服薬まで必ず1週間あけるように指導することが大切である.

> **処方例**
>
> 1) メトトレキサート（リウマトレックス®，メトレート®など）
>
>   2mgカプセル（錠），4～8mg/週
>   （4mgの場合　朝・夕各2mg，
>   　6mgの場合　朝・夕・翌朝各2mg，
>   　8mgの場合　朝4mg・夕2mg・翌朝2mg）

3）MTX不応例・副作用で使用困難例

MTXに反応しない場合，またはMTXが副作用などで使用不能な場合には，早めに生物製剤を投与すべきとする意見もあり，専門医にコンサルトすることが重要である．生物製剤を使用せず抗リウマチ薬で治療を行う場合は，レフルノミドやタクロリムスが用いられる．ただし，レフルノミドは前述の通り限られた施設でしか使用が許可されていない．タクロリムスは厚生労働省のガイドラインが公表された後に承認申請されたため推奨度が設定されていないが，MTX不応例でも有効例がある．添付文書上はMTX同様，他の抗リウマチ薬無効例が適応となっている．副作用として腎毒性があるため特に65歳以上の高齢者では少量（1～1.5mg/日）で開始する．

> **処方例**
>
> 1) タクロリムス（プログラフ®）
>
>   1mgカプセル，0.5mgカプセル
>   1～3mg/日　夕食後

4）高齢者

近年，高齢発症のRAが増加しているが，高齢者では若年者に比べて肝機能や腎機能が低下しており，薬物代謝の遅延が認められる．また，糖尿病・高血圧といった合併症を有する例が多く，他疾患で多数の内服を投与されていたり，服薬コンプライアンスが不良な例もあり注意が必要である．当施設では特に合併症がなく全身状態が良好であれば，高齢者の初発RAでも上記1）～3）に従って抗リウマチ薬を使用しているが，MTX，タクロリムスは少量から開始している．

一方，全身状態が不良な場合や臓器障害を有する例などは，副作用の少ないオーラノフィン，アクタリット，ミゾリビンを使用することもある．ミゾリビンについては150mg/日 分3よりも分1投与で有効性が上昇するとの報告もある．また，内服薬が多い症例や服薬コンプライアンスが不良な例では，内服を増やさずに確実にコンプライアンスを得られる金チオリンゴ酸ナトリウム（注射金製剤）を用いることもある．ただし，注射金製剤は総投与量が200～300mgに到達しないと効果が現れず，皮疹・口内炎・腎障害などの副作用に注意を要する．

> **処方例**
>
> ● 全身状態不良例などでは，下記のいずれかを用いる
>
> 1) オーラノフィン（リドーラ®）
>
>   6mg錠　12mg/日　分2
>
> 2) アクタリット（モーバー®，オークル®）
>
>   100mg錠　300mg/日　分3
>
> 3) ミゾリビン（ブレディニン®）
>
>   50mg錠　150mg/日
>   分3または分1　食後
>
> 4) 金チオリンゴ酸ナトリウム（シオゾール®注）
>
>   10mgアンプルまたは25mgアンプル
>   初回10mg，2回目以降は2～4週ごとに10～25mgを筋注する

⚠ 投薬時の注意点

抗リウマチ薬は遅効性抗リウマチ薬といわれるように効果発現に1～3カ月の時間を要する．したがって，投与開始後すぐに効果が現れなくても最低3カ月は経過をみることが大切である．また，抗リウマチ薬は薬剤に反応する有効例（responder）と無効例（non-responder）が存在するため，明らかなnon-responderには治療を中止し他剤に変更する．さらにresponderにおいても次第に効果が減弱する

ことがありエスケープ現象といわれる．エスケープ現象が生じるまでの期間は1年以内から5年以上までさまざまであるが，一度効いていた抗リウマチ薬がエスケープ現象をきたした場合，すみやかに他の抗リウマチ薬への変更ないしは追加療法を考慮する必要がある．

抗リウマチ薬には各薬剤ごとに特有の副作用があり，これらを熟知するとともに，症状の病歴聴取・血液・尿検査・胸部写真などを定期的に行う必要がある．

患者さんに説明するときのコツ

患者さんに抗リウマチ薬の説明をするときは，薬の効果が出るまでに時間がかかることを十分説明する必要がある．この点を説明しないと，効果のない薬だと思いこんで数日で自己中断してしまう場合がある．また，抗リウマチ薬は副作用が出やすいため，副作用についついつい強調しすぎることがあるが，あまり強調しすぎると使用を拒否され，かえって治療が遅れることもある．リウマチ患者さんは多くの不安を抱えているので，副作用の話をするときは不必要に不安を与えないように，何かあったらいつでも連絡をするよう話をするとよい．

参考文献

1) Guidelines for the management of rheumatoid arthritis : 2002 Update. Arthritis Rheum, 46 : 328-346, 2002
2) 三森経代：抗リウマチ薬．「関節リウマチの診療マニュアル：診断のマニュアルとEBMに基づく治療ガイドライン」（越智隆弘 ほか 編），メジカルビュー社，pp.84-98, 2004
3) 川合眞一：メトトレキサート，抗リウマチ薬の作用機序．炎症と免疫，6：574, 1998

<竹田　剛>

第2章 各科別 薬の作用機序と処方例
9. 炎症・アレルギー・免疫系

5. 抗ヒスタミン薬

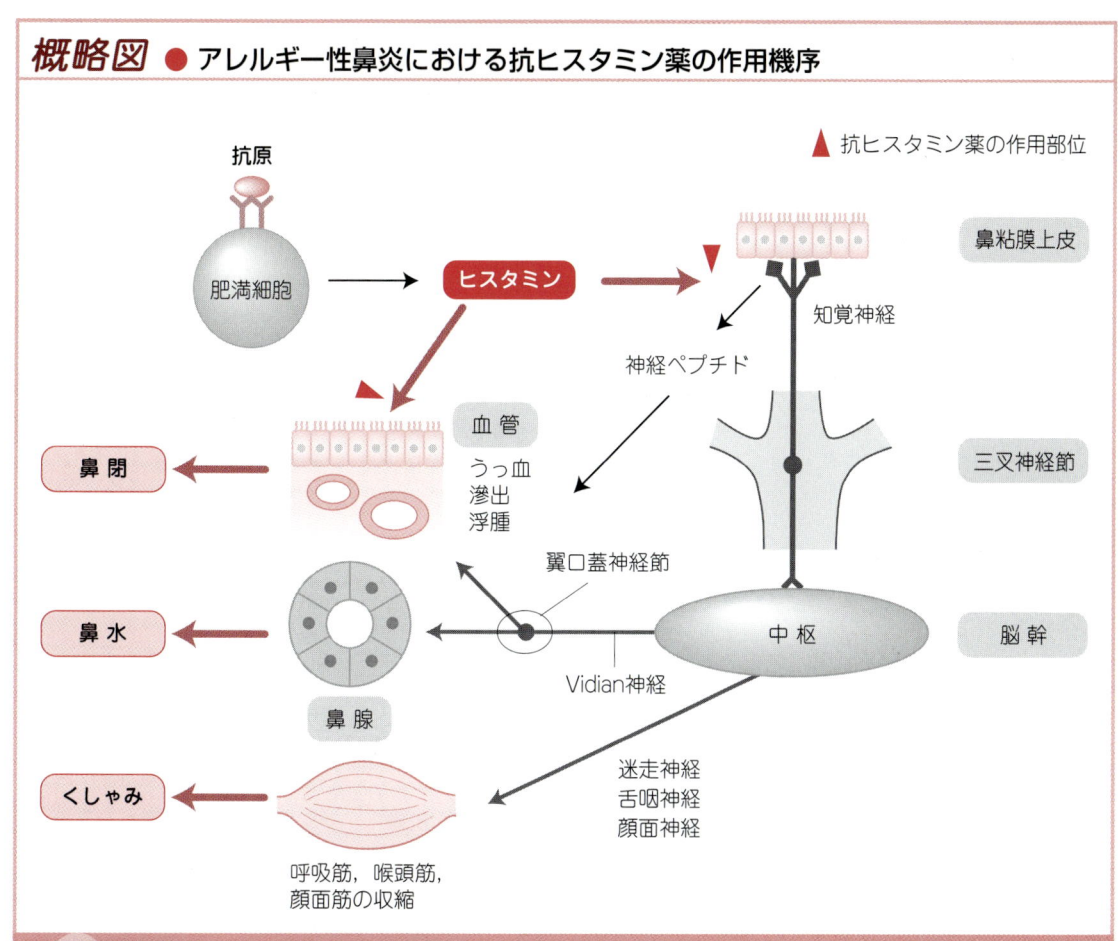

概略図 ● アレルギー性鼻炎における抗ヒスタミン薬の作用機序

▲ 抗ヒスタミン薬の作用部位

抗原 → 肥満細胞 → ヒスタミン → 鼻粘膜上皮
知覚神経
神経ペプチド
三叉神経節
鼻閉 ← 血管 うっ血 滲出 浮腫
翼口蓋神経節
鼻水 ← 鼻腺
Vidian神経
中枢
脳幹
くしゃみ ← 呼吸筋, 喉頭筋, 顔面筋の収縮
迷走神経 舌咽神経 顔面神経

作用機序

　抗原やその他の刺激により肥満細胞より遊離したヒスタミンは標的細胞のヒスタミン受容体に結合する．アレルギー性鼻炎の場合，ヒスタミンは鼻粘膜上皮の知覚神経終末にあるH_1受容体を刺激する．この刺激は三叉神経節を通り脳幹にあるくしゃみ中枢，分泌中枢に送られる．中枢からは遠心経路であるVidian神経を経て鼻腺と鼻粘膜下の血管に刺激が伝わり，鼻汁分泌と鼻閉を生じる．また中枢からの刺激は迷走神経，舌咽神経，顔面神経を経てくしゃみを生じる．知覚神経C末端からはSubstance Pなどの神経ペプチドが放出されうっ血や鼻汁の分泌に関与する．

　抗ヒスタミン薬は通常H_1受容体の拮抗薬をさし，遊離したヒスタミンがH_1受容体に結合するのを阻止することでヒスタミンの作用を抑制する．抗ヒスタミン薬は第1世代と第2世代に分類される．第1世代の抗ヒスタミン薬は中枢抑制効果が高く，抗コリン作用，セロトニン受容体拮抗作用，α-アドレナリン受容体拮抗作用や局所麻酔作用など抗ヒスタミン作用以外の効果を示す．このため麻酔の前投薬，パーキンソン病治療薬として使用される場合がある．第2世代の抗ヒス

タミン薬はH₁受容体拮抗作用に選択的に働き，中枢抑制作用や抗コリン作用が少ない．また肥満細胞からのメディエーター遊離抑制作用，ヒスタミン以外のメディエーターに対する拮抗作用などを有し，わが国では抗アレルギー薬に分類されることが多い．

薬の種類・適応・主な副作用

	一般名（商品名）	主な適応	主な副作用
第1世代	エタノールアミン系 クレマスチンフマル酸塩（タベジール®）	アレルギー性鼻炎，アレルギー性皮膚疾患など	痙攣，興奮，肝障害，口渇，眠気など
	プロピルアミン系 d-クロルフェニラミンマレイン酸塩（ポララミン®）	アレルギー性鼻炎，皮膚疾患による搔痒，蕁麻疹など	ショック，錯乱，再生不良性貧血，肝障害，口渇，眠気など
	フェノチアジン系 アリメマジン酒石酸塩（アリメジン®）	アレルギー性鼻炎，皮膚疾患による搔痒，蕁麻疹など	めまい，発疹，口渇，眠気など
	ピペラジン系 ヒドロキシジン塩酸塩（アタラックス®）	不安，蕁麻疹，皮膚疾患による搔痒，麻酔前投薬など	ショック，肝障害，口渇，眠気など
	ピペリジン系 シプロヘプタジン酒石酸塩（ペリアクチン®）	アレルギー性鼻炎，皮膚疾患による搔痒，蕁麻疹など	錯乱，幻覚，痙攣，口渇，眠気など
第2世代	ケトチフェンフマル酸塩（ザジテン®）	喘息，アレルギー性鼻炎，皮膚炎，蕁麻疹など	痙攣，興奮，肝障害，頻尿，眠気など
	アゼラスチン塩酸塩（アゼプチン®）	喘息，アレルギー性鼻炎，皮膚炎，蕁麻疹など	倦怠感，口渇，肝障害，発疹，眠気など
	オキサトミド（セルテクト®）	アレルギー性鼻炎，皮膚炎，蕁麻疹など	ショック，肝障害，アナフィラキシー，錐体外路症状，眠気など
	メキタジン（ニポラジン®）	喘息，アレルギー性鼻炎，皮膚疾患における搔痒，蕁麻疹など	ショック，肝障害，アナフィラキシー，口渇，眠気など
	エピナスチン塩酸塩（アレジオン®）	喘息，アレルギー性鼻炎，皮膚疾患における搔痒，蕁麻疹など	肝障害，血小板減少，めまい，眠気など
	エバスチン（エバステル®）	アレルギー性鼻炎，皮膚疾患による搔痒，蕁麻疹など	ショック，肝障害，アナフィラキシー，口渇，眠気など
	セチリジン塩酸塩（ジルテック®）	アレルギー性鼻炎，皮膚疾患による搔痒，蕁麻疹など	ショック，肝障害，アナフィラキシー，口渇，眠気など
	ベポタスチンベシル酸塩（タリオン®）	アレルギー性鼻炎，皮膚疾患による搔痒，蕁麻疹など	好酸球増多，肝障害，口渇，眠気など
	フェキソフェナジン塩酸塩（アレグラ®）	アレルギー性鼻炎，皮膚疾患による搔痒，蕁麻疹など	ショック，肝障害，頭痛，口渇，眠気など
	ロラタジン（クラリチン®）	アレルギー性鼻炎，皮膚疾患による搔痒，蕁麻疹など	ショック，肝障害，てんかん，口渇，眠気など

表1● 通年性アレルギー性鼻炎の治療

重症度	軽症	中等症		重症	
病型		くしゃみ・鼻漏型	鼻閉型または鼻閉を主とする充全型	くしゃみ・鼻漏型	鼻閉型または鼻閉を主とする充全型
治療	①第2世代抗ヒスタミン薬 ②遊離抑制薬 ③Th2サイトカイン阻害薬 ①,②,③のいずれか1つ	①第2世代抗ヒスタミン薬 ②遊離抑制薬 ③Th2サイトカイン阻害薬 ④鼻噴霧用ステロイド薬 ①,②,③,④のいずれか1つ．必要に応じて①,②,③に④を併用する	①抗LTs薬 ②抗PGD₂・TXA₂薬 ③鼻噴霧用ステロイド薬 ①,②,③のいずれか1つ．必要に応じて①または②に③を併用する	鼻噴霧用ステロイド薬 ＋ 第2世代抗ヒスタミン薬	鼻噴霧用ステロイド薬 ＋ 抗LTs薬または抗PGD₂・TXA₂薬 必要に応じて点鼻用血管収縮薬を治療開始時の5〜7日間に限って用いる
				鼻閉型で鼻腔形態異常を伴う症例では手術	
		特異的免疫療法			
		抗原除去・回避			

症状が改善してもすぐには投薬を中止せず，数カ月の安定を確かめて，ステップダウンしていく．
遊離抑制薬：ケミカルメディエーター遊離抑制薬． 抗LTs薬：抗ロイコトリエン薬．
抗PGD₂・TXA₂薬：抗プロスタグランジンD₂・トロンボキサンA₂薬

文献1より

疾患別処方のしかた

1) アレルギー性鼻炎

まず病歴聴取やアレルギー日記より重症度と鼻閉型かくしゃみ・鼻汁型か病型を調べる．つづいて原因抗原を同定する．原因抗原が判明したら，抗原回避を指導する．抗ヒスタミン薬は鼻アレルギー診療ガイドライン (表1) [1] 上，軽症例から重症例までほとんどの症例で使用が推奨されている．軽症例では抗ヒスタミン薬単独で処方し，中等症から重症例では抗ヒスタミン薬に点鼻ステロイド薬や抗ロイコトリエン薬，抗プロスタグランジンD2薬などを追加して投与する．第1世代の抗ヒスタミン薬は眠気，抗コリン作用などの副作用が強く，さらに鼻閉に対する効果が弱いため，アレルギー性鼻炎の治療には第2世代の抗ヒスタミン薬が頻用される．

重症の花粉症患者には花粉飛散開始時期以前より薬剤を内服する初期療法が勧められる．初期治療は症状発現を遅らせ，ピーク時の症状も軽減させ得る．初期治療には眠気や倦怠感など副作用の少ない第2世代後期に上市された薬剤の投与が推奨されている．

処方例

● 軽症例，初期治療
フェキソフェナジン（アレグラ®）
　　　　　　　60mg錠　120mg/日　分2
または
ロラタジン（クラリチン®）
　　　10mg錠あるいは10mgレディタブ錠
　　　　　　　　　　　　　1錠/日　分1

● くしゃみ・鼻汁型の中等症から重症例
点鼻ステロイド薬に加え
フェキソフェナジン（アレグラ®）
　　　　　　　60mg錠　120mg/日　分2
または
ロラタジン（クラリチン®）
　　　10mg錠あるいは10mgレディタブ錠
　　　　　　　　　　　　　1錠/日　分1
または
オロパタジン塩酸塩（アレロック®）
　　　　　　　5mg錠　10mg/日　分2

2）蕁麻疹，血管性浮腫

蕁麻疹治療の基本は原因・悪化物質の除去と薬物による症状の緩和である．蕁麻疹は何らかの誘因により肥満細胞から遊離したヒスタミンにより惹起される．そのため抗ヒスタミン薬が薬物療法の第一選択となる．

慢性蕁麻疹では抗ヒスタミン薬を長期に内服する場合が多いので，眠気などの副作用の少ない第2世代の抗ヒスタミン薬を中心に薬剤を選択する．個々の患者さんで薬剤の効果に差があるため，初回に処方した薬剤の効果が不十分であれば他の薬剤に切り替え，最も適した薬剤を選択する．蕁麻疹の出現が十分に抑制された状態を2〜4週持続した後に薬剤を漸減していく．

処方例

フェキソフェナジン（アレグラ®）
　　　　　　　　60mg錠　120mg/日　分2

または

ロラタジン（クラリチン®）
　　　　　10mg錠あるいは10mgレディタブ錠
　　　　　　　　　　　　　　　　1錠/日　分1

または

塩酸オロパタジン（アレロック®）
　　　　　　　　5mg錠　10mg/日　分2

3）アトピー性皮膚炎

アトピー性皮膚炎に対する治療は，原因・悪化物質の除去，スキンケア，薬物療法である．薬物治療においても皮膚の消炎には外用薬が主となるが，痒みによる掻破で皮疹が増悪するため，止痒薬として抗ヒスタミン薬が使われる．アトピー性皮膚炎においても，抗ヒスタミン薬は長期間服用するため，副作用の少ない第2世代の抗ヒスタミン薬を処方する機会が多い．患者さんにより効果に差があるので，効果のない場合，他の薬剤に変更し処方する．

処方例

フェキソフェナジン（アレグラ®）
　　　　　　　　60mg錠　120mg/日　分2

または

ロラタジン（クラリチン®）
　　　　　10mg錠あるいは10mgレディタブ錠
　　　　　　　　　　　　　　　　1錠/日　分1

または

オロパタジン塩酸塩（アレロック®）
　　　　　　　　5mg錠　10mg/日　分2

⚠ 投薬時の注意点

1）副作用についての注意点

抗ヒスタミン薬は脂溶性のため血液脳血管関門を通過する．程度の差はあれ，どの薬も中枢神経系の副作用を示す可能性がある．第1世代の抗ヒスタミン薬は受容体選択性が低く，血液脳血管関門通過性も高いため眠気，痙攣，めまいなどの副作用が強い．ことに小児においては中枢性の副作用が出やすい．緑内障，前立腺肥大，喘息の患者さんには禁忌となっている．第2世代の抗ヒスタミン薬ではH_1受容体選択性が高く，中枢性の副作用はかなり少なくなっている．しかし，眠気の副作用は第2世代の抗ヒスタミン薬においてもほとんどすべての薬剤で報告されており（「薬の種類・適応・主な副作用」の表）投薬時には自動車運転時の注意喚起が必要である．フェキソフェナジン，ロラタジン以外は添付文書に自動車運転等危険を伴う機械の運転には従事させないこと，あるいは操作に注意させることとの記載があり，自動車を運転しなければならない患者さんにはこれらの薬剤の処方は避けた方が無難である．

その他，錐体外路症状，肝障害，めまい，ショックやアナフィラキシーなどの副作用が認められることがある．

2）薬剤相互作用

第1世代，第2世代ともにアルコール，鎮静・催眠薬，向精神薬を併用すると中枢抑制が増強し，めまい，脱力や倦怠感が生じることがある．

第1世代抗ヒスタミン薬は三環系抗うつ薬，抗コリン薬，MAO阻害薬，カテコールアミン剤の併用は禁忌となっている．

その他，各薬剤の併用注意薬ではケトチフェンフマル酸塩（ザジテン®）と経口血糖降下薬のトルブタミド（ヘキストラスチノン®）の併用では血小板減少から出血傾向となる可能性がある．オキサトミド（セルテクト®）と三環系抗うつ薬，抗コリン薬，MAO阻害薬では錐体外路症状，抗コリン作用の増悪が認められている．エバスチン（エバステル®），フェキソフェナジン塩酸塩（アレグラ®）やロラタジン（クラリチン®）とエリスロマイシン（エリスロシン®）では両者が肝臓の同じ酵素により代謝を受けるため血中濃度が上昇する可能性がある．またフェキソフェナジン塩酸塩（アレグラ®）とアルミニウム，マグネシウム含有制酸剤では吸収率が低下し抗ヒスタミン作用が減弱される．

患者さんに説明するときのコツ

① 抗ヒスタミン薬は服用当日よりある程度の効果は出るが，最大の効果が出るまで約2週間かかる．数日で効果がないと判断せず最低2週間は服用してから評価をすることを説明する．

② 第2世代の抗ヒスタミン薬は基本的に安全な薬であるが，前述の副作用が報告されているので，初回投薬時には「いつもの自分と違う感じがしたら服用を中止しすぐ来院するように」指導することが肝要である．

文　献

1）「鼻アレルギー診療ガイドライン―通年性鼻炎と花粉症―2009年版（改訂第6版）」（鼻アレルギー診療ガイドライン作成委員会 編），ライフ・サイエンス，2008

＜中丸裕爾＞

第2章　各科別 薬の作用機序と処方例

9．炎症・アレルギー・免疫系

6．抗アレルギー薬

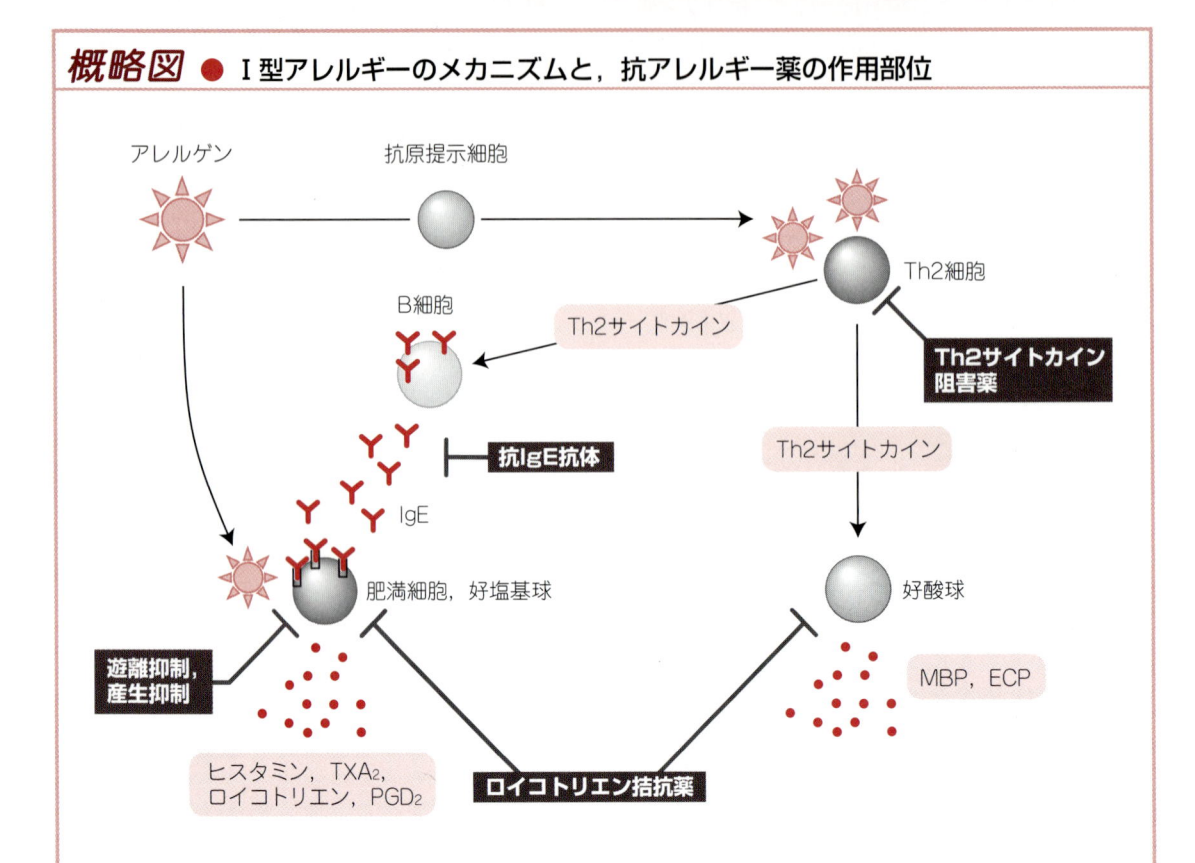

概略図 ● Ⅰ型アレルギーのメカニズムと，抗アレルギー薬の作用部位

TXA$_2$：thromboxane A$_2$（トロンボキサンA$_2$）
MBP：major basic protein
PGD$_2$：prostaglandin D$_2$（プロスタグランジンD$_2$）
ECP：eosinophil cationic protein

作用機序

　抗アレルギー薬は，Ⅰ型アレルギー反応に関与する化学伝達物質の遊離ならびに作用を調節するすべての薬剤および Th2 サイトカイン阻害薬の総称である（喘息予防・管理ガイドライン 2006）．Ⅰ型アレルギーの原因は **概略図** に示すとおり，IgE が肥満細胞や好塩基球の Fc 受容体に結合し，アレルゲンの存在下で種々の生理活性物質（ヒスタミン，TXA$_2$，ロイコトリエンなど）の脱顆粒が生じることにある．またロイコトリエンは肥満細胞や好酸球などによって産生され血管透過性亢進，炎症細胞遊走などにかかわるほかに，肥満細胞や好酸球表面に発現する受容体に結合することによりその活性化を引き起こす．これら一連の流れに関与する各々のメディエーターに対する産生阻害薬や受容体拮抗薬が存在し，**ロイコトリエン拮抗薬**，**メディエーター遊離抑制薬**，**ヒスタミンH$_1$拮抗薬**（「9-5．抗ヒスタミン薬」の稿 参照），**トロンボキサンA$_2$阻害薬**，**Th2 サイ**

トカイン阻害薬，として分類される．Ⅰ型アレルギーの関与が認められる疾患としては，アレルギー性鼻炎，アレルギー性結膜炎，気管支喘息，アトピー性皮膚炎，蕁麻疹，アナフィラキシーショックなどがあげられる．また近年，IgEに直接結合することによりIgEと肥満細胞の結合を阻害する抗IgE抗体（オマリズマブ）が開発され，重症の気管支喘息に対する一定の効果が認められている．

薬の種類・適応・主な副作用

	種類	適応	副作用
メディエーター遊離抑制薬	クロモグリク酸ナトリウム（インタール®）	気管支喘息，アレルギー性鼻炎，食物アレルギーに基づくアトピー性皮膚炎	気管支痙攣，PIE症候群，アナフィラキシー様症状
	トラニラスト（リザベン®）	気管支喘息，アレルギー性鼻炎，アトピー性皮膚炎，ケロイド・肥厚性瘢痕	膀胱炎様症状，肝機能障害，腎機能障害，白血球減少，血小板減少
ロイコトリエン拮抗薬	モンテルカストナトリウム（シングレア®，キプレス®）	気管支喘息，アレルギー性鼻炎	アナフィラキシー様症状，血管浮腫，肝機能障害
	プランルカスト水和物（オノン®）		ショック，アナフィラキシー様症状，白血球減少，血小板減少，肝機能障害，間質性肺炎，好酸球性肺炎，横紋筋融解症
トロンボキサンA₂阻害薬	オザグレル塩酸塩（ベガ®，ドメナン®）	気管支喘息	発疹など
	セラトロダスト（ブロニカ®）		肝機能障害，劇症肝炎
	ラマトロバン（バイナス®）	アレルギー性鼻炎	肝機能障害，肝炎
Th2サイトカイン阻害薬	トシル酸スプラタスト（アイピーディ®）	気管支喘息，アレルギー性鼻炎，アトピー性皮膚炎	肝機能障害，ネフローゼ症候群

PIE：pulmonary infiltration with eosinophilia（肺好酸球増多症）

疾患別処方のしかた

1）気管支喘息

気管支喘息の病態は可逆性の気道狭窄と気道過敏性の亢進が特徴的である．組織学的には好酸球やT細胞，マスト細胞などの浸潤による気道炎症が認められ，これら炎症細胞などから放出されるメディエーター，サイトカインが病態に関与している．抗アレルギー薬は，これらメディエーターやサイトカインを抑制することにより効果を示すと考えられる．喘息の治療目標は，副作用のない薬物療法を行うことにより可能な限り呼吸機能を正常化し，健常人と変わらない日常生活を送れるようにし，喘息死を回避することにある．喘息予防・管理ガイドライン

2006には重症度に応じた薬物療法が明確に示されている．治療の基本となる薬は吸入ステロイドであるが，ステップ2（軽症持続型喘息）以上の場合にはロイコトリエン拮抗薬の併用も考慮すべきである．その他の抗アレルギー薬については，アトピー型喘息を主な対象として吸入ステロイドとの併用も考慮される．また2009年に本邦でも発売された抗IgE抗体（オマリズマブ）は主に重症喘息患者に対し投与され一定の効果が認められている．

> **処方例**
> 1）モンテルカストナトリウム（シングレア®，キプレス®）
> 　　　10mg錠　10mg/日　分1　就寝前
> または
> 2）プランルカスト水和物（オノン®）
> 　　　112.5mgカプセル
> 　　　450mg/日　分2　朝夕食後

2）アレルギー性鼻炎

アレルギー性鼻炎は鼻粘膜のⅠ型アレルギー性疾患であり，発作性反復性のくしゃみ，水性鼻漏，鼻閉を3主徴とする．抗体特異的抗原が鼻粘膜に侵入しIgEが産生され，これと結合した肥満細胞から遊離するケミカルメディエーターが病態を引き起こすと考えられる．このうちヒスタミンは知覚神経や副交感神経を介してくしゃみ，鼻汁分泌を誘発する．一方鼻閉についてはロイコトリエンの関与も認められ，鼻粘膜血管の透過性亢進や血流鬱滞が機序として知られる．治療目標は患者のQOL向上であり，抗原の除去・回避が治療の基本となる．これと併せて行う薬物療法については，2009年版鼻アレルギー診療ガイドラインに症状の重症度と病型（くしゃみ，鼻漏，鼻閉）に応じて示されている．軽症～中等症のくしゃみ・鼻漏に対しては抗ヒスタミン薬（「9-5. 抗ヒスタミン薬」の稿 参照）のほかにメディエーター遊離抑制薬，中等症～重症の鼻閉に対してはロイコトリエン拮抗薬ないしトロンボキサンA₂阻害薬（ラマトロバンのみ）が適応となる．

> **処方例**
> ● くしゃみ，鼻漏に対して
> 1）クロモグリク酸ナトリウム（インタール®）
> 　　　点鼻液　各鼻腔に1回1噴霧　1日6回
> または
> 2）トラニラスト（リザベン®）
> 　　　100mgカプセル　300mg/日　分3　毎食後
>
> ● 鼻閉に対して
> 1）プランルカスト水和物（オノン®）
> 　　　112.5mgカプセル
> 　　　450mg/日　分2　朝夕食後
> または
> 2）モンテルカストナトリウム（シングレア®，キプレス®）
> 　　　5あるいは10mg錠
> 　　　5～10mg/日　分1　就寝前
> または
> 3）ラマトロバン（バイナス®）
> 　　　75mg錠　150mg/日　分2　朝夕食後

3）アトピー性皮膚炎

アトピー性皮膚炎は複数の非特異的刺激あるいは特異的アレルゲンの関与により炎症を生じ慢性の経過をとる湿疹であり，その炎症に対してはステロイド外用薬やタクロリムス軟膏による外用療法が主となる．一方自覚症状としては掻痒を伴うことが特徴であり，その苦痛の軽減と痒みによる掻破のための悪化を予防する目的で抗ヒスタミン薬が使用される．また日本皮膚科学会アトピー性皮膚炎診療ガイドラインによると，アトピー性皮膚炎に使用される抗アレルギー薬のうち抗ヒスタミン作用がないものとしてクロモグリク酸ナトリウム，トラニラスト，トシル酸スプラタストがあげられており，これらは症例に応じて抗ヒスタミン薬との併用が考慮される．

> **処方例**
> 1）トラニラスト（リザベン®）
> 　　　100mgカプセル　300mg/日　分3　毎食後
> または

2）トシル酸スプラタスト（アイピーディ®）

100mgカプセル　300mg/日　分3　毎食後

⚠ 投薬時の注意点

1）副作用について

上記の「薬の種類・適応・主な副作用」で示したとおり，頻度は少ないものの重大な副作用が各薬剤において報告されており，処方の際には留意しておく．

2）相互作用について

トラニラストの代謝にはCYP2C9が関与しているため，同じ酵素で代謝されるワルファリンカリウムの作用が増強または減弱する可能性があり，ワルファリンカリウムを服用している患者に投与する場合には，凝血能の変動に十分注意する必要がある．モンテルカストナトリウムは，フェノバルビタールと併用することにより血中濃度が低下することが報告されている．プランルカスト水和物はCYP3A4で代謝を受けるため，同酵素を阻害する薬剤であるイトラコナゾールやエリスロマイシンなどとの併用により血中濃度が上昇する可能性がある．またトロンボキサンA_2阻害薬（オザグレル塩酸塩，ラマトロバン）は血小板凝集能抑制作用を有するため，抗血小板薬やワルファリンカリウムとの併用により出血傾向が増強される可能性があり注意する．

3）効果発現までの時間

ロイコトリエン拮抗薬は2〜4週間で効果が発現するが，他の抗アレルギー薬については4〜6週以上の効果判定期間が必要である．また各々の症例で有効な薬は異なるため，無効と判断した場合には漫然と使用せず他剤への変更を考慮する．

👍 患者さんに説明するときのコツ

気管支喘息に対して用いる抗アレルギー薬は長期管理薬として処方するものであり，発作の際に内服するものではないことや，症状が改善したからといって自己判断で中止しないように説明する．

参考文献

1）「喘息予防・管理ガイドライン2006」（日本アレルギー学会喘息ガイドライン専門部会 監修），協和企画，2006
2）「鼻アレルギー診療ガイドライン―通年性鼻炎と花粉症―2009年版」（鼻アレルギー診療ガイドライン作成委員会），ライフサイエンス，2008
3）「日本皮膚科学会アトピー性皮膚炎診療ガイドライン作成委員会：アトピー性皮膚炎診療ガイドライン．日皮会誌，119（8）：1515-1534，2009

＜清水健一，今野　哲＞

9. 炎症・アレルギー・免疫系

7. 免疫抑制薬

概略図 ● 免疫抑制薬の作用機序

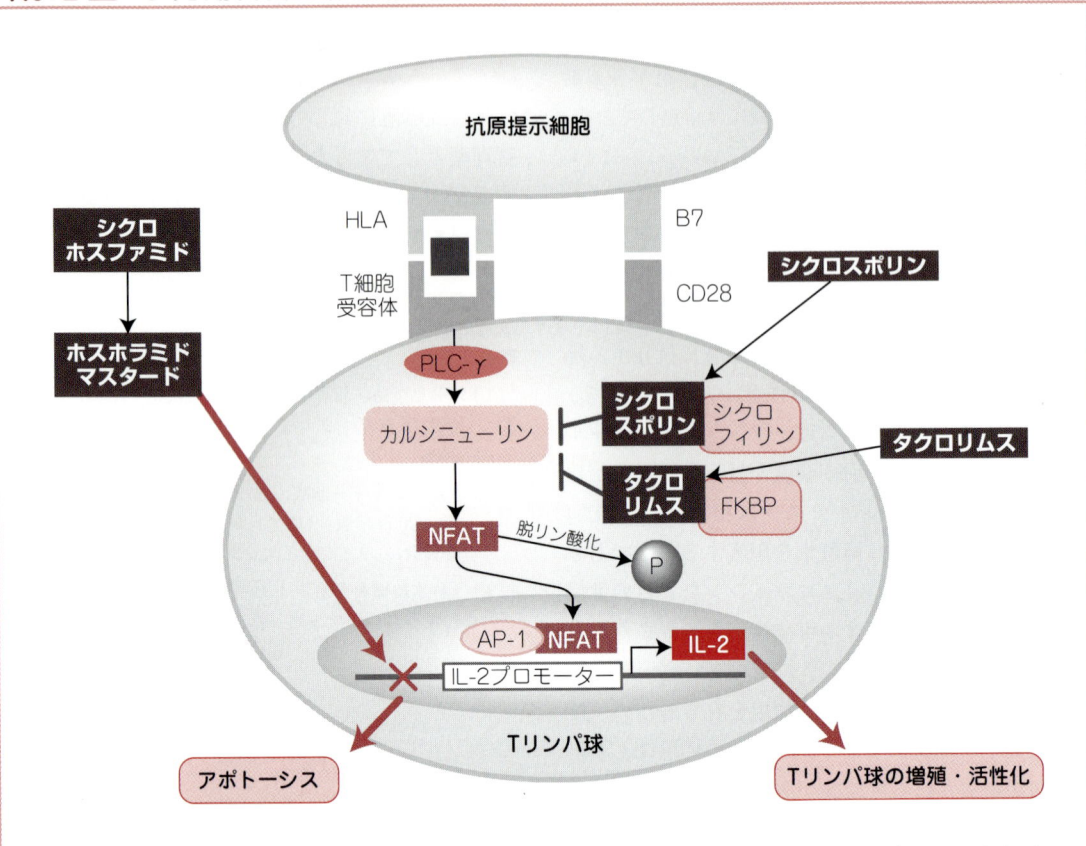

免疫担当細胞の代表としてのTリンパ球に対する，DNA合成阻害薬としてのアルキル化薬と，サイトカイン産生抑制薬としてのシクロスポリンおよびタクロリムスとの作用点を対比して図に示した．

作用機序

　免疫抑制薬による免疫抑制作用は，免疫担当細胞，特にリンパ球に対する作用により2つに大別される．すなわち，TおよびBリンパ球の数的制御か，機能的制御のいずれかである．T，Bリンパ球の数的制御作用を示す薬剤として，アルキル化薬のシクロホスファミド（エンドキサン®）や，プリンアナログのアザチオプリン（アザニン®，イムラン®），さらにミコフェノール酸モフェチル（セルセプト®）やミゾリビン（ブレディニン®）がある．Tリンパ球の機能的制御薬として，シクロスポリン（ネオーラル®，サンディミュン®）とタクロリムス（プログラフ®）がある．

338　治療薬イラストレイテッド 改訂版

1) シクロホスファミド（CPA：cyclophosphamide，エンドキサン®）

主に肝でチトクローム P450 酵素により代謝され，主な活性体であるホスホラミドマスタードが生じて，DNA をアルキル化する．これにより DNA 架橋が形成され，DNA 合成阻害が生じて細胞がアポトーシスに陥る．この薬理効果は細胞の種類や細胞周期に関係なく作用し，液性免疫および細胞性免疫を抑制する．

2) シクロスポリン A（CsA：ciclosporine A，ネオーラル®，サンディミュン®）

T リンパ球内のシクロフィリンと複合体を形成し，セリン/スレオニンホスファターゼであるカルシニューリンを阻害することにより，nuclear factor of activated T cells（NFAT）の核内移行を阻止して，インターロイキン（IL）-2 などのサイトカインの転写を抑制し，T リンパ球の活性化を阻害する．

3) タクロリムス（FK506：tacrolimus，プログラフ®）

T リンパ球内の FK506- 結合蛋白（FKBP）と結合し，カルシニューリンによる NFAT の脱リン酸化反応を阻害して，NFAT を介した IL-2 産生を抑制することにより T 細胞の活性化を抑制する．

4) アザチオプリン（AZA：azathioprine，アザニン®，イムラン®）

アザチオプリンは体内でイミダゾール基が分解され，6- メルカプトプリンに変換されて，さらに活性体のチオプリン代謝物へと置換される．プリン合成経路の阻害を介して，リンパ球・単球増殖阻害，抗体産生阻害，ナチュラルキラー細胞活性抑制作用を示す．

5) ミコフェノール酸モフェチル（MMF：mycophenolate mofetil，セルセプト®）

ミコフェノール酸（MPA：mycophenolic acid）のプロドラッグであり，MPA はイノシンモノホスフェートジヒドロゲナーゼ（IMPDH）を可逆的に抑制し，プリン合成を阻害する．特に活性化リンパ球に特異的な IMPDH type II を抑制して，T および B リンパ球の増殖阻害，抗体産生低下作用を示す．

6) ミゾリビン（MZR：mizoribine，ブレディニン®）

リン酸化を受け，細胞内の IMPDH と GMP- シンセターゼを阻害することによりプリン合成系を抑制し，液性および細胞性免疫を抑制する薬剤である．

7) ガンマグロブリン（グロベニン®- I，ヴェノグロブリン®-IH など）

抗原認識部位を含む F（ab'）2 部分を介する系と Fc 部分を介する系とに大別される．前者としては，自己抗体中和，補体系の抑制などがある．後者としては，Fc 受容体阻害による自己抗体のクリアランス，活性型 Fc 受容体阻害，抑制型 Fc 受容体発現促進などがある．

薬の種類・適応・主な副作用

薬剤名	対象疾患	主な副作用
シクロホスファミド	SLE，血管炎症候群	嘔吐，骨髄抑制，出血性膀胱炎，性腺機能障害
アザチオプリン	SLE，血管炎症候群	骨髄抑制，肝障害
シクロスポリン	SLE，Behçet病	腎障害，高血圧
タクロリムス	SLE，関節リウマチ	腎障害，高血糖
ミゾリビン	SLE，関節リウマチ	消化器症状，骨髄抑制
ガンマグロブリン	血小板減少性紫斑病	アナフィラキシー症状

SLE：systemic lupus erythematosus（全身性エリテマトーデス）

疾患別処方のしかた

膠原病に共通の病態として，原因不明の自己反応性Tリンパ球およびBリンパ球の活性化が認められ，細胞性・液性免疫反応により全身性臓器障害を呈するため，異常活性化されたリンパ球を制御する治療法が行われる．

1）全身性エリテマトーデス

一般にステロイドが有効であるが，本疾患の腎病変であるループス腎炎に対しては，積極的な免疫抑制薬の併用を行い，活性化リンパ球を制御することが腎予後改善に有用である．ただし，腎組織像により治療法が異なる．増殖性糸球体腎炎に対しては，シクロホスファミド間欠静注療法（IVCY：intravenous cyclophosphamide pulse therapy）が標準療法である．ステロイド抵抗性膜性腎症や，寛解維持療法としての免疫抑制薬のエビデンスは少ないが，ステロイドと併用してステロイドの効果を高め減量を容易にする，いわゆるsparing effect（節約効果）を示す薬剤を併用することが多い．ステロイド抵抗性精神神経ループスに対するIVCYの有用性についてのエビデンスはまだ十分ではないが，有効性が期待される[1]．原法は2年間となっているが，当科では6～12カ月の投与期間としている．

開発中の治療法としては，抗CD20モノクローナル抗体リツキシマブ（リツキサン®）の臨床試験phase Ⅲが進行中である．ミコフェノール酸モフェチル（セルセプト®）およびCTLA-4Igアバタセプト（オレンシア®）は有効性が期待される薬剤であったが，本邦での臨床試験は中止された．

> **処方例**
> ● 増殖性糸球体腎炎（WHOクラスⅢまたはⅣ）
> 寛解導入療法（保険適用外）
> 1）シクロホスファミド（エンドキサン®）
> 　　500～750 mg/m² ＋生理食塩水（あるいはその他の輸液）500 mL，2時間で点滴投与．
> 　　1カ月に1回半年間投与し，その後3カ月に1回半年間投与する．
> または
> 2）ミコフェノール酸モフェチル（セルセプト®）
> 　　1.5～3 g/日　分2投与

> **処方例**
> ● ステロイド抵抗性膜性腎症（WHOクラスⅤ）
> 1）シクロスポリン（ネオーラル®）
> 　　3～6 mg/kg/日　分2投与
> または
> 2）タクロリムス（プログラフ®）
> 　　3 mg/日　夕食後1回投与
> または
> 3）ミコフェノール酸モフェチル（セルセプト®）
> 　　1.5～3 g/日　分2投与

> **処方例**
>
> ● 寛解維持療法
>   1) タクロリムス（プログラフ®）
>   3mg/日　夕食後1回投与
>   または
>   2) ミゾリビン（ブレディニン®）
>   150mg/日　分3投与
>   または
>   3) ミコフェノール酸モフェチル(セルセプト®)
>   1.5〜3g/日　分2投与
>   または
>   4) アザチオプリン（アザニン®，イムラン®）
>   1〜2mg/kg/日　分2投与

> **処方例**
>
> ● 精神神経ループス（ステロイド抵抗例）
>   シクロホスファミド（エンドキサン®）
>   750mg/m² ＋生理食塩水（あるいはその他の輸液）500mL，2時間で点滴投与．
>   1カ月に1回で1年間（経過により3カ月に1回の投与を1年間追加）

> **処方例**
>
> ● 自己免疫性血小板減少性紫斑病
>   抗血小板抗体を介した末梢性破壊抑制を目的として，免疫抑制薬が用いられる．ガンマグロブリンは手術前投与のみが保険適用である．
>   1) シクロスポリン（ネオーラル®）
>   3〜6mg/kg/日　分2投与
>   または
>   2) ガンマグロブリン（グロベニン®-I，ヴェノグロブリン®-IH など）
>   200〜400mg/kg/日を5日間投与

2) ANCA (antineutrophil cytoplasmic antibodies：抗好中球細胞質抗体) 関連血管炎

ステロイド経口投与単独と比較して，シクロホスファミド（エンドキサン®）をステロイドと併用することにより寛解導入率の上昇，再発率の減少，生命予後の改善が図れる．IVCYは，シクロホスファミド経口投与と比較し，感染症などの合併症が少ないものの，再発例がやや多いとされている．

> **処方例**
>
> ● 進行性腎・神経病変を伴う重症例
>   1) シクロホスファミド（エンドキサン®）
>   300mg/m² ＋生理食塩水（あるいはその他の輸液）500mL，2時間で点滴投与．はじめの2カ月は2週に1回，その後は1カ月に1回で1年間施行する
>   または
>   2) シクロホスファミド（エンドキサン®）
>   1〜2mg/kg/日　分1〜2経口投与，半年間程度

> **処方例**
>
> ● 臓器障害を伴わない軽症例
>   上記IVCYを半年間施行する．

3) 皮膚筋炎・多発性筋炎

CD4陽性ヘルパーT細胞を中心とする免疫担当細胞が皮膚および横紋筋に浸潤して生じる炎症性筋炎である．間質性肺炎を合併することがある．ステロイド抵抗例に対して，以下をステロイドと併用して投与する．間質性肺炎に対するタクロリムスの有効性については現在臨床試験中である．

> **処方例**
>
> 1) シクロホスファミド（エンドキサン®）
>   500〜750mg/m² ＋生理食塩水（あるいはその他の輸液）500mL，2時間で点滴投与．1カ月に1回1年間投与
> または
> 2) シクロスポリン（ネオーラル®）
>   3〜6mg/kg/日　分2投与
> または

3) タクロリムス（プログラフ®）

　　　　　　　　　　　3mg/日　分1～2投与

4) 関節リウマチ

「9-4. 抗リウマチ薬」の稿を参照のこと．

処方例

タクロリムス（プログラフ®）

　　　　　　　　　　　3mg/日　夕食後1回

5) Behçet病

好中球，Tリンパ球（特にTh1細胞，γδT細胞），マクロファージの活性化によりぶどう膜炎，口腔・陰部潰瘍，結節性紅斑，毛囊炎様皮疹を生じる慢性炎症性疾患である．ステロイドやコルヒチン抵抗性の難治性ぶどう膜炎に対してシクロスポリンが投与される．

処方例

シクロスポリン（ネオーラル®）

　　　　　　　　　　　3～5mg/kg/日　分2投与

6) 乾　癬

CD8陽性細胞傷害性T細胞を中心とした活性化Tリンパ球により生じる炎症性角化症である．シクロスポリンに保険適用がある．

処方例

シクロスポリン（ネオーラル®）

　　　　　　　　　　　3～5mg/kg/日　分2投与

⚠ 投薬時の注意点

1) シクロホスファミド

❶ 副作用

i）可逆性骨髄抑制

静脈内投与の場合，nadir（白血球数の最低値）は投与後7～10日目に認められ，その後1週程度で回復する．白血球数2,000/μLあるいは好中球数1,000/μLを下回る場合は，投与量の減量が必要である．長期間経口投与においては，白血球のみならず血小板減少が認められることがあり，静脈内投与と比較し，感染症の合併が多い．

ii）出血性膀胱炎・膀胱癌

大部分は不活性体として尿中に排出されるが，一部が活性体のアクロレインとして存在し，出血性膀胱炎・膀胱癌発症の原因となるため，IVCY療法時には2,000mL程度の補液を行って十分な利尿を図ることが必要である．またメスナ（ウロミテキサン®）はアクロレインと結合し不活化する薬剤であり，膀胱障害の予防として有効である．経口投与では出血性膀胱炎の頻度がIVCYより高くなる．

iii）悪性腫瘍

2～3年以上の投与期間または総投与量30g以上で膀胱癌，皮膚癌，血液悪性腫瘍の頻度が増大する．

iv）無月経

患者年齢と総投与量に依存して出現する．間欠的静脈内投与（IVCY）の場合，7回以下の投与では，30歳未満では1割程度，30歳以上では1/4程度に認められる．投与回数が15回を超える場合には，30歳未満でも半数弱，30歳以上では全例に認められたとの報告があり，注意が必要である．無月経を引き起こす可能性が生じる総投与量は，20歳代で20g，30歳代で9g，40歳代で5gとされる．

❷ 重要臓器機能低下時の投与法

肝機能障害時の投与量調節は不要とされているが，腎機能障害時には未変化体や活性体の体内貯留が起こる可能性があり，腎機能低下の程度と投与後の白血球減少の程度にあわせた投与量調節が必要である．シクロホスファミドは人工透析により除去されるため，人工透析中の患者に対しては，透析日前日に投与を行う．

2) シクロスポリン

❶ 副作用

用量依存性に腎障害，肝障害，高血圧が生じる．血清クレアチニン値が投与前より30％以上上昇する場合は，減量する．尿NAG/Crの推移もCsAに

よる腎障害の指標となる．

❷ 血中濃度による投与量調節

トラフレベルを80～150 ng/mLとなるように投与量を調節すると副作用を軽減できる．われわれは，CsAの腸管吸収を増大させ，血中濃度のピークをつくるため，朝食前1回投与を行い，C0-C4の血中濃度からAUC（area under the curve：吸収曲線下面積）を算出し，3,000 ng・時/mL程度になるよう投与量を調節している．

❸ 薬物相互作用

マクロライド系抗生物質，アゾール系抗真菌薬，カルシウムチャネル阻害薬はCsAの血中濃度を上昇させ，リファンピシンやフェニトインは低下させる．また，スタチン系抗高脂血症薬との併用で，横紋筋融解の危険性を上昇させるため，併用は原則禁忌である．

3）タクロリムス

❶ 副作用

腎機能障害，消化器障害，耐糖能異常，高カリウム血症の副作用がある．

❷ 血中濃度による投与量調節

トラフレベルを20 ng/mL以下にするよう投与量の調節が必要である．

❸ 薬物相互作用

CsA同様薬剤相互作用が多いので注意が必要である．

4）アザチオプリン

● 副作用

比較的軽度の可逆性骨髄抑制，消化器症状，膵炎，肝機能障害，が生じる．過敏症は投与開始後2週間以内に生じることが多く，ショック症状，発熱，紅斑，膵炎，腎不全，肝炎を呈する．感染症のリスクは生じるものの，アルキル化薬と比較すると低い．

5）ミコフェノール酸モフェチル

● 副作用

血球減少，胃腸障害（重度の下痢）などがある．

6）ミゾリビン

● 副作用

骨髄抑制，胃腸障害などがある．

7）ガンマグロブリン

● 副作用

ショック，アナフィラキシー様症状などがある．

> **患者さんに説明するときのコツ**
>
> 上記の多くは保険適用外治療であるため，有効性においてステロイド単独治療より優れていることを説明するだけではなく，副作用につき十分説明し，納得していただくことが，これらの薬剤投与の絶対条件である．投与開始前の説明にあたっては，副作用のモニタリング法と対処法を具体的に示し，投与開始後にはそれらの項目の推移を示して，常に副作用が最小限になるよう注意していることをきちんと示すことが重要である．投与継続中，明らかに投与薬剤の副作用と思われる身体症状や検査値異常が発現した場合には，躊躇なく投与中止を行うことも重要である．投与開始前の説明が十分であれば，副作用発現による投与中止時の説明も受けとめていただけることが多い．

文 献

1) Barile-Fabris, L., Ariza-Andraca, R., Olguin-Ortega, L., Jara, L. J., Fraga-Mouret, A., Miranda-Limon, J. M., et al.：Controlled clinical trial of IV cyclophosphamide versus IV methylprednisolone in severe neurological manifestations in systemic lupus erythematosus. Ann Rheum Dis, 64（4）：620-625, 2005

2) Wallace, D. J., Hahn, B., Dubois, E. L.：Dubois' lupus erythematosus. 7th ed. Lippincott Williams & Wilkins, Philadelphia, 2007

3) Firestein, G. S., et al.：Kelley's textbook of rheumatology. 8th ed. Saunders/Elsevier, Philadelphia, PA, 2009

<片岡　浩>

第2章 各科別 薬の作用機序と処方例

10. 感染症

1. 抗菌薬

概略図 ● 抗菌薬の作用点

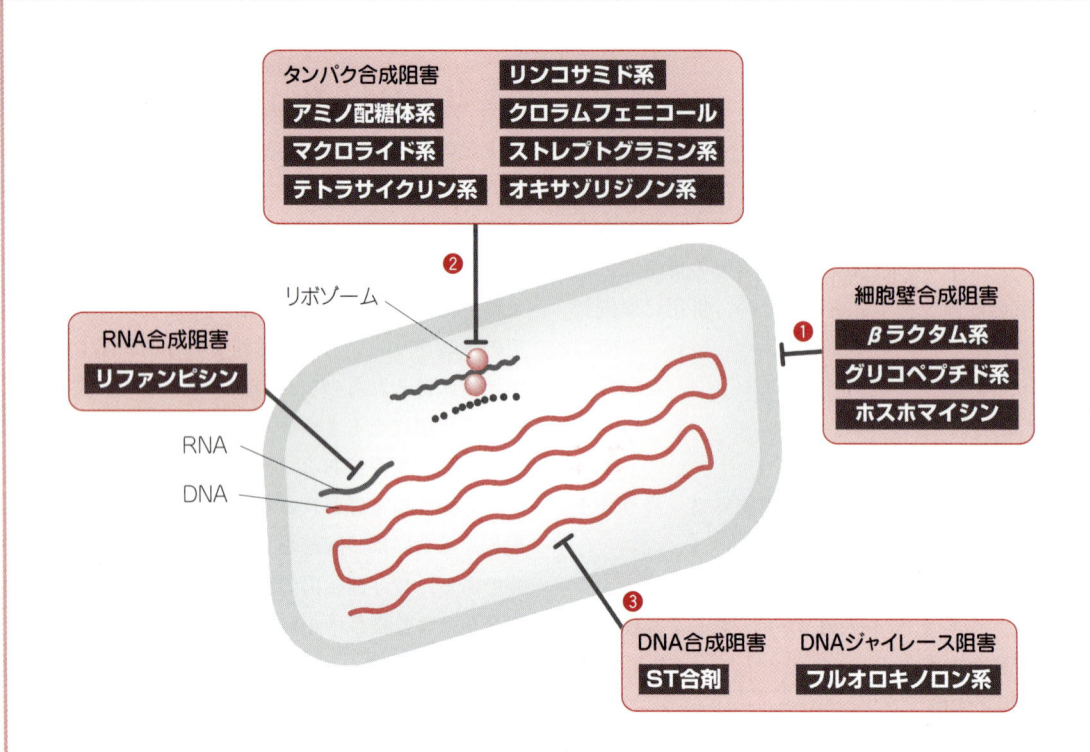

タンパク合成阻害
- アミノ配糖体系
- マクロライド系
- テトラサイクリン系
- リンコサミド系
- クロラムフェニコール
- ストレプトグラミン系
- オキサゾリジノン系

❷ リボソーム

RNA合成阻害
- リファンピシン

RNA
DNA

細胞壁合成阻害 ❶
- βラクタム系
- グリコペプチド系
- ホスホマイシン

❸ DNA合成阻害 / DNAジャイレース阻害
- ST合剤
- フルオロキノロン系

作用機序

抗菌薬の作用点としては，主に
❶ 細胞壁（合成阻害：βラクタム系・グリコペプチド系・ホスホマイシンなど）
❷ リボソーム（タンパク合成阻害：アミノ配糖体系・マクロライド系・テトラサイクリン系・リンコサミド系・クロラムフェニコール・ストレプトグラミン系・オキサゾリジノン系など）
❸ DNA（合成阻害：ST合剤，DNAジャイレース阻害：フルオロキノロン系）
の3つがある．RNA合成阻害（リファンピシン），フリーラジカル産生（メトロニダゾール）により抗菌作用を示すものもある．

また，これらは**殺菌的**に働くもの（βラクタム系・アミノグリコシド系・グリコペプチド系・フルオロキノロン系・メトロニダゾールなど）と**静菌的**に働くもの（リンコサミド系・マクロライド系・テトラサイクリン系・ST合剤・オキサゾリジノン系など）に分けられる．

薬の種類・適応・主な副作用

	種類	適応*	副作用**
βラクタム系 / ペニシリン系	天然型ペニシリン（ペニシリンGなど）	◎β連鎖球菌（A群・B群・G群など），髄膜炎菌感染症，梅毒 △α連鎖球菌・肺炎球菌・嫌気性菌感染症	
	抗ブドウ球菌用ペニシリン	◎メチシリン感受性黄色ブドウ球菌（MSSA）感染症（日本では，アミノペニシリンとの合剤のみ入手可）	
	アミノペニシリン（アンピシリン，アモキシシリンなど）	◎リステリア症（髄膜炎ではゲンタミシンと併用） ○腸球菌感染症 △インフルエンザ菌・腸内細菌感染症	EBウイルス・サイトメガロウイルス感染症に投与すると斑状丘疹を生じる
	抗緑膿菌用ペニシリン（ピペラシリンなど）	△腸内細菌・緑膿菌感染症 ○好中球減少時の発熱（アミノ配糖体と併用）	
	βラクタマーゼ阻害薬配合ペニシリン（アンピシリン/スルバクタム，アモキシシリン/クラブラン酸，ピペラシリン/タゾバクタム）	配合されたペニシリンの種類による ○腸内細菌・インフルエンザ菌・嫌気性菌感染症 △緑膿菌感染症	
βラクタム系 / セフェム系	第1世代セファロスポリン	◎MSSA・A群連鎖球菌感染症 ○腸内細菌（大腸菌・クレブジエラなど）による市中感染	
	第2世代セファロスポリン	○第1世代と同じ（MSSAにはやや弱い） △肺炎球菌・インフルエンザ菌・モラキセラ感染症	
	セファマイシン	○第1世代と同じ（MSSAにはやや弱い） ○腸内細菌・嫌気性菌による腹腔内・骨盤内感染症	
	第3世代セファロスポリン（セファタキシム，セフトリアキソン，セフタジジムなど）	○グラム陰性桿菌による院内感染 ○髄膜炎（リステリア感染症には不可） ◎淋菌感染症（日本では未認可） △緑膿菌感染症	
	第4世代セファロスポリン	○グラム陰性桿菌による院内感染 △緑膿菌感染症	
オキサセフェム系		△ブドウ球菌・腸内細菌・嫌気性菌感染症	
モノバクタム系		ペニシリン過敏症患者 ○グラム陰性球菌・桿菌感染症 △緑膿菌感染症	
カルバペネム系		○グラム陽性球菌（メチシリン耐性黄色ブドウ球菌［MRSA］を除く）・グラム陰性桿菌・嫌気性菌感染症 △緑膿菌感染症	
アミノ配糖体系（ゲンタミシン，アミカシンなど）		○グラム陰性桿菌（緑膿菌を含む）感染症 △結核，非結核性抗酸菌感染症 △MRSA感染症（アルベカシンのみ）	聴力障害，腎機能障害

*　◎：特に有効，○：多くの場合有効，△：耐性菌に注意
**　肝障害，腎障害，薬剤過敏症，抗菌薬関連下痢症は，すべての薬で起こりうる

（次ページにつづく↗）

(↙前ページのつづき)

種類	適応*	副作用**
マクロライド系 （エリスロマイシン， クラリスロマイシン， アジスロマイシン， テリスロマイシンなど）	◎びまん性汎細気管支炎（少量長期投与） ◎カンピロバクター腸炎，百日咳 ◎レジオネラ肺炎，マイコプラズマ肺炎，クラミドフィラ症 △連鎖球菌・肺炎球菌・インフルエンザ菌感染症 ○非結核性抗酸菌感染症（クラリスロマイシン，アジスロマイシン） ○H. pylori 感染症（クラリスロマイシン ＋ アモキシシリン ＋ プロトンポンプ阻害薬）	嘔気嘔吐， 他薬剤との相互作用
テトラサイクリン系 （ドキシサイクリン， ミノサイクリンなど）	◎マイコプラズマ肺炎，クラミドフィラ症 ◎リケッチア症，ライム病	歯牙の色素沈着， 光線過敏症， 前庭機能障害（ミノサイクリン）
リンコサミド系 （クリンダマイシンなど）	○嫌気性菌による腹腔内・骨盤内感染症，誤嚥性肺炎 △グラム陽性球菌感染症	C.difficile腸炎
クロラムフェニコール	現在，第一選択薬にはなり難い ○髄膜炎菌・インフルエンザ菌による髄膜炎 ○嫌気性菌感染症（日本では未認可） ○リケッチア感染症，腸チフス	骨髄抑制， 再生不良性貧血， Gray baby症候群 （低出生体重児）
ホスホマイシン	△尿路感染症，腸管感染症	
グリコペプチド系 （バンコマイシンなど）	◎MRSA感染症，偽膜性大腸炎 ○多剤耐性肺炎球菌感染症（日本では未認可）	過量投与で聴力障害・腎機能障害， レッドマン症候群
フルオロキノロン系 （シプロフロキサシン， レボフロキサシン， モキシフロキサシンなど）	○サルモネラ症，赤痢，細菌性下痢症 ○急性尿路感染症，急性前立腺炎 ○緑膿菌感染症（シプロフロキサシンのみ） ○市中肺炎（肺炎球菌に有効な広域型のみ）	嘔気嘔吐，光線過敏症（スパルフロキサシン）， 中枢神経症状，QT延長， 腱断裂，軟骨の成長阻害（動物実験），他薬剤との相互作用，低血糖
ST合剤	△腸内細菌による単純性膀胱炎・急性前立腺炎 △赤痢，サルモネラ症 ◎ニューモシスチス肺炎 ◎ノカルジア症（日本では未認可）	新生児核黄疸， 嘔気嘔吐， 皮疹， 骨髄抑制
メトロニダゾール	◎嫌気性菌感染症（日本では未認可） ◎トリコモナス症 ◎アメーバ赤痢，ジアルジア症（日本では未認可）	嘔気嘔吐， 中枢神経症状， アルコール不耐性
オキサゾリジノン系 （リネゾリド）	◎MRSAバンコマイシン耐性腸球菌感染症	骨髄抑制
ストレプトグラミン系	○バンコマイシン耐性腸球菌感染症	血管炎
抗結核薬	○結核（複数薬剤を併用） △非結核性抗酸菌	末梢神経炎（イソニアジド）， 体液の着色・他薬剤との相互作用（リファンピシン）， 視神経炎（エタンブトール）， 高尿酸血症（ピラジナミド）

* ◎：特に有効，○：多くの場合有効，△：耐性菌に注意
** 肝障害，腎障害，薬剤過敏症，抗菌薬関連下痢症は，すべての薬で起こりうる

疾患別処方のしかた

抗菌薬を処方する前に，次の5点を確認する．

① 罹患臓器（入念な診察および必要に応じた検査）
② 予想起因菌（臓器ごとに感染を起こしやすい病原菌がおおよそ決まっている）
③ 使用すべき抗菌薬（予想起因菌をカバーできるだけではなく，臓器移行性や宿主要因も考慮する）
④ 使用した抗菌薬の効果を判定する指標（罹患臓器に特異的な指標を用いる）
⑤ 予定投与期間（さまざまな状況に左右されるが，あらかじめ各種文献から暫定的な投与期間を決めておかないと，漫然とした投与に陥りやすい．CRPの陰性化が投与終了点ではない）

1）急性咽頭・扁桃炎

多くの場合ウイルスが原因であり（発熱がない・鼻汁鼻閉・結膜炎・嗄声・下痢などの臨床症状が特徴），抗菌薬投与は不要である．細菌性扁桃炎は，ほとんどがA群連鎖球菌で起こる（まれにジフテリア菌・淋菌）ため，古典的なペニシリン（10日間）が有効である．

2）急性中耳炎

半数弱がウイルス性である．細菌性の場合，肺炎球菌・インフルエンザ菌・モラキセラが起因菌であることが多い．約80％は自然治癒することおよび耐性菌が増加していることから，一律な処方方針を述べるのは難しい．筆者が抗菌薬を使用する場合には，アモキシシリンあるいはアモキシシリン/クラブラン酸（単純例で5日間）を第一選択にしている．

3）急性気管支炎

健常人ではほとんどがウイルス性で，抗菌薬は不要である（咳嗽が10日以上続く場合には，マイコプラズマ感染症・結核・百日咳の場合がある）．

4）急性副鼻腔炎

ウイルス性上気道感染の5％以下の症例で細菌性感染（急性中耳炎の場合とほぼ同じ起因菌）を起こす．筆者が抗菌薬を使用する場合には，アモキシシリン（単純例で10日間，無効例ではアモキシシリン/クラブラン酸あるいは広域型フルオロキノロン系）を第一選択にしている．

5）急性喉頭蓋炎

ほとんどがインフルエンザ菌・肺炎球菌による．治療に緊急性を要することおよび耐性菌が増加していることから，第3世代セファロスポリン静注（場合によりバンコマイシンの併用）で治療を開始する．起因菌とその薬剤感受性が確定したら，狭域抗菌薬に変更する．

6）肺　炎

市中肺炎では，一般細菌（肺炎球菌・インフルエンザ菌・モラキセラなど）と非定型菌（マイコプラズマ・クラミドフィラ・レジオネラ・コクシエラなど）の頻度が高い．一般細菌は耐性化が進んでおり，第2・第3世代セファロスポリンあるいはβラクタマーゼ阻害薬配合ペニシリンで治療を開始する．非定型菌にはマクロライド系あるいはテトラサイクリン系が有効である．重症市中肺炎では，両者それぞれに有効な抗菌薬の併用で治療を開始する．広域型フルオロキノロン系は両者に有効だが，耐性菌発生予防のため第一選択にしないことが多い．

院内肺炎の起因菌は宿主要因によってさまざまであり，それぞれの状況に見合った抗菌薬を選択する．通常市中肺炎より，グラム陰性桿菌（腸内細菌）の頻度が高い．ICU発症肺炎（重症患者や挿管患者など）では，緑膿菌などのブドウ糖非発酵菌や黄色ブドウ球菌も重要であり，広域な抗菌薬を使用せざるをえない場合も多い．誤嚥性肺炎では，口腔内の嫌気性菌をカバーする抗菌薬（βラクタマーゼ阻害薬配合ペニシリンなど）を使用する．いずれも，起因菌とその薬剤感受性が確定したら狭域抗菌薬に変更する．

細胞性免疫低下者（化学療法中・AIDS患者など）のニューモシスチス肺炎に対しては，ST合剤を投

与する．肺結核に対しては，イソニアジド・リファンピシン・エタンブトール・ピラジナミドの4剤を2カ月間投与し，分離菌の薬剤感受性が良好で塗抹検査が陰性化すれば，さらにイソニアジドとリファンピシンを4カ月追加投与するのが一般的である．

7）皮膚感染症

蜂窩織炎は，黄色ブドウ球菌あるいはA群連鎖球菌によることが多い．第1世代セファロスポリン，アモキシシリン/クラブラン酸，クリンダマイシンを使用することが多い．黄色ブドウ球菌は，皮膚のびらん面に付着しやすい性質があるので，術創や褥創から検出しても感染症が起きていなければ抗菌薬を投与する必要はない．

壊死性筋膜炎は，A群連鎖球菌で起こることが多く，感染部位の緊急デブリドマンに加え，ペニシリンGとクリンダマイシンの大量投与を行う．*Vibrio vulnificus* による壊死性筋膜炎には，セフタジジム（＋ドキシサイクリン）を使用する．

糖尿病性壊疽では，はじめ黄色ブドウ球菌が感染し，進行すると腸内細菌・ブドウ糖非発酵菌・嫌気性菌などの複数菌感染が起こる．重症度に応じて，第1世代セファロスポリン・クリンダマイシン・βラクタマーゼ阻害薬配合ペニシリン・カルバペネム・バンコマイシンを選択する．

8）尿路感染症

ほとんどの場合大腸菌（ほかに *Staphylococcus saprophyticus*）で起こる．成人女性の単純性膀胱炎では，ST合剤あるいは狭域フルオロキノロン系を3日間投与する．急性腎盂腎炎を起こしている場合は，軽症例ではフルオロキノロン系を7日間投与，重症例では第3世代セファロスポリンあるいはアミノ配糖体系（腸球菌感染を疑う場合はアンピシリンを併用）で治療を開始し，14日間抗菌薬を投与する．尿道カテーテル留置症例では，抗緑膿菌作用のある抗菌薬で治療を開始する．いずれも，起因菌とその薬剤感受性が確定したら狭域抗菌薬に変更する．急性前立腺炎には，移行性のよいST合剤あるいはフルオロキノロン系を投与する．

9）急性下痢症

通常は抗菌薬投与を必要としない．発熱あるいは血便のある場合には，フルオロキノロン系を3～5日間（チフスでは7日間）投与する．2週間以上下痢が続く場合には，ジアルジア症の可能性がある．抗菌薬投与による下痢症では，誘引となった抗菌薬投与を中止することが大切で，重症例では，バンコマイシン（海外ではメトロニダゾールが標準）を10日間経口投与する．

10）腹腔内感染症

複数の腸管内常在菌が起因菌であることが多い．腸内細菌と嫌気性菌（単純性腹膜炎ではまれ）に有効な抗菌薬（セファロスポリン系＋クリンダマイシン，βラクタマーゼ阻害薬配合ペニシリン，セファマイシンなど）を，起因菌とその薬剤感受性が確定するまで，重症度に応じて投与する．

11）感染性心内膜炎

血液培養の結果に合わせて抗菌薬を選択する．起因菌がα連鎖球菌の場合は天然型ペニシリン（感受性によっては相乗効果を期待してゲンタミシンを併用）を，黄色ブドウ球菌の場合は抗ブドウ球菌用ペニシリンあるいは第1世代セファロスポリン（MRSAの場合バンコマイシン）を，HACEKグループの場合はセフトリアキソンを，4～6週間大量に静注する．

12）急性骨髄・関節炎

急性骨髄炎は，黄色ブドウ球菌で起こることが多いが（抗ブドウ球菌用ペニシリンあるいは第1世代セファロスポリンを投与），一次感染巣によりさまざまな菌で起こりうるので，塗抹培養結果に見合った抗菌薬を投与する．

急性関節炎は，黄色ブドウ球菌（青年の場合は淋菌）で起こることが多い．関節液のグラム染色でグラム陽性球菌が見られたら抗ブドウ球菌用ペニシリンあるいは第1世代セファロスポリン（成人では4週間程度）を，グラム陰性球菌が見られたらセフトリアキソン（7日間）を投与する．人工物を挿入している場合，コアグラーゼ陰性ブドウ球菌や黄色ブ

ドウ球菌が起因菌であることが多く，バンコマイシンを使用することがある．

13）性行為感染症

複数の病原体に感染している可能性があること，パートナーを同時に治療すること，が重要なポイントである．クラミドフィラ感染症には，テトラサイクリン系・マクロライド系・フルオロキノロン系を投与する．淋菌感染症では，フルオロキノロン系への耐性化が進んでいるため，第3世代セファロスポリンを使用することがある．梅毒には，現在でも天然型ペニシリンが第一選択薬である．

14）髄膜炎

宿主要因（年齢・免疫能など）によって起因菌が異なる．肺炎球菌・インフルエンザ菌に対しては，耐性化の進行と髄液移行性を考慮し，第3世代セファロスポリンが第一選択薬になる（高度耐性肺炎球菌にはカルバペネム系の使用あるいはバンコマイシンの追加を行う）．第3世代セファロスポリンは，髄膜炎菌・大腸菌・B群連鎖球菌による髄膜炎にも有効である．ただし，リステリアには無効でアンピシリンを使用する必要がある．いずれも，髄液中の濃度が十分上がるよう大量に静注する．起因菌とその薬剤感受性が確定したら狭域抗菌薬に変更する．現在は，抗菌薬投与前あるいは初回投与時から，デキサメタゾンを短期間併用することが多い．

⚠ 投薬時の注意点

1）広域抗菌薬と狭域抗菌薬

① 「広域な抗菌薬」と「強い抗菌薬」とは異なる．概して広域な抗菌薬ほど抗菌力は弱い．散弾銃（広域抗菌薬）をやみくもに撃ちまくるより，ライフル（狭域抗菌薬）で狙い撃ちした方が，相手（起因菌）に確実なダメージを与えることができる．
② 重症感染症では，広域抗菌薬で治療を開始し，検査結果に合わせて狭域抗菌薬に変更する．検査結果がわかったのに患者の状態が改善しているという理由だけで広域抗菌薬を使い続けるのは，怠慢である．

2）疫学を考える

院内あるいは地域における主要病原菌の薬剤感受性を，あらかじめ把握しておく．さまざまな耐性菌が広く流布している現状では，病原菌の疫学情報は治療開始時の抗菌薬の選択にきわめて重要である．添付文書に記載してある適応菌種は，その薬が開発された時点で有効だった菌種であり，今も有効である保証はない．

3）細菌培養検査の解釈

細菌培養検査の結果を鵜呑みにしない．細菌培養の検査結果は，起因菌を意味しているのではなく，培地に発育した菌のうち「コロニーの形態が目立った菌」を意味していると考える．通常最も目立ちやすいコロニーは，黄色ブドウ球菌と緑膿菌のコロニーである．もしこれらの菌より数が多く病原性の高い菌がいても，培地に発育したコロニーがあまり目立たなければ，培養検査で無視されることがありうる（はじめから培地に発育しない場合もある）．この誤解釈を防ぐためには，検体の直接塗沫検査を行い，どのような菌がいるはずなのかをあらかじめ確認したうえで，培養結果を解釈する必要がある．ただし，本来無菌的な部位から採取した検体〔血液・髄液・尿（カテーテル留置例を除く）・組織・閉鎖腔内の膿汁など〕では，複数の菌種がいることはきわめてまれである．したがって，コロニーの目立ち度に差が生じることはほとんどなく，培養検査の信頼性はきわめて高い．

4）投与量・投与方法

① 抗菌薬を使用するときは，常に十分量を投与し，使用しないのならば全く使わない．感染症の確率が50％だから50％の量の抗菌薬を使用するという考えは，きわめて危険である．中途半端な濃度の抗菌薬に曝されると，細菌はその薬剤への耐性を獲得しやすい．肝障害・腎障害がある場合（および健康保険の縛りがある場合）には，投与量を減量することがある．
② 静注抗菌薬に拘泥する必要はない．感染巣と起因菌により，経口抗菌薬で治療に十分な血中濃度を維持できる．経口抗菌薬の方が安価であり，

医療事故を起こす確率も低い．静注抗菌薬で治療を開始し，症状が改善したら経口抗菌薬に変更してもよい．治療に高い血中濃度が必要な場合（重症感染症・髄膜炎・感染性心内膜炎など）には，静注抗菌薬が必須である．

5) その他の注意点

① 抗菌薬投与による予防効果が証明されているのは，きわめて限定された状況のみである．予防投与は，ごく短期間で切り上げる（手術時など）か，対象の病原体が例外的に耐性を獲得し難い場合（ニューモシスチス肺炎に対するST合剤など）にのみ行う．患者の抵抗力が低下しているからという理由で予防投与を続けることは，患者をわざわざ耐性菌に曝しているようなものである．

② 抗ウイルス作用はないし，二次感染の予防効果もほとんどない．

③ 発熱・白血球数・CRPの値に振り回されない．これらは炎症性サイトカインの産生量を反映するが，炎症は細菌感染のみで起こるわけではない（特に，抗菌薬投与による薬剤熱は意外と頻度が高い印象を受ける）．患者を入念に診察し，感染巣の症状の推移をみることが最も信頼できる指標であると考える．

④ いくら考えても抗菌薬の使い方に迷う場合がある．懸命に考えても迷いが残るのであれば，より広域な抗菌薬を，より多量に，より長期間使用し，抗菌薬の恩恵に与るべきと筆者は考える．最も忌むべきは，よく考えもせず，広域な抗菌薬を，中途半端な量で，漫然と長期間使用することと考える．

患者さんに説明するときのコツ

ウイルス性疾患（上気道炎など）には無効であることを説明する．

<人見重美>

10. 感染症

2. 抗真菌薬

概略図 ● 抗真菌薬の作用点

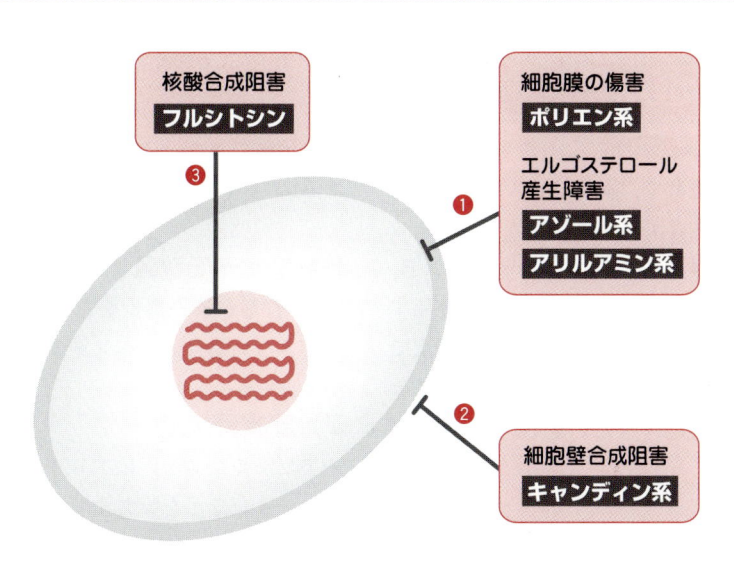

- 核酸合成阻害：フルシトシン ❸
- 細胞膜の傷害：ポリエン系 ❶
- エルゴステロール産生障害：アゾール系／アリルアミン系 ❶
- 細胞壁合成阻害：キャンディン系 ❷

作用機序

抗真菌薬の作用点としては，主に

❶ 細胞膜（ステロールと結合し膜の透過性を増強：ポリエン系，エルゴステロールの産生阻害：アゾール系，アリルアミン系）

❷ 細胞壁（1,3-β-D-グルカン合成阻害：キャンディン系）

❸ 核酸（合成阻害：フルシトシン）

の3つがある．

薬の種類・適応・主な副作用

種類	適応	副作用*
ポリエン系（アムホテリシンB）	重症真菌感染症	発熱・悪寒戦慄，腎機能障害，貧血，電解質異常（カリウム，マグネシウム）
フルシトシン	クリプトコッカス髄膜炎（アムホテリシンBと併用）	骨髄抑制
アゾール系（フルコナゾール，イトラコナゾール，ボリコナゾール など）	カンジダ感染症，クリプトコッカス髄膜炎，皮膚スポロトリコーシス，表在真菌症（外用）	他薬剤との相互作用

*肝障害，腎障害，薬剤過敏症は，すべての薬で起こりうる

（次ページにつづく↗）

(前ページのつづき)

種類	適応	副作用*
キャンディン系 （ミカファンギン）	アスペルギルス，カンジダによる深在性真菌症	
アリルアミン系	外用薬で治療困難な表在真菌症	骨髄抑制，肝障害
グリセオフルビン	外用薬で治療困難な表在真菌症	肝障害，腹部症状

＊肝障害，腎障害，薬剤過敏症は，すべての薬で起こりうる

疾患別処方のしかた

1）アスペルギルス感染症

骨髄移植後などの患者で，胸部CTスキャンや血清ガラクトマンナン検査から侵襲性アスペルギルス症を疑った場合は，すみやかにアムホテリシンB，ボリコナゾールあるいはミカファンギンを投与する．これらの抗真菌薬を併用する効果は，現時点では不明である．アスペルギローマに対しては，イトラコナゾールを経口的に投与する場合があるが，効果は不定である．

2）カンジダ症

最も頻度の高い*Candida albicans*感染症には，フルコナゾールを使用する．臓器移行性がよく，眼内炎や髄膜炎でも使用できる．重症菌血症，フルコナゾール耐性カンジダによる感染の可能性が高い場合（フルコナゾールが予防投与されている場合など）は，アムホテリシンBあるいはキャンディン系で治療を開始する．

3）クリプトコッカス髄膜炎

アムホテリシンBとフルシトシンの併用で治療を開始する．症状が改善したらフルコナゾールに変更する．

4）輸入真菌症
（コクシジオイデス・パラコクシジオイデス・ヒストプラズマ・ブラストミセス・ペニシリウム–マルネッフィなど）

重症例ではアムホテリシンBで治療を開始する．アゾール系を使用することもある．

5）ムコール症

アムホテリシンBを投与するが，内科的にはうまく治療できないことが多い．外科的切除が必要である．

6）ニューモシスチス肺炎

ST合剤が第一選択薬だが，アレルギーなどで投与できない場合は，ペンタミジンを使用する．

7）皮膚真菌症

アゾール系あるいはアリルアミン系のクリーム・ローションなどを塗布する．頭部・爪白癬では，アゾール系あるいはアリルアミン系の内服が必要である．

投薬時の注意点

深在性真菌症の診断はきわめて難しい．カンジダは口腔内および腸管内に，アスペルギルスなどの糸状菌は空気中に常在している．このため，培養検体の採取法や検体から検出された場合の解釈には十分注意する．逆に，免疫が著しく低下している患者では，きわめて進行の早い真菌性肺炎（アスペルギルス，ニューモシスチスなどによる）を起こすことがあるので，迅速な経験的投与が必須である．

アムホテリシンBは，現在でも重症真菌症に対して最も信頼できる抗真菌薬である．デオキシコレート塩製剤とリポゾーマル製剤がある．デオキシコレート塩製剤では，発熱・腎障害・電解質異常などの副作用を起こす頻度が高いが，リポゾーマル製剤では，副作用の出現頻度がかなり軽減されている．両方とも5％ブドウ糖溶液に溶解させて使用する（生理食塩水などの電解質溶液を使用すると混濁する）．デ

オキシコレート塩製剤を投与するときは，少量から開始し予定量まで漸増する（日本では数日かけることが多い）．

アゾール系は，比較的副作用が少ない薬剤だが，他の薬剤と相互作用を起こすことがかなり多いので，同時に服用している他の薬剤を確認したうえで投与する．

キャンディン系は，クリプトコッカス，ムコール，フサリウムなどには無効である．

<人見重美>

10. 感染症

3. 抗ウイルス薬

概略図 ● 抗ウイルス薬の作用点

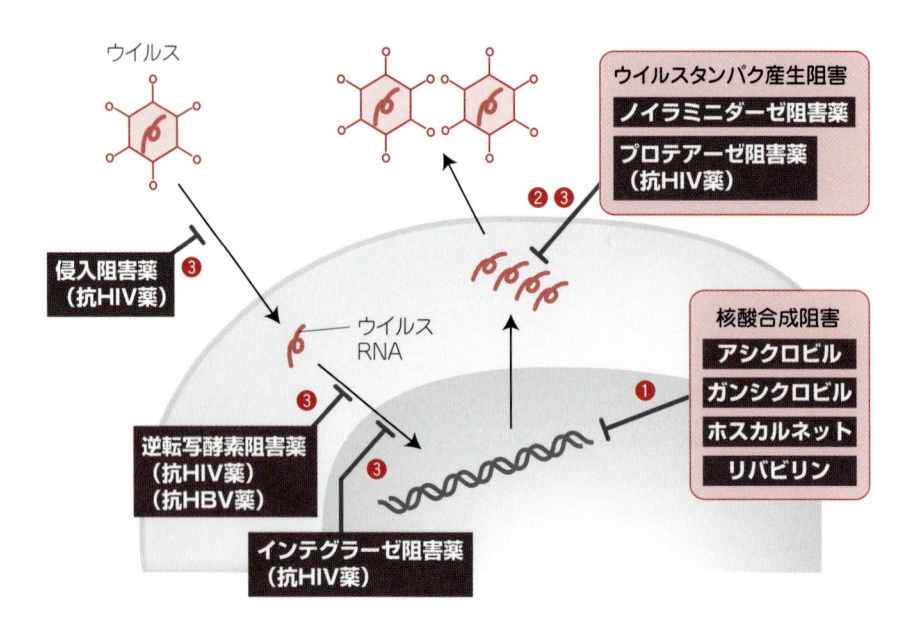

ウイルス

ウイルスタンパク産生阻害
- ノイラミニダーゼ阻害薬
- プロテアーゼ阻害薬
  （抗HIV薬）

侵入阻害薬
（抗HIV薬）

ウイルスRNA

核酸合成阻害
- アシクロビル
- ガンシクロビル
- ホスカルネット
- リバビリン

逆転写酵素阻害薬
（抗HIV薬）
（抗HBV薬）

インテグラーゼ阻害薬
（抗HIV薬）

作用機序

抗ウイルス薬の作用機序としては，

❶ 核酸合成阻害〔抗ヘルペスウイルス（単純疱疹ウイルス：HSV，水痘・帯状疱疹ウイルス：VZV，サイトメガロウイルス：CMV）薬，抗B型肝炎ウイルス（HBV）薬，リバビリン〕，

❷ タンパク機能阻害（抗インフルエンザ薬）

などがある．

抗ヒト免疫不全ウイルス（HIV）薬の作用機序には，

❸ 逆転写酵素阻害，タンパク分解酵素（プロテアーゼ）阻害，侵入阻害，インテグラーゼ阻害

などがある．これらの薬剤は，各々のウイルスの増殖に必須な過程を阻害するもので，潜伏感染しているウイルスには無効である．このほかに，

❹ 宿主の免疫機能を修飾し抗ウイルス効果を示すもの（免疫グロブリン，組換えモノクローナル抗体，インターフェロンなど）

もある．

薬の種類・適応・主な副作用

種類	適応	副作用*
抗ヘルペスウイルス薬	単純疱疹（口唇・外陰部），ヘルペス脳炎，水痘，帯状疱疹	
抗サイトメガロウイルス薬	サイトメガロウイルス感染症（肺炎・網膜炎など）	骨髄抑制，腎機能障害（ホスカルネット）
抗インフルエンザ薬　アマンタジン	インフルエンザA型	精神症状
ノイラミニダーゼ阻害薬	インフルエンザAおよびB型	
抗HIV薬　核酸系逆転写酵素阻害薬	HIV感染症（3剤以上の併用），B型肝炎（ラミブジン）	末梢神経炎，膵炎，乳酸アシドーシス，貧血（ジドブジン），致死性過敏症（アバカビル）
非核酸系逆転写酵素阻害薬	HIV感染症（3剤以上の併用）	他薬剤との相互作用，精神症状（エファビレンツ），皮疹（ネビラピン）
プロテアーゼ阻害薬	HIV感染症（3剤以上の併用）	高血糖，高脂血症，膵炎，リポジストロフィー，他薬剤との相互作用，下痢（ネルフィナビル），腎結石（インジナビル）
インテグラーゼ阻害剤	耐性HIV感染症	
リバビリン	C型肝炎（インターフェロンとの併用）	貧血，骨髄抑制
抗RSウイルスヒト化モノクローナル抗体	新生児・乳児のRSウイルス感染の重症化予防	
免疫グロブリン製剤	麻疹・A型肝炎・B型肝炎の予防，破傷風の予防・症状軽減，重症感染症	
インターフェロン	C型肝炎，B型肝炎	発熱，筋肉痛，骨髄抑制，間質性肺炎，抑うつ状態

＊肝障害，腎障害，薬剤過敏症は，すべての薬で起こりうる

疾患別処方のしかた

1）HSV感染症

アシクロビル（静注・経口・軟膏）とそのプロドラッグであるバラシクロビル（経口），ファムシクロビル（経口），およびビダラビン（静注・軟膏）が，現在入手可能である．外陰部ヘルペスの初発例では7～10日間，再発例では3～5日間程度投与する．脳炎患者では，アシクロビル10mg/kgを8時間ごとに静注投与する（2～3週間）．

2）水痘

発疹出現後24時間以内に投与を開始すると効果を期待できる．12歳以下で免疫不全のない児では自然治癒を待ってもよいが，アシクロビル投与により重症化の予防や罹病期間の短縮が期待できるという考えもある．重症例や免疫不全患者に起こった場合には，アシクロビル10～12mg/kgを8時間ごとに静注投与する（7日間程度）．

3）帯状疱疹

発疹出現後3日以内に投与を開始する（バラシクロビル1,000 mgを1日3回7日間など）と，臨床経過の改善が期待できる．免疫不全者などでの重症例では，アシクロビル10～12 mg/kgを8時間ごとに静注投与する（7～14日間）．プレドニゾロンを併用することもある．

4）CMV感染症

ガンシクロビル（静注）とそのプロドラッグであるバルガンシクロビル（経口）およびホスカルネット（静注）が，現在入手可能である．AIDS患者・移植後患者で発症した場合には，ガンシクロビル5 mg/kgを12時間ごとに投与する（網膜炎で2～3週間程度）．AIDS患者では免疫力が回復するまで維持療法（バルガンシクロビル900 mg/日 経口）を行う．

5）インフルエンザ

発症後48時間までに投与を開始すると，臨床症状を1～2日間早く改善できる．5日間投与することが多い．ワクチン接種による予防が重要である．

6）HIV感染症

核酸系逆転写酵素阻害薬2剤にもう1剤加えた3剤を併用するのが普通である〔高活性抗レトロウイルス療法：HAART（high active anti-retroviral therapy）〕．現在20種類以上の抗HIV薬が入手可能だが，薬剤の相互作用および患者のアドヒアランスを考慮すると，投与可能な組合せはそれほど多くない．またHIV感染者は，他の感染症を合併していることもあり，それらに対する治療薬との相互作用も考慮する必要がある．加えて，最近は耐性ウイルスも増えている．このため，治療開始時あるいは治療薬変更時には，専門家に意見を求めた方がよい．HAARTの治療効果は顕著であるため，患者の免疫能がある程度低下するまで（CD4陽性リンパ球数<350/μL）抗HIV薬の投与を見合わせることが多い．一度服用を開始したら一生涯服用を継続する．薬の飲み忘れは耐性ウイルスの出現につながるので，服薬アドヒアランスを保つことが最も大切である．

7）B型肝炎

急性劇症肝炎あるいは慢性肝炎の増悪に対して，抗HBV薬あるいはインターフェロンα（特に半減期の長いPEG製剤）を使用する．抗HBV薬投与を開始する場合は，HIVの合併がないことを確認する（性行為でHBVとHIVを同時に感染する場合があり，不用意に抗HBV薬を投与すると耐性HIVを誘導する）．抗HBV薬の至適投与期間は明確ではないが，安易な中断は肝炎を再燃させる．抗HBV薬の長期投与により耐性ウイルスが生じることがある．

8）C型肝炎

急性肝炎および慢性感染の増悪例では，インターフェロンα（特にPEG製剤）を単独あるいはリバビリンと併用して投与する．ゲノタイプ2・HCV-RNA低値（<100 kIU/mL）・肝臓の繊維化が軽いものでは，インターフェロンの治療効果が比較的高い．

⚠ 投薬時の注意点

自然治癒するものも多く，免疫低下のない患者では抗ウイルス薬を使用せず対症療法のみで対応できることも多い．抗HIV薬など長期にわたって服用が必要な場合は，患者のアドヒアランスをよく確認する必要がある．抗インフルエンザ薬は，かぜ症候群には無効である．

👍 患者さんに説明するときのコツ

抗ヘルペスウイルス薬，抗インフルエンザ薬は，発症早期に服用を開始しないと薬効がない（治癒までの期間が自然経過と変わらない）．

抗HIV薬，抗B型肝炎薬は，決められた通りに服薬しないとウイルスの耐性化や原病の再燃をきたすので，十分な服薬指導を行う必要がある．

<人見重美>

INDEX

薬 品 名

数 字

Ⅰ～Ⅳ群抗不整脈薬 …………… 46
Ⅰa群（薬） ………………… 45, 46
Ⅰb群（薬） ………………… 45, 46
Ⅰc群（薬） ………………… 45, 46
Ⅰ群薬 …………………………… 46
Ⅱ群（薬） ……………… 45, 46, 50
3級アミン ……………………… 110
Ⅲ群（薬） ………………… 45, 46
4級アンモニウム ………… 110, 111
Ⅳ群（薬） ………………… 45, 46
5-ASA ………………………… 115
5-FU ……………………… 26, 30
5HT$_2$受容体拮抗薬 ……………… 66
5-HT$_3$受容体（5-HT$_3$R）拮抗薬
……………… 81, 94, 95, 221, 222
5-HT$_4$作動薬 …………………… 81
5HT受容体拮抗薬 ……………… 65
6-メルカプトプリン …………… 179
7％炭酸水素ナトリウム ……… 223
14員環系マクロライド系抗生物質 … 153

欧 文

A～C

ABL選択的チロシンキナーゼ阻害薬
…………………………………… 187
ACE（angiotensin converting enzyme：
 アンジオテンシン変換酵素）阻害薬
 … 34～36, 38, 50, 53, 55, 56, 58
Ach作動薬 ……………………… 81
ACh受容体遮断薬 …………… 217
ADP受容体拮抗薬 ……………… 70
αGI …………………………… 266
all-trans retinoic acid ……… 185
angiotensinⅡ receptor blocker
………………… 34, 35, 50, 54
ARB … 34～36, 38, 50, 53～56, 58
ATⅢ …………………………… 167
ATP ………………… 45, 47, 49
ATRA ……………… 185, 186, 190
AVP …………………………… 304
A型ボツリヌス毒素 …………… 31
α-グルコシダーゼ阻害薬 … 259, 266, 268
β$_2$刺激薬 ………………… 142, 143
β$_2$選択性の交感神経刺激薬 …… 228

β遮断薬 ………… 34～36, 38, 39, 40～43, 46, 50, 53～58, 290
βラクタマーゼ阻害薬配合ペニシリン
…………………………………… 345
βラクタム系 …………… 344, 345
Ca^{2+}感受性増強薬 ………… 53, 55
Ca^{2+}遊離抑制 ………………… 217
CBZ ……………………… 204～206
C.B.スコポラ …………… 95, 97, 98
CDCA …………………… 137～139
COMT阻害剤（COMT阻害薬）
………………………… 212, 213
COX阻害薬 …………………… 312
COX2阻害薬 ………………… 312
CPA …………………………… 339
CTLA-4Igアバタセプト（オレンシア®）
…………………………………… 340
CZP …………………… 204, 205

D～K

D$_2$受容体（D$_2$R）拮抗薬 … 81, 221
DPPⅣ阻害薬 ………………… 272
dronedarone ………………… 49
d-クロルフェニラミンマレイン酸塩
…………………………………… 330
E1 ……………………………… 293
E2 ……………………………… 293
ECドパール® ………………… 213
EPO …………………… 158, 159
ESM …………………… 204, 205
ET-1受容体拮抗薬 ………… 65～67
ET受容体拮抗薬 ……………… 66
FK散 …………………………… 82
GBP …………………………… 205
G-CSF …………………… 161, 162
GH …………………………… 301
GRA ………………………… 86～88
γアミノ酪酸 ………………… 208
γグロブリン製剤 ……… 173, 175
H$_1$受容体拮抗薬 ………… 156, 221
H$_2$RA ……………………… 86～88
hANP …………………………… 56
HCG …………………………… 30
HMGCoA還元酵素阻害薬 274, 276
H. pylori除菌（治療）薬 …… 87, 89
IFNα/β ……………………… 123
IFNβモチダ …………… 125, 130
K$^+$チャネル開口薬 ………… 40～42
KM散 …………………………… 82

L～N

LPL …………………………… 276
LTG …………………………… 205
L-アスパラギナーゼ 179, 181, 182
L-ドーパ ………………… 211～213
L-ドーパ + カルビドパ ……… 213
L-ドーパ + ドーパ脱炭酸酵素阻害薬
…………………………………… 213
L-ドーパ + ベンセラジド ……… 213
MAO$_B$阻害薬 …………… 211～213
M-CSF ………………… 161, 162
MMI …………………………… 290
MRA ……………………… 86～88
MSコンチン® ……………… 96, 99
MTX ………………… 320, 321, 323
MTパッチ ……………………… 96
Multaq® ……………………… 49
nonsteroidal anti inflammatory
 drugs ……………………… 312
NO供与薬 ……………………… 67
NPH …………………………… 252
Nplate® ……………………… 165
NSAIDs ………… 90, 99, 201, 312

O～R

OpR作動薬 …………………… 81
PB …………………… 204, 205
PDE3（PDEⅢ）阻害薬
………………………… 56, 64～66
PDE5阻害薬 ……………… 64～67
PGE$_1$ …………………………… 65
　── 製剤 …………………… 65
　── 誘導体 ………………… 65
PGI$_2$ …………………………… 66
　── 徐放製剤 ……………… 66
　── 製剤 …………………… 65, 66
　── 誘導体 ………………… 65
PG製剤 …………………… 64, 67
PHT …………………… 204～206
PML/RARα特異的分化誘導薬 … 187
PPI ……………………… 86, 87
Promacta® ………………… 165
proton-pump inhibitor ……… 86
PTU …………………………… 290
RA系阻害薬 …………………… 39
RA系抑制薬 …………… 37～39, 57

S～Z

SASP ………………………… 115
SERM …………… 283, 284, 286
SH基剤 ……………………… 324

INDEX

S・M散 …… 82	アゾール系 …… 351	アミノフィリン …… 144, 147, 228
SNRI …… 241	アゾセミド …… 60	アミノペニシリン …… 345
SSRI …… 241	アダラート® …… 25	アミノレバン® …… 127, 135
ST合剤 …… 344, 346, 352	アダラート®CR …… 37, 42, 43	アミノレバン®EN …… 127, 131, 134
SU薬 …… 257, 258, 265	アタラックス® …… 239, 330	アミロライド …… 59
S・アドクノン® …… 169	アタラックス®-P …… 223	アムノレイク® …… 191
Th2サイトカイン阻害薬 …… 334, 335	アダリムマブ …… 318〜320	アムホテリシンB …… 351, 352
TNFα …… 117	アーチスト® …… 37, 42, 48, 51, 57	アムロジピン …… 36
TNF阻害薬 …… 318	アデニル酸シクラーゼ賦活薬 …… 53, 55	アモキサピン …… 241, 242
TPM …… 205	アデノシン三リン酸 …… 208	アモキサン® …… 241, 242
TZD …… 261	アテノロール …… 42, 48	アモキシシリン …… 89〜91, 345
UDCA …… 137〜140	アデホス® …… 208	アモキシシリン/クラブラン酸 …… 345
Uralyt-U® …… 282	アデホス-Lコーワ …… 49	アモバルビタール …… 226
V₂受容体拮抗薬 …… 304	アテレック® …… 38	アモバン® …… 246
VPA …… 204〜206	アーテン® …… 213, 215	アラバ® …… 30, 31, 324
ZNS …… 204, 205	アドエア® …… 146, 150	アランタ® …… 89
	アドソルビン® …… 110	アリセプト® …… 208, 209
和 文	アドナ® …… 169, 170	アリセプト®D …… 208, 209
	アドバストン® …… 97	アリピプラゾール …… 232, 233
ア 行	アドバフェロン® …… 125, 132	アリメジン® …… 330
アイオナール・ナトリウム …… 226	アドリアシン® …… 180, 182, 183	アリメマジン酒石酸塩 …… 330
アイトロール® …… 42, 43	アトルバスタチン …… 30, 276	アリルアミン系 …… 351, 352
アイピーディ® …… 335, 337	アドレノクロム製剤 …… 167	アルガトロバン …… 75, 79
アイロミール® …… 147	アドレノクロムモノアミノグアニジンメシル酸塩 …… 169	アルキル化剤 …… 179, 180
アカルボース …… 268〜270	アトロピン …… 29	アルギン酸ナトリウム …… 89
アキネトン® …… 214, 234	アトロピン硫酸塩 …… 95, 110	アルケラン® …… 180
アクタリット …… 324, 327	アナフラニール® …… 241〜243	アルサルミン® …… 89, 92
アクテムラ® …… 320, 321	アナペイン® …… 227	アルジオキサ …… 89
アクトス® …… 264	アネトールトリチオン …… 137, 138	アルダクトン®A …… 57, 60〜62, 134
アクロファン …… 218, 219	アバタセプト …… 318〜320	アルタット® …… 88
アコレート® …… 146	アピドラ®注100単位/mL …… 251	アルドステロン拮抗薬 …… 35, 36, 39, 50, 53, 54, 56, 61, 62
アザセトロン …… 222	アピドラ®注カート …… 251	アルプラゾラム …… 26, 243
アザチオプリン …… 31, 118, 339〜341, 343	アピドラ®注ソロスター …… 251	アルプロスタジル …… 65, 66
アザニン® …… 339, 341	アビリット® …… 231	アルベカシン …… 28
アザルフィジン®EN …… 324, 326	アブシキシマブ …… 70, 72	アルミゲル® …… 88
アシクロビル …… 354, 355	アプリンジン …… 28, 47, 48, 52	アルロイドG …… 89
アジスロマイシン …… 346	アヘン …… 111	アレグラ® …… 330〜332
アシノン® …… 88	アヘンアルカロイド …… 29	アレジオン® …… 156, 330
アジマリン …… 47	アヘンアルカロイド塩酸塩 …… 111	アレディア® …… 284, 286
アジャストA …… 104	アヘンチンキ® …… 111	アレビアチン® 25, 28, 47, 205, 206
アズノール® …… 89	アポノール® …… 208, 209	アレリックス® …… 60
アスピリン …… 70, 72〜76, 78, 79, 200, 201, 313, 316	アボビス® …… 82	アレロック® …… 331, 332
	アポモルフィン …… 212	アローゼン® …… 104, 106
アスペノン® …… 28, 47	アマージ® …… 199, 200	アログリプチン …… 273
アズレン …… 89	アマリール® …… 258, 259	アロシトール® …… 280
アセチルシステイン …… 151, 152	アマンタジン …… 211, 355	アロテック® …… 147
アセトアミノフェン …… 99	アマンタジン塩酸塩 …… 208, 209, 212, 213	アロバルビタール …… 226
アゼプチン® …… 156, 330	アミオダロン …… 25, 26, 28, 47〜52	アロフト® …… 218, 219
アセメタシン …… 313	アミカシン …… 28, 345	アロプリノール …… 279〜281
アゼラスチン …… 156	アミサリン® …… 28, 47	アンカロン® …… 25, 26, 28, 48, 51
アゼラスチン塩酸塩 …… 330	アミド型（局所麻酔薬） …… 226	アンコチル® …… 26
アゼルニジピン …… 26, 38	アミトリプチリン …… 241, 242	アンジオテンシンⅡ（AⅡ）受容体拮抗薬 …… 34〜36, 50, 54
	アミノ配糖体系 …… 344, 345	

索引

アンジオテンシン変換酵素(ACE：
　angiotensin converting enzyme)
　阻害薬 …………………………… 54
アンジュ® ………………………… 30
アンスロビン®P ……… 130, 169, 172
アンチトロンビンⅢ ……… 169, 172
アンドロゲン ………………… 283
アンピシリン ………………… 345
アンピシリン/スルバクタム …… 345
アンピロキシカム …… 26, 313, 315
アンプラーグ® ……………… 64, 66
アンブロキソール ……… 151〜154
アンペック® ………………… 95
イサロン® …………………… 89
イーシー・ドパール® ………… 215
イソクスプリン塩酸塩 ………… 208
イソゾール® ………………… 226
イソフルレン ………………… 227
イソプレナリン塩酸塩 ………… 222
イソミタール® ……………… 226
イソロイシン・ロイシン・バリン顆粒
　………………………………… 124
イダマイシン® …………… 180, 181
イダルビシン ……………… 180, 181
一硝酸イソソルビド …………… 42, 43
一硫酸カナマイシン …………… 128
イットリウム(90Y)標識抗CD20抗体
　………………………………… 189
遺伝子組換え型インターフェロンアルファ
　コン-1 ………………………… 132
イトプリド塩酸塩 ……………… 83
イトラコナゾール …… 26, 351, 352
イトリゾール® ………………… 26
胃粘膜微小循環改善薬 ………… 87
イノバン ………………………… 56
イノレット®30R注 ……………… 252
イノレット®50R注 ……………… 252
イノレット®N注 ………………… 252
イノレット®R注 ………………… 252
イフェンプロジル ……………… 223
イフェンプロジル酒石酸塩 … 208, 209
イブジラスト ……………… 208, 209
イブプロフェン ……… 313, 315
イプラトロピウム ……………… 144
イプリフラボン ……… 283, 284, 286
イマチニブ ……………………… 184
イミグラン® ……………… 199, 200
イミダプリル …………………… 38
イミノジベンジル誘導体 ……… 231
イミプラミン ……………… 241, 242
イミペネム ……………………… 136
イムラン® …… 31, 118, 119, 122,
　339, 341
イリコロン®M …………………… 112
イリボー® … 82, 95, 98, 112, 114

イルベサルタン ………………… 37
イルベタン® …………………… 37
陰イオン交換樹脂 …………… 275
インジセトロン ……………… 222, 223
インジナビル …………………… 26
インスリン ………… 250, 251, 255
インスリンアスパルト …… 251, 252
インスリングラルギン ………… 252
インスリングルリジン ………… 251
インスリン製剤 ……………… 250
インスリン抵抗性改善薬 ……… 261
インスリンデテミル ………… 252
インスリンリスプロ …… 251, 252
インターフェロン …………… 355
インターフェロンアルファ …… 125,
　131, 181
インターフェロンアルファコン-1 … 125
インターフェロン製剤 ………… 124
インターフェロンベータ … 125, 130
インタール® ……………… 335, 336
インダシン® …………………… 316
インダパミド ……………… 37, 60, 62
インテグラーゼ阻害剤（インテグラーゼ
　阻害薬）……………………… 354, 355
インデラル® …… 25, 48, 200, 291
インドール誘導体 ……………… 231
インドメタシン ……… 313, 316
イントロン®A …………………… 181
インビラーゼ® ………………… 26
インフリキシマブ …… 117, 118,
　318〜321
インプロメン® …………… 28, 231
ウインタミン® …………… 226, 230
ヴェノグロブリン®-IH …… 339, 341
ウリナスタチン ……………… 129
ウルソ … 127, 131, 133, 138, 139
ウルソデオキシコール酸 … 127, 131,
　133, 138
エーデシン®・C …………… 138, 139
エカベトナトリウム …………… 89
エクザール® …………… 181, 182
エクジェイド® …………… 194, 196
エクセグラン® …………… 28, 205
エクセラーゼ® …………… 82, 85
エスタゾラム ………… 26, 30, 246
エステル型（局所麻酔薬）…… 226
エストラジオール …………… 30, 293
エストラダーム®M ………… 294, 296
エストラダームTTS® ……… 294, 295
エストラーナ® ………………… 30
エストリール ……………… 294, 296
エストリールデポー …………… 294
エストロゲン … 283, 284, 286, 294
エストロン ……………………… 293
エスポー® ……………………… 159

エゼチミブ ………………… 274〜276
エタネルセプト …………… 318〜321
エタノールアミン系 …………… 330
エダラボン ……………… 207, 208
エチゾラム ……………………… 246
エチニルエストラジオール …… 30
エチルシステイン …………… 151, 152
エトスクシミド ……… 28, 203〜205
エトドラク ……………… 313, 315
エトポシド ……………… 179, 181
エトレチナート ………………… 31
エナラプリル ………………… 37, 57
エナルモン ……………… 30, 298
エナルモンデポー® ………… 30, 298
エノキサシン …………………… 25
エバスチン ……………………… 330
エバステル® …………………… 330
エバミール® …………………… 246
エビスタ® ……………………… 30, 284
エピナスチン ………………… 156
エピナスチン塩酸塩 …………… 330
エピネフリン（エピネフィリン）
　………………………… 144, 147, 310
エピリゾール ………………… 313
エビリファイ® …………… 232, 233
エフオーワイ® …… 128, 135, 169, 172
エフピー® ……………… 213, 215
エプラジノン ……………… 156, 157
エプレレノン ………………… 26, 37
エペリゾン ……………… 217, 219
エペリゾン塩酸塩 …………… 218
エポジン® ……………………… 159
エポス® ………………………… 208
エホニジピン …………………… 37
エポプロステノールナトリウム … 65, 67
エミレース® …………………… 231
エリスロシン® …… 25, 26, 153, 154
エリスロポエチン ………… 158, 159
エリスロマイシン … 25, 154, 346
エルゴタミン（製剤）… 26, 198, 199
エルシトニン ……………… 284, 285
エルトロンボパグ …………… 164〜166
エレトリプタン ………… 26, 199, 200
エレンタール® ………………… 122
塩化ベルベリン ……………… 110
塩酸オロパタジン …………… 332
塩酸セレギリン ……………… 213
塩酸タリペキソール …………… 213
塩酸トリヘキシフェニジル …… 213
塩酸プラミペキソール ………… 213
塩酸ペチジン ………… 135, 136, 226
塩酸マザチコール ……………… 214
塩酸メチキセン ……………… 214
塩酸モルヒネ ………………… 95, 100
塩酸ロピニロール ……………… 213

索引（薬品名） **359**

INDEX

塩酸ロメリジン ……………… 199, 200	核酸系逆転写酵素阻害薬 ………… 355	肝庇護薬 ……………………………… 124
炎症性腸疾患治療薬 ……………… 115	核酸代謝拮抗薬 …………… 323, 324	肝不全治療薬 ………………………… 124
エンタカポン ……………………… 213	下垂体後葉ホルモン …………… 304	肝不全用アミノ酸製剤 …………… 127
エンテカビル … 126, 130, 131, 135	ガスコン® ………………… 110, 112	肝不全用成分栄養剤 ……………… 127
エンテロノン® ……………………… 112	ガスター® ……………… 88, 91, 92	ガンマグロブリン … 339〜341, 343
エンテロノン®-R …………………… 111	ガストリン受容体拮抗薬 …… 86, 87	ガンマロン® ………………………… 208
エンドキサン® … 180, 182, 339〜341	ガストロゼピン® …………………… 88	カンレノ酸カリウム ………… 60, 134
エンドセリン受容体拮抗薬 ……… 64	ガストローム® ……………………… 89	機械性下剤 …………………………… 102
エンブレル® ………………… 320, 321	ガスモチン® …… 82, 105, 107, 242	気管支拡張薬 ………………… 142, 155
エンプロスチル ………………… 89, 92	カソデックス® ……………………… 30	キサンボン® ………………………… 208
塩類下剤 ……………………… 102, 104	カタクロット® …………………… 208	キシロカイン® ………… 28, 200, 227
オイグルコン® ……………… 258, 259	カチーフ®N ……………………… 168	気道潤滑薬 ………………………… 152
桜皮エキス ………………………… 156	活性型ビタミンD₃（製剤）… 283〜285	気道粘液修復薬 …………………… 152
オキサセフェム系 ………………… 345	カディアン® …………… 96, 99, 100	気道粘液溶解薬 …………… 151, 152
オキサゾリジノン系 ……… 344, 346	カテコラミン ………………… 53〜56	気道分泌細胞正常化薬 …………… 152
オキサトミド ……………………… 330	ガナトン® …………………………… 83	キニジン ………… 26, 28, 47, 48, 52
オキシコドン塩酸塩 ……………… 96	カナマイシン ……………………… 128	キプレス® …………… 146, 335, 336
オキシコンチン® ………… 96, 100	カバサール® ………………… 213, 215	気分安定薬 ………………………… 233
オキシトロピウム ………………… 144	ガバペンチン ………………… 203, 205	ギメラシル …………………………… 26
オキシペルチン …………………… 231	過敏性腸症候群治療薬 …………… 112	逆転写酵素阻害薬 ………………… 354
オキシメテバノール ……… 156, 157	カフェイン …………………………… 25	ギャバロン® ………………… 218, 219
オキセサゼイン …………………… 222	ガベキサートメシル酸塩 … 169, 172	キャンディン系 …………… 351, 352
オキノーム® …………………… 96, 100	カベルゴリン ……………………… 213	吸着薬 …………………………… 108〜110
オークル® …………………… 324, 327	カムリード® ………………………… 89	吸入ステロイド薬 … 142, 143, 155, 156
オザグレル塩酸塩 ………………… 335	カリウム保持性利尿薬 … 34, 35, 39, 55, 59, 60, 62	吸入ステロイド薬/β₂刺激薬配合剤 ……………………………………… 143
オザグレルナトリウム …… 207, 208	カリケアマイシン ………………… 186	吸入麻酔薬 ………………………… 227
オステン ……………………………… 284	顆粒球コロニー刺激因子 ………… 176	キュバール® ………… 144, 146, 150
オーソ® ……………………………… 30	カルシウム拮抗薬 …………… 34〜38, 40〜43, 57, 67	狭域抗菌薬 ………………………… 349
オノン® ……………… 146, 335, 336	カルシウムチャネル拮抗薬 ……… 199	凝固因子製剤 ………………… 174, 175
オバホルモン®水懸性 …………… 294	カルシトニン（製剤）…… 283〜285	強心薬 ……………………………… 53, 54
オバホルモンデポー® ……………… 294	カルシニューリン阻害薬 …………… 324	キョウニンエキス ………………… 156
オパルモン® ………………………… 65	カルバゾクロムスルホン酸ナトリウム ……………………………… 169, 170	強力ネオミノファーゲンシー ………… 124, 131, 133, 140
オピアル® …………………………… 111	カルバペネム系 …………………… 345	局所麻酔薬 ………………… 225, 227
オピオイド受容体作動薬 …… 82, 83	カルバマゼピン 28, 203, 204, 233	去痰薬 ………………… 151, 153, 155
オピスタン® … 96〜98, 135, 136, 226	カルバミン酸 ……………………… 217	キロサイド® ………………… 180, 181
オプソ® ……………………… 95, 100	カルフェニール® …………………… 324	筋弛緩薬 …………………………… 217
オムニカイン® …………………… 227	カルブロック® …………………… 26, 38	金製剤 ………………………………… 324
オメガシン® ………………………… 26	カルベジロール … 37, 42, 48, 51, 57	金チオリンゴ酸ナトリウム … 324, 327
オメプラゾール ……… 25, 87, 89〜92	カルベニン® ………………………… 26	クアゼパム ………………………… 246
オメプラゾン® …………………… 90〜92	カルペリチド ………………………… 56	クエストラン® ……………………… 109
オメプラール® ……… 25, 87, 90〜92	カルボカイン® …………………… 227	クエチアピン …………… 215, 232〜234
オーラップ® …………………… 26, 231	カルボシステイン ………… 151〜154	クエン酸マグネシウム …………… 104
オーラノフィン ……………… 324, 327	カルメロースナトリウム ………… 104	グラケー® …………………… 284, 286
オランザピン ………………… 232〜234	ガンシクロビル ……… 31, 354, 356	クラドリビン ……………………… 180
オルプリノン ………………………… 56	肝・膵疾患治療薬 ………………… 123	グラニセトロン ……………… 222, 223
オルベスコ® ………… 144, 146, 150	肝性脳症治療薬 …………………… 127	クラビット® ………………………… 112
オルメサルタン ……………………… 36	乾燥甲状腺末 ………………… 288, 289	グラマリール® …………………… 208
オルメテック® ……………………… 36	含嗽水 ………………………………… 155	クラリシッド® …………… 26, 90, 154
オレンシア® ………………………… 320	乾燥水酸化アルミニウム・ゲル …… 88	クラリス® …………………… 90, 154
オロパタジン塩酸塩 ……… 331, 332	乾燥濃縮人アンチトロンビンIII … 130	クラリスロマイシン … 89, 90, 154, 346
オンコビン® …………… 180, 182, 183	浣腸薬 ………………………… 102, 103	クラリチン® ………………… 330〜332
オンダンセトロン …………… 222, 223	カンデサルタン ………………… 38, 57	

カ 行

カイトリル® …………………… 223

グラン® ································ 162	血液製剤 ······························ 173	抗真菌薬 ······························ 351
クリアナール® ······················ 153	血管拡張薬 ····························· 53	抗精神病薬 ············· 229, 230, 233
クリキシバン® ························ 26	結合型エストロゲン ············ 30, 169	── ベンザミド系など ·········· 52
グリクラジド ················· 258, 259	血小板増加薬 ························ 164	合成セリンプロテアーゼ阻害薬 ··· 167
グリコペプチド系 ············ 344, 346	ケトコナゾール ························ 25	抗線溶薬 ······························ 167
グリコラン® ·························· 264	ケトチフェンフマル酸塩 ·········· 330	抗てんかん薬 ························ 203
グリセオフルビン ·············· 31, 352	ケナコルト® ·························· 308	抗認知症薬 ··························· 208
グリチルリチン・DL-メチオニン配合剤	ケノデオキシコール酸 ············ 138	抗脳循環障害薬 ····················· 207
···································· 124	ゲファニール® ························ 89	抗パーキンソン薬 ·················· 234
グリチルリチン・グリシン・システイン	ゲファルナート ······················· 89	抗ヒスタミン系 ····················· 237
配合剤 ························· 124	ゲムツズマブオゾガマイシン	抗ヒスタミン系抗不安薬 ········· 239
グリチロン® ·························· 124	···························· 185, 186, 190	抗ヒスタミン薬 ···· 155, 222, 329
グリニド薬 ··························· 272	ケルナック® ··························· 89	抗不安薬 ······························ 236
グリベック® ···················· 184, 188	ケーワン® ····················· 168, 171	抗不整脈薬 ························ 45, 46
グリベンクラミド ··· 255, 258, 259	健胃・消化薬 ·························· 81	抗ブドウ球菌用ペニシリン ······ 345
グリミクロン® ················ 258, 259	健胃薬 ······························ 81, 82	抗ヘルペスウイルス薬 ············ 355
グリメピリド ··········· 255, 258, 259	献血ヴェノグロブリン®-IH ·· 175, 176	抗ムスカリン薬 ······················· 95
クリンダマイシン ··················· 346	献血グロベニン®-I ··········· 175, 176	抗めまい薬 ··························· 222
グルコバイ® ··················· 268〜270	ゲンタシン® ··························· 28	抗リウマチ薬 ················· 323, 325
グルタミール® ················ 258, 259	ゲンタマイシン ······················· 28	抗緑膿菌用ペニシリン ············ 345
グルファスト® ················ 258, 266	ゲンタミシン ························ 345	抗リンパ球グロブリン製剤 ··· 174, 175
クレマスチンフマル酸塩 ·········· 330	ゲンノショウコエキス ············ 108	コスパノン® ··············· 136, 138, 139
クレミン® ···························· 231	コアテック® ··························· 56	ゴセレリン ····························· 30
クレンブテロール ··················· 143	抗CD20抗体 ························ 187	骨, カルシウム代謝薬 ············· 283
クロナゼパム ············· 28, 203, 204	抗HBV薬 ····························· 354	コデイン ······················· 156, 157
クロピドグレル ············ 70, 72, 76	抗HIV薬 ······················· 354, 355	コデインリン酸塩 ····· 99, 109, 111
クロフェダノール ··················· 156	抗IgE抗体 ···························· 334	コートリル® ·························· 308
グロブリン製剤 ····················· 175	抗RSウイルスヒト化モノクローナル抗体	コニール® ························ 38, 43
グロベニン®-I ················ 339, 341	···································· 355	コハク酸メチルプレドニゾロンナトリウム
クロペラスチン ····················· 156	抗悪性腫瘍薬 ··················· 52, 179	······································ 130
クロミッド® ··························· 30	降圧薬 ······························ 34, 39	コバシル® ························ 37, 57
クロミフェン ·························· 30	抗アルツハイマー型認知症薬 ···· 207	コホリン® ···························· 180
クロミプラミン ················ 241, 242	抗アレルギー薬 ············· 155, 334	コムタン® ····················· 213, 215
クロミプラミン塩酸塩 ············ 243	抗アンモニア薬 ····················· 128	コリオパン® ················· 95, 98, 111
クロモグリク酸ナトリウム ··· 335, 336	抗インフルエンザ薬 ··············· 355	コリリック® ··························· 95
クロライド・チャネル・アクティベーター	抗ウイルス薬 ························ 354	コリンテオフィリン ··············· 144
···································· 104	抗うつ薬 ······························ 240	コリンホール® ······················ 214
クロラゼプ酸 ··························· 26	抗肝炎ウイルス薬 ·················· 126	コルソン® ···························· 308
クロラムフェニコール ······ 344, 346	抗癌抗生物質 ························ 180	コレスチミド ················· 276, 277
クロルタリドン ··················· 60, 61	交感神経刺激薬 ····················· 222	コレスチラミン ····················· 140
クロルフェネシン ··················· 217	抗凝固薬 ··················· 69, 167〜169	コレステロール吸収阻害薬 ··· 275, 276
クロルフェネシンカルバミン酸エステル	抗狭心症薬 ····························· 40	コレバイン® ························ 109
······························ 218, 219	抗菌薬 ······················· 89, 108, 344	コロネル® ···························· 112
クロルプロマジン ············ 226, 230	攻撃因子抑制薬 ················· 86〜88	混合製剤（インスリン）········· 252
ケアロード®LA ··················· 65, 67	抗結核薬 ······························ 346	コンスタン® ························ 243
経口強心薬 ····························· 57	抗血小板薬 ····························· 69	コントミン® ··················· 226, 230
経口血糖降下薬 ················ 255, 257	抗血栓薬 ··························· 69, 71	コンラックス® ················ 218, 220
経口鉄キレート薬 ············ 193, 194	抗甲状腺薬 ··························· 289	
ケイツー® ···························· 171	抗コリン薬 ··· 93, 94, 97, 109, 110,	**サ 行**
ケイツー®N ·························· 168	137, 142〜144, 211〜213	サアミオン® ························ 208
下剤 ···································· 102	抗サイトメガロウイルス薬 ······ 355	サイアザイド系利尿薬 ··· 34, 35, 38,
ケセラン® ···························· 231	抗腫瘍性抗生物質結合抗CD33抗体	55, 56, 59, 61, 62
ケタス® ························ 208, 209	···································· 187	催胆・排胆薬 ························ 138
ケタミン ························ 225, 226	甲状腺機能異常症治療薬 ·········· 288	催胆薬 ·························· 137, 138
ケタラール® ·························· 226	甲状腺ホルモン ············· 288, 289	サイトテック® ····· 30, 89, 91, 314

索引（薬品名） **361**

INDEX

サイレース® …………… 247	ジゴシン® ………… 26, 28	自律神経作用薬 ……… 103, 105
ザイロック® …………… 280	脂質異常症(高脂血症)治療薬 …… 274	ジルチアゼム ……… 37, 44, 48
サイロニン® …………… 288	次硝酸ビスマス ………… 110	ジルチアゼム徐放剤 …… 42, 43
サクシゾン® … 147, 150, 308, 310	システイン系薬 ………… 152	ジルテック® …………… 330
サクシン® ……………… 218	ジソピラミド …… 28, 47, 48, 52	シルデナフィル ……… 26, 65
ザジテン® ……………… 330	ジソピラミド徐放剤 ……… 50	シルデナフィルクエン酸塩 … 66, 67
ザフィルルカスト ………… 146	シタグリプチン …………… 273	シルニジピン …………… 38
サラゾスルファピリジン … 115, 118, 324, 326	シタネスト® …………… 227	シロスタゾール … 65〜68, 70, 72, 73, 75, 78, 79
サラゾピリン® ………… 118, 119	シタラビン ………… 179〜181	シングレア® …… 146, 335, 336
サルタノール® ………… 147	ジヒデルゴット® …… 30, 199	神経遮断薬 …………… 230
ザルトプロフェン ………… 315	ジヒドロエルゴタミン …… 30	人工カルルス塩散 ……… 104
サルブタモール …… 144, 147	ジヒドロエルゴタミンメシル酸塩 199	浸潤性下剤 ………… 102〜104
サルポグレラート ………… 65	ジヒドロエルゴトキシンメシル酸塩 …… 208	シンセロン® …………… 223
サルポグレラート塩酸塩 …… 66	ジヒドロコデイン …… 156, 157	侵入阻害薬 …………… 354
サルメテロール …… 143, 146, 149	ジヒドロテストステロン …… 297	シンバスタチン ……… 26, 30
サルメテロール/フルチカゾン (配合剤) …… 143, 146, 150	ジフェニドール塩酸塩 …… 222, 223	シンビット® …………… 48
サロベール® …………… 280	ジフェニルブチルピペリジン誘導体 …… 231	心不全治療薬 ………… 53, 54
ザロンチン® ………… 28, 205	ジフェンヒドラミン ……… 222	シンメトレル® …… 208, 213, 215
サワシリン® …………… 90, 91	ジブカイン ……………… 227	新レシカルボン® ……… 105
酸化マグネシウム …… 88, 100, 104, 106	ジフルカン® …………… 26	睡眠薬 ………………… 245
三環系抗うつ薬 ……… 52, 241	ジプレキサ® ……… 232, 233	水溶性プレドニン® …… 150
三酸化ヒ素 …………… 52	ジプロフィリン …………… 144	水利胆薬 ……………… 138
ザンタック® ………… 88, 91	シプロフロキサシン ……… 346	スキサメトニウム塩化物水和物 … 218
酸中和薬 ……………… 86, 88	シプロヘプタジン酒石酸塩 …… 330	スクラルファート ……… 89, 92
サンディミュン® ………… 339	シベノール® ……… 28, 47, 49, 50	スターシス® …… 258, 259, 266
酸分泌抑制薬 ………… 86, 87	シベンゾリン …… 28, 47〜50, 52	スタチン …………… 67, 274, 276
サンリズム® ……… 28, 47, 50	ジメチコン ……………… 112	頭痛薬 ………………… 198
ジアスターゼ …………… 82	シメチジン …………… 25, 88	ステロイド ……… 116, 307
ジアゼパム … 25, 26, 218, 219, 226	ジメチルポリシロキサン … 108, 110	ステロイドホルモン ……… 176
シアナマイド …………… 26	ジメモルファン …………… 156	ステロイド薬 …………… 144
ジアベン® ……………… 258	ジメンヒドリナート ……… 222	ステロネマ® …………… 118
ジェイゾロフト® …… 241〜244	シャゼンソウエキス ……… 156	ストガー® ……………… 88
ジェノトロピン® ………… 302	臭化チキジウム ………… 111	ストミラーゼ® …… 82, 136
ジオクチルソジウムスルホサクシネート・カサンスラノール ……… 104	収斂薬 ……………… 108, 110	ストレプトグラミン系 … 344, 346
シオゾール® ………… 324, 327	消化管運動機能改善薬 …… 81	スパカール® ………… 138, 139
ジギタリス …… 45, 47, 52, 53〜55, 57, 58	消化管運動調整薬 … 102, 103, 105	スパントール® ……… 218, 220
ジギトキシン ……………… 28	消化管ガス駆除薬 ………… 112	スピリーバ® …………… 149
シグマート® ………… 42, 43	消化酵素配合薬 …………… 82	スピロノラクトン … 57, 59〜62, 134
シクレソニド …… 143, 146, 150	消化性潰瘍治療薬 ………… 86	ズファジラン® ………… 208
シクロスポリン … 26, 28, 67, 176, 338, 340〜342	消化薬 …………… 81, 82, 108	スペリア® ……………… 153
シクロスポリンA ………… 339	笑気 ……………………… 227	スマトリプタン ……… 199, 200
ジクロフェナクナトリウム (Na) …… 313, 316	硝酸イソソルビド ………… 43	スミフェロン® … 125, 131, 132, 181
シクロホスファミド …… 180, 182, 338〜342	硝酸イソソルビド徐放剤 …… 42, 43	スルトプリド ……… 231, 233
刺激性下剤 …………… 103	硝酸イソソルビド貼付薬 …… 42〜44	スルピリド …………… 231
止血薬 …………… 167〜169	硝酸薬 …… 40〜42, 53, 56, 67 ・長時間作用型 ………… 43	スルファメトキサゾール ……… 25
持効型 (インスリン) …… 251, 252	小腸刺激性下剤 …… 102, 103, 105	スルホニル尿素薬 (スルフォニル尿素薬) …… 255, 257, 258, 272
ジゴキシン ………… 28, 57	静脈麻酔薬 …………… 226	スローピッド® …… 146, 150
	生薬 …………………… 156	スロンノン®HI …………… 79
	除菌薬 ………………… 86	成長ホルモン …………… 301
	食後過血糖改善薬 ……… 268	制吐薬 ………………… 221
	植物アルカロイド ………… 180	生物学的製剤 …………… 116
	女性ホルモン剤 ………… 293	生物製剤 ……………… 318
		セイブル ………… 268〜270

脊髄シナプス抑制薬 ················ 217	センノシド ················ 100, 104	多糖類分解酵素 ········· 151, 152
セコバルビタール ··············· 226	造血薬 ············ 158, 161, 164	ダナゾール ························ 30
セスジウム® ························ 97	ソセゴン® ····· 96〜98, 135, 136	タナトリル® ························ 38
セスデン® ········· 95, 97, 99, 111	ソタコール® ···················· 48, 51	タフマック®E ······················ 82
ゼチーア ··························· 276	ソタロール ················ 48, 50〜52	タベジール® ······················ 330
セチプチリン ·············· 241, 242	速効型（インスリン）····· 228, 251	タミバロテン ·············· 190, 191
セチリジン塩酸塩 ················ 330	速効性インスリン分泌促進薬 ····· 265	タリオン® ··························· 330
セチロ ······························· 105	速効性ニトログリセリンエアゾール製剤	ダルテパリンナトリウム ··· 169, 172
セディール® ······················· 238	··································· 56	ダルメート® ························· 26
セドリーナ® ······················· 213	ゾテピン ·················· 231, 233	炭酸水素ナトリウム ······· 88, 222
セファタキシム ···················· 345	ゾニサミド	炭酸水素ナトリウム／無水リン酸水素ナト
セファドール® ···················· 223	··· 28, 203, 204, 211, 212, 214	リウム ···························· 105
セファマイシン ···················· 345	ゾピクロン ························ 246	炭酸リチウム ············ 199, 233
セフェム系 ························ 345	ソフィア® ···························· 30	短時間作用性 β_2 刺激薬 ······· 144
セフタジジム ····················· 345	ゾフラン® ·························· 223	胆汁酸吸着薬 ··············· 274〜276
セフトリアキソン ················ 345	ゾーミック® ··············· 199, 200	胆汁酸製剤 ························ 127
セブンイーエ・P ····· 82, 85, 136	ゾーミック®RM ·················· 200	胆汁酸利胆薬 ······················ 138
セボフルレン ······················ 227	ゾメタ® ····················· 284, 286	男性ホルモン（剤）··· 284, 286, 297
セボフレン® ······················ 227	ソラナックス® ············· 26, 243	タンドスピロンクエン酸塩 ··· 237, 238
セミアルカリプロティナーゼ ····· 152	ソル・コーテフ®	ダントリウム® ············ 218, 219
セラトロダスト ···················· 335	············ 147, 150, 308, 310	ダントロレンナトリウム ··· 218, 219
セラペプターゼ ···················· 152	ソルコセリル® ····················· 89	タンナルビン® ······· 108, 110, 113
セララ® ························ 26, 37	ソルダクトン® ··············· 60, 134	タンニン酸アルブミン ·········· 110
セルシン ··· 25, 26, 218, 219, 226	ゾルピデム ························ 246	胆嚢・胆道疾患治療薬 ·········· 137
セルセプト® ··············· 339〜341	ゾルミトリプタン ······· 199, 200	タンパク分解酵素 ········· 151, 152
セルテクト® ······················· 330	ソル・メドロール®	タンボコール® ··· 25, 26, 28, 47, 50
セルトラリン ··············· 241〜244	········ 147, 150, 176, 308, 310	チアゾリジン（系）誘導体 ··· 261〜264
セルベックス® ··············· 89, 242		チアトン® ············ 88, 95, 97, 111
セレキノン® ······· 83, 105, 107, 114	**タ 行**	チアプリド塩酸塩 ················ 208
セレコキシブ ············· 313, 315	第1世代セファロスポリン ······· 345	チアミラール ······················ 226
セレコックス® ············ 313, 315	第2世代セファロスポリン ······· 345	チアラミド ························ 313
セレニカ®R ······················· 205	第3世代セファロスポリン ······· 345	チウラジール® ··············· 289〜292
セレネース® ····· 28, 231, 233, 234	第4世代セファロスポリン ······· 345	チエチルペラジン ················ 222
セレベント® ············ 144, 146, 149	ダイアート® ························· 60	チエナム® ···················· 26, 136
ゼローダ® ·························· 26	ダイオウ ··························· 105	チエノピリジン ···················· 74
セロクエル® ··············· 215, 232, 233	ダイオウ配合 ······················ 105	チエノピリジン系 ··················· 72
セロクラール® ··········· 208, 209, 223	ダイクロトライド® ················ 60	チエピン誘導体 ···················· 231
セロケン® ···················· 42, 48	代謝拮抗薬 ······················ 180	チオトロピウム ············ 144, 149
セロトニン5-HT₃受容体拮抗薬	耐性乳酸菌 ······················ 111	チオペンタール ···················· 226
············ 108, 110, 112, 221	大腸刺激性下剤 ············ 102〜104	チガソン® ··························· 31
セロトニン作動薬 ········· 82, 198	ダイドロネル® ············ 284, 285	チキジウム臭化物 ········· 88, 95, 97
セロトニン受容体拮抗薬 ····· 64, 82	ダウノマイシン® ········· 180, 182	チクロピジン ············ 70, 72, 73
セロトニン受容体作動薬 ········· 81	ダウノルビシン ······ 179, 180, 182	チザニジン ··············· 217〜219
セロトニン・ノルアドレナリン再取込み	ダオニール® ············ 258, 259	チノ ························· 138, 139
阻害薬 ························ 241	タカヂアスターゼ ·················· 82	チペピジン ··············· 156, 157
セロトニン部分作動性抗不安薬	タカプレックス® ···················· 82	チミペロン ························ 231
························ 236〜239	タガメット® ················ 25, 88	チメピジウム臭化物 ··· 95, 97, 98, 111
全身麻酔薬 ··············· 225〜227	ダカルバジン ············· 180, 182	チメピジウム臭化物注射液 ······ 99
選択的抗ムスカリン薬 ············ 95	タクロリムス ······ 26, 28, 67, 119,	中間型（インスリン）·········· 252
選択的セロトニン再取込み阻害薬 ··· 241	324, 327, 338〜343	注射・経口ステロイド薬 ······· 143
選択的ムスカリン(M₁)受容体拮抗薬	タケプロン® ·············· 87, 90〜92	注射用エフオーワイ® ············ 130
···························· 86, 87	タケプロン®静注用 ·············· 90	中枢性 α_2 受容体作動薬 ······ 226
センナエキス ······················ 104	タゴシッド® ························ 28	中枢性筋弛緩薬 ···················· 218
センナ・センナ実 ················ 104	タスモリン® ······················· 214	中枢性非麻薬性鎮咳薬 ····· 155, 156
センノサイド® ··················· 104	脱炭酸水素酵素阻害薬 ············ 59	中枢性麻薬性鎮咳薬 ······· 155, 156

索引（薬品名） *363*

INDEX

腸管運動抑制薬 …… 108, 109, 111	デプロメール® …………… 241〜244	トリアゾラム ………… 26, 30, 246
腸管洗浄剤 …………………… 103	デュラミンデポー ……………… 284	トリアムシノロン ……………… 308
長時間作用型カルシウム拮抗薬 … 36	デュロテップ® ………………… 96	トリアムテレン ……………… 59, 60
長時間作用型ジヒドロピリジン系カルシウム	デュロテップ®MTパッチ ……… 100	トリオミン ……………………… 231
拮抗薬 ………………………… 38	テラナス® ………………… 199, 200	トリクロルメチアジド … 36, 60〜62
長時間作用性β₂刺激薬 … 143, 144	テリスロマイシン ……………… 346	トリテレン® …………………… 60
超速効型（インスリン製剤）… 251, 255	テルネリン® ………… 201, 218, 219	トリプタノール® …… 200, 241, 242
チラクターゼ ………………… 111	テルミサルタン ………………… 38	トリプタン系薬剤 ……………… 198
チラーヂン®S ……… 288, 289, 291	テレスミン ………………… 205, 206	トリプタン製剤 ………………… 199
チロナミン® ……………… 288, 289	テレミンソフト® ………… 105, 106	トリメブチン …………………… 83
鎮咳薬 …………………………… 155	電解質配合剤 …………………… 105	トリメブチンマレイン酸塩 … 83, 105
鎮痙薬 ………………………… 93, 94	天然型インターフェロンβ ……… 135	トリラホン® …………………… 231
鎮痛薬 …………………………… 93	天然型インターフェロンアルファ … 132	ドルナー® …………………… 65〜67
つくしA・M散® …………… 82, 85	天然型ペニシリン ……………… 345	トルフェナム …………………… 313
ツロブテロール ……… 143, 146, 149	天然ケイ酸アルミニウム ……… 110	トルブタミド ……………… 25, 258
ティーエスワン® ………………… 26	糖尿病薬 …… 250, 257, 261, 265,	トルペリゾン …………………… 217
ディオバン® …………………… 36	268, 272	トルペリゾン塩酸塩 …………… 218
定型(第一世代)抗精神病薬 … 229, 232	ドーパ脱炭酸酵素阻害薬 ……… 212	ドルミカム® ………………… 26, 226
テイコプラニン ………………… 28	糖類下剤 ………………………… 103	トレチノイン …………………… 191
ディプリバン® ………………… 226	ドキシサイクリン ……………… 346	トレドミン® ………… 140, 241, 242
テオドール® ……… 25, 28, 146, 150	ドキソルビシン … 179, 180, 182, 183	トレピブトン ……………… 138, 139
テオフィリン … 25, 28, 144, 146, 150	ドグマチール® ………………… 231	トレラミン ……………………… 213
テオフィリン薬 ……… 142〜144, 146	トシリズマブ ……………… 318〜321	トレリーフ ………………… 214, 215
テオロング® ……………… 146, 150	トシル酸スプラタスト ……… 335, 337	ドロキシドパ ………………… 214
デカドロン® … 147, 150, 308, 310	ドネペジル塩酸塩 …………… 207, 208	トログリタゾン ………………… 264
デキサメタゾン	ドバストン ……………………… 213	トローチ ………………………… 155
…………… 147, 183, 191, 308, 310	ドパゾール® …………………… 213	トロピセトロン ………………… 222, 223
デキストロメトルファン …… 156, 157	ドパミン ………………………… 56	ドロペリドール ………………… 226
デクスメデトミジン塩酸塩 ……… 226	ドパミンD₂受容体拮抗薬 … 221, 222	トロペロン® ……………………… 231
テグレトール® ………… 28, 205, 206	ドパミンDA₁受容体作動薬 …… 59	ドロレプタン® …………………… 226
テシプール® ……………… 241, 242	ドパミンアゴニスト … 211, 212, 215	トロンビン ………………… 167, 169
デジレル® ………………… 242, 247	ドパミン受容体拮抗薬 ………… 81, 82	トロンボキサンA₂合成酵素阻害薬 … 208
テスチノン ……………………… 298	ドパミン受容体刺激薬 ………… 213	トロンボキサンA₂阻害薬 ……… 335
テスチノンデポー ……………… 298	ドパミン部分アゴニスト ……… 229	トロンボモデュリンアルファ … 169, 172
テストステロン ……………… 30, 297	ドパール® ……………………… 213	ドンペリドン ……………… 83, 85, 222
テストロンデポー ……………… 298	トピナ® ………………………… 205	
テストロンデポー注 …………… 299	トピラマート ……………… 203, 204	**ナ 行**
デスモプレシン …… 167, 169, 170, 305	ドプス® ………………………… 214, 215	ナイキサン® …………………… 316
デスモプレシン酢酸塩 ……… 169, 170	ドブタミン ……………………… 56	ナウゼリン® ……… 83, 85, 215, 222
デスモプレシン・スプレー2.5協和	ドブトレックス® ………………… 56	ナーカリシン® ………………… 280
…………………………………… 305	トブラシン® …………………… 28	ナサニール® …………………… 30
鉄 ……………………………… 158	トフラニール® ……………… 241, 242	ナゼア® ………………………… 223
鉄剤 ……………………… 158, 159	トブラマイシン ………………… 28	ナテグリニド … 257〜259, 265, 266
テトカイン® …………………… 227	ドミン …………………………… 213	ナトリックス® ………… 37, 60, 62
テトラカイン …………………… 227	ドメナン® ……………………… 335	ナパジシル酸アクラトニウム … 82
テトラサイクリン系 ………… 344, 346	トラクリア® ………………… 64, 66, 67	ナファモスタットメシル酸塩 … 169, 172
テトラミド® ………… 241, 242, 247	トラセミド ……………………… 60	ナファレリン ……………………… 30
テノーミン® ………………… 42, 48	トラゾドン ……………………… 242	ナブメトン ……………………… 313
デノシン® ………………………… 31	トラニラスト ……………… 335, 336	ナプロキセン ………………… 313, 316
デパケン® ……… 26, 28, 205, 206	トラネキサム酸 ………………… 169, 170	ナボバン® ……………………… 223
デパケン®R ……………………… 205	ドラール® ……………………… 247	ナラトリプタン ……………… 199, 200
デパス® ……………………… 201, 246	トランコロン® … 95, 98, 103, 105,	難吸収性抗生物質 ……………… 128
デヒドロコール酸 ……………… 138	110	ニカルジピン ……………………… 37
デフェラシロクス …………… 194, 196	トランコロン®P ………………… 110	ニコチン酸製剤 ………………… 276
テプレノン …………………… 89, 242	トランサミン ……………… 169, 170	ニコランジル ………………… 41〜43

ニザチジン ……………………… 88	ノボラピッド®30ミックス ……… 255	バラシクロビル ………………… 355
ニセリトロール ………………… 277	ノボラピッド®30ミックス注フレックスペン ……………………… 252	パラミヂン® ……………………… 280
ニセルゴリン ……………… 208, 209		パラメゾン® ……………………… 308
ニゾラール® ……………………… 25	ノボラピッド®30ミックス注ペンフィル ……………………… 252	パラメタゾン …………………… 308
ニソルジピン …………………… 26		パリエット® ………………… 87, 90〜92
ニトラゼパム ……………… 28, 246	ノボラピッド®注 ………………… 253	バルガンシクロビル …………… 356
ニトロール® ……………………… 43	ノボラピッド®注100単位/mL …… 251	バルコーゼ ………………… 104, 106
ニトロール®R ………………… 42, 43	ノボラピッド®注フレックスペン … 251	バルサルタン …………………… 36
ニトログリセリン …………… 37, 42, 43	ノボラピッド®注ペンフィル ……… 251	ハルシオン® …………… 25, 26, 30, 246
ニトログリセリンスプレー ……… 43, 44	ノボリン®30R注100単位/mL …… 252	バルデナフィル ………………… 26
ニトログリセリン舌下錠 … 42〜44, 56	ノボリン®30R注フレックスペン …… 252	バルネチール® ……………… 231, 233
ニトログリセリン注射液 ………… 56	ノボリン®50R注フレックスペン …… 252	バルビタール …………………… 226
ニトロプルシド ………………… 37	ノボリン®N注100単位/mL ……… 252	バルビツレート ……………… 225, 226
ニトロペン® ……………………… 42, 43	ノボリン®N注フレックスペン ……… 252	バルビツレート系麻酔薬 ……… 225
ニバジール® …………………… 25	ノボリン®R注100単位/mL ……… 252	バルプロ酸 … 26, 28, 203, 204, 233
ニフェカラント ………………… 48, 51	ノボリン®R注フレックスペン ……… 252	パルミコート® ………… 144, 146, 150, 156, 310
ニフェジピン徐放剤 ……… 37, 42, 43	ノリトレン …………………… 241, 242	
ニフレック® ………………… 103, 105	ノルアドレナリン ………………… 56	パルミコート®200タービュヘイラー® ……………………… 310
ニボラジン® …………………… 330	ノルエチステロン・エチニルエストラジオール ……………………… 30	
ニメタゼパム …………………… 246		バレリン® ………………… 205, 206
ニューキノロン系抗菌薬 ………… 52	ノルエチステロン・メストラノール … 30	ハロキサゾラム ………………… 246
乳酸菌製剤 …………… 108, 109, 111	ノルエピネフリン ………………… 56	パロキセチン ………… 25, 241〜244
乳糖分解酵素薬 …………… 109, 111	ノルエピネフリン作動薬 ………… 214	ハロステン® …………………… 231
ニューレプチル® ………………… 231	ノルトリプチリン …………… 241, 242	ハロセン ………………………… 227
ニューロタン® …………………… 37	ノルバスク® ……………………… 36	ハロテスチン® ……………… 298, 299
尿アルカリ化薬 ………………… 282	ノンスロン® ………………… 169, 172	パーロデル® …………………… 213
尿酸降下薬 ………………… 279〜281		ハロペリドール ……………… 28, 231〜234
尿酸生成抑制薬 ………………… 280	**ハ行**	パンクレアチン ………………… 82
尿酸排泄促進薬 …………… 279, 280	バイアスピリン® … 73〜76, 79, 316	パンクロニウム臭化物 ………… 218
ネオスチグミン ………………… 105	バイカロン® ……………………… 60	バンコマイシン …………… 28, 346
ネオドパストン® ………………… 213	ハイグロトン® …………………… 60	パンテチン ……………………… 106
ネオドパゾール® ………………… 213	ハイセレニン ………………… 205, 206	パントシン®散 …………………… 106
ネオファーゲン®C ……………… 124	排胆薬 ………………………… 137, 138	ハンプ® ………………………… 56
ネオフィリン® …………………… 147	ハイドレア® …………………… 180	ピオグリタゾン ……………… 259, 264
ネオーラル® … 26, 28, 176, 339〜342	ハイドロキシウレア …………… 179	ビオスリー® ……………… 111, 113
ネスプ® ………………………… 159	ハイドロコーチゾン ………… 308, 310	ビオフェルミン® ………………… 111
ネモナプリド …………………… 231	ハイドロコートン® ……………… 308	ビオフェルミン®R ……………… 111
ネルボン® ………………… 28, 247, 264	バイナス® …………………… 335, 336	非核酸系逆転写酵素阻害薬 …… 355
粘液産生・分泌促進薬 ……… 87, 89	ハイペン® ……………………… 315	ピーガード® …………………… 96
粘膜抵抗強化薬 ………… 86, 87, 89	バイミカード® …………………… 26	ビカモール® …………………… 214
ノイアップ® ……………………… 162	パキシル® ……… 25, 107, 140, 201, 241〜244	ビカルタミド …………………… 30
ノイアート® ………………… 169, 172		ビグアナイド(系) … 259, 263, 264
ノイトロジン® …………………… 162	パーキン® ……………………… 213	ビクリン® ……………………… 28
ノイラミニダーゼ阻害薬 … 354, 355	パーキンソン病治療薬 ………… 211	ピコスルファート ……………… 100
脳循環改善薬 …………………… 208	バクシダール® …………………… 26	ピコスルファートナトリウム …… 105
脳生理活性物質 ………………… 208	麦門冬湯 ……………………… 156	ビサコジル ……………………… 105
脳代謝賦活薬 …………………… 208	バクロフェン ……………… 217〜219	ビジクリア® …………………… 106
脳保護薬 ………………… 207, 208	パシーフ® ……………………… 95	非ジヒドロピリジン系カルシウム拮抗薬 ……………………… 39
ノスカピン ……………………… 156	バチール® ……………………… 231	
ノスカール® …………………… 264	パナルジン® ………………… 73〜75, 78	ビ・シフロール® …………… 213, 214
ノックビン® ……………………… 26	パナルジン®N細粒 ……………… 73	ヒスタミンH₁受容体拮抗薬 …… 221
ノバスタン®HI ………………… 79	パピナール® ………………… 96, 100	ヒスタミンH₂受容体拮抗薬 …… 86
ノバミン® ……………………… 100	バファリン® ……… 74〜76, 79, 200, 316	非ステロイド性抗炎症薬 …… 90, 312
ノバントロン® …………………… 180	ハベカシン® …………………… 28	非ステロイド性消炎鎮痛薬 …… 307
ノービア® ……………………… 26	パラクルード® … 126, 130, 131, 135	ビスホスホネート(製剤) … 283〜285

INDEX

ビスマス薬 …………………… 109
ヒスロン® ……………… 30, 294
ビーゼットシー® …………… 231
ビソプロロール …… 37, 48, 50, 52
ビソプロロールフマル酸塩 ……… 42
ビタミンB₁₂（製剤） …… 158〜160
ビタミンK（製剤） …… 167, 168, 283, 284
ビタミンK₁ ……………… 168, 171
ビタミンK₂（製剤） … 168, 171, 285
ビダラビン …………………… 355
ヒダントール® ………… 205, 206
非定型(第二世代)抗精神病薬 … 215, 229, 232
ヒデルギン® ………………… 208
ヒトインスリン ……………… 252
ヒト絨毛性性腺刺激ホルモン ……… 30
ヒドロキシカルバミド ………… 180
ヒドロキシジン ……………… 239
ヒドロキシジン塩酸塩 …… 237, 330
ヒドロキシジンパモ酸塩 … 222, 223
ヒドロクロロチアジド ………… 60
ヒドロコルチゾン（ヒドロコーチゾン）
………………………… 147, 228
ピノルビン® ………………… 180
ビフィズス菌 ………………… 111
ピペタナート塩酸塩 …………… 112
ピペラシリン ………………… 345
ピペラシリン/タゾバクタム …… 345
ピペラジン系 ………………… 330
ピペリジン系 ………………… 330
ビペリデン …………………… 214, 234
ヒベルナ® …………………… 226
ヒマシ油 ……………………… 105
ビーマス®S ………………… 104
ヒメクロモン ………………… 138, 139
ピメノール® ………………… 28, 47
ピモジド ……………………… 26, 231
ヒューマトロープ® ………… 302
ヒューマリン®3/7注100単位/mL 252
ヒューマリン®3/7注カート …… 252
ヒューマリン®3/7注キット …… 252
ヒューマリン®N注100単位/mL 252
ヒューマリン®N注カート ……… 252
ヒューマリン®N注キット ……… 252
ヒューマリン®R注100単位/mL 251
ヒューマリン®R注カート ……… 251
ヒューマリン®R注キット ……… 251
ヒューマログ® ……………… 253
ヒューマログ®N注カート …… 252
ヒューマログ®N注ミリオペン … 252
ヒューマログ®注100単位/mL … 251
ヒューマログ®注カート ……… 251
ヒューマログ®注ミリオペン … 251
ヒューマログ®ミックス25 …… 254

ヒューマログ®ミックス25注カート
………………………………… 252
ヒューマログ®ミックス25注ミリオペン
………………………………… 252
ヒューマログ®ミックス50注カート
………………………………… 252
ヒューマログ®ミックス50注ミリオペン
………………………………… 252
ヒュミラ® …………………… 320
ビラセプト® ………………… 26
ピラミスチン® ……………… 213
ピラルビシン ………………… 180
ピルジカイニド … 28, 47, 48, 50, 52
ビルダグリプチン …………… 273
ビルトリシド® ……………… 26
ヒルナミン® ………………… 231
ピルメノール …… 28, 47, 52
ピレタニド ……………………… 60
ピレチア® ……………… 226, 234
ピレンゼピン塩酸塩 …………… 88
ピロキシカム …………………… 26
ビンカアルカロイド …………… 179
ビンクリスチン ……… 180, 182, 183
ビンデシン …………………… 181
ビンブラスチン ………… 181, 182
ファスティック® …… 258, 259, 266
ファモチジン ………… 88, 91, 92
フィズリン® ………………… 305
ブイフェンド® …………… 26, 28
フィブラート（系製剤，系薬剤，系薬）
………………………… 275, 276
フィルデシン ………………… 181
フェキソフェナジン …… 331, 332
フェキソフェナジン塩酸塩 …… 330
フェニトイン … 25, 28, 47, 203, 204
フェニルアラニン誘導体 … 257, 258
フェノチアジン系 ……… 222, 330
フェノチアジン誘導体 ………… 230
フェノチアジン類 …………… 226
フェノテロール ………… 144, 147
フェノバール® …… 25, 26, 28, 205, 226
フェノバルビタール …… 25, 28, 29, 140, 203〜205, 226
フェノフィブラート …… 278, 279
フェルデン® ………………… 26
フェルビテン ………………… 138
フェロ・グラデュメット® …… 159
フェロベリン® …… 109, 110, 112
フェロミア® ………………… 159
フエロン® ……… 125, 130, 135
フェンタニル ……… 96, 100
フェンブフェン ……………… 313
フェンプロバメート …… 218, 220
フオイパン ……………… 129, 136

フォリアミン® ……………… 160
フォーレン® ………………… 227
副交感神経興奮薬 ……………… 82
副交感神経刺激薬 …………… 102
副腎皮質ステロイド … 127, 140, 307
副腎皮質ホルモン …………… 116
複方オキシコドン ……………… 96
ブコローム …………… 280, 281
フサン® ………… 129, 135, 169, 172
ブシラミン …………… 324, 326
ブスコパン® … 95, 97〜99, 110, 139
ブチルスコポラミン臭化物 … 95, 97, 98, 110, 139
ブチルスコポラミン臭化物注射液 … 99
ブチロフェノン誘導体 …… 226, 231
ブデソニド …… 143, 146, 150, 156, 310
フドステイン ……………… 151〜153
フトラフール® ……………… 26
ブトロピウム臭化物 …… 95, 98, 111
ブピバカイン ………………… 227
ブプレノルフィン ……………… 96
ブメタニド ……………………… 60
ブラウノトール ……………… 89
フラグミン …………… 169, 172
プラジカンテル ……………… 26
フラジール® ………………… 91
プラバスタチン ………… 30, 276
プラビックス® …… 73〜76, 78, 79
フランドル®テープ …… 42, 43
プランルカスト ……………… 146
プランルカスト水和物 … 335, 336
プリジノールメシル酸塩 … 218, 220
プリミドン ……………………… 28
フリーラジカル捕捉薬 ……… 207
プリンペラン® … 82, 100, 222, 223
フルイトラン® …… 36, 60〜62
フルオロウラシル ……………… 30
フルオロキノロン系 …… 344, 346
フルカム …………………… 26, 315
フルコナゾール …… 26, 351, 352
フルシトシン ………………… 351
プルゼニド® …… 100, 103, 104, 106
フルタイド® ………… 144, 146, 150
フルダラ® …………………… 180
フルダラビン ………………… 180
フルチカゾン … 143, 146, 150, 310
フルツロン® ………………… 26
フルニトラゼパム …… 226, 246
フルバスタチン ……………… 30
フルフェナジン ……………… 231
ブルフェン …………………… 315
フルボキサミン ……… 241〜244
フルマーク® ……………… 25, 26
フルメジン® ………………… 231

366 治療薬イラストレイテッド 改訂版

フルラゼパム ………… 26, 246	プロペリシアジン ………… 231	ベリチーム® ………… 82, 85
ブレオ® ………… 180, 182	フロベン ………… 26	ペリンドプリル ………… 37, 57
ブレオマイシン …… 179, 180, 182	プロポフォール ………… 226	ペルカミン®エス ………… 227
フレカイニド … 25, 26, 28, 47, 48, 50, 52	プロマック® ………… 89	ベルケイド ………… 187, 191
プレセデックス® ………… 226	プロミド® ………… 88	ベルジピン® ………… 25, 37
プレタール® … 64, 66〜68, 73, 75, 78, 79	ブロムヘキシン ………… 151, 152	ペルフェナジン ………… 222, 231
プレディニン® … 324, 327, 339, 341	ブロムペリドール ………… 28, 231	ヘルベッサー® ………… 48
プレドニゾロン …… 119, 121, 127, 130, 131, 176, 182, 201, 308	ブロメラジン ………… 226, 234	ヘルベッサー®R ………… 42, 43
プレドニン® …… 127, 131, 181, 182, 291, 308〜310	ブロメライン ………… 152	ベルベリン ………… 109
プレドネマ® ………… 118	フローラン® ………… 65, 67	ベルベリン塩化物 ………… 110
プレベノン® ………… 95	フロリード ………… 26	ベルベリン塩化物, ゲンノショウコエキス ………… 110
プレマリン® ……… 30, 169, 284, 294, 296	分子標的薬 ………… 184	ベルベリン（系）製剤 …… 108〜110
プレミネント® ………… 38, 62	ベイスン® ………… 268, 269, 270	ペルマックス® ………… 213, 215
プロカイン ………… 227	ペオン® ………… 315	ペロスピロン ………… 232, 233
プロカインアミド …… 28, 47, 50	ベガ® ………… 335	ベロテック® ………… 147
プロカテロール …… 143, 144, 147	ペガシス® ………… 132	ベンザミド誘導体 ………… 231
プロカルバジン ………… 179	ヘキストラスチノン® …… 25, 258	ベンザリン ………… 247
プロキシフィリン ………… 144	ペグインターフェロンアルファ-2a ………… 132	ベンジソキサゾール系化合物 …… 232
プログラフ® …… 26, 28, 119, 324, 327, 339〜342	ペグインターフェロンアルファ-2b ………… 124, 131	ベンズブロマロン ………… 279〜281
プログルミド ………… 88	ペグイントロン® ………… 124, 131	ベンズマロン® ………… 280
プロクロルペラジン …… 100, 222	ベクロニウム臭化物 ………… 218	ベンゾジアゼピン ………… 225
プロゲステロン ………… 294	ベクロメタゾン ……… 143, 146, 150	── 誘導体 ………… 225, 226
プロサイリン® ………… 65〜67	ベサコリン® ………… 103, 105	ベンゾジアゼピン系抗不安薬 ………… 236, 237, 239
プロスタグランジン製剤 … 65, 87, 89	ベサノイド® ………… 185, 191	ペンタサ® …… 118, 119, 121, 122
プロセキソール® ………… 30	ベザフィブレート ………… 277	ペンタジン® ………… 96〜98
フロセミド ……… 37, 56, 57, 60〜62, 134, 135	ベタネコール塩化物 ………… 105	ペンタゾシン … 96〜98, 135, 136
フローセン® ………… 227	ベタヒスチンメシル酸塩 … 222, 223	ペンタミジン ………… 352
ブロチゾラム ………… 246	ベタメタゾン ……… 147, 308, 310	ペントキシベリン ………… 156, 157
プロテアーゼ阻害薬 …… 354, 355	ペチジン ………… 226	ペントスタチン ………… 179, 180
プロテアソーム阻害薬 ………… 187	ペチジン塩酸塩 ………… 96〜98	ペントナ® ………… 214
プロテカジン® ………… 88	ペチロルファン® ………… 96〜98	ペントバルビタール ………… 226
プロトンポンプ阻害薬 …… 86, 89	ベニジピン ………… 38	ペンフィル®30R注 ………… 252
プロナーゼ ………… 152	ベニジピン塩酸塩 ………… 43	ペンフィル®50R注 ………… 252
プロナンセリン ………… 26, 232	ペニシラミン ………… 324	ペンフィル®N注 ………… 252
プロニカ® ………… 335	ペニシリン ………… 28	ペンフィル®R注 ………… 252
プロノン® ………… 26, 28, 47	ペニシリンG ………… 345	ベンプロペリン ………… 156
プロパジール® ………… 289	ペニシリン系 ………… 345	防御因子増強薬 ………… 87, 89
プロパフェノン … 26, 28, 47, 48, 52	ベネシッド® ………… 280	膨張性下剤 ………… 102, 104
プロバルビタール ………… 226	ベネット® ………… 287	ホクナリン® ………… 146, 149
プロピトカン ………… 227	ベネット®17.5 ………… 284	ボグリボース ………… 268〜270
プロピルアミン系 ………… 330	ヘパリン … 66, 68, 69, 71, 72, 74, 75, 167〜169	ホスカルネット ………… 354, 356
プロフェナミン ………… 213	ヘパリンナトリウム ………… 72	ホスホジエステラーゼⅢ（PDEⅢ）阻害薬 ………… 53, 55
プロブコール ………… 276, 277	ヘパンED® ………… 134	ホスホマイシン ………… 344, 346
プロプラノロール …… 25, 48, 50	ベプシド® ………… 181	ホスホラミドマスタード ………… 338
プロプレス® ………… 38, 57	ベプリコール® ………… 26, 48, 50	ボスミン® ………… 147, 310
フロプロピオン …… 136, 138, 139	ベプリジル …… 26, 47〜50, 52	ボスミン®注 ………… 147
プロベネシド …… 28, 279, 280	ベポタスチンベシル酸塩 ………… 330	ボセンタン ………… 65, 67
プロペラ® ………… 294〜296	ヘモコアグラーゼ ………… 169	ボセンタン水和物 ………… 66, 67
	ベラドンナアルカロイド ………… 95	ボトックス ………… 31
	ベラパミル …… 48〜52, 199, 201	ボナロン® ………… 287
	ベラプロストナトリウム …… 65〜67	ボナロン®35 ………… 284, 285
	ベリアクチン® ………… 330	ポラプレジンク ………… 89

INDEX

ポララミン® ……………………… 330
ポリエン系 ……………………… 351
ポリカルボフィルカルシウム … 112, 113
ボリコナゾール … 26, 28, 351, 352
ホリゾン® ………………… 218, 226
ホーリット® ……………………… 231
ポリトーゼ® ……………………… 82
ポリフル® ………………… 112〜114
ホーリン® ……………………… 294
ホーリンデポー® ……………… 294
ボルタレン® ……………… 316, 317
ボルテゾミブ ……… 186, 187, 191
ホルモテロール ………………… 143
ポンシル®FP …………………… 31
ボンゾール® ……………………… 30
ポンタール® ……………… 314, 316

マ行

マイスリー® ……………………… 246
マイロターグ® ……………… 185, 190
マーカイン® …………………… 227
マグコロール® ………………… 104
マグコロール®P ………………… 104
マクサルト® ……………… 199, 200
マクサルトRPD® ……………… 200
マグミット® …………………… 104
マグラックス® ……… 88, 104, 106
マクロビン® …………………… 284
マクロライド系 ………… 344, 346
マクロライド系抗菌薬 ………… 52
麻酔薬 …………………………… 225
マスキュラックス® …………… 218
末梢血管拡張薬 ………………… 64
末梢性筋弛緩薬 ………… 217, 218
末梢性鎮咳薬 ………………… 155
マドパー® ……………………… 213
マプロチリン ……………… 241, 242
麻薬 ……………………………… 111
麻薬拮抗性鎮痛薬 ……… 94, 101
麻薬性鎮痛薬 ……… 94, 95, 101
マンニットールS ……………… 131
ミアンセリン ……………… 241, 242
ミオコール®スプレー …… 42, 43, 56
ミオナール® ……………… 218, 219
ミオブロック® ………………… 218
ミカファンギン ………………… 352
ミカルディス® …………………… 38
ミグシス® ………………… 199, 200
ミグリトール ……………… 268〜270
ミコナゾール …………………… 26
ミコフェノール酸モフェチル … 339〜341, 343
ミソプロストール …… 30, 89, 91, 92
ミゾリビン ………… 323, 324, 327, 339〜341, 343

ミダゾラム ………………… 26, 226
ミチグリニド … 257, 258, 265, 266
ミトキサントロン ……… 179, 180
ミニマックス® ………………… 200
ミノサイクリン ………………… 346
ミフロール® ……………………… 26
ミヤBM® ……………………… 111
ミラクリッド® ………………… 129
ミラドール® …………………… 231
ミリスロール® …………… 43, 56
ミルナシプラン ……… 241, 242
ミルラクト® …………………… 111
無機ヨード …………………… 290
ムコサール® ……………… 153, 154
ムコサール®-L …………… 153, 154
ムコスタ® ……………………… 89
ムコソルバン® …………… 153, 154
ムコソルバン®L ………… 153, 154
ムコダイン® ……………… 153, 154
ムスカルム® …………………… 218
迷走神経抑制薬 ……………… 108
メイラックス® …………… 238, 243
メイロン® ……………………… 223
メインテート® … 37, 42, 48, 50, 291
メキシチール® ……… 25, 28, 47
メキシレチン ……… 25, 28, 47, 52
メキタジン ……………………… 330
メサラジン ……………… 115, 118
メジコン® ………………… 156, 157
メシル酸イマチニブ …… 184, 188
メシル酸ガベキサート … 128, 130, 135
メシル酸カモスタット …… 129, 136
メシル酸ナファモスタット … 129, 135
メシル酸ブロモクリプチン …… 213
メシル酸ペルゴリド …………… 213
メソトレキセート® ……… 28, 180
メタプロテレノール …………… 147
メタルカプターゼ® …………… 324
メチキサート® ………………… 214
メチコバール® ………………… 160
メチルシステイン ……… 151, 152
メチルテストステロン ………… 30
メチルプレドニゾロン … 147, 308, 310
メディエーター遊離抑制薬 …… 335
メデット® ……………………… 264
メトカルバモール ……… 218, 220
メトクロプラミド … 82, 100, 222, 223
メトトレキサート …… 28, 31, 179, 180, 324, 327
メトプロロール …………… 48, 52
メトプロロール酒石酸塩 ……… 42
メトホルミン …… 255, 262〜264
メトレート® ……………… 324, 327
メドロキシプロゲステロン …… 30
メトロニダゾール …… 89, 91, 346

メドロール® ……………… 308, 309
メナミン® ……………………… 316
メネシット® ……………… 213, 215
メバロチン® …………………… 30
メピバカイン …………………… 227
メフェナム ……………………… 313
メフェナム酸 ………………… 316
メプチン® ……………………… 147
メフルシド ……………………… 60
メペンゾラート臭化物
 …………… 95, 98, 105, 110
メペンゾラート臭化物, フェノバルビタール
 …………………………… 110
メリスロン® …………………… 223
メルカゾール® …………… 289〜292
メルカプトプリン ……………… 180
メルビン® ……………………… 264
メルファラン …………………… 180
メロキシカム ……………… 313, 315
メロペン® ……………………… 26
免疫グロブリン製剤 ………… 355
免疫調整剤 …………………… 117
免疫抑制薬 …………………… 338
メンドン® ……………………… 26
モキシフロキサシン ………… 346
モサプラミン …………………… 231
モサプリドクエン酸塩 … 82, 105, 242
モニラック® ……………… 103, 128
モノバクタム系 ……………… 345
モーバー® ………………… 324, 327
モービック® …………………… 315
モルヒネ …… 21, 29, 94, 156, 157
モルヒネ塩酸塩 …………… 95, 99
モルヒネ硫酸塩 …………… 96, 99
モルペス細粒 …………………… 99
モンテルカスト ………………… 146
モンテルカストナトリウム … 335, 336

ヤ行

ユーエフティ …………………… 26
ユニフィル®LA ……… 146, 150
ユリノーム® …………………… 280
ユーロジン® …… 25, 26, 30, 247
ヨウ化カリウム ……………… 289
幼牛血液抽出 ………………… 89
葉酸 ……………………… 158, 159
ヨーデル®S ……………………… 104
四環系抗うつ薬 ……………… 241
四級アンモニウム塩合成コリン薬 … 95

ラ行

ラキソベロン® … 100, 103, 105, 106
酪酸菌 ………………………… 111
酪酸菌配合剤 ………………… 111
ラクツロース …… 128, 131, 135

ラクトミン製剤 …………… 111	リポバス® …………… 26, 30	レラキシン® …………… 218
ラジカット ………… 208, 209	リーマス® ……… 28, 199, 201	レルパックス® …… 26, 199, 200
ラシックス® …… 37, 56, 57, 60～62, 134, 135	リマチル® ………… 324, 326	レンドルミン® ……… 25, 246
ラックビー® …………… 113	リマプロストアルファデクス …… 65	ロイケリン® …………… 180
ラックビー®R …………… 111	硫酸アトロピン … 98, 110, 135, 136	ロイコトリエン拮抗薬 …… 334, 335
ラックビー®微粒N …………… 111	硫酸キニジン …………… 47	ロイコトリエン受容体拮抗薬 …… 146
ラニチジン塩酸塩 ………… 88, 91	硫酸クロピドグレル …………… 73	ロイコプロール® …………… 162
ラフチジン …………… 88	硫酸ナトリウム配合 …………… 104	ロイスタチン® …………… 180
ラベプラゾール ………… 90, 92	硫酸ポリミキシンB … 128, 131, 135	ロイナーゼ® ………… 181, 182
ラベプラゾールナトリウム … 87, 89～91	硫酸マグネシウム …… 104, 138	ロカルトロール® ……… 284～286
ラボナ® …………… 226	硫酸モルヒネ …………… 96	ロキサチジン酢酸エステル塩酸塩 … 88
ラボナール® …………… 226	リューブリン® …………… 30	ロキシスロマイシン …………… 154
ラマトロバン ………… 335, 336	リュープロレリン …………… 30	ロキシーン® ………… 218, 220
ラミクタール® …………… 205	リルマザホン …………… 246	ロキソニン® …… 291, 315, 316
ラモセトロン ………… 222, 223	リンコサミド系 …………… 344, 346	ロキソプロフェン …………… 313
ラモセトロン塩酸塩 ……… 82, 95, 98	リン酸コデイン ……… 111, 157	ロキソプロフェンナトリウム … 315, 316
ラモトリギン ………… 203, 204	リン酸ナトリウム塩配合 …………… 106	ローコール® …………… 30
ラロキシフェン …………… 30	リンデロン® … 147, 150, 308, 310	ロサルタン …………… 37, 279
ランソプラゾール ……… 87, 89～92	リントン® …………… 231	ロサルタンカリウム／ヒドロクロロチアジド合剤 …………… 62
ランタス® ………… 253, 255	リンフォグロブリン® …………… 176	
ランタス®注オプチクリック300 … 252	リンラキサー® ……… 218, 219	ロサルタン／ヒドロクロロチアジド … 38
ランタス®注カート300 …… 252	ルジオミール® ……… 241, 242	ロジジピロン …………… 231
ランタス®注ソロスター …… 252	ルネトロン …………… 60	ロチゴチン …………… 212
ランタス®注バイアル ……… 252	ルプラック® …………… 60	ロートエキス ……… 95, 110
ランデル® …………… 37	ループ利尿薬 … 34, 35, 55, 56, 59～62	ロドピン® ………… 231, 233
ランドセン® …………… 205	ルボックス® …………… 241～244	ロナセン® ………… 26, 232
リウマトレックス® … 31, 320, 321, 324, 327	ルーラン® ………… 232, 233	ロバキシン® ………… 218, 220
リオレサール® ………… 218, 219	ルリッド® …………… 154	ロピオン® ………… 26, 316
リコモジュリン® ……… 169, 172	レキップ® ………… 213, 214	ロピバカイン …………… 227
リザトリプタン ……… 199, 200	レギュラーインスリン …………… 251	ロヒプノール® ……… 226, 247
リザベン® ………… 335, 336	レジン ……… 274～276	ロフラゼパム酸エチル …………… 243
リシノプリル …………… 38	レスクリプター® …………… 26	ロフラゼプ酸エチル …………… 238
リスパダール® ……… 232～234	レスタミンコーワ …………… 21	ロプレソール® …………… 42
リスペリドン ……… 232～234	レスリン® ………… 242, 247	ロペミン® ………… 111, 113
リスモダン® ………… 28, 47	レダコート® …………… 308	ロペラミド …… 108, 109, 111
リスモダン®R …………… 50	レニベース® ………… 37, 57	ロベンザリット …………… 324
リゾチーム …………… 152	レニン・アンジオテンシン系抑制薬 36	ロミプロスチム ……… 164～166
リチウム ……… 28, 199, 201	レバチオ® …… 26, 64, 66, 67	ロメバクト® …………… 26
リツキサン® ………… 185, 189	レバミピド …………… 89	ロラゼパム …………… 238
リツキシマブ … 176, 185, 188, 189	レビトラ® …………… 26	ロラタジン ……… 330～332
リドカイン … 28, 47, 50, 200, 227	レプチラーゼ® …………… 169	ロラメット® …………… 246
リトナビル …………… 26	レフルノミド …… 30, 31, 323, 324	ロルカム® …………… 316
リドーラ® ………… 324, 327	レペタン …………… 96	ロルノキシカム …………… 316
利尿薬 … 34～37, 53, 56～58, 59	レベトール® …… 30, 31, 126, 132	ロルメタゼパム …………… 246
リネゾリド …………… 346	レベミル® …………… 253	ロンゲス® …………… 38
リーバクト® ………… 124, 134	レベミル®注フレックスペン …… 252	
リバビリン …… 30, 31, 126, 132, 354, 355	レベミル®注ペンフィル …… 252	**ワ 行**
	レボチロキシン …………… 288	ワイパックス® ……… 238, 247
リピトール® …………… 30	レボトミン® …………… 231	ワゴスチグミン® ……… 103, 105
リファジン® ……… 25, 26, 311	レボノルゲストレル・エチニルエストラジオール …………… 30	ワソラン® …… 48～50, 199, 201
リファンピシン … 25, 26, 311, 344		ワーファリン … 25, 30, 69, 71, 72, 75, 78, 80, 316
リプル® ………… 65, 66	レボフロキサシン …………… 346	
リボトリール® ……… 28, 205	レボメプロマジン ……… 231, 233	ワルファリン 25, 30, 52, 67, 77, 91
	レミケード® … 118, 121, 122, 320, 321	ワルファリンカリウム錠 …………… 72
		ワンアルファ® ……… 284～286

索引（薬品名） *369*

INDEX

症状・疾患

※太字は見出しに含まれる語

数字

1次性，2次性乳糖不耐症 ……… 111
1型糖尿病 …………………… 258
Ⅱa型高脂血症 ……………… **276**
Ⅱb型高脂血症 ……………… **276**
2型糖尿病 …… 258, 266, 269, 270
Ⅲ型高脂血症 ………………… 276

欧文

A・B

ADH不適合分泌症候群 …… 180, 181, **302**, **305**
ALT/AST増加 ………………… 165
AML …………………………… **189**
ANCA（antineutrophil cytoplasmic antibodies：抗好中球細胞質抗体）関連血管炎 …………………… **341**
APL …………………………… **190**
arteriosclerosis obliterans …… 52
ASO …………………………… 52
AST・ALT・Al-P・γ-GTPの上昇 … 105
AST・ALT（の）上昇 …… 112, 128
atrioventricular nodal reentry tachycardia …………………… 49
atrioventricular reentry tachycardia …………………… 49
AVNRT ………………………… 49
AVRT …………………………… 49
A型インフルエンザウイルス感染症 …………………… 208, 213
A型肝炎の予防 ……………… 355
α連鎖球菌・肺炎球菌・嫌気性菌感染症 …………………… 345
Behçet病 …… 118, 309, **320**, **321**, 340, **342**
B型肝炎 …………… 126, 355, **356**
───の予防 ……………… 355
B型急性肝炎 …………… 129, 130
B型慢性活動性肝炎 ………… 125
B型慢性肝炎 ………………… **131**
B型慢性肝疾患 ……………… 126
B細胞性リンパ腫 …………… **188**

C

Castleman病 ……………… 320, **321**
CD20陽性B細胞性リンパ腫 …… 187
CD33陽性急性骨髄性白血病 …… 187
C.difficile 腸炎 ……………… 346
Chronic Obstructive Pulmonary Disease …………………… **147**, **153**
CKD …………………………… 37
CML …………………… 184, **188**
CMV感染症 ………………… **356**
COPD ……… 143, 144, **147**, 152, **153**, 227
Crohn病 …… 112, 116, 118, **120**, 320, **321**
C型肝炎 ………………… 355, **356**
C型急性肝炎 …………… 129, 130
C型慢性活動性肝炎 ………… 126
C型慢性肝炎 …… 124〜126, **131**
C型慢性肝疾患 ……………… 127

D〜G

DDS …………………………… 215
DIC …………… 118, 128, 129, **171**
Diffuse Panbronchiolitis …… **153**
DNA合成障害 ………………… 159
dopamine dysregulation syndrome …………………… 215
DPB …………………………… **153**
EPS ……………………… 230, 231
FD ………………………… 83, 92
functional dyspepsia ……… 83, 92
gastro-esophageal reflux disease …………………… 91
GERD ………………………… 91
GH分泌不全症 ……………… **302**
Gray baby症候群 …………… 346

H〜K

heparin induced thrombocytopenia …………………… **78**
HIT …………………………… 72
HIV感染症 ……………… 355, **356**
HOMA-Rが著明に高い症例 …… 263
H. pylori 感染（症） …… 89, 346
HSV感染症 ………………… 355
IBS ……………………… **98**, 113
IBS-C ………………………… 106
IBS-D ……………………… 109, 110
IgA低下 ……………………… 204
infusion reaction …………… 187
irritable bowel syndrome …… 98

Klinefelter症候群 …………… **298**

L〜N

LDL受容体異常症・欠損症 …… **276**
Lewy小体型認知症 ………… 210
Lyell症候群 ………………… 204
MDS …………………………… 195
Ménière症候群 …………… 231
Ménière病 ………………… 222
MM …………………………… **191**
MRSA感染症 ………… 345, 346
MSSA・A群連鎖球菌感染症 …… 345
myelodysplastic syndrome …… 195
NSAIDs潰瘍 ………………… **91**

O〜R

OA …………………………… 313
osteoarthritis ……………… 313
Parkinson病 ………………… 82
paroxysmal supraventricular tachycardia …………………… 49
PBC …………………………… 140
Ph陽性ALL ………………… **188**
Ph陽性急性リンパ性白血病 …… 187
PIE症候群 …………… 118, 335
Pneumocystis carinii 肺炎 …… 118
primary biliary cirrhosis …… 140
primary sclerosing cholangitis … 140
PSC …………………………… 140
PSVT ………………………… **49**
QTc延長 ……………………… 231
QT延長 ……………… 88, 276, 346
RA …………… 309, 313, 323, 324
Raynaud現象 ………………… **67**
Raynaud病 ………………… **67**
Reye症候群 ………………… 204
rheumatoid arthritis … 309, 313, 323
RSウイルス感染 …………… 355

S〜U

SIADH ………………… **302**, **305**
Sjögren症候群 ……………… 309
SLE …………………… 309, 340
───様症状 …… 118, 204, 289
Stevens-Johnson症候群 … 52, 204, 280
SU薬の二次無効例 ………… 263

systemic lupus erythematosus
　　　　　　　　　　309, 340
S状結腸穿孔 ………………… 118
TIA ………………………… 73

V～Z
von Willebrand病(vWD) …… 169, **170**, 175, **176**
Wegener肉芽腫症 …………… 309
Zollinger-Ellison症候群 …… 87, 88, **92**, 113

和　文

ア
アカシジア ……… 230, 232〜234
亜急性甲状腺炎 ……………… **291**
悪性関節リウマチ …………… 309
悪性高体温 …………………… 218
悪性高熱症 ……………… 218, 227
悪性腫瘍 ……………………… 119
　── に伴う高カルシウム血症 … **286**
悪性症候群 …… 82, 208, 218, 233
悪性新生物 …………………… 118
悪性貧血 ………………… 159, **160**
悪性リンパ腫 …………… 180, 181
悪夢 …………………………… 226
アシドーシス ……………… 88, 127
アスピリン喘息 … 150, 308, 310, **314**
アスペルギルス感染症 ……… **352**
アトピー咳嗽 ………………… 156
アトピー性皮膚炎 … **332**, 335, **336**
アナフィラキシー ……… 82, 159, 175, **177**, 180, 181, 222, 330
　── 症状 ………………… 340
　── 反応 ………………… 175, 194
　── 様症状 …… 72, 73, 82, 83, 87, 88, 89, 105, 111, 118, 335
アナフィラキシーショック … 88, 112, 199, **310**
アナフィラキシー様ショック …… 169
アメーバ（─）赤痢 ……… 112, 346
アルカローシス ………………… 88
アルコール不耐性 …………… 346
アルツハイマー型認知症 … 208, **209**, 234
アレルギー …………………… 181
アレルギー性疾患 …………… 113
アレルギー性鼻炎 … 330, **331**, 335, **336**
アレルギー性皮膚疾患 ……… 330

安定労作性狭心症 ……………… 74
アンドロゲン欠乏症 ………… **298**

イ
胃炎 … 82, 89, 95, 104, 110, 111
胃潰瘍 ………… 87〜89, **90**, 95, 98
　・NSAIDsの長期投与にみられる
　　　　　　　　　　………… 89
胃酸 …………………………… 98
胃酸過多 ………………… 95, 110
意識障害 …… 82, 88, 96, 125, 126, 208, 241
胃（・）十二指腸潰瘍 … 82, 88, 89, 95, 96, 98, 104, 110, 111, 231
　── の増悪 ……………… 213
　── の分泌・運動亢進 … 110
異常感覚 …………………… 199
異常興奮 …………………… 226
異常出血 …………………… 169
胃食道逆流症 ………………… **91**
胃切除後症候群 ……………… 82
依存（依存症，依存性） …… 21, 95, 96, 111, 156, 204, 237
胃腸管内ガスに起因の腹部症状 … 112
胃腸障害 …… 82, 112, 126, 204, 218, 241, 258, 280, 284, 289, 294, 313
胃腸症状 ………………… 89, 258
胃腸の痙攣性疼痛 ……… 95, 110
一過性動脈収縮 ………………… 67
一過性脳虚血発作 ……………… 73
一過性の血圧低下 …………… 105
遺尿症 ………………………… 241
胃部不快感 ……… 82, 89, 95, 105
胃部膨満 ……………………… 88
胃もたれ ……………………… 82
意欲・自発性低下 …………… 208
意欲低下 ……………………… 208
イレウス … 105, 111, 119, 180, 181
咽喉頭違和感 ………………… 143
インスリノーマ ……………… 113
インスリン使用量の多い症例 …… 263
インスリン抵抗性 ……… 259, **263**
陰性症状 …………………… 232
院内肺炎 …………………… 347
インフルエンザ ……………… **356**
　── AおよびB型 ………… 355
　── A型 ………………… 355
インフルエンザ菌感染症 … 345, 346

ウ・エ
うっ血性心不全 ………… 73, 144
うつ状態 …… 118, 125, 231, 241

うつ病 ……… 230, 231, 237, 241
壊死性筋膜炎 ………………… 348
エストロゲン依存性腫瘍 …… 169
円形脱毛症 …………………… 124
嚥下障害 ……………………… 110
炎症性小腸疾患 ……………… 127
炎症性腸疾患 ………………… 112

オ
嘔気 ………82, 96, 105, 110, 208, 226, 241, 302, 305
嘔気（・）嘔吐 … 112, 128, 175, 180, 181, 346
　・消化器機能異常に伴う …… 222
　・消化器疾患に伴う ……… **222**
黄疸 … 72, 73, 87, 88, 105, 118, 128, 152
嘔吐 …… 82, 88, 89, 95, 96, 104, 105, 110, 111, 138, 159, 165, 194, 199, **221**, 222, 227, 230, 284, 298, 340
　・乳幼児 …………………… 82
横紋筋融解症 … 88, 276, 277, 335
悪寒 …………………… 89, 126, 127
悪寒戦慄 ……………………… 351
悪心 …… 55, 88, 89, 95, 96, 104, 105, 106, 119, 128, 138, 159, 165, 194, 199, 208, 214, 218, 222, 227, 230, 284, 298
悪心・嘔吐 … 95, 105, 111, 112, 118, 127, 144, 156, 204, 208, 218, 222
　・術前・術後の ………… 222, 231

カ
外傷性出血 …………………… 169
外傷性膵炎 …………………… 129
咳嗽 …………………………… 111
　── 発作 ………… 95, 96, 111
開腹術後の消化器機能異常 …… 82
潰瘍性大腸炎
　　　　…… 101, 112, 116, 118, **119**
芽球増加 ……………………… 162
覚醒遅延 ……………………… 226
拡張不全 ……………………… **57**
角膜炎 ………………… 180, 213
角膜色素異常 ………………… 52
角膜色素沈着 ………………… 52
下肢脱力感 …………………… 218
下垂体性巨人症 ……………… 213
かぜ症候群 …………………… 156
かぜ症候群後遷延性咳嗽 …… **156**
家族性Ⅲ型高脂血症 ………… **277**
下腿浮腫 …………………… 36, 61

INDEX

褐色細胞腫 ……………………… 82
過敏症（過敏症状）…… 82, 83, 88, 89, 95, 104, 105, 110, 111, 124, 126, 127, 128, 129, 168, 169, 208, 222
過敏症症候群 ……………… 110, 118
過敏性血管炎 …………………… 280
過敏性大腸症候群
　　　………… 88, 95, 110, 111, 112
過敏性腸症候群 … **83**, **98**, 105, 112, 113
過敏性肺障害 …………………… 118
過敏大腸症 ………………… 95, 105
下腹部痛 ………………………… 105
かぶれ …………………………… 294
かゆみ …………………………… 89
ガラクトース血症 ……………… 128
顆粒球減少 …… 110, 124, 126, 128
顆粒球減少症 …………………… 289
　・急性骨髄性白血病の化学療法後の
　　…………………………… 162
カルチノイド症候群 …………… 113
川崎病 ………………… 73, 175, **176**
癌 …………………………… 95, 96
肝うっ血 ………………………… 61
肝炎 …………… 118, 126, 204, 335
癌化学療法後の好中球減少症 … 162
感覚異常 ………………………… 119
肝機能異常 … 89, 105, 118, 124, 128, 129, 276
肝機能障害 …… 66, 72, 73, 82, 87, 88, 105, 110, 118, 126, 128, 152, 175, 187, 188, 204, 222, 258, 269, 280, 284, 289, 298, 299, 302, 335
間欠性跛行 ……………………… 66
肝硬変 ………………… 62, 127, **133**
カンジダ（感染）症 ……… 351, **352**
肝疾患 …………………………… 138
間質性腎炎 ………………… 87, 88, 118
間質性肺炎 … 52, 73, 87, 118, 124, 125, 127, 152, 162, 175, 180, 187, 213, 309, 324, 335, 355
肝腫大 …………………………… 126
肝障害 …… 87, 88, 89, 110, 125, 128, 138, 180, 181, 208, 213, 218, 227, 263, 276, 284, 294, 324, 330, 340, 352
感情面の症状 …………………… 232
眼振 ……………………… 199, 204
肝・腎障害 ……………………… 213
癌性疼痛 ………………… **99**, 101
肝性脳症 …………… 127, 131, 135
肝性浮腫 ………………………… 60
関節周囲の石灰化 ……………… 284

関節痛 …………………………… 165
関節リウマチ… 118, 308, 309, 313, 315, **320**, 323, 324, 340, **342**
乾癬 ……………………………… 342
肝線維症 ………………………… 180
感染症 …… 118, 119, 175, **177**, 320, **321**
　──の増悪 ……………………… 118
感染性下痢症 …………………… **112**
感染性心内膜炎 ………………… **348**
感染性腸炎 ………………… 101, 112
完全房室ブロック ……………… 125
間代性痙攣 ……………………… 110
眼調節障害 ………………… 110, 111
冠動脈硬化症 …………………… 199
肝毒性 …………………… 180, 181
眼内圧亢進 ……………………… 112
肝内胆汁うっ滞 ………………… **140**
カンピロバクター腸炎 ………… 346
感冒様症状 ……………………… 181
顔面紅潮 …… 42, 88, 169, 276, 277, 284
顔面潮紅 …………………… 66, 128
顔面のぼせ感 …………………… 138
冠攣縮性狭心症 ……………… 41, **42**

キ

偽アルドステロン症 ……… 124, 128
期外収縮 ………………………… 47
機械的イレウス ………………… 83
機械的腸閉塞 …………………… 97
気管支炎 ……………… **153**, 156
気管支拡張症 …………………… 152
気管支痙攣 … 55, 87, 95, 96, 105, 111, 152, 156, 226, 335
気管支喘息 …… 52, 82, 208, 308, **310**, 335
　──の悪化 …………………… 42
気管支閉塞 ……………………… 152
器質的閉塞 ……………………… 82
器質的便秘 ……………………… 106
偽性リンパ腫 …………………… 204
吃逆 ……………………………… 230
気道分泌亢進 …………………… 105
機能性下痢 ………………… 95, 113
機能性子宮出血 …………… 169, 294
機能性ディスペプシア ………… **83**, 92
機能性便秘 ……………………… 106
気分不良 ………………………… 128
気分変調症 ……………………… **242**
偽膜性大腸炎 …………………… 346
偽膜性腸炎 ……………………… 112
記銘力障害 ……………………… 237
逆行性健忘 ……………………… 226

逆流性食道炎 ……………… 87〜89
吸収不全症候群 ………………… 159
急性胃炎 ………………………… **98**
急性胃腸炎 ……………………… **97**
急性咽頭・扁桃炎 ……………… **347**
急性ウイルス性肝炎 ……… **129**, 140
急性ウイルス性肝炎後の黄疸 … 140
急性冠症候群 …………………… **73**
急性関節炎 ……………………… 348
急性肝不全 ……………………… 87
急性気管支炎 …………… 156, **347**
急性下痢（症）109, 111, 112, **348**
急性喉頭蓋炎 …………………… **347**
急性呼吸窮迫症候群 …………… 162
急性骨髄炎 ……………………… 348
急性骨髄・関節炎 ……………… **348**
急性骨髄性白血病 …… 162, 180, **181**
急性再燃型慢性肝炎 …………… 127
急性ジストニア …… 230, 232, 234
急性循環不全 ……………… 55, 129
急性上気道炎 …………… **153**, 315
急性腎盂腎炎 …………………… 348
急性心不全 ………… 55, **56**, 61
急性腎不全 … 118, 119, 125, 284, 324
急性膵炎 …… 128, 129, **135**, 169
急性前骨髄球性白血病 …… 187, **190**
急性前骨髄性白血病 …………… 171
急性前立腺炎 …………… 346, 348
急性躁病 ………………………… **233**
急性胆嚢炎 ……………………… 97
急性中耳炎 ……………………… **347**
急性動脈閉塞症 ………………… **66**
急性尿路感染症 ………………… 346
急性肺水腫 ……………………… 96
急性白血病 ……………… 180, 181
急性腹症 ………………………… 101
急性副腎不全 …………………… 311
急性副鼻腔炎 …………………… **347**
急性・慢性胃炎
　　──急性増悪期 ……………… 89
　　──増悪期 ……………… 88, 89
急性・慢性気管支炎 ……… 152, 156
急性めまい発作 ………………… **223**
急性薬剤性肝炎 ………………… 204
急性リンパ性白血病 …… 180, **181**
牛乳アレルギー ………………… 82
狭心症 …… 36, 41, 42, 55, 73, 125, 199, 213
胸水 ……………………………… 213
胸痛 ……………………………… 199
胸内苦悶 ………………… 105, 218
強迫性障害 ……………… 241, **243**
強皮症 …………………………… 309
胸部圧迫感 ……………………… 106

胸腹膜・肺の線維化 ………… 213
胸部苦悶感 ………………………… 199
胸部不快感 ………………………… 127
胸膜炎 ……………………… 118, 213
局所麻酔薬中毒 …………………… 226
虚血性潰瘍 ……………………… 66
虚血性心疾患 ………… 73, 101, **227**
虚血性大腸炎 ………… 82, 95, 112
虚血性脳血管障害 ……………… 73
巨大結腸 ……………………… 111
虚脱 ……………………………… 105
起立性低血圧 ……… 199, 213, 214,
　　　226, 230, 231, 232, 233, 241
気力低下 ……………………… 214
筋緊張状態 …………………… 218
筋クランプ ……………………… **219**
筋痙攣 …………………… 105, 187
筋弛緩作用 ……………… 247, **248**
禁断症状 ……………………… 218
緊張 …………………… 222, 230, 231
緊張型頭痛 …………………… **201**
筋痛 ……………………………… 165
筋肉痛 ………………………… 355

ク

空腹感 ………………………… 128
くも膜下出血 ………… 73, 199, 208
クラミジフィラ（感染）症 … 346, 349
グラム陰性桿菌
　　　── 感染症 ……………… 345
　　　── による院内感染 ……… 345
グラム陰性球菌・桿菌感染症 …… 345
グラム陽性球菌感染症 …… 345, 346
クリプトコッカス髄膜炎 … 351, **352**
グルタミン酸系の機能異常 ……… 232
クル病 ………………………… 284
群発頭痛 ……………… 199, **200**

ケ

頸肩腕症候群 ………………… 218
痙性麻痺 ………………… 218, **219**
傾眠 …………………… 199, 204, 218
痙攣 … 82, 88, 96, 106, 118, 125,
　　　126, 144, 199, 226, 227, 330
　　── 状態 ………………… 226
痙攣性疼痛 ……………………… 95
痙攣性便秘 ……… 95, 103, **106**, 110
劇症型抗リン脂質抗体症候群 …… 309
劇症肝炎 ……… 127, **130**, 280, 335
下血 ……………………………… 126
血圧降下 ………………………… 128
血圧上昇 ……… 55, 124, 128, 144,
　　　218, 226

血圧低下 …… 36, 42, 55, 65, 104,
　　　105, 199, 208, 218, 226, 227
血圧変動 ……………………… 111
血液凝固障害 ………………… 181
血液障害 ……………………… 118
結核 ……………… 118, 320, 345, 346
血管炎 ……………… 128, 129, 346
血管炎症候群 ……………… 309, 340
血管性紫斑病 ………………… **170**
血管性浮腫 …………………… **332**
血管痛 …………… 65, 127, 129, 175
血管浮腫 ……………… 36, 55, 87, 335
血球減少 ………………… 214, 324
月経過多 ……………………… 165
月経困難症 …………………… 95
月経周期異常 ………………… 294
血小板減少 … 66, 72, 73, 87, 88, 110,
　　　118, 124, 125, 126, 129,169,
　　　175, 187, 204, 208, 330, 335
血小板減少症 … 73, 118, 165, 309
　・C型肝炎患者に対するペグインター
　　　フェロン療法による ……… 165
　・化学療法に伴う …………… 165
　・慢性肝疾患患者に対する手術時
　　　………………………… 166
血小板減少性紫斑病 …………… 340
血小板増加 …………………… 129
血栓形成傾向 ………………… 169
血栓症 ……………… 118, 159, 169, 294
血栓性血小板減少性紫斑病 … 73, 125
血栓性微小血管障害 ………… 119
血栓・塞栓形成 …………………… 73
血栓塞栓症 ………… 72, **77**, 169
　・手術中・術後の ……………… 72
血中アンモニア値の上昇 … 124, 127
血中クレアチニン増加 ………… 194
血中トランスアミナーゼ上昇 …… 194
結腸粘膜に一過性色素沈着 …… 104
血糖値の上昇 ………………… 128
血便 …………………………… 126
結膜炎 ………………………… 180
結膜出血 ……………………… 165
血友病A ……… 169, **170**, 175, **176**
血友病B ……………………… 175, **176**
ケトアシドーシス ……………… 232, 233
ケトーシス …………………… 258
下痢（下痢症, 下痢症状）…82, 83, 89,
　　　95, 96, 104～106, 110～112,
　　　118, 128, 138, 159, 180, 194,
　　　208, 218, 241, 284, 324, 348,
　　　355
　・駆虫剤投与後の ……………… 104
　・抗菌薬投与による …………… 348
下痢型過敏性腸症候群 …… 82, 95, 98,
　　　109, 110, 112, 113

ケロイド・肥厚性瘢痕 ………… 335
幻覚 … 96, 125, 126, 213, 214, 330
幻覚・妄想 …………………… 204
幻覚妄想状態 …………… 204, 231
　・高齢者（認知症含む）の …… **233**
　・症候性の …………………… **234**
嫌気性菌感染症 ………… 345, 346
限局性腸炎 …………………… 118
倦怠感 ………… 105, 111, 162, 199,
　　　218, 226, 237, 330
腱断裂 ………………………… 346
肩痛 …………………………… 165
見当識障害 ……………… 125, 126
原発性アルドステロン症 ………… 55
原発性硬化性胆管炎 …………… 140
原発性胆汁性肝硬変 ……… 127, 140
健忘 ……………………………… **248**

コ

抗悪性腫瘍薬
　　　── 投与に伴う消化器症状 … 222
　　　── に伴う嘔気・嘔吐 … 222, **223**
高アルドステロン血症 ………… 62
高アンモニア血症 … 127, 128, 204
口渇 … 88, 95, 96, 105, 110, 111,
　　　112, 128, 144, 208, 218, 226,
　　　233, 241, 302, 330
高カリウム血症 …… 36, 55, 60, 62,
　　　128, 129, 169, 171
高カルシウム血症 ……… 55, 82, 284
口乾 ……………………… 104, 105, 110
口腔・咽頭カンジダ症 ………… 143
口腔内乾燥 …………………… 199
口腔内出血 …………………… 169
攻撃的行為 …………………… 208
攻撃的の行動 …………… 125, 126
高血圧 ……… 55, 60, **61**, 159, 199,
　　　226, **227**, 279, 340
　・高齢者の ……………………… 38
　・心疾患を合併する …………… 36
　・糖尿病を合併する …………… 37
　・脳血管障害を合併する ……… 37
　・慢性腎臓病を合併する ……… 37
　・メタボリックシンドロームを合併する
　　　……………………………… 38
高血圧症 ……………………… 208
高血糖 …………… 119, 204, 340, 355
高血糖症 ………………………… 60
膠原病 ……………………………… 66
　　　── の誘発 ………………… 324
抗コリン症状 ……………… 213, 214
高コレステロール血症 ………… 276
好酸球性肺炎 ………………… 335

INDEX

好酸球増多 …… 89, 105, 126, 128, 129, 330
高脂血症 ……………………… 311, 355
・パントテン酸欠乏または代謝障害による ……………………………… 106
甲状腺機能異常 ……………………… 52
甲状腺機能亢進症 ……………… 82, 113
甲状腺機能低下症 ……………… 82, **289**
口唇炎 ……………………………… 128
光線過敏症 …………………… 218, 346
好中球減少（症） ………………… 118
・急性白血病の化学療法後の **162**
── 時の発熱 ……………………… 345
好中球増加（造血幹細胞移植時の）
……………………………… 162
喉頭痙攣 ………………………… 226
行動障害 ………………………… 204
喉頭浮腫 ……… 95, 96, 111, 156
高トリグリセライド血症 … 276, **277**
口内炎 … 118, 124, 180, 181, 324
高尿酸血症 ……… 55, 60, 129, 180, 280, 346
更年期障害 ……………… 294, **295**
後嚢白内障 ……………………… 118
紅皮症型薬疹 …………………… 118
興奮 …… 96, 105, 125, 126, 208, 226, 227, 231, 330
高マグネシウム血症 …… 82, 88, 89
誤嚥性肺炎 ……………… 346, 347
呼吸困難 ………………… 119, 126
呼吸障害 ………………………… 110
呼吸抑制 … 95, 96, 110, 111, 128, 156, 218, 226, 227, 237
鼓腸 ……………………………… 95
骨格筋炎症 …………………… **315**
骨髄異形成症候群 ………… 176, 195
── に伴う血小板減少症 **165**
骨髄移植後の顆粒球増加 … 162
骨髄線維症 ……………………… 298
骨髄不全症候群 ………………… 195
骨髄抑制 … 180, 181, 204, 340, 346, 351, 352, 355
骨粗鬆症 …… 118, 204, **284**, 311
骨頭無菌壊死（大腿骨および上腕骨などの） ……………………… 118
骨軟化症 ………………………… 284
固定姿勢保持困難 ……………… 204
こむら返り ……………………… **219**
コリン作動性クリーゼ ………… 105
コレステロール系胆石 ………… 127
昏睡 ……………………………… 208
昏迷 ……………………… 125, 126

サ

細菌性下痢（症） ………… 97, 346
細菌性肺炎 ……………………… 320
再生不良性貧血 … 73, 88, 118, 124, 126, 175, **176**, 195, 258, 280, 298 330, 346
サイトメガロウイルス感染症（肺炎・網膜炎など） ……………………………… 355
再発・治療抵抗性急性骨髄性白血病 **189**
錯感覚 …………………………… 165
錯乱 …… 95, 96, 110, 111, 125, 126, 156, 226, 330
左室肥大 ………………………… 36
嗄声 ……………………………… 143
痤瘡 ……………………… 284, 298
サルモネラ症 …………………… 346
散瞳 …………………… 110, 112

シ

ジアルジア症 …………………… 346
視覚異常 ………………………… 55
歯牙の色素沈着 ……………… 346
弛緩性便秘 …… 102, 103, 105, **106**
色素沈着 ……………… 180, 181
ジギタリス中毒 ………………… 62
子宮収縮 ………………………… 104
子宮出血 ………………………… 294
刺激感 …………………………… 105
自己免疫現象 …………………… 125
自己免疫疾患 …………… 308, **309**
自己免疫性肝炎 …………… **133**
自己免疫性血球貪食症候群 … 309
自殺企図 ………………………… 126
四肢潰瘍（慢性動脈閉塞症に基づく）
……………………………… 65
脂質異常症 …………………… **277**
四肢痛 …………………………… 165
四肢動脈閉塞栓症 ……………… 72
四肢麻痺 ………………………… 128
視神経炎 ………………………… 346
ジスキネジア ………… 212〜214, 230
・パーキンソニズムに伴う …… 208
ジスルフィラム-アルコール反応 … 91
持続性心房細動 ………………… 49
市中肺炎 ………………… 346, 347
視調節障害 … 95, 105, 110, 111, 112
湿疹 ……………………………… 124
失神 …………………… 125, 126
失調 ……………………………… 204
失調性歩行 ……………………… 204
歯肉増殖 ………………………… 204
耳鳴 ……………………… 95, 231
社会不安障害 …………………… 241
しゃっくり ……………… 218, 226

シャント性心疾患 ……………… 66
収縮不全 ………………………… **56**
重症感染症 …… **175**, 258, 355
重症筋無力症 …………… 213, 214
重症真菌感染症 ………………… 351
十二指腸潰瘍 … 87, 89, **91**, 95, 98
・NSAIDsの長期投与でみられる … 89
羞明（感） ……… 88, 95, 96, 111
縮瞳 ……………………………… 96
熟眠感欠如 …………………… **247**
熟眠障害 ………………………… 245
手指振戦 ………………………… 128
出血 …………… 72, 73, **78**, **169**, 208
出血傾向 …… 126, 128, 129, 152, 169, 175
出血性大腸炎 …………………… **97**
出血性腸炎 ……………………… 112
出血性病変 ……………………… 129
出血性膀胱炎 …………… 180, 340
術後逆流性食道炎 ……………… 129
術後消化管運動障害 ………… **84**
循環抑制 ………………………… 226
順行性健忘 ……………………… 226
消化異常 ………………………… 82
消化管手術後の消化器機能異常 … 82
消化管出血 … 82, 83, 118, 125, 126
消化管障害 …………………… **314**
消化管穿孔 …………… 82, 83, 118
消化器症状 … 65, 66, 82, 124, 127, 128, 129, 138, 159, 194, 199, 208, 213, 222, 269, 276, 284, 298, 324, 340
消化性潰瘍 ……… 73, 82, 110, 118, 125, 208, 280
消化不良 ………………………… 165
上気道炎 ………………………… 156
症候性局在関連てんかん …… **205**
症候性全般てんかん …………… **206**
上室期外収縮 ………………… **50**
焦燥 ……………………………… 241
小腸切除後遺症 ………………… 127
小腸，大腸潰瘍 ………………… 73
小児ストロフルス ……………… 124
小児慢性腎不全 ……………… **302**
小脳性失調 ……………………… 204
上腹部痛 ………………………… 112
上部消化管機能異常 …………… 104
上部消化管出血 ………………… 169
静脈炎 …………………………… 169
静脈血栓症 ……………………… 72
食後過血糖 ……………………… 269
食後高血糖 ……………… 265, 269
── を伴う2型糖尿病 ………… **266**
食思不振 ……………… 180, 181
食中毒 …………………………… 105

食道痙攣 ……………………… 95	腎障害 …… 36, 88, 125, 128, 180, 208, 213, 218, 276, 281, 313, 324, 340	精神障害 …………………… 110
食道・幽門痙攣 …………… 110		精神症状 …… 208, 213, 214, 284, 298, 355
食欲低下 …………………… 204	心身症 ……………………… 237	成人成長ホルモン分泌不全症 … **302**
食欲不振 …… 55, 82, 89, 110, 118, 128, 159, 208, 214, 218, 222, 284, 294	新生児核黄疸 ……………… 346	精神遅滞 …………………… 231
	腎性貧血 ………… **159**, 160, 298	成人発症Still病 …………… 309
	心性浮腫 ……………… 55, 60	精神変調 …………………… 118
	腎性浮腫 …………………… 60	性腺機能障害 ……………… 340
女性化乳房 …………… 55, 60, 222	振戦 …… 119, 143, 144, 199, 204	性欲・勃起障害 …………… 204
ショック … 72, 73, 82, 83, 87, 88, 89, 96, 105, 110, 111, 118, 124, 125, 126, 128, 129, 162, 168, 169, 175, 180, 181, 208, 222, 227, 308, 330, 335	心臓突然死 ………………… 46	咳 ………………… 36, 55, **157**
	心臓弁膜症 ………………… 215	── 上気道刺激による …… 143
	身体的不定愁訴 …………… 243	赤芽球ろう ………………… 73
	身体表現性障害 …………… **243**	咳喘息 ……………………… **156**
	心停止 ……………………… 218	咳発作 ……………………… 156
── 様症状 ………………… 118	心毒性 ………………… 180, 181	赤毛 ………………………… 204
徐脈 … 36, 42, 55, 65, 105, 199, 208, 218, 226	腎・尿路結石 ……………… 96	赤痢 ………………………… 346
	心肺機能抑制 ……………… 204	舌炎 …………………… 118, 128
視力異常 …………………… 96	心不全 …… 36, 42, **50**, **54**, 55, **57**, 119, 125, 208, 263	赤血球数異常 ……………… 218
視力障害 …………………… 87		舌根沈下 ………………… 96, 226
心因性疼痛 ………………… **243**		接触性皮膚炎 ……………… 294
腎炎 ………………………… 82	── 増悪 ………………… 55	セロトニン症候群 ………… 241
心窩部痛 …………………… 128	── の悪化 ……………… 36	線維性肺胞炎 ……………… 118
心悸亢進 ……… 82, 95, 105, 110, 111, 112, 138	腎不全 ……………………… 36	遷延性無呼吸 ……………… 218
	心房細動 … 46, 47, **49**, 57, **76**, **77**	全身型若年性特発性関節炎 … 320
腎機能悪化 ………………… 36	心房性不整脈 ……………… 46	全身倦怠感 …………… 126, 181
腎機能異常 ………………… 129	心房粗動 ……………… 47, **50**	全身こむら返り病 ………… 218
心機能障害 …………… 180, 181	心房頻拍 …………………… **50**	全身性エリテマトーデス …… 308, 309, **340**
腎機能障害 …… 55, 60, 124, 169, 175, 194, 227, 258, 280, **314**, 335, 345, 346, 351, 355	心膜炎 ……………………… 118	
	蕁麻疹 105, 111, 124, 126, 330, **332**	全身性浮腫 ………………… 62
		全身脱力感 ………………… 218
腎機能低下 ………………… 118	**ス**	喘息 … 143, **144**, 152, **153**, **227**, 330
心筋炎 ……………………… 118		
真菌感染症 ………………… 118	膵炎 …… 95, 118, 119, 138, 355	── の悪化 ……………… 36
心筋梗塞 …… 41, 42, 61, 73, 96, 118, 125, 199, 258	水晶体混濁 ………………… 194	── の急性増悪（発作）……… **146**
	錐体外路症状 …… 82, 83, 199, 222, 226, 232, 330	── 発作 …… 73, 118, 308
心筋梗塞後 ………………… 36		疝痛 ………………………… 105
心筋梗塞症 ………………… 72	水痘 ………………………… **355**	前庭機能障害 ……………… 346
心筋症 ……………………… 125	水分貯留 …………………… 199	喘鳴 ………………………… 111
心筋障害 …………………… 180	髄膜炎 ………………… 345, **349**	せん妄 …… 95, 96, 111, 125, 126, 156, 208, 213, **233**, 237, 241
神経症 ………………… 230, 237	・髄膜炎菌・インフルエンザ菌による …………………… 346	
神経症状 …………………… 55		前立腺肥大（症） ……… 46, 52, 88, 213, 214
神経症性うつ病 …………… **242**	髄膜炎菌感染症 …………… 345	
神経毒性 ……………… 180, 181	頭重（感）… 95, 96, 112, 128, 199	
心血管イベント …………… 265	すくみ足 …………………… 214	**ソ**
心血管毒性 ………………… 180	頭痛 … 36, 42, 55, 65, 66, 83, 88, 89, 95, 96, 105, 110, 111, 112, 126, 127, 128, 144, 156, 165, 180, 204, 208, 218, 222, 226, 294, 305, 330	早期白内障 ………………… 194
腎結石 ……………………… 355		双極性障害 ………………… 233
深在性真菌症（アスペルギルス，カンジダによる） ……………… 352		造血器悪性腫瘍 …………… 169
		造血機能障害 ……………… 227
心疾患 ……………………… 88		造血障害 …………………… **314**
心室期外収縮 ……………… **51**		躁状態 ………………… 125, 126
心室細動 ……………… 55, 88	**セ**	早朝覚醒 ……………… 245, **247**
心室性期外収縮 …………… 55	生活習慣病 ………………… 282	躁病 ………………… 230, 231
心室頻拍 …… 47, **50**, 55, 73, 88, 125, 226	性器出血 ……………… 169, 284	そう痒（瘙痒）（感）…… 105, 111, 112, 124, 126, 127, 129
	性行為感染症 ……………… **349**	
腎出血 ……………………… 169	精神興奮 …………………… 208	
心障害 ……………………… 213		

INDEX

続発性副腎皮質機能不全 ………… 118
粗毛 …………………………………… 204

タ

体液貯留 ……………………………… 187
体液の着色 …………………………… 346
体温上昇 ……………………………… 222
体温低下 ……………………………… 226
代謝異常 ………………………… 127, 128
代謝障害 ……………………………… 62
代謝性アシドーシス ………………… 128
代謝性アルカローシス ……………… 222
体重減少 ……………………………… 204
　　──を考慮したい患者 ………… **269**
体重増加 …… 124, 128, 199, 204,
　230〜233
　・便秘や水分貯留による ………… 199
帯状疱疹 ………………………… 355, **356**
耐性HIV感染症 ……………………… 355
大腸憩室穿孔 ………………………… 320
大腸黒皮症 …………………………… 103
耐糖能異常 …………………………… 282
耐糖能障害 …………………………… 324
耐糖能低下 ……………………… 55, 294
退薬症候 ……………………………… **248**
唾液分泌過多 ………………………… 105
多形紅斑 ……………………………… 87
多幸感 ………………………………… 96
多剤耐性肺炎球菌感染症 …………… 346
立ちくらみ …………………………… 208
脱水 …………………………………… 62
脱毛 … 118, 180, 181, 204, 284,
　298, 324
脱力 …………………………………… 105
多動・攻撃性 ………………………… 204
ターナー症候群 ……………………… **302**
多発性筋炎/皮膚筋炎 ……………… 309
多発性後極部網膜色素上皮症 ……… 118
多発性骨髄腫 ………… 180, 181, **182**,
　187, **191**
多発動脈炎 …………………………… 309
多毛 …………………………………… 204
胆管・尿管の疝痛 …………………… 110
胆管の疝痛 …………………………… 95
胆砂 …………………………………… 138
男子性腺機能不全症 ………………… 298
男子不妊症 …………………………… 298
胆汁うっ滞 …………………………… 138
胆汁鬱滞型急性肝炎 ………………… 127
胆汁鬱滞型慢性肝炎 ………………… 127
胆汁鬱滞を伴う肝疾患 ………… 127, 138
単純性膀胱炎 …………………… 346, 348
単純疱疹（口唇・外陰部） ………… 355
男性更年期障害 ……………………… 298

胆石 …………………………………… 138
胆石症 ………………………… 95, 111, **138**
胆石疝痛発作 ………………………… 97
胆石発作 ……………………………… 97
胆泥 …………………………………… 138
胆道系疾患 ……………………… 127, 138
胆道ジスキネジー … 82, 95, 138, **139**
胆嚢炎 ………………………………… 138
胆嚢症 …………………………… 95, 111
胆嚢切除後 …………………………… 95
胆嚢疝痛 ……………………………… **97**
胆嚢・胆管炎 …………………… 95, 110
胆嚢・胆道疾患 …… 82, 88, 95, 111
胆嚢摘除後症候群 …………………… **140**
タンパク尿 ……………………… 180, 324

チ

致死性過敏症 ………………………… 355
縮れ毛 ………………………………… 204
膣炎 …………………………………… 294
遅発性過敏症 ………………………… 118
遅発性ジスキネジア … 82, 233, 234
痴呆様症状 ……………………… 125, 126
着色尿 …………………………… 104, 213
中心性漿液性網脈絡膜症 …………… 118
中枢神経障害 …………………… 119, 181
中枢神経症状 …………… 104, 309, 346
中枢性尿崩症 ………………………… **305**
中性脂肪の上昇 ……………………… 105
中途覚醒 ………………………… 245, **247**
中毒症候群 …………………………… 280
中毒疹 ………………………………… 124
中毒性巨大結腸 …………………… 95, 96
中毒性巨大結腸症 …… 101, 111, 114
中毒性表皮壊死症 … 73, 87, 88, 110,
　118
腸炎 …………………………… 95, 110, 111
腸管感染症 …………………………… 346
腸管穿孔 ……………………………… 105
腸管浮腫 ……………………………… 61
腸管麻痺
　・弛緩性便秘および手術後の …… 105
　・手術後および分娩後の ………… 105
聴器障害 ……………………………… 128
腸球菌感染症 ………………………… 345
腸結核 ………………………………… 112
潮紅 …………………………………… 111
腸疝痛 …………………………… 95, 110
腸チフス ……………………………… 346
腸内菌叢の異常 ……………………… 111
腸内細菌感染症 ……………………… 345
腸内細菌（大腸菌・クレブジエラなど）によ
　る市中感染 ………………………… 345
聴力障害 …………………… 194, 345, 346

直腸刺激感 …………………………… 105
直腸性便秘 …………………………… **106**
陳旧性心筋梗塞 ……………………… 74

ツ

痛風 …………………………………… 280
痛風関節炎 …………………………… 281
痛風結節 ……………………………… 281

テ

低HDLコレステロール血症 ………… 276
低アルブミン血症 …………………… 124
低カリウム血症 …… 36, 55, 60, 62,
　104, 124, 128, 143, 144
低カルシウム血症 …………………… 284
低ガンマグロブリン血症 …………… **175**
低血圧 ………………………………… 55
低血糖 … 52, 127, 128, 258, 259,
　266, 267, 269, 346
低出生体重児 ………………………… 346
低身長 ………………………………… **302**
低ナトリウム血症 … 36, 60, 62, 87,
　105, 129, 169, 204
低プロトロンビン血症 ………… 168, 171
低マグネシウム血症 ………………… 119
適応障害 ……………………………… **242**
鉄欠乏性貧血 ………………………… **159**
電解質異常 ……………………… 62, 351
てんかん ………………………… 82, 330
　　──様症状 …………………… 199
　　・重積発作 …………………… 204
　　・全般性発作 ………………… 204
　　・大発作誘発 ………………… 204
伝染性単核球様症状 ………………… 118
伝導障害（心臓の） ………………… 241

ト

動悸 …… 36, 65, 66, 82, 96, 111,
　127, 143, 144, 199, 222, 289,
　302
瞳孔散大 ……………………………… 110
統合失調症 …………… 230, 231, **232**, 237
　　──様症状 …………………… 125, 126
疼痛 …… 95, 96, 111, 135, **315**, 316
糖尿病 …… 36, 37, 113, 118, 125,
　228, 232, 269
　・惹起や悪化 …………………… 233
　・投与禁忌 ……………………… 233
糖尿病性壊疽 ………………………… 348
糖尿病性昏睡 ………………………… 258
糖尿病性腎症 ………………………… 55
糖尿病性のケトアシドーシス ……… 234

頭部外傷後遺症 …………… 208, **209**
動脈管開存症（未熟児の） ……… 316
動脈血栓症（心筋梗塞，脳梗塞などを
　はじめとした） ………………… 316
動脈瘤 ……………………………… 118
動揺病 ……………………………… 222
特発性局在関連てんかん ………… **205**
特発性血小板減少性紫斑病 ……… **165**,
　175, **176**
特発性ジスキネジア ……………… 208
特発性心室頻拍 …………………… **51**
特発性全般てんかん ……………… **205**
突然死 ……………………………… 258
突発性睡眠 ………………… 213, 215
トリコモナス症 …………………… 346

ナ

内因性うつ病 ……………………… **241**
内耳障害 …………………………… 222
内耳障害によるめまい …………… 222
ナトリウム・体液の貯留 ………… 124
軟骨異栄養症 ……………………… **302**
軟骨の成長阻害 …………………… 346
難治性網膜ぶどう膜炎 … 118, 320, **321**
難聴 ……………… 125, 126, 128, 194
軟便 ……………… 82, 89, 105, 111

ニ

二次性肺高血圧症 ………………… 66
乳酸アシドーシス ……… 126, 263, **264**,
　355
乳酸の上昇 ………………………… 258
乳汁漏 ……………… 230, 231, 233
乳汁漏出 ……………………… 82, 83
乳房痛 ……………………… 284, 294
入眠障害 ……………… 245, **246**, 247
ニューモシスチス肺炎 … 320, 346, **352**
尿管結石 …………………………… 138
尿酸産生過剰型 ……………… 280, 281
尿酸産生過剰型痛風 ……………… 281
尿酸（の）上昇 ……………… 36, 258
尿酸排泄促進 ……………………… 88
尿酸排泄低下型 …………………… 280
尿酸排泄低下型痛風 ……………… 281
尿潜血陽性 ………………………… 112
尿タンパク ………………………… 119
尿中NAG増加 …………………… 119
尿毒症 ……………………………… 82
尿閉 ………………… 96, 218, 226
尿崩症 ……………………………… **305**
尿量減少 ……………………… 124, 128
尿路感染症 ………………… 346, **348**

尿路結石（症） ……… 95, 110, 111,
　204, 280, 281, 284
── 予防 ………………………… 88
── における痙攣・運動機能亢進
　………………………………… 111
尿路シュウ酸カルシウム結石 …… 104
認知機能障害 ……………… 204, 233
認知症患者の行動障害 …………… 234
認知面の症状 ……………………… 232

ネ・ノ

熱感 ………………………… 104, 169
熱傷 ………………………………… 226
ネフローゼ ………………… 308, 324
ネフローゼ症候群 …… 62, 118, 125,
　280, 309, 335
眠気 … 82, 95, 96, 105, 110, 111,
　112, 128, 156, 199, 208, 214,
　215, 218, 222, 232, 233, 237,
　241, 330
粘膜乾燥 …………………………… 110
脳圧亢進 …………………………… 227
脳虚血症状 ………………………… 208
脳血管疾患後 ……………………… 36
脳血管障害 ……………… **37**, 119, 199
脳血管性認知症 …………………… 234
脳血管攣縮 …………………… 73, 208
脳血栓症 ……………………… 72, 209
── （急性期)に伴う運動障害 … 208
脳梗塞 ……………………… 73, 118
── 急性期の神経症候，機能障害
　………………………… 208, **209**
── に伴う意欲・自発性の低下
　………………………………… 213
── 発症後 ………………… 66, 73
脳梗塞および脳循環不全の急性期症状
　………………………………… 208
脳梗塞後遺症 ……………………… **208**
── に伴う意欲・自発性低下 … 208
── に伴う攻撃的行為，精神興奮，徘
　徊，せん妄 ………………… 208
── に伴う慢性脳循環障害による意欲
　低下 ………………………… 208
── に伴う慢性脳循環障害によるめま
　い …………………………… 208
脳梗塞後遺症・脳出血後遺症に伴うめまい
　………………………………… 208
脳出血後遺症 ……………………… 208
脳症 ………………………………… 118
脳塞栓症 ……………………… 72, 209
脳波異常 …………………………… 128
脳浮腫 ……………………………… 131
能力障害(生活能力の低下) ……… 232
ノカルジア症 ……………………… 346

ハ

肺うっ血 …………………………… 61
肺炎 …… 118, 125, **153**, 156, **347**
肺炎球菌感染症 …………… 345, 346
徘徊 ………………………………… 208
肺結核 ……………………………… 348
敗血症 ……………………… 118, 125
肺高血圧症 ………………………… 310
肺出血 ……………………………… 169
肺水腫 ……………………………… **61**
肺線維症（肺繊維症）… 180, 213, 215
肺塞栓症 …………………………… 72
肺動脈性肺高血圧症 …………… 65, **66**
梅毒 ………………………… 345, 349
肺毒性 ……………………… 180, 181
排尿困難 …………………………… 110
排尿障害 … 95, 96, 105, 110, 111,
　112, 241
肺の線維化 ………………………… 199
肺浮腫 ……………………………… 180
吐気 ………………………………… 204
パーキンソン症候群 ……… 204, 208,
　213, **214**
パーキンソン症状 … 230, 232, 234
パーキンソン病 …… 211, 213, **214**
剥脱性皮膚炎 ……………… 73, 280
白内障 ……………………………… 165
剥離性皮膚炎 ……………………… 110
橋本病 ……………………………… **289**
破傷風 ……………………………… 355
バセドウ病 ………………… 289, **290**
発汗 ………………… 105, 106, 241
発汗減少 …………………………… 204
発癌性 ……………………………… 294
白血球減少（症）…… 73, 112, 118,
　124, 125, 126, 128, 129, 169,
　258, 280, 324, 335
抜歯時・手術時出血 ……………… 169
発熱 …… 126, 127, 128, 162, 175,
　180, 204, 226, 241, **315**, 316,
　351, 355
・好中球減少時の ……………… 345
パニック障害 ……………… 241, **243**
汎血球減少（症）……… 73, 87, 88,
　118, 119, 124, 126, 187
バンコマイシン耐性腸球菌感染症 … 346
播種性血管内凝固症候群 …… 169, **171**
斑状丘疹 …………………………… 345
斑状出血 …………………………… 165
反跳現象 …………………………… **248**
パントテン酸欠乏 ………………… 106
汎発性血管内血液凝固症候群 …… 72

INDEX

ヒ

非ST上昇心筋梗塞 73
非感染性下痢症 **113**
非結核性抗酸菌感染症 345, 346
鼻出血 169, 170
皮疹 ... 180, 204, 222, 280, 324, 346, 355
非代償性肝硬変 62, 124
ビタミンK欠乏症 168, **171**
ビタミンKの吸収障害 168
非特異性大腸炎 118
鼻粘膜刺激 305
皮膚壊死 72
皮膚炎 124, 330
皮膚感染症 **348**
皮膚筋炎・多発性筋炎 **341**
皮膚疾患による掻痒 330
皮膚障害 180
皮膚症状 284, 298
皮膚真菌症 **352**
皮膚スポロトリコーシス 351
皮膚そう痒症 124
皮膚粘膜眼症候群 ... 52, 73, 87, 88, 110, 111, 118, 119, 208
皮膚発赤 110
非ホジキンリンパ腫 **182**
肥満 230, 231, 232, 263, 282
びまん性汎細気管支炎 ... 152, **153**, 346
百日咳 346
表在性真菌症 351, 352
日和見感染症 118, 180
びらん性胃炎 89
ピルビン酸の上昇 258
疲労 199
広場恐怖 243
貧血 ... 66, 118, 124, 126, 128, 351, 355
頻尿 218, 226, 330
頻拍 50
頻脈 36, 105, 110, 143, 144, 218, 227, 289
頻脈性心房細動・粗動 55
頻脈性不整脈 55, 101

フ

不安 96, 105, 110, 111, 222, 226, 227, 230, 231, 330
不安障害 237
不安定狭心症 **43**, 73
フィラデルフィア染色体陽性急性リンパ性白血病 **188**
不穏 208
不快気分 234
腹腔内感染症 **348**

腹腔内・骨盤内感染症
　・嫌気性菌による 346
　・腸内細菌・嫌気性菌による ... 345
副甲状腺機能亢進症 82
複視 204
腹水 128, 134
腹痛 ... 89, 96, **97**, 104, 105, 106, 110, 112, 128, 136, 138, 159, 165, 194
　・消化管の蠕動亢進が原因で起こる
　　　.......................... 97
副鼻腔気管支症候群 **153**, 156
腹部症状 352
腹部不快感 ... 89, 95, 104, 105, 110, 284
腹部膨満（感）... 89, 95, 96, 104, 105, 110, 111, 112, 128
腹部膨満・不快感 112
腹鳴 104, 105
浮腫 ... 62, 88, 112, 124, 128, 187, 188, 226, 263, 294, 305
不随意運動 204, 226
不整脈 ... 55, 106, 111, 144, 180, 199, 208, 227, 284
ブドウ球菌感染症 345
不妊 180
不妊症 294
不眠 ... 96, 144, 165, 204, 218, 241, 245, 284, 298
不眠・不穏 204
ふらつき 204, 208, 237, 284
フリクテン 124
プロスタグランジン製剤過敏症 ... 89
プロラクチン（レベルの）上昇
　　　........... 83, 230, 233, 234
プロラクチン分泌性下垂体腫瘍 ... 83
吻合部潰瘍 87, 88
分娩時出血 168

ヘ

ヘアリー細胞白血病 180, 181
閉経後骨粗鬆症 294, **296**
閉塞隅角緑内障 214
閉塞性血栓血管炎 65
閉塞性動脈炎 96
閉塞性動脈硬化症 52, **66**
ペットボトル症候群 234
ペニシリン過敏症 345
ヘパリン起因性血小板減少症 ... 72, **78**
ヘルペス脳炎 355
変形性関節症 313
片頭痛 **199**
　── 発作 199

便秘 ...... 82, 83, 88, 89, 95, 96, 104〜106, 110〜112, 156, 159, 180, 181, 194, 199, 233, 241, 276
便秘型過敏性腸症候群 106
便秘症 88, 104, 105

ホ

蜂窩織炎 348
膀胱炎 95
　── 様症状 335
房室結節リエントリー性頻拍 49
房室ブロック 36, 55, 88
房室リエントリー性頻拍 49
膨満感 89
ホジキンリンパ腫 180, **182**
発作性上室頻拍 46, 47, **49**
発作性心房細動 49
発作性夜間血色素尿症 176
発疹 ... 36, 82, 88, 89, 95, 104, 110, 111, 112, 124, 126, 127, 187, 188, 194, 218, 294, 330, 335
発赤 124, 129
ほてり 36, 119, 124, 128
本態性高血圧 **36**

マ

マイコプラズマ肺炎 346
マグネシウム中毒 104, 138
麻疹の予防 355
末梢血管障害 199
末梢循環障害 208
末梢循環不全 226
末梢神経炎 346, 355
末梢神経障害 204
末梢性ニューロパシー 187
末梢動脈疾患 **66**
末端肥大症 213
麻痺性イレウス
　　　........ 88, 95, 96, 105, 111, 156
慢性安定狭心症 73
慢性胃炎 82, 83, 105, 208
　── 増悪期 **92**
　── に伴う消化器症状 105
慢性炎症性脱髄性多発根神経炎
　　　..................... 175, **176**
慢性肝炎 127
慢性肝疾患 124, 127, **166**
慢性肝障害時における脳症 127
慢性肝不全 127
慢性期虚血性心疾患 **74**
慢性下痢 112

慢性甲状腺炎 …………………… 289
慢性骨髄性白血病 … 180, 181, 184, 187, **188**
慢性再発性膵炎 …………… 128, 129
慢性腎臓病 ……………………… **37**
慢性心不全 ………………… **56**, **61**
慢性腎不全 ………… 160, 284, **286**
慢性膵炎 … 85, 113, 129, **136**, 138
慢性鉄過剰症（輸血による） …… 194
慢性動脈閉塞症 ………… 65, 66, 73
慢性脳循環障害 ………………… 208
慢性副腎不全症 ………………… 308
慢性閉塞性肺疾患 … 143, **147**, 152, **153**, 227
慢性末梢動脈疾患 ……………… 78
慢性リンパ性白血病 …………… 180

ミ〜モ

ミオクロニー発作 ……………… 204
ミオクローヌス ………………… 241
ミオパチー ……………………… 118
水中毒 …………………… 169, 204
脈拍異常 ………………………… 227
無顆粒球症 … 73, 87, 88, 118, 124, 126, 258
無ガンマグロブリン血症 ……… **175**
無気肺 …………… 95, 96, 111, 156
無菌性髄膜炎 …………………… **175**
無菌性髄膜（脳）炎 …………… 118
無月経 … 82, 83, 230, 231, 233, 294
ムコール症 ……………………… **352**
無酸症 …………………………… 113
無精巣症 ………………………… 298
無痛性甲状腺炎 ………………… **291**
胸やけ ………… 95, 105, 106, 128
迷走神経亢進症 ………………… 82
酩酊感 …………………………… 96
メタボリックシンドローム … 36, **38**, 258, 263
メチシリン感受性黄色ブドウ球菌(MSSA)感染症 ……………………… 345
メトヘモグロビン血症 ………… 110
目のかすみ ……………………… 241
眼の調節障害 …………………… 95
めまい（眩暈） 36, 55, 95, 96, 105, 110, 111, 112, 128, 138, 165, 199, 204, 208, 218, **221**, 222, 227, 231, 237, 305, 330
毛細血管抵抗の減弱・透過性亢進 169
妄想 ………………… 96, 125, 126
毛髪変化 ………………………… 204
モラキセラ感染症 ……………… 345

ヤ〜ヨ

薬剤依存 ………………………… 110
薬剤性黄疸 ……………………… 140
薬剤性肝障害 …………………… **131**
薬剤性下痢 ……………………… 113
薬剤性の欠損症候群 …………… 233
薬剤性肺炎 ……………………… 118
薬疹 ……………………………… 124
薬物依存 …………………… 96, 218
薬物過敏症 ……………………… 89
薬物乱用頭痛 …………………… 201
夜尿（小児） …………………… 204
有痛性痙縮 ………………… 218, **219**
誘発感染症 ……………………… 118
幽門痙攣 ………………………… 95
輸血後鉄過剰症 ………………… 195
輸入真菌症 ……………………… **352**
溶血 ……………………………… **177**
溶血性尿毒症症候群 …………… 125
溶血性貧血 ………… 87, 258, 309
葉酸欠乏症 ……………………… **160**
陽性症状 ………………………… 232
ヨウ素中毒 ……………………… 289
腰痛症 …………………………… 218
抑うつ … 96, 124, 125, 126, 204, 222, 230
抑うつ状態 ……………………… 355

ラ〜ロ

ライム病 ………………………… 346
卵巣癌 …………………………… 162
卵巣機能不全症 ………………… 294
卵白アレルギー ………………… 152
リケッチア感染症 ……………… 346
リステリア症 …………………… 345
離脱症状 …………………… 204, 218
リポジストロフィー …………… 355
流涎 ……………………………… 106
緑内障 …… 46, 52, 88, 101, 118, 213, 214
緑膿菌感染症 ……………… 345, 346
淋菌感染症 ………………… 345, 349
リンパ腫 ………………………… 119
ループス様症候群 ……………… 118
冷感 ……………………………… 105
レジオネラ肺炎 ………………… 346
レチノイン酸症候群 …………… 187
レッドマン症候群 ……………… 346
連鎖球菌感染症 ………………… 346
労作性狭心症 …………………… **42**

INDEX

事　項

数字

2型糖尿病での単独使用 …………… 269
2型糖尿病における併用療法 ……… 270
5-HT$_{1B/1D}$受容体 ……………………… 198
5-HT$_{2A}$受容体阻害作用 ……………… 230
7α-ヒドロキシゲナーゼ
　　　（7α-hydroxygenase） ……… 275

欧文

A・B

α$_1$受容体の阻害 …………………… 233
ACAT …………………………………… 274
AMPK …………………………………… 263
ATP依存性K$^+$チャネル ……………… 257
AUC ……………………………………… 24
basal-bolus療法 ……………………… 253
basal supported oral treatment
　………………………………………… 255
BOT ……………………………………… 255
β-VLDL ………………………………… 277
B細胞の機能抑制 …………………… 324
β連鎖球菌（A群・B群・G群など）… 345

C

CABG …………………………………… 73
cAMP依存性タンパクキナーゼ …… 65
cGMP依存性タンパクキナーゼ …… 65
CHADS分類 …………………………… 77
chemoreceptor trigger zone … 221
CLcr …………………………………… 27
COMT …………………………………… 212
COX1 …………………………………… 312
COX2 …………………………………… 312
CTZ ……………………………………… 221
CYP ……………………………………… 27
CYP2C9 ………………………………… 337
CYP3A ………………………………… 154
CYP3A4 ………………………………… 337

D～G

D$_2$受容体（の）阻害
　　　──下垂体 …………………… 233
　　　──線条体 …………………… 232
DAS28 ………………………………… 325
EPO ……………………………………… 158
Fab部分 ………………………………… 173

Fc部分 ………………………………… 173
FFA ……………………………………… 276
FK506-結合蛋白 ……………………… 339
FKBP …………………………………… 339
Fontaine分類 ……………………… 66, 79
GABA$_A$受容体 ………………………… 225
G-CSF …………………………………… 161
GFR ……………………………………… 27
glomerular filtration rate …… 27

H・I

HDL ……………………………………… 276
Helicobacter pylori ………………… 86
HMGCoA還元酵素 …………………… 274
HOMA-Rが著明に高い症例 ……… 263
H. pylori 除菌治療 …………………… 90
H. pylori 除菌補助 …………………… 87
IDL ……………………………………… 276
IMPDH ………………………………… 339
intrathecal baclofen therapy … 219
intravenous cyclophosphamide pulse
　　therapy ………………………… 340
ITB ……………………………………… 219
IVCY …………………………………… 340

L～N

LDL受容体 …………………………… 274
LPL ……………………………………… 276
L-ドーパ ……………………………… 212
M-CSF ………………………………… 161
Na$^+$再吸収 …………………………… 59
NFAT …………………………………… 339
NMDA受容体 ………………………… 225
　　　──の機能低下 …………… 232
non-responder ……………………… 327
NPC1-L1 ……………………………… 275
NTBI …………………………………… 193
nuclear factor of activated T cells
　………………………………………… 339

O～R

ω1受容体 ………………………… 246, 247
ω2受容体 ………………………… 246, 247
on-off現象 ……………………… 213, 214
PCI ………………………………… 73, 75
PGI$_2$持続静注療法 …………………… 66
PIC ……………………………………… 171
PKA ……………………………………… 65
PKG ……………………………………… 65
plain old balloon angioplasty … 75

PLC ……………………………………… 65
POBA …………………………………… 75
PPARα ………………………………… 276
PPARγ ………………………………… 262
P-糖タンパク ………………………… 28
RAA系 …………………………………… 60
responder …………………………… 327

S～U

sparing effect ……………………… 340
SU受容体 ……………………………… 265
SU薬の二次無効例 ………………… 263
t$_{1/2}$ ……………………………………… 245
TAT ……………………………………… 171
TDM ……………………………………… 28
TEN ……………………………………… 121, 122
t$_{max}$ …………………………………… 245
TNFα …………………………………… 262
TPN ……………………………………… 121
T細胞の機能抑制 …………………… 324
T細胞バランスの調整作用 ……… 324
URAT$_1$ ………………………………… 279

V～X

VLDL …………………………………… 276
wearing off ……………… 212, 213, 214
WHO3段階除痛ラダー ……………… 99
WHO機能分類 ………………………… 66
WHO方式癌疼痛治療法 ……………… 99
X線検査の前処置 …………………… 95

和文

ア行

アゴニスト …………………………… 20
アセチルコリン ……………………… 81
アドヒアランス ……………………… 232
アポタンパクE ……………………… 277
アラキドン酸代謝 …………………… 308
アンタゴニスト ……………………… 20
アンチトロンビンⅢ ………………… 168
胃潰瘍診療ガイドライン ………… 90
胃生検時の止血 ……………………… 89
依存 ……………………………………… 21
一次血栓 ……………………………… 168
胃透視（の前投薬） ………………… 99
胃内視鏡検査時の胃内有泡性粘液除去
　………………………………………… 112

イノシンモノホスフェートジヒドロゲ
　ナーゼ ……………………… 339
胃排泄速度 ……………………… 24
飲水制限 ………………………… 62
インスリン分泌機構 …………… 257
インスリン療法 ………………… 259
インターロイキン(IL)-2 ………… 339
インバースアゴニスト ………… 20
インヒビター …………………… 177
インフォームドコンセント …… 234
運動療法 …………………… 259, 266
エスケープ現象 ………………… 328
エリスロポエチン ……………… 158
炎症性サイトカイン …………… 262
横隔神経 ………………………… 155
嘔気対策 ………………………… 100
嘔吐中枢 ………………………… 221
オピオイド受容体 ……… 82, 94, 109

カ 行

隔日投与（ステロイド） ……… 311
核内受容体 ……………………… 307
下喉頭神経 ……………………… 155
過鎮静 …………………………… 231
活性代謝産物 …………………… 247
カテコール-O-メチルトランスフェラーゼ
　………………………………… 212
顆粒球コロニー刺激因子 ……… 176
顆粒球前駆細胞 ………………… 161
カルシニューリン ……………… 339
肝性トリグリセライドリパーゼ … 278
完全アゴニスト ………………… 20
冠動脈バイパス術 ……………… 73
カンピロバクター ……………… 112
肝薬物代謝酵素チトクロームP450
　………………………………… 154
癌予防 …………………………… 316
キサンチンオキシダーゼ ……… 280
逆アゴニスト …………………… 20
吸収 ……………………………… 23
急性冠症候群のリスク ………… 74
休薬（抗血小板作用をもつ薬剤） … 68
強化インスリン療法
　・basal-bolus療法 …………… 253
　・超速効型もしくは速効型インスリン
　　の毎食前注射 ……………… 253
クリアランス …………………… 25
グルタミン酸系の機能異常 …… 232
クレアチニンクリアランス …… 27
群発頭痛予防 …………………… 199
経皮的冠動脈形成術 ………… 73, 75
外科的手術 ……………………… 218
劇薬 ……………………………… 22
血圧の食塩感受性 ……………… 61
血液凝固の防止 ………………… 72

血液検査 ………………………… 72
血液体外循環 …………………… 73
血液-胎盤関門 …………………… 29
血液透析 ………………………… 72
血液脳関門 ………………… 212, 219
血管カテーテル ………………… 72
血管手術 ………………………… 73
血管内皮細胞 …………………… 65
血管平滑筋細胞 ………………… 65
血小板凝集抑制作用 …………… 67
血小板血栓 ……………………… 73
血小板産生 ……………………… 161
血清フェリチン値 ……………… 196
血糖値のチェック ……………… 234
解熱 ……………………………… 316
検査前投薬 ……………………… 98
抗CCP抗体 ……………………… 324
抗CD20モノクローナル抗体 … 176
高血圧・虚血性心疾患患者の麻酔 … 227
抗血小板作用 ………… 68, 313, 314
抗血栓療法（PCIにおける） … 75
抗幻覚妄想作用 ………………… 230
交差耐性 ………………………… 21
抗酸化作用 ……………………… 151
抗不整脈作用 …………………… 226
硬膜外麻酔 ………………… 226, 227
高齢者 ……………………… 36, 327
高齢者の薬用量 ………………… 29
コレステロール合成 …………… 274
混合型製剤の1日2回注射 …… 253
コンプライアンス ………… 232, 267

サ 行

催奇形性 ………………………… 29
在宅自己注射 …………………… 199
再閉塞予防 ……………………… 66
細胞内情報伝達系 ……………… 20
杯細胞過形成抑制作用 ………… 151
糸球体濾過速度 ………………… 27
シクロオキシゲナーゼ ………… 91
シクロホスファミド間欠静注療法 … 340
自己血貯血 ……………………… 159
自己反応性T細胞 ……………… 309
自己免疫現象 …………………… 125
ジスルフィラム-アルコール反応 … 91
持続静脈内投与（モルヒネ） … 100
持続皮下注入（モルヒネ） …… 100
脂肪酸化 ………………………… 263
主作用 …………………………… 20
術後悪寒戦慄の防止 …………… 226
術後排便補助 …………………… 105
受容体 …………………………… 20
循環抑制 ………………………… 226
消炎 ……………………………… 316
消化管運動 ……………………… 81

上，下部消化管内視鏡検査（の前投薬）
　………………………………… 99
上行性網様体賦活系 …………… 225
上喉頭神経 ……………………… 155
小腸コレステロールトランスポーター
　………………………………… 275
小児の薬用量 …………………… 29
初回通過効果 …………………… 25
食塩制限 ………………………… 62
食事療法 …………………… 259, 266
食中毒における腸管内容物の排除 … 105
女性ホルモンの補充療法 ……… 294
心カテーテル検査 ……………… 226
心血管疾患予防 ………………… 61
人工呼吸 ………………………… 226
人工心肺 ………………………… 72
腎糸球体 ………………………… 59
浸潤麻酔 ………………………… 227
心臓麻酔 ………………………… 226
身体的依存 ……………………… 21
膵β細胞 ………………………… 257
膵管造影 ………………………… 129
髄腔内バクロフェン療法 ……… 219
ステロイド受容体 ……………… 307
ステロイドパルス療法 …… 309, 310
スルフォニル尿素薬からインスリンへの
　切り替え ……………………… 255
生活や食事の指導 ……………… 234
制酸 ……………………………… 88
精神的依存 ……………………… 21
成長科学協会 …………………… 303
制吐作用 ………………………… 226
生物学的半減期 ………………… 25
生物学的利用率 ………………… 24
セカンドメッセンジャー ……… 20
咳受容体 ………………………… 155
咳中枢 …………………………… 155
脊椎麻酔 …………………… 226, 227
セロトニン ……………………… 240
全身麻酔 …………………… 226, 227
全身麻酔の導入 ………………… 226
喘息の長期管理 ………………… 144
前投薬 …………………………… 226
線毛運動機能促進作用 ………… 151
造影剤（硫酸バリウム）投与後の排便促進
　………………………………… 105
造血幹細胞採取における末梢血中への動員
　………………………………… 162
速崩錠 …………………………… 24

タ 行

体位ドレナージ ………………… 154
体液量管理 ……………………… 61
大規模二重盲検臨床試験 ……… 162
代謝 ……………………………… 27

索引（事項） *381*

INDEX

代謝拮抗 …………………………… 27
耐性 …………………… 21, 204, 237
体性痛 ……………………………… 97
大腸検査（の前処置） ………… 104
大腸手術前処置 ………………… 105
大腸内視鏡検査前処置 …… 105, 106
体表・四肢の手術 ……………… 226
体表面積比 ………………………… 29
高津の体表面積の表 ……………… 29
多剤併用化学療法 ……………… 162
脱分極 …………………………… 257
単球の機能抑制 ………………… 324
胆汁酸 …………………………… 275
胆石溶解療法 …………………… 138
胆嚢切除後 ………………………… 95
タンパク結合 ……………………… 25
中毒作用 …………………………… 20
腸肝循環 …………………… 27, 275
腸管出血性大腸菌 ……………… 112
腸管蠕動運動の抑制 ……… 95, 111
腸（管）内容物の排除 ………… 104
　・手術前後 ………………… 104, 105
　・消化管検査時 ……………… 105
腸溶性製剤 ………………………… 24
鎮痙 ……………………………… 111
鎮咳 ……………………… 95, 96, 111
鎮静 … 95, 111, 204, 226, 230, 232
　──作用 ……………………… 227
鎮痛 …………………… 95, 96, 111, 316
　──作用 ……………………… 227
鉄 ………………………………… 158
鉄キレート療法 ………………… 195
伝達麻酔 ………………………… 227
糖鎖 ……………………………… 160
透析患者 …………… 82, 88, 89, 214
糖尿病患者の麻酔 ……………… 228
動脈硬化症のリスク …………… 263
毒薬 ………………………………… 22
ドパミン ………………………… 212
ドパミンD₂受容体の阻害（辺縁系の）
　………………………………… 232
ドパミン系の過活動 …………… 232
ドパミン部分アゴニスト ……… 230
トリグリセライド ……………… 276
トロンビン-アンチトロンビンIII複合体
　………………………………… 171
トロンボモデュリン-プロテインS-
　プロテインC系 ……………… 168

ナ 行

内視鏡検査の前処置 ……………… 95
内臓痛 ……………………………… 97
ナトリウム摂取制限 ……………… 82
ナトリウム摂取制限者 …………… 88
二次血栓 ………………………… 168

日内変動(wearing off) ………… 212
乳糖分解酵素欠損者 …………… 109
尿細管 ……………………………… 59
尿酸塩結晶 ……………………… 281
尿道カテーテル ………………… 348
妊娠 ………………………………… 89
妊娠時の薬剤投与 ………………… 29
妊婦 … 29, 82, 83, 89, 169, 214, 258
粘液修復作用 …………………… 151
粘液溶解作用 …………………… 151
粘膜治癒 ………………………… 120
脳外科麻酔 ……………………… 227

ハ 行

パーシャルアゴニスト …………… 20
バイオアベイラビリティ ………… 24
排泄 ………………………………… 27
バリウム注腸造影検査（の前投薬）… 99
ハルナックの表 …………………… 29
パルボウイルスB19 …………… 177
ヒスタミン受容体の阻害 ……… 233
非線形薬物動態 …………………… 28
ビタミンB₁₂ ……………………… 159
ビタミンK ……………………… 168
ビタミンK依存性酵素 ………… 168
病原性プリオンタンパク ……… 177
副作用 ……………………………… 20
腹部外科手術の前処置 ………… 104
腹部臓器検査の前処置 ………… 104
服薬遵守 ………………………… 232
普通薬 ……………………………… 22
部分アゴニスト …………………… 20
プラスミン-α₂プラスミンインヒビター
　複合体 ………………………… 171
フルアゴニスト …………………… 20
プロテインC …………………… 168
分布 ………………………………… 25
併用禁忌 …………………… 27, 30
ヘモグロビン …………………… 158
ヘリコバクターピロリ …………… 98
片頭痛の三叉神経血管説 ……… 198
片頭痛予防 ……………………… 199
ベンゾジアゼピン受容体 ……… 245
便秘対策 ………………………… 100
ホスホジエステラーゼ ………… 277
ホスホリパーゼA₂ ……………… 308
ホスホリパーゼC ………………… 65
ポリクローナル ………………… 175

マ 行

マクロファージの機能抑制 …… 324
マクロファージ・白血球の遊走能・酵素
　遊離を抑制 …………………… 324
末梢血管障害のある透析患者 …… 214

末梢血管抵抗軽減作用 …………… 61
麻酔前投薬 ……… 95, 96, 226, 330
麻酔導入 ………………………… 226
麻酔（の）補助 ……… 95, 96, 226
麻酔〔慢性閉塞性肺疾患(COPD)，喘息患者の〕 …………………… 227
無菌ベッド ……………………… 163
ムスカリン受容体 ………………… 94
無痛分娩 …………………………… 96
迷走神経 ………………………… 155
免疫調整作用 …………………… 324
持ち越し効果 …………………… 248
モノクローナル ………………… 175

ヤ 行

薬剤 ………………………………… 22
薬物 ………………………………… 22
薬物血中濃度時間曲線下面積 …… 24
薬物血中濃度測定 ………………… 28
薬物相互作用 ……………………… 27
薬物代謝酵素 ……………………… 27
薬物有害反応 ……………………… 20
有効限界 ………………………… 101
遊離脂肪酸 ……………………… 276
輸血 ………………………………… 72
葉酸 ……………………………… 159

ラ 行

利尿効果 …………………………… 59
リポタンパクリパーゼ ………… 276
リモデリング（骨） …………… 284
リンパ球の増殖抑制 …………… 324
レスキュー ……………………… 100
レスキュードーズ ………………… 99
レセプター ………………………… 20
レニン-アンジオテンシン-アルドステ
　ロン系 ………………………… 60
肋間神経 ………………………… 155

医学とバイオサイエンスの羊土社

羊土社 臨床医学系書籍ページ　http://www.yodosha.co.jp/medical/

- 羊土社では，診療技術向上に役立つ様々なマニュアル書から臨床現場ですぐに役立つ書籍，また基礎医学の書籍まで，幅広い医学書を出版しています．
- 羊土社のWEBサイト"羊土社 臨床医学系書籍ページ"は，診療科別分類のほか目的別分類を設けるなど書籍が探しやすいよう工夫しております．また，書籍の内容見本・目次などもご覧いただけます．ぜひご活用ください．

▼メールマガジン「羊土社メディカルON-LINE」にご登録ください▼

- メディカルON-LINEでは，羊土社の新刊情報をはじめ，求人情報や学会情報など皆様の役にたつ情報をお届けしています．
- PC版は毎月2回の配信です．手軽にご覧いただけるモバイル版もございます（毎月1回配信）．
- PC版・モバイル版ともに登録・配信は無料です．登録は，上記の"羊土社 臨床医学系書籍ページ"からお願い致します．

治療薬イラストレイテッド改訂版
一目でわかる薬理作用と疾患別処方例

2004年 6月15日　第1版第1刷発行	編　者	山田信博
2007年 6月25日　第1版第3刷発行	発行人	一戸裕子
2009年11月 1日　第2版第1刷発行	発行所	株式会社 羊土社
		〒101-0052 東京都千代田区神田小川町2-5-1
	TEL	03(5282)1211
	FAX	03(5282)1212
	E-mail	eigyo@yodosha.co.jp
	URL	http://www.yodosha.co.jp/
	装　幀	関原直子
ISBN978-4-7581-0675-7	印刷所	三美印刷株式会社

本書の複写にかかる複製，上映，譲渡，公衆送信（送信可能化を含む）の各権利は（株）羊土社が管理の委託を受けています．
JCOPY 〈(社)出版者著作権管理機構 委託出版物〉
本書の無断複写は著作権法上での例外を除き禁じられています．複写される場合は，そのつど事前に，(社)出版者著作権管理機構（TEL 03-3513-6969，FAX 03-3513-6979，e-mail：info@jcopy.or.jp）の許諾を得てください．

羊土社おすすめ書籍

治療薬・治療指針ポケットマニュアル

読者の声を反映し毎年改訂発行！

監修／梶井英治
編集／小谷和彦，朝井靖彦

症状・疾患から的確な対応や薬の処方がすぐわかる！「絶対してはいけないことは？」「この薬の使い分けは？」よくある疑問を解決できる，救急から外来・病棟まで使える1冊です．

- 定価（本体3,800円＋税）
- A6変型判 ■ 879頁
- ISBN978-4-7581-0901-7

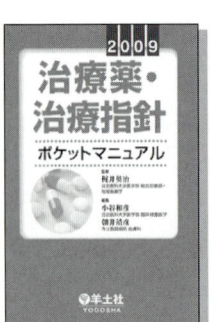

循環器治療薬の選び方・使い方

症例でわかる薬物療法のポイントと根拠

編集／池田隆徳

種類の多い循環器治療薬について，どんな状況のとき何を選び，どれくらい処方するのか，症例を示して根拠とともにわかりやすく解説．副作用や服薬指導などの具体的な注意点も一目でわかり，臨床ですぐに活かせる！

- 定価（本体4,500円＋税）
- B6変型判 ■ 383頁
- ISBN978-4-7581-0736-5

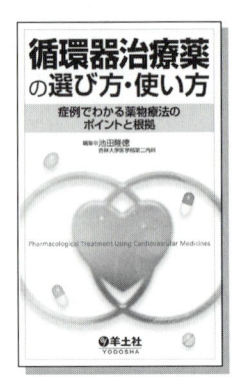

がん化学療法レジメンハンドブック

治療現場で活かせる知識・注意点から服薬指導・副作用対策まで

編集／遠藤一司

がん化学療法に携わるすべての医療スタッフに最適！各臓器別に82の代表的なレジメンを網羅．注意すべき点，服薬指導のポイント，副作用対策まで解説した充実の内容．レジメンごとに必須の情報が一目でわかります！

- 定価（本体3,800円＋税）
- B6変型判 ■ 341頁
- ISBN978-4-7581-0656-6

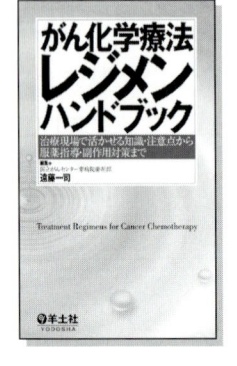

ステロイド薬の選び方・使い方ハンドブック

編集／山本一彦

ステロイド薬の処方の根拠から実例，コツまで一目でわかる！
よくある疾患別に処方の実例満載．さらに，実践力をアップするケーススタディ付き！

- 定価（本体4,300円＋税）
- B6判 ■ 333頁
- ISBN978-4-7581-0635-1

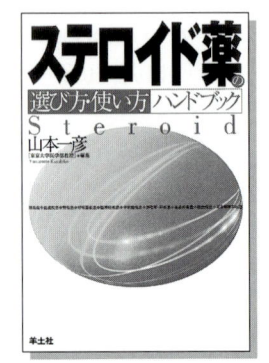

発行　羊土社 YODOSHA
〒101-0052　東京都千代田区神田小川町2-5-1　TEL 03(5282)1211　FAX 03(5282)1212
E-mail: eigyo@yodosha.co.jp
URL: http://www.yodosha.co.jp/

ご注文は最寄りの書店，または小社営業部まで